LES

GRANDS ÉCRIVAINS

DE LA FRANCE

NOUVELLES ÉDITIONS

PUBLIÉES SOUS LA DIRECTION

DE M. AD. REGNIER

Membre de l'Institut

CHARTRES. — IMPRIMERIE DURAND
Rue Fulbert, 9.

MÉMOIRES

DE

SAINT-SIMON

TOME XXXII

MÉMOIRES

DE

SAINT-SIMON

NOUVELLE ÉDITION

COLLATIONNÉE SUR LE MANUSCRIT AUTOGRAPHE

AUGMENTÉE

DES ADDITIONS DE SAINT-SIMON AU JOURNAL DE DANGEAU

et de notes et appendices

PAR A. DE BOISLISLE

Membre de l'Institut

AVEC LA COLLABORATION DE L. LECESTRE

ET DE J. DE BOISLISLE

TOME TRENTE-DEUXIÈME

PARIS

LIBRAIRIE HACHETTE

BOULEVARD SAINT-GERMAIN, 79

1921

MÉMOIRES
DE
SAINT-SIMON

(Suite de 1717.) Nouveaux manèges d'Alberoni pour sa promotion. Giudice à Gênes : misère de ses neveux.

Le Pape[1] étoit toujours en des frayeurs mortelles des préparatifs du Turc, et se réjouissoit de la diligence qu'on lui faisoit valoir de ceux de l'Espagne pour envoyer l'escadre promise en Levant, et Acquaviva en profitoit pour presser la promotion d'Alberoni, qui perdroit, disoit-il au Pape, toute sa grâce s'il ne l'accordoit qu'avec

1. Saint-Simon continue le récit des événements diplomatiques de l'année 1717 en utilisant, ou plutôt en résumant, comme il l'a fait précédemment, les Mémoires manuscrits de Torcy; voyez nos tomes XXIX, p. 257 et 294, XXX, p. 18, note 1, et XXXI, p. 87. Nous répétons qu'un commentaire détaillé de ce récit ne pourrait se faire qu'au moyen des correspondances diplomatiques, et particulièrement des dépêches des agents des gouvernements étrangers que le ministre Torcy faisait copier à la poste et qui ont servi de base à sa narration. Un tel travail entraînerait beaucoup trop loin pour nos mémoires et serait sans réelle utilité, puisque un projet de publication des Mémoires de Torcy eux-mêmes est actuellement soumis à la Société de l'histoire de France par M. François Rousseau. Nous nous contenterons d'indiquer fréquemment les passages de l'œuvre du ministre utilisés par Saint-Simon, et de compléter ces indications par quelques renvois à la *Gazette de France,* à celle d'*Amsterdam* ou à certains recueils diplomatiques. — Ce qui va suivre est le résumé des pages 270 et suivantes du second tome des Mémoires de Torcy : Bibliothèque nationale, ms. Franç. 10671.

toutes les précautions qu'il y vouloit apporter, c'est-à-dire que l'escadre fût dans les mers du Levant, la nonciature rouverte en Espagne et tous les différends entre les deux cours terminés. Giudice étoit encore à Gênes[1]. Son neveu le prélat[2], témoin des exclamations de tous les cardinaux, lorsqu'ils entendoient parler de la promotion d'Alberoni[3], trembloit que la conduite de son oncle à Rome ne nuisît à sa fortune. Cellamare n'en avoit pas moins de frayeur pour lui-même, tous deux bien résolus à s'en tenir aux plus légères bienséances avec leur oncle, et se servir eux-mêmes en servant Alberoni. Ce dernier avoit reçu la nouvelle de la promotion de Borromée[4] avec beaucoup de fermeté ; il parut qu'elle lui faisoit affecter de se montrer comme l'arbitre des affaires et de la cour d'Espagne, mais donnant toujours sa promotion comme l'affaire uniquement de la reine. Elle étoit lors en couches[5]. On affecta de lui cacher la nouvelle de peur de nuire à sa santé[6]; mais, deux heures après l'arrivée du courrier qui l'apporta, il en fut dépêché un au prince Pio, vice-roi de Catalogne à Barcelone, avec ordre d'empêcher Aldrovandi d'entrer en Espagne, et de l'en faire sortir sur-le-champ

Effet à Madrid de la promotion de Borromée.

1. Le cardinal del Giudice, parti d'Espagne le 24 janvier, s'était embarqué à Marseille sur une galère génoise; il arriva à Gênes le 29 avril 1717 (*Gazette*, p. 90 et 261). Pendant qu'il y séjournait, le Pape le chargea d'aller à Turin, pour essayer d'aplanir les difficultés existant avec le royaume de Sicile. Il quitta Gênes par mer au milieu de juin, débarqua à Civita-Vecchia et arriva à Rome le 28 (*Gazette*, p. 321, 344 et 355).

2. Nicolas del Giudice; voyez ci-après aux Additions et Corrections.

3. C'est Saint-Simon qui ajoute ici cette incidente, qui, placée ainsi, est contraire à la vraisemblance ; car, si la plupart des cardinaux étaient, comme Giudice, opposés à la promotion d'Alberoni, la conduite de l'oncle n'aurait pas pu nuire à la fortune du neveu. Torcy disait, mais plus loin : « Cependant le prélat del Giudice était témoin des exclamations que tous les cardinaux faisoient contre la promotion d'Alberoni. »

4. Tome XXXI, p. 127. — 5. De l'infant François : *ibidem*, p. 130.

6. Voyez ci-après, p. 17.

s'il y étoit déjà entré. En chemin, ce nonce avoit reçu une lettre du cardinal Paulucci[1], par ordre du Pape, qui lui donnoit pouvoir d'assurer Alberoni que sa promotion suivroit de près, pourvu que l'accommodement entre les deux cours se fît aux conditions proposées par le Pape et comme acceptées, et qu'avant la conclusion la nonciature fût rouverte et l'escadre à la voile. C'étoit vendre et acheter un chapeau bien cher; aussi ces conditions furent-elles trouvées en Espagne d'une insolence extrême : ce terme n'y fut pas ménagé, et toutes les autres expressions mêlées de raisonnements qui[2] y répondirent; on menaça de la fureur de la reine quand elle en seroit informée, et des plus grandes extrémités. Le roi écrivit cependant au Pape, en termes respectueux mais forts. Aldrovandi fut accusé à Madrid d'avoir suggéré au Pape cette résolution, par le desir qu'il avoit de faire rouvrir sa nonciature et de n'y être pas trompé. Néanmoins Alberoni regardoit l'envoi de l'escadre comme le seul moyen d'opérer sa promotion. Il s'étoit rendu maître des fonds de l'armement, et, pour être plus assuré de la diligence, il en avoit confié le soin à Patiño[3], avec le titre d'intendant général de la marine. C'étoit l'unique Espagnol qu'il eût jamais jugé digne de sa confiance et capable de bien servir. Il avoit été dix-huit ans jésuite; il figura depuis de plus en plus, et est mort enfin grand d'Espagne et premier ministre, avec autant de pouvoir et de probité qu'en avoit eu Alberoni[4]. Il se vantoit, en attendant, d'avoir anéanti les conseils, rétabli le commerce et la marine, réparé les places et l'artillerie, construit et augmenté des ports, détruit[5] la contractation et le con-

Patiño depuis premier ministre et grand.

Vanteries d'Alberoni.

1. Secrétaire d'État; tome XXX, p. 323.
2. Ce *qui*, inutile, a été ajouté par Saint-Simon en interligne.
3. Joseph Patiño, dont il a été parlé dans notre tome VIII, p. 157.
4. Cette phrase sur la suite de la carrière de Patiño ne vient pas des Mémoires de Torcy, rédigés avant l'époque de cette grandeur.
5. Le mot est en interligne, au-dessus d'un premier *détruit*, biffé,

sulat de Séville[1], bridé pour toujours l'Aragon et la Catalogne par la construction de la citadelle de Barcelone[2], et de la santé[3] du roi d'Espagne, suffisamment raffermie pour ne ralentir plus l'empressement des puissances étrangères de prendre des engagements avec lui.

Le roi de Sicile inquiet; desire être compris dans le traité projeté de l'Espagne avec la Hollande. Réponse d'Alberoni.

Le[4] roi de Sicile, toujours en crainte et mal avec l'Empereur, fit presser Alberoni de le comprendre dans le traité de ligue dont il se parloit fort alors entre l'Espagne et la Hollande. Alberoni répondit à l'abbé del Maro, son ambassadeur[5], que la conclusion n'en étoit pas prochaine; que, s'il y avoit apparence de traiter, il seroit averti; que le motif de cette proposition avoit été de rompre le traité de ligue que l'Empereur avoit proposé aux États-Généraux avec lui, et que le roi d'Espagne avoit été bien aise de trouver une occasion de déclarer que, si l'Empereur attaquoit l'Italie, il prendroit ses mesures pour conserver ses droits et ceux de ses amis; enfin que, toutes les fois que

qui surchargeait un autre mot. Nous restreindrons dorénavant ces notes de manuscrit, dont l'intérêt n'est plus le même que dans les premiers volumes des Mémoires, et nous ne donnerons à l'avenir que les plus importantes corrections.

1. Le tribunal de la « contractation » de Séville (notre tome XXX, p. 367) n'avait pas été aboli, mais réformé, et transféré en mai 1717 à Cadix; Joseph Patiño en était le président (*Gazette*, p. 283). Quant au consulat, c'était aussi un organisme relatif au commerce; Alberoni le traitait de « monstre horrible » (Torcy, p. 277).

2. La nouvelle citadelle de Barcelone avait été commencée en mars 1716; un an après, les travaux étaient assez avancés pour qu'on pût y célébrer la messe (*Gazette*, p. 185). Alberoni avait fait pour cet ouvrage un fonds de cent mille pistoles (Torcy, p. 278).

3. Il se vantait de la santé.

4. Mémoires de Torcy, p. 278 et suivantes.

5. Charles-Joseph Doria del Maro, de la branche des marquis de Cirié, abbé de Sainte-Marie de Vezzolano, avait été envoyé de Savoie à Gênes en 1708, eut en janvier 1714 une place de juge au tribunal de la monarchie de Sicile et fut chargé cette même année d'une mission à Rome; envoyé ensuite à Madrid, il devint plus tard premier aumônier du roi Victor-Amédée, fut vice-roi de Sardaigne en juin 1723, puis ministre d'État et chancelier de l'ordre de l'Annonciade

les Hollandois seroient raisonnables, le roi d'Espagne seroit disposé à traiter avec eux, et qu'en ce cas les intérêts du roi de Sicile ne seroient pas oubliés.

Alberoni change tout à coup de système et en embrasse un fort peu possible, et encore avec d'étranges variations. Ses ordres à Beretti là-dessus.

Il dit assez vrai pour cette fois ; car, dès qu'il fut assuré de n'avoir plus de traité à craindre entre l'Empereur et les Hollandois, il manda à Beretti de semer soigneusement la défiance entre eux, et de se contenter de maintenir sur pied la négociation commencée, sans en presser la conclusion, parce que, dans l'heureuse situation du roi d'Espagne, il étoit en état d'être recherché de tous côtés et n'avoit rien à craindre pour ses royaumes ; d'où il concluoit qu'il falloit aussi aller très lentement dans la négociation commencée avec l'Angleterre, en quoi on verra bientôt l'ignorance de sa politique. Il prescrivit donc à Beretti de mander à Stanhope que nul accommodement avec l'Empereur ne convenoit à l'Espagne, si on ne régloit, comme un préliminaire, le point de la sûreté de l'Italie, dont il pouvoit se rendre maître en vingt-quatre heures, et que l'Angleterre, ayant inutilement versé tant de sang et d'argent pour soutenir la dernière guerre, ne devoit rien oublier pour que les engagements qu'elle prendroit pour assurer le repos de l'Europe eussent un effet certain. Mais il voulut que Beretti écrivît en ce sens, comme de lui-même et sans ordre, seulement comme très sûrement informé de l'intention de l'Espagne de maintenir l'équilibre de l'Europe. Elle n'y pouvoit être [1], selon lui, quelques précautions qu'on pût prendre contre les changements des temps et des conjonctures, tant que l'Empereur posséderoit des États en Italie, surtout une place comme Mantoue. Il ne regardoit plus que comme des dispositions trop éloignées et trop casuelles pour y faire une attention sérieuse, l'offre du roi d'Angleterre d'obliger l'Empereur de promettre aux enfants de la reine d'Espagne les successions de Parme et de Toscane, à faute d'enfants de ces deux

1. L'Europe ne pouvait être en équilibre.

maisons. Il prétendoit que Stanhope, qu'il avoit vu en Espagne, étoit fin et adroit. Il croyoit voir de l'artifice dans ses lettres. Pour le fixer, il vouloit un engagement positif des Anglois d'obliger l'Empereur à sortir d'Italie, et de Parme surtout[1]. On ne peut s'empêcher d'admirer ici qu'un premier ministre d'Espagne, quelque peu habile qu'il pût être dans la connoissance des affaires, pût imaginer possible une pareille vision[2].

Il ne laissoit pas de prévoir que Stanhope se retrancheroit sur le traité d'Utrecht, auquel cette demande seroit une infraction[3], et confirmé depuis par la ligue nouvellement faite entre la France, l'Angleterre et la Hollande. Mais cela n'arrêtoit point Alberoni, qui, sans l'engagement qu'il desiroit, ne voyoit point d'utilité pour l'Espagne à traiter avec l'Empereur, parce que des affaires d'Italie dépendoit, selon lui, l'équilibre de l'Europe, qui ne pouvoit jamais subsister tant qu'il y auroit un Allemand en Italie. Cela[4] pouvoit être vrai. Mais comment obliger l'Empereur, puissant comme il étoit et les forces en main, de renoncer à l'Italie, qui faisoit un des plus beaux et des plus riches fleurons de sa couronne, et un

1. Ces quatre derniers mots ne sont pas dans Torcy ; c'est Saint-Simon qui les ajoute au texte des Mémoires du ministre, et en effet l'Empereur n'occupait pas la ville de Parme. Il est probable qne notre auteur a voulu mettre *Mantoue*.

2. Cette phrase de réflexion est de Saint-Simon.

3. Parmi les conventions d'Utrecht auxquelles l'Angleterre était intervenue, il n'y en avait qu'une seule où il fût question de l'Italie ; c'était la convention préliminaire du 14 mars 1713 (Du Mont, *Corps universel diplomatique*, tome VIII, première partie, p. 327) conclue entre « les parties belligérantes », dont l'article XII spécifiait que les choses demeureraient en Italie dans l'état où elles étaient présentement, jusqu'à ce que le traité de paix à intervenir ait réglé cette question. Or il n'avait point été parlé de l'Italie dans aucun des instruments d'Utrecht ni de Rastadt. L'objection de Stanhope aurait donc manqué de base assurée.

4. Ce qui va suivre, jusqu'à la fin du paragraphe, sont des réflexions propres à notre auteur.

des principaux fondements de son autorité en Europe, et comment persuader les Anglois, de tout temps liés avec lui, et le roi d'Angleterre, lors son ami personnel et intime, et qui avoit tant d'intérêt de le ménager pour ses États d'Allemagne, de lui faire une proposition si folle et encore sans équivalent, et de le forcer à cet abandon qui, par leur situation, ne leur étoit à eux d'aucune considération?

Alberoni comptoit dire merveilles en protestant que le roi d'Espagne, content de ce qu'il possédoit, ne prétendoit rien en Italie pour lui-même, et se contentoit de ce qui devoit appartenir au fils de son second lit, par toutes les lois divines et humaines. Ce leurre en sus étoit aussi par trop grossier. C'étoit néanmoins en ce sens que Beretti reçut ordre d'écrire et de parler, si la négociation se portoit à Londres. Alberoni ne jugeoit pas convenable de céder tant de droits et d'États usurpés pour une promesse vague garantie par l'Angleterre et la Hollande, qui pour leur intérêt propre, à ce qu'il se figuroit, seroient obligées d'empêcher l'Empereur de se rendre maître des États du Grand-Duc, si la succession s'en ouvroit sans héritiers; par conséquent que l'Espagne ne gagneroit rien et perdroit tout en faisant ce traité avec l'Empereur. Il en parla en ce sens au secrétaire d'Angleterre[1], toutefois dans l'intention d'entretenir le traité sans le rompre.

Les Hollandois desirent l'union avec l'Espagne; ils craignent la puissance et l'ambition de l'Empereur, et les mouvements du roi de Prusse.

Le[2] naturel froid et temporiseur[3] d'Heinsius servoit Alberoni contre les empressements que Beretti redoubloit sans cesse pour le traité, avant que d'avoir reçu ces derniers ordres. Ce Pensionnaire l'assuroit de la bonne disposition de toutes les provinces; mais il ajoutoit qu'avant de traiter et de conclure, il falloit voir ce que produiroient les soins de l'Angleterre et de la République, pour moyenner la paix entre l'Empereur et l'Espagne; que, si cette paix ne réussissoit point, la République s'uniroit

1. Georges Bubb : tome XXX, p. 235. — 2. Torcy, p. 284.
3. L'*Académie* en 1718 donnait seulement *temporiseur* et ne connaissait pas encore *temporisateur*.

avec l'Espagne par une alliance, soit que les Anglois y voulussent entrer ou non. Amsterdam paroissoit le desirer ; Beretti s'en applaudissoit comme du fruit de ses soins, et comptoit aussi sur les provinces d'Utrecht et de Gueldre. Les principaux membres de la République rejetoient sur l'Angleterre la lenteur de la négociation de la paix entre l'Empereur et l'Espagne. Duyvenwoorden se plaignoit de ses délais, qui laissoient perdre la conjoncture si favorable de la guerre d'Hongrie pour rendre l'Empereur plus facile. Il convenoit de l'intérêt commun que l'Empereur ne se rendît pas maître de l'Italie, et assuroit que les États-Généraux l'abandonneroient, s'il ne se rendoit pas raisonnable, et traiteroient avec l'Espagne pour leurs intérêts particuliers. Il se vanta, pour prouver ses bonnes intentions, d'avoir parlé très fermement, en dernier lieu, dans l'assemblée des États d'Hollande, sur les contraventions de l'Empereur au traité de la Barrière, et prétendoit l'avoir engagée d'écrire au roi d'Angleterre, pour lui demander l'interposition de ses bons offices à Vienne, d'où il arriveroit qu'en le faisant la République auroit ce qu'elle desiroit, ou, s'il l'en refusoit, sa mauvaise foi seroit reconnue, et la République seroit en pleine liberté de traiter avec l'Espagne. Elle[1] venoit de réformer cinq régiments écossois ; Alberoni en vouloit prendre deux à son service ; mais Beretti, qui en avoit écrit à Londres, n'en ayant point de réponse, auguroit mal du succès de cette demande. Malgré cette réforme de troupes, que le mauvais état des affaires des Hollandois les avoit obligés de faire, ils étoient inquiets des nouvelles levées que le roi de Prusse faisoit[2] : il vouloit avoir soixante-cinq mille hommes sur pied, sans que ses ministres, ni peut-être lui-même, sût

1. C'est-à-dire, la République des Provinces-Unies.

2. En avril, la *Gazette d'Amsterdam* (nº XXXIII, de Leipzig, et nº XXXIV, de Cologne) annonce que le roi de Prusse veut encore lever sept régiments et qu'il fait établir un camp dans le pays de Clèves.

ce qu'il en vouloit faire. Ces troupes faisoient des mouvements dans le pays de Clèves. Il remplissoit ses magasins[1], et donna tant d'alarme aux Hollandois, qu'ils firent travailler aux fortifications de Nimègue et de Zutphen[2], et lui payèrent douze cent mille florins[3] des subsides qu'ils lui devoient de la dernière guerre.

Plaintes et dépit du roi de Prusse contre le roi d'Angleterre. Cabales et changements en Angleterre.

Le[4] roi de Prusse inquiétoit aussi le roi d'Angleterre, son beau-père, par les plaintes qu'il faisoit de lui et par ses liaisons étroites avec le Czar. Le gendre se déclaroit vivement piqué de trouver son beau-père opposé partout à ses intérêts, difficile sur les moindres bagatelles. Dans son dépit, il protestoit qu'il ne tiendroit pas à l'Empereur de l'attacher inviolablement à ses intérêts, parce qu'il étoit persuadé que le chef de l'Empire devoit être et seroit l'arbitre de la paix du Nord. Il se plaignoit qu'une escadre angloise eût bloqué le port de Gothembourg[5], et que Georges fît tenir le baron de Gœrtz si étroitement dans les prisons d'Hollande[6], qu'il n'y avoit eu que le seul adoucissement d'y faire porter son lit. En même temps, la cour de Londres étoit si remplie de cabales, que le roi d'Angleterre n'avoit pu conserver ses principaux ministres. Townshend, secrétaire d'État, avoit quitté cette place pour la vice-royauté d'Irlande, qu'il perdit encore bientôt après[7]. Methuen, aussi secrétaire d'État, et Wal-

1. En juin, il faisait fondre des canons (*Gazette*, p. 318).
2. Ville forte de la province de Gueldre, comme Nimègue.
3. Le manuscrit de Saint-Simon porte *120 000* en chiffres, et on avait imprimé jusqu'ici *cent vingt mille* ; mais c'est certainement une erreur de notre auteur ; car il y a *douze cent mille*, en lettres, dans le manuscrit de Torcy.
4. Mémoires de Torcy, p. 288 et suivantes.
5. Les correspondances de Londres, de Copenhague et de Hambourg données dans la *Gazette* (p. 215, 227, 243, 244, 257, 269, 280-281, etc.) mentionnent l'envoi d'une flotte anglaise dans la Baltique et l'adjonction de quelques-uns de ses vaisseaux à l'escadre danoise qui croisait devant Gothembourg.
6. On a vu son arrestation dans le tome XXXI, p. 119.
7. C'est en décembre 1716 que Townshend avait été privé de sa

pole, premier commissaire de la trésorerie, furent démis aussi, ainsi que Pulteney[1] de celle de secrétaire des guerres, et le duc de Devonshire[2], leur ami et de même cabale, ne voulut pas demeurer président du conseil après leur disgrâce, et remit cette grande place. Stanhope changea la sienne de secrétaire d'État pour celle de premier commissaire de la trésorerie[3].

Parmi ces mouvements[4], la cour d'Angleterre étoit médiocrement occupée des affaires du dehors, et Stanhope encore moins, qui en avoit quitté la direction. Ainsi, ses réponses à Beretti étoient sèches, obscures, et désoloient l'activité de ce ministre sur une affaire dont il desiroit

charge de secrétaire d'État (notre tome XXX, p. 114) et nommé lord lieutenant d'Irlande, fonctions qu'il fit quelque difficulté pour accepter et dont il fut révoqué au mois d'avril suivant (*Gazette* de 1717, p. 21 et 225).

1. William Pulteney, né le 22 mars 1684, entra à la chambre des communes en 1705 et devint un des chefs du parti whig. Nommé secrétaire de la guerre à l'avènement du roi Georges Ier, il conserva ces fonctions jusqu'en avril 1717. Très lié avec Walpole, il se brouilla ensuite avec lui et lui fit dans le Parlement une guerre acharnée, jusqu'à ce qu'il fût parvenu à le renverser en 1742. Pulteney entra alors dans le nouveau ministère ; mais il se fit donner peu après la pairie avec le titre de comte de Bath et passa à la chambre des lords. Il fut nommé premier lord de la Trésorerie en 1746, mais ne resta en fonctions que deux jours. Il se retira alors de la vie politique et mourut le 8 juillet 1764.

2. William Cavendish, second duc de Devonshire, avait succédé à son père comme grand maître de la maison de la reine Anne en septembre 1707 ; mais il fut destitué en octobre 1710. Ce fut une raison pour que le roi Georges lui rendît cette charge en septembre 1714. Nommé président du conseil privé en juillet 1716, il se démit de ces fonctions à la fin d'avril 1717 ; mais il en fut pourvu à nouveau par la suite et mourut en exercice le 15 juin 1729.

3. Ces changements sont annoncés par la *Gazette d'Amsterdam*, nos XXXV à XXXVII, et par notre *Gazette*, p. 225 et 227. Dangeau se contente de dire le 29 avril (tome XVII, p. 74) : « Par les dernières lettres qu'on a reçues de Londres, on apprend qu'il y a de grands changements dans les ministères d'Angleterre. »

4. Mémoires de Torcy, p. 291 et suivantes.

ardemment la conclusion pour en avoir l'honneur, et tous ses raisonnements tendoient à éprouver si Georges agissoit sincèrement, ou se contentoit d'amuser, ce qui ne se pouvoit qu'en le pressant extraordinairement de faire expliquer l'Empereur avant la décision de la campagne en Hongrie. Il se confirmoit dans cette opinion par l'aveu que faisoient Heinsius et Duyvenwoorden, autrefois impériaux si zélés, qu'ils ne pouvoient avoir de confiance en la sincérité de l'Empereur dans la négociation commencée, en en éprouvant si peu de sa part sur l'exécution des conditions du traité de la Barrière. Le Pensionnaire[1] même, si mesuré, s'étoit emporté contre l'ambition de la cour de Vienne et le danger de la laisser en état de se rendre maîtresse de tous côtés, par conséquent pour faire[2] les derniers efforts sur le traité de paix avec l'Espagne pendant la campagne d'Hongrie. Beretti proposoit[3] la nécessité d'acquérir des amis encore plus sûrs à l'Espagne, par des pensions dont on flatteroit les plus propres à les recevoir, et en même temps les plus en état de bien servir, mais qui ne leur seroient données que lorsque l'alliance avec la République seroit comme certaine. Ceux qu'il nommoit pour ces pensions, des principaux membres de la République, étoient le comte d'Albemarle[4], les barons de Renswoude, de Noortwijck[5] et de Welde-

Beretti propose d'attacher à l'Espagne plusieurs membres principaux des États-Généraux, qu'il nomme, par des pensions.

1. Le mot *Pensionaire* (*sic*) a été écrit en interligne au-dessus de l'abréviation *Pre*, Saint-Simon ne la jugeant pas assez explicite.

2. Notre auteur à force de condenser l'exposé de Torcy, arrive à faire une phrase tout à fait incorrecte. Il aurait fallu : *concluoit de faire* etc., comme dans Torcy. Il avait d'abord écrit *de faire*, et il a corrigé *de* en *pr*.

3. A son gouvernement, la cour de Madrid.

4. C'est sans doute Guillaume-Anne de Keppel, dont il a été parlé dans notre tome XXIII, p. 109, note 4.

5. Saint-Simon écrit *Réenswoude* et *Norwick*, et l'on a imprimé jusqu'ici *Reenswonde* et *Norwich*. — Frédéric-Adrien, baron de Reede de Renswoude, était président de la noblesse de la province d'Utrecht, et avait été un des plénipotentiaires des Provinces-Unies aux négociations d'Utrecht ; nous le retrouverons plus loin, p. 255, et Saint-

ren[1]. Ce dernier étoit député pour la Gueldre. Il le disoit fort autrichien, mais sensible à l'argent, et plus encore aux bons repas.

Lettre d'Alberoni à Beretti suivant son nouveau système, pour être montrée au Pensionnaire et à quelques autres de la République, et parle en même sens à Ripperda*.

Alberoni[2], dans les principes qu'on a vus, étoit fort ralenti sur ces alliances. Il écrivit une lettre à Beretti, suivant ces mêmes principes, avec ordre de la montrer au Pensionnaire et aux bien intentionnés. Il y insistoit sur l'absolue nécessité de l'équilibre, sur son impossibilité tant que l'Empereur conserveroit un pouce de terre et un soldat en Italie, sur l'indifférence du roi d'Espagne sur la paix à faire avec l'Empereur. Surtout, il y relevoit le bon état de l'Espagne, et ses espérances de le rendre encore meilleur avant qu'il fût cinq ou six ans. En même temps, il manda Ripperda, ambassadeur d'Hollande. Il lui parla des propositions de l'Angleterre et de la Hollande pour la paix entre l'Empereur et l'Espagne, lui dit qu'il falloit compter que ce n'étoit que de belles paroles de la cour de Vienne, que la négociation seroit infructueuse, qu'il seroit même très dangereux de l'entamer, tant que la sûreté pour l'équilibre de l'Europe ne seroit pas solidement établie ; lui expliqua en quoi il le faisoit consister, et qu'il falloit que l'Empereur remît tout ce qu'il possédoit en Italie entre les mains de l'Angleterre et de la Hollande, pour en être disposé par ces deux puissances comme elles le jugeroient à propos suivant la justice ; et que le roi d'Espagne, dont il loua l'amour du bien public, consentoit d'en être parfaitement exclu. Il ajouta des plaintes de l'attachement des États-Généraux pour l'Empereur ; qu'il comprenoit bien les ménagements que le roi d'Angleterre

Simon l'appellera alors *Rensworde*. Quant au baron Van-Noortwijck (localité de la Hollande du sud), il apparaîtra encore dans la suite des *Mémoires*, tome XV de 1873, p. 258, et notre auteur dira qu'il était du collège des nobles et partisan de l'Espagne.

1. Tome XXX, p. 340.

2. Mémoires de Torcy, p. 294 et suivantes.

*Après ce dernier mot, Saint-Simon a biffé : *et y corrige son d^r sistéme.*

avoit pour le chef de l'Empire, par rapport à ses États d'Allemagne ; qu'il ne voyoit donc qu'un esprit de dépendance à ses volontés dans cette conduite de la Hollande ; que néanmoins il falloit une balance dans l'Europe. Il proposa comme un moyen d'y parvenir de procurer aux États-Généraux les Pays-Bas catholiques, et promit à Ripperda, en lui en demandant le secret, que le roi d'Espagne feroit là-dessus ce qu'il jugeroit à propos[1]. Il finit comme il avoit commencé, sur l'Empereur et sur l'Italie.

Ripperda découvre un changement dans le dernier système d'Alberoni et prévoit le dessein sur la Sicile.

Ripperda sortit de cette conversation persuadé que l'Espagne ne feroit jamais la paix avec l'Empereur aux conditions proposées par l'Angleterre et la Hollande. Il croyoit avoir découvert que le projet d'Alberoni, qui pourtant avoit insisté au commencement et à la fin de cette conversation qu'il n'y pouvoit avoir d'équilibre tant que l'Empereur posséderoit un pouce de terre en Italie ; Ripperda, dis-je, croyoit avoir découvert que son projet étoit de laisser le Milanois à l'Empereur, d'y faire ajouter Crémone et le Crémonois, donnant en échange Mantoue et le Mantouan à la république de Venise, de recouvrer pour l'Espagne Naples, Sicile et Sardaigne, et d'assurer au fils aîné du second lit du roi d'Espagne les successions de Florence et de Parme. Cet ambassadeur étoit même persuadé que l'Espagne recouvreroit la Sicile lorsqu'on s'y attendroit le moins. Alberoni étoit bien aise d'insinuer aux États-Généraux ces différentes vues, parce qu'il craignoit plutôt qu'il ne souhaitoit la paix avec l'Empereur.

Esprit continuel de retour à la succession de France.

Dans la prévoyance des événements qui pouvoient arriver, il évitoit d'engager de nouveau le roi d'Espagne, soit en confirmant les engagements déjà pris, soit par de nouvelles cessions dont l'Europe deviendroit garante. Il disoit que la main de Dieu n'étoit pas raccourcie, et par ce discours il laissoit assez entendre ce qu'il avoit dans l'esprit.

1. Torcy disait plus clairement : ce qu'ils (les États-Généraux) jugeroient à propos.

C'est[1] une chose étrange qu'être possédé de l'esprit de retour, et de n'oser en laisser rien apercevoir ni à la France ni à l'Espagne.

Double friponnerie d'Alberoni et d'Aubenton sur la Constitution.

Dans ce même esprit[2], il profita de la conjoncture de plusieurs écrits contre la Constitution qui avoient été brûlés publiquement à Rome[3]. Il fit écrire au Pape par leur fidèle Aubenton des merveilles de la piété du roi d'Espagne, et de son inséparable attachement au chef de l'Église, quoi qu'il pût arriver dans cette affaire. Ces mêmes écrits, que Cellamare avoit envoyés, furent livrés à l'Inquisition d'Espagne pour y être brûlés. Cellamare eut ordre de ne plus envoyer d'écrits faits contre la Constitution, mais tous ceux au contraire qui lui étoient favorables, tandis que le cardinal Acquaviva reçut ordre d'éviter avec soin de prendre aucun parti dans ces différends et de se contenter simplement de rendre compte des suites qu'ils pourroient avoir, c'est-à-dire qu'Alberoni vouloit donner au Pape une grande idée de l'attachement du roi d'Espagne pour la saine doctrine, et de son horreur pour les nouveautés, en même temps que ce ministre se vouloit ménager soigneusement la France, et ne pas donner aussi trop d'assistance au Pape dans une conjoncture où il en étoit aussi mécontent.

Artifices d'Alberoni pour sa promotion; ses éclats et ses menaces.

Toutefois il pressoit l'armement de la flotte, comme de l'instrument unique de sa promotion, qui ne touchoit, disoit-il, que la reine. Il continuoit à garder le silence qu'il s'étoit imposé, et de dire[4] qu'il savoit bien que, s'il proposoit quelques tempéraments, ses envieux diroient qu'il ne songeoit qu'à ses intérêts aux dépens de ceux de ses maîtres, jusque-là qu'il étoit contraint de leur cacher les lettres d'Acquaviva : c'étoit un bon reproche qu'il lui

1. Cette phrase de réflexion est de Saint-Simon.
2. Mémoires de Torcy, p. 298 et suivantes.
3. Nous n'avons pas trouvé la mention de cette exécution dans les gazettes.
4. Ces deux mots ont été ajoutés en interligne.

faisoit de n'avoir pas été assez ferme à presser le Pape; que les lénitifs[1] n'étoient ni selon l'humeur du roi ni selon celle de la reine; qu'à l'avenir Rome seroit obligée à plus d'égards pour eux; que Leurs Majestés Catholiques donneroient enfin des marques de leur ressentiment à une cour pleine de brigands, aisée à châtier par l'intérêt; que, étant lui homme d'honneur et désintéressé, il seroit content d'avoir préféré la décence du service de ses maîtres à sa propre élévation; que, s'ils avoient desiré un chapeau de cardinal, il leur conviendroit enfin de le mépriser, voyant l'étrange procédé de Rome; qu'il ne doutoit pas que, si le roi d'Espagne changeoit de résolution sur l'envoi de ses vaisseaux, ce changement ne fût attribué à son ministère[2], et que quelque fripon ne répandît qu'il se seroit servi de son crédit pour ôter ce secours à la chrétienneté[3]; que le Pape seul perdoit la religion, puisque, dans le même temps qu'il accordoit aux instances de ses parents la dignité de cardinal pour un homme vendu aux Allemands, il refusoit avec mépris la justice que le roi d'Espagne lui demandoit. Il établissoit pour principe (et ce principe est très vrai, et c'est la seule vérité qu'Alberoni dise ici), il établissoit pour principe qu'il ne falloit pas filer doux avec la cour de Rome, que tous les remèdes mitoyens étoient mauvais, et que le temps détromperoit enfin de l'orviétan[4] de cette cour; il ajoutoit que ses amis les plus dévoués ne pouvoient approuver sa conduite, que le confesseur même jetoit feu et flammes; mais Alberoni ne prétendoit pas lui en savoir gré, parce que, si ce jésuite en usoit autrement, il s'en trouveroit mal[5].

1. Tome XX, p. 177.
2. Torcy disait plus exactement : « à son ministre ».
3. On a déjà dit que c'était l'orthographe habituelle de Saint-Simon.
4. Voyez notre tome XXXI, p. 38.
5. Tout ce qui précède est la copie à peu près textuelle du manuscrit de Torcy.

Mauvais état des finances d'Espagne. Propos des ministres d'Angleterre et d'Hollande à celui de Sicile, en conformité du dernier système d'Alberoni, et lui font une proposition étrange. Il élude d'y répondre et fait une curieuse et importante découverte.

Cette flotte, dont Alberoni faisoit tant de parade, coûtoit prodigieusement. L'état des affaires n'étoit pas tel qu'Alberoni s'efforçoit de le montrer. Les dettes étoient en grand nombre et pressantes, les moyens de les acquitter difficiles; lui-même étoit contraint de l'avouer à ses confidents; mais il avoit le bonheur de faire accroire le contraire aux ministres étrangers qui étoient à Madrid. Ceux d'Angleterre et d'Hollande, qu'il caressoit le plus, assuroient l'ambassadeur de Sicile que le roi d'Espagne trouvoit en argent comptant au delà de l'opinion commune; qu'il pouvoit[1] aider le roi de Sicile à devenir le libérateur de l'Italie, puisque le seul moyen d'empêcher l'Empereur de s'en rendre enfin le maître, étoit d'unir par un traité le roi d'Espagne, le roi de Sicile et les princes d'Italie. L'abbé del Maro voulut savoir quel seroit à peu près le plan que l'Angleterre et la Hollande formeroient pour cette union. Les ministres de ces deux puissances parlèrent de faire céder la Sicile au roi d'Espagne, et de faire donner au roi de Sicile les États contigus au Montferrat et [à][2] la partie du Milanois dont il étoit en possession. Quoique la proposition fût étrange, del Maro jugea qu'elle étoit faite de concert avec Alberoni, qui vouloit faire sa cour à la reine en trouvant le moyen de fonder un État pour ses enfants. Il tâcha de pénétrer un point plus important. Il remarquoit les ménagements que l'Angleterre et la Hollande avoient pour le roi d'Espagne. Il voulut découvrir quel parti prendroient ces puissances au cas d'ouverture à la succession de France. Mais il jugea par les réponses de leurs ministres que leurs égards étoient encore plus pour l'Espagne que pour la personne de Philippe V, et que, si jamais il entreprenoit de revenir contre les Renonciations, elles emploieroient

1. Avant *pouvoit*, il a biffé *pourroit*.

2. Cet *à* n'est pas dans le manuscrit de Saint-Simon, mais bien dans celui de Torcy, que Saint-Simon aura mal copié, et cette omission change sensiblement le sens de la phrase.

leur crédit et leurs armes pour traverser son entreprise[1].

Alberoni, sous le nom de la reine, éclate en menaces, ferme l'Espagne à Aldrovandi, fait un reproche et donne une leçon à Acquaviva avec l'air de le ménager.

La reine d'Espagne apprit enfin la promotion de Borromée[2] : Alberoni, sous son nom, éclata en menaces. Outre le courrier dépêché à Barcelone dont on a parlé[3], il en avoit fait envoyer un autre à Alicante pour le même effet, au cas qu'Aldrovandi eût pris la route de la mer, pour l'empêcher d'y mettre pied à terre. Ce nonce avoit laissé à Madrid un nommé Giradelli, son secrétaire[4], qui étoit aussi agent du cardinal Acquaviva. Alberoni fut tenté de le chasser ; mais, réfléchissant que cet homme ne pouvoit lui nuire, il s'en fit un mérite auprès d'Acquaviva, et lui donna en même temps une leçon. Le mérite fut de lui mander qu'à sa seule considération il avoit empêché que cet homme fût[5] chassé, mais à condition qu'il ne feroit aucune fonction d'agent du Pape, et qu'il ne parleroit ni ne présenteroit de mémoire au nom de Sa Sainteté. Pour la leçon, Acquaviva pressoit depuis longtemps d'être délivré à Rome de la critique importune de don Juan Diaz, agent d'Espagne[6], qui censuroit toutes ses actions avec la liberté la plus outrée. Alberoni lui avoit promis de le rappeler. Le cardinal l'en avoit de nouveau sollicité. Alberoni, mécontent de sa mollesse et d'avoir laissé passer Borromée sans lui, ajouta à sa lettre qu'il falloit user de flegme à l'égard de cet homme, regardé par les Espagnols

1. Tout ce paragraphe est encore une copie presque sans modifications des pages 301 à 303 de Torcy.

2. Ci-dessus, p. 2. Il paraît certain qu'on cacha réellement à la reine d'Espagne pendant quelque temps la promotion du cardinal Borromée. On trouvera ci-après, à l'appendice III, une lettre du P. Daubenton, du 1er avril 1717, adressée au Pape, qui semble l'établir et qui insiste sur l'impression défavorable que cette nomination produisit sur Philippe V. On peut penser cependant qu'il y eut là de la part du jésuite quelque affectation, pour forcer la main au saint père.

3. Ci-dessus, p. 2. — 4. Tome XXX, p. 362.

5. Avant *fust,* Saint-Simon a biffé un *ne,* qui était cependant correct.

6. Il a été parlé de cet agent dans le tome XXX, p. 272 et 336.

comme très zélé pour le service et comme incapable de ménager personne quand il s'agissoit de l'intérêt des maîtres ; que, de plus, il s'étoit encore acquis un nouveau crédit depuis la promotion de Borromée, parce qu'il avoit constamment assuré qu'elle seroit faite et Leurs Majestés Catholiques trompées[1], malgré les belles paroles du Pape et les espérances dont lui Acquaviva s'étoit laissé flatter. Ce reproche fait au Pape et à lui étoit annoncer la vengeance ; deux Italiens n'y pouvoient donner une autre interprétation[2].

Aldrovandi, voyant sa fortune perdue si l'entrée d'Espagne lui demeuroit interdite, demanda instamment la permission de passer à Barcelone ou à Saragosse. La colère de la reine fut le prétexte de n'écouter aucune proposition que la promotion d'Alberoni ne fût faite. Mais, pour en conserver le véritable appât, il fit savoir à Rome que l'escadre si desirée se rendroit incessamment à Gênes, et pourroit même s'avancer jusqu'à Livourne, mais que, dans l'un de ces deux ports, elle attendroit des nouvelles d'Acquaviva, d'où elle regagneroit les ports d'Espagne si la promotion tant de fois promise n'étoit pas faite, résolution dont Leurs Majestés Catholiques ne se départiroient jamais, quand même le monde viendroit à tomber, parce que le roi d'Espagne se lassoit enfin d'être depuis seize ans le jouet de la cour de Rome. Ce prince, dépeint à Rome avec tant de soin comme si soumis au Pape pour le lui faire desirer en France, si malheureusement la succession venoit à s'ouvrir, ne vouloit pas qu'il lui fût permis de différer la promotion d'un si rare sujet, et se portoit à toutes extrémités. Ainsi il menaça Rome à cette occasion de former une junte pour examiner les moyens et les mesures à prendre pour établir de justes bornes à son autorité en Espagne, et l'y réduire à celle

1. Et que Leurs Majestés Catholiques seroient trompées.

2. Ce qui précède est le résumé des pages 303 à 307 du manuscrit de Torcy.

qu'on lui permettoit en France et à Venise. Il ajoutoit que Leurs Majestés Catholiques seroient inflexibles sur ce point capital ; que qui que ce soit n'oseroit entreprendre de tenter de les fléchir ; qu'il aimeroit mieux être mort que d'en avoir ouvert la bouche, parce qu'on ne manqueroit pas de l'accuser de préférer ses intérêts à celui de ses maîtres ; que le confesseur avoit d'autant plus d'intérêt de garder le plus profond silence, qu'il lui étoit très sévèrement enjoint par le roi sur toutes les affaires de Rome, à laquelle d'ailleurs il passoit pour être vendu. Ainsi Alberoni vouloit que le Pape connût tout le danger de différer sa promotion, et qu'il le regardât comme le seul maître de terminer les différends entre les deux cours[1].

Nouveaux efforts d'Alberoni pour sa promotion.

Pour le confirmer dans cette pensée, il obtint du roi d'Espagne d'engager le duc de Parme à promettre au nom de Sa Majesté Catholique de se rendre garant que l'accommodement se feroit, et que le tribunal de la nonciature seroit rouvert, dans le moment que la promotion seroit faite et déclarée[2].

Cet instant de la promotion d'Alberoni étoit le point critique de toute difficulté sur l'accommodement. Alberoni ne le vouloit point faire si cette condition n'étoit remplie ; il avoit trop de peur d'être laissé après. Le Pape, dans la même défiance qu'on ne se moquât de lui après la promotion, se tenoit ferme à sa promesse de la faire sitôt que l'accommodement seroit fait aux termes convenus déjà par Alberoni, et que l'escadre seroit à la voile sur la route de Corfou. Cette défiance mutuelle arrêtoit tout.

Rare bref du Pape au P. Daubenton.

Néanmoins le Pape voulut d'avance lever toutes les difficultés préliminaires. Il écrivit à Daubenton un bref de sa main, portant pouvoir d'absoudre le roi d'Espagne de toutes les censures qu'il avoit encourues par les actes faits

1. Ce paragraphe correspond aux pages 307 à 310 de Torcy.
2. La lettre du P. Daubenton qu'on trouvera à l'appendice III parle en effet de cette garantie du duc de Parme.

en son nom et par son autorité contre les droits du saint-siège, mais à condition que ces mêmes actes seroient annulés, et que Sa Majesté Catholique entreroit dans tous les projets d'accommodement proposés par Sa Sainteté[1]. On ne peut s'empêcher de dire ici que les réflexions s'offrent en foule sur ce beau bref et sur cette rare invention d'envahir tout comme juge et partie.

Le roi d'Espagne parle trois fois à Ripperda suivant le système d'Alberoni.

Alberoni en même temps, attentif à l'objet qu'il s'étoit fait pour l'Italie, procura à Ripperda, qu'il avoit toujours particulièrement ménagé, trois audiences consécutives du roi d'Espagne en sa présence, dans lesquelles le roi d'Espagne, louant la candeur[2] du Pensionnaire, dit qu'il souhaitoit qu'il devînt le directeur de la négociation entre lui et la cour de Vienne, et que les propositions y fussent portées, et à Madrid en même temps, par les offices de l'Angleterre et de la Hollande. Il insista sur la nécessité d'établir avant toutes choses la balance nécessaire pour la sûreté de l'Italie, et il renouvela ce qui avoit déjà été dit à cet ambassadeur d'Hollande, pour exciter ses maîtres à profiter de l'occasion favorable qu'ils avoient de se rendre maîtres des Pays-Bas. Ripperda put aisément reconnoître aux conférences particulières qu'il avoit avec Alberoni que l'Italie étoit son objet principal. Il crut démêler que les instances que faisoit le roi de Sicile pour être compris dans ce traité n'auroient pas grand succès, et qu'on n'étoit pas disposé en Espagne à favoriser l'augmentation de sa puissance.

L'ambassadeur de Sicile, alarmé sur la cession de cette île, élude

Son ambassadeur travailloit[3] à persuader le roi d'Espagne qu'une étroite intelligence entre lui et son maître étoit nécessaire pour leurs intérêts communs, et que l'ambassadeur d'Hollande appuieroit sa pensée de ses

1. Mémoires de Torcy, p. 310-311.

2. *Candeur* signifiait alors « franchise, sincérité » (*Académie*, 1718), sans qu'on y joignît l'idée de naïveté facile à duper qu'on attribue maintenant à ce mot.

3. Torcy, p. 312 et suivantes.

offices. Ripperda, en effet, dans une visite qu'il lui avoit faite, l'avoit fort entretenu de la nécessité de profiter de la guerre du Turc pour maintenir la liberté de l'Italie contre les invasions de l'Empereur, d'où dépendoit la tranquillité de l'Europe ; que les rois d'Espagne et d'Angleterre étoient persuadés de cette vérité, ainsi que les États-Généraux ; qu'il falloit les unir, et savoir si le roi de Sicile concourroit avec eux dans la même union ; qu'il parloit par ordre du Pensionnaire, choisi par le conseil secret de la République pour seul commissaire et interprète dans cette négociation particulière ; qu'il demandoit une réponse là-dessus du roi de Sicile, lequel ne devoit pas être surpris du silence qui se gardoit là-dessus avec son résident à la Haye, parce que la négociation devoit être concertée principalement avec l'Espagne, et qu'il étoit[1] absolument nécessaire d'empêcher que le mystère n'en fût éventé. Tous ces propos néanmoins furent suspects à del Maro, à qui Ripperda avoit déjà tenu quelques discours désagréables sur l'idée de la cession de la Sicile à l'Empereur moyennant un échange. Les offres de Ripperda lui parurent de nouvelles preuves du concert fait entre les trois puissances de dépouiller son maître de la Sicile et de l'obliger à se contenter d'un échange tel qu'il leur plairoit pour faciliter la paix de l'Empereur avec l'Espagne. Ainsi il éluda de répondre positivement en demandant du temps de recevoir les ordres de son maître.

de répondre aux propositions de l'ambassadeur de Hollande.

Alberoni, tout occupé de sa promotion, qu'il vouloit obtenir par toutes sortes de voies, envoya ordre à Cadix de mettre à la voile pour le Levant[2], et avec cette nouvelle Acquaviva eut ordre d'assurer le Pape qu'Aldrovandi seroit au plus tôt reçu en qualité de nonce. Le prétexte de ce changement subit fut de montrer la droiture et la

Alberoni change de batteries et veut plaire au Pape pour obtenir sa promotion. Embarras du Pape.

1. Les mots *qu'il estoit* ont été ajoutés en interligne.

2. Les Mémoires de Torcy, p. 315, disaient seulement : « de faire incessamment partir l'escadre destinée pour le Levant ».

sincérité du procédé du roi d'Espagne[1], mais dont il attendoit un juste retour de sa part par la promotion actuelle et déclarée à la réception de sa lettre. Le Pape ne pouvoit s'aveugler sur l'indignité de cette promotion qu'il sentoit et voyoit. Les clameurs publiques en retentissoient et en frappoient ses oreilles. Mais de cette promotion, telle qu'elle fût, dépendoient l'accommodement et l'avantage de Rome, et le secours maritime contre les Turcs. Le Pape pleuroit donc, et les larmes lui coûtoient peu. Il se trouvoit dans les douleurs de l'enfantement[2].

Vénitiens mal avec la France et avec l'Espagne. Acquaviva veut gagner le cardinal Ottobon.

Il se servoit de la frayeur commune des Vénitiens pour agir par leur ambassadeur à Rome auprès d'Acquaviva[3], pour persuader l'Espagne de secourir l'Italie contre les Turcs, sans attendre la promotion. Ce ricochet étoit employé, parce que le noble résident à Madrid[4] n'avoit pas encore pris caractère. L'Espagne prétendoit des satisfactions, que la République éludoit encore, sur ce qu'elle avoit reconnu l'archiduc roi d'Espagne. Acquaviva souhaitoit que le roi d'Espagne, secourant les Vénitiens, obtînt d'eux le rétablissement entier de la famille Ottoboni dans ses biens et prérogatives, et dans leurs bonnes grâces, dont elle étoit privée depuis que le cardinal Ottobon avoit, sans leur congé, accepté la protection de France[5]. Il considéroit qu'il étoit important pour un conclave d'acquérir un cardinal tel que celui-là, qui d'ailleurs avoit toujours bien mérité du roi d'Espagne.

1. Les mots *Roy d'Esp.* sont en interligne, au-dessus de *Pape,* biffé.
2. Cette dernière phrase ne vient pas des Mémoires de Torcy, et ici Saint-Simon saute vingt-trois pages de ces Mémoires relatives aux affaires de la Constitution Unigenitus. — La facilité de pleurer du pape était bien connue : il y a à ce sujet un distique latin dans l'Extraordinaire LXXXVI de la *Gazette d'Amsterdam.* Voyez ci-après, p. 44.
3. Torcy, p. 340 et suivantes. — 4. Mocenigo : tome XXXI, p. 142.
5. Cette affaire a été racontée en 1710 : tome XIX, p. 20-22, et Saint-Simon en a encore reparlé dans les tomes XXIII, p 94, et XXX, p. 31-32.

Vil intérêt des Romains.

On trouve à Rome quantité de gens empressés à témoigner leur zèle, soit à la France, soit à la maison d'Autriche, suivant ce qu'ils appellent *il genio*[1], qui les partage entre les deux. L'espérance des bienfaits est un puissant motif, même pour des personnes principales, qui ne peuvent jamais espérer de la cour de Rome des récompenses approchantes de celles qu'ils reçoivent des couronnes en bénéfices ou en pensions. Quelques-uns même, non contents d'en tirer de modiques d'un côté, tâchent d'en recevoir aussi de l'autre sous un titre de politiques ou de nouvellistes. On éprouva cette conduite d'un abbé Juliani[2], qui rapportoit au palais du Pape, d'une part, et aux Espagnols, de l'autre, tout ce qu'il apprenoit du cardinal de la Trémoïlle, dont il avoit gagné la confiance. Il avoit une forte pension du Roi, et son père en avoit aussi été fort bien payé.

Réflexion sur les cardinaux françois.

On ne peut ici s'empêcher de déplorer l'aveuglement sur les cardinaux nationaux toujours inutiles[3], et c'est marché donné fort à charge, et impunément très dangereux quand il leur plaît. Deux cent mille livres de rente est peu de chose en bénéfices pour un cardinal françois. Je laisse à part le rang et la considération personnelle qui porte sur tous les siens. Il n'y en a jamais qu'un demeurant à Rome pour les affaires du Roi. Les autres vivent à Paris et à la cour comme bon leur semble. Vient-il un conclave, il faut les payer pour y aller; encore s'en excusent-ils tant qu'ils peuvent. En arrivant à Rome, ils trouvent les cabales formées et les partis pris. Ils n'y connoissent personne : aussi éprouve-t-on qu'on s'y moque d'eux

1. Torcy disait simplement : « outre le génie différent qui partage souvent les Italiens pour l'une ou pour l'autre maison ».

2. Nous n'avons pu recueillir aucun renseignement sur cet agent.

3. Saint-Simon revient ici sur un sujet qui lui tient au cœur ; car il l'a déjà traité à deux reprises différentes : nos tomes VII, p. 200-204, et XX, p. 40-41. Il est oiseux de dire que toute cette « Réflexion » sur l'inutilité des cardinaux français n'est pas prise aux Mémoires de Torcy.

avec force compliments. Le Pape est-il fait, c'est à qui reviendra le plus vite. Tous les crimes leur sont permis, ceux même de lèse-majesté; quoi qu'ils attentent, ils sont inviolables et vont tête levée. Louis XI n'osa jamais punir les attentats et les trahisons avérées du cardinal Balue[1] que par la prison, et encore avec combien de traverses, et on le vit sous son successeur triompher de son crime dans l'éclat de légat en France. Sixte V approuva tout ce qui s'étoit passé à Blois, et détestoit les horreurs de la Ligue; mais lorsque, quelques jours après, il apprit la mort du cardinal de Guise, pour le moins aussi coupable que son frère, il excommunia Henri III, et trouva qu'il n'y avoit pas d'assez grands châtiments pour expier ce crime[2]. On a vu le feu Roi réduit à traiter avec le cardinal de Retz[3], et n'avoir pu châtier les forfaits du cardinal de Bouillon ni l'éclat de ses désobéissances[4]. Les avantages

1. Jean Balue, né à Verdun en 1421 ou 1422, d'une famille obscure, s'attacha d'abord à Jean Jouvenel des Ursins, évêque de Poitiers, puis devint en 1461 grand vicaire de l'évêque d'Angers. Ayant réussi à s'insinuer auprès de Louis XI, il fut nommé secrétaire puis aumônier du Roi, conseiller-clerc au parlement de Paris (1464), enfin évêque d'Évreux (1465) et reçut du Roi plusieurs abbayes importantes; il passa en 1467 au siège d'Angers et reçut la même année le chapeau de cardinal. Très dévoué d'abord à Louis XI, auquel il rendit de grands services pendant la guerre du Bien public, il entretint par la suite des correspondances coupables avec Charles le Téméraire. Convaincu de trahison, il fut enfermé au château de Loches dans une cage de bois garnie de fer, et n'en sortit qu'en 1480 sur les instances du pape Sixte IV. Il se rendit alors à Rome, où il gagna si bien la faveur du saint père que celui-ci n'hésita pas à le renvoyer en France en 1484 comme légat a latere; le roi Charles VIII refusa de le recevoir. De retour en Italie, Innocent VIII lui donna successivement les évêchés d'Albano et de Palestrina; il mourut à Ancône le 12 octobre 1491.

2. Déjà dit dans le tome XXII, p. 334-335.

3. C'est en 1661, après la mort de Mazarin, que Louis XIV, qui n'avait pu obtenir jusque-là la démission du cardinal de Retz de l'archevêché de Paris, lui fit proposer de s'en démettre en recevant en échange la riche abbaye de Saint-Denis.

4. Voyez nos tomes VII, p. 196-198, et XX, p. 9 et suivantes.

et les inconvénients d'avoir des cardinaux françois ne se peuvent donc pas balancer. A l'égard des prétentions de Rome, on ne peut compter sur les cardinaux françois. On sent encore les suites des manèges et de la séditieuse harangue du cardinal du Perron en 1614, aux derniers États généraux qui se soient tenus[1]. Si nos rois ne souffroient jamais de cardinaux en France, ils éviteroient ces funestes inconvénients, et celui encore d'un attachement à Rome contre leurs intérêts de tous ceux qui se figurent arriver à la pourpre, et de quelques-uns qui y sont élevés malgré eux, comme le fut le cardinal le Camus, malgré le feu Roi[2], et le cardinal de Mailly, malgré le Roi d'aujourd'hui et le Régent[3], à force de cabales, de sédition, de rage dans l'affaire de la Constitution. En donnant la nomination à des sujets italiens bien choisis, ils auroient à Rome des cardinaux permanents, à eux, informés et au fait de tout sans cesse, qui, par eux, par leurs amis et leur famille, seroient continuellement utiles et infiniment dans les conclaves, et dont trois ou quatre seroient plus que contents à eux tous des bénéfices qui ne suffisent pas à un seul cardinal françois. L'espérance du cardinalat ne débaucheroit plus d'évêques contre les libertés de l'Église gallicane et contre l'autorité et la souveraineté temporelle de nos rois, et leur procureroit, au contraire, les services et l'attachement des plus considérables maisons et particuliers de Rome et de toute l'Italie, dont l'utilité se reconnoîtroit tous les jours. C'en est assez sur cet important article, dont l'évidence saute aux yeux.

Changement de plus en

Plusieurs cardinaux[4] se flattoient d'avoir depuis peu

1. Il a déjà été question de cette « harangue à la romaine » dans le grand mémoire sur les États généraux : notre tome XXXI, p. 313.
2. Tome VII, p. 15-16.
3. On verra les circonstances de sa promotion en 1719 : suite des *Mémoires*, tome XVI de 1873, p. 369-387.
4. Saint-Simon revient aux Mémoires de Torcy, p. 343-345.

plus subit de la conduite d'Alberoni sur sa promotion ; ses raisons.

détourné le Pape de déshonorer leur collége en y mettant un si étrange sujet. Alberoni le savoit, et il reconnut qu'il n'étoit pas de son intérêt de porter trop loin le ressentiment du roi et de la reine, parce que, si le nouveau différend qu'il produiroit duroit trop longtemps, il en seroit la victime, que ses ennemis en si grand nombre seroient ravis de le voir embarqué dans une affaire qu'ils regardoient comme la cause inévitable de sa perte prochaine, à laquelle tous les Espagnols contribueroient à l'envi. Ces réflexions le firent changer de conduite. Il pressa le départ de la flotte. Il manda au duc de Parme[1] qu'elle mettroit à la voile le 26 mai[2], et il pressa Aldrovandi de se rendre à Ségovie, où la cour étoit[3], pour y terminer, à la satisfaction du Pape, les différends entre les deux cours. Il laissa entrevoir qu'il sentoit toute la conséquence dont étoit pour lui de finir au plus tôt l'affaire de sa promotion et ce qu'il devoit craindre de l'empire que les Allemands, maîtres de l'Italie, prendroient sur l'esprit et sur les résolutions du Pape[4]. Ce fut l'excuse d'un changement si subit de conduite. On en verra dans la suite d'autres raisons.

Conduite et ordres d'Alberoni

Il avoit aussi changé de système sur les affaires générales de l'Europe[5]. Il avoit fort desiré unir le roi d'Espagne

1. Il y a dans Torcy : « et le 19 de mai il avertit le duc de Parme, son maître », etc. C'est donc dans une lettre d'Alberoni du 19 mai, interceptée à la poste, que Torcy prend ce renseignement.

2. Elle n'était pas encore partie le 8 juin (*Gazette*, p. 304).

3. La cour d'Espagne quitta Ségovie le 30 mai pour aller à l'Escurial, et c'est là où le nonce la rejoignit le 11 juin (*ibidem*, p. 293 et 318).

4. A Paris l'on s'inquiétait de la promotion prochaine d'Alberoni. Louville écrivait au duc de Saint-Aignan : « N'oubliez pas de savoir si l'arrivée d'Aldrovandi ne mettra point le chapeau sur la tête du *derrière* (Alberoni), et quel accommodement il y aura eu sur cela. Si la chose pouvoit être différée, ce seroit un grand bien, et un plus grand si la perte de Daubenton pouvoit s'en suivre » (*Mémoires de Louville*, tome II, p. 243).

5. Torcy, p. 345-352.

à Beretti suivant son dernier système; raisonnements de Beretti.

avec l'Angleterre et la Hollande, et lui procurer la paix avec l'Empereur par le moyen de ces deux puissances. Ces idées, qui avoient été si avant dans son esprit, ne subsistoient plus. Il éludoit la négociation de cette paix que l'Angleterre vouloit entamer. Il se fondoit sur la situation avantageuse où ses soins avoient mis, disoit-il, l'Espagne, qui n'avoit nulle raison de rechercher l'amitié de personne, et dont le meilleur parti étoit de regarder l'embarras des autres puissances d'un œil tranquille et de bien jouer son jeu. Il s'appuyoit sur les troubles intérieurs dont il croyoit l'Angleterre inévitablement menacée, et sur l'épuisement extrême où la dernière guerre avoit laissé la Hollande, qui obligeroient ces deux puissances à rechercher l'amitié du roi d'Espagne, en sorte que, le prix en étant connu des nations étrangères, il ne la donneroit qu'à bon escient à qui il jugeroit à propos. Ainsi, au lieu de presser Beretti, il modéroit son ardeur de négocier pour se faire valoir. Il l'occupoit à gagner et à faire passer en Espagne des ouvriers en laines, pour des manufactures très utiles qu'il méditoit[1], mais sur le succès desquelles il craignoit avec raison la paresse naturelle des Espagnols. Beretti se fondoit en grands raisonnements pour persuader Alberoni de profiter du desir qu'il voyoit dans la République de s'unir à l'Espagne, d'entrer dans les mesures nécessaires à borner l'ambition de la maison d'Autriche, et de se garantir de l'impression que faisoit sur lui l'humeur vindicative des transfuges espagnols de son conseil[2]. Il disoit que nul

1. Il était certain que l'Espagne produisant beaucoup de laines, que l'on envoyait en Angleterre et en Flandre, il y avait grand avantage à faire fabriquer dans le pays même des étoffes que les Espagnols étaient obligés d'acheter aux Anglais et aux Flamands (Torcy, p. 348). Cette idée d'Alberoni a déjà été indiquée dans le tome XXXI, p. 141.

2. Cette dernière partie de la phrase est incompréhensible, parce que Saint-Simon a mal interprété ce qu'il trouvait dans les Mémoires de Torcy. Voici ce qu'on y lit (p. 349) : « ...les mesures nécessaires

traité ne seroit solide si on n'établissoit préliminairement un équilibre parfait dans les affaires de l'Europe, sans lequel le roi d'Espagne ne devoit jamais s'engager, mais demeurer spectateur, et il traitoit de vaines les renonciations faites en faveur de la maison d'Autriche, parce qu'elle-même n'en avoit fait[1] aucune en faveur de l'Espagne. Il convenoit qu'un refus absolu d'écouter rien sur la paix avec l'Empereur pouvoit alarmer l'Angleterre et la Hollande, mais qu'il falloit savoir prolonger la négociation, et faire retomber sur la cour de Vienne l'odieux des délais. Le fruit qu'il se proposoit de cette conduite étoit que l'Angleterre et la Hollande, irritées[2] de celle de l'Empereur sur la paix, l'en craindroient encore davantage et solliciteroient elles-mêmes l'alliance que le roi d'Espagne leur offroit. Il étoit vrai que l'Angleterre n'étoit pas tranquille dans l'intérieur : les partis y étoient plus animés que jamais, le roi et le prince de Galles brouillés jusqu'à ne plus garder aucunes apparences, les ministres anglois haïs d'une partie de la nation, les ministres allemands détestés de la nation entière, et regardés comme vendus à la cour de Vienne. Ils passoient pour tels au point que le ministre du roi de Sicile n'osa les solliciter de travailler à l'accommodement de son maître avec l'Empereur.

Agitations intérieures de la cour d'Angleterre.

Attention générale sur le voyage du Czar

Le voyage du Czar en France, au commencement de mai[3], devint l'attention de toute l'Europe, en particulier de l'Angleterre[4]. Le roi de Prusse y seroit venu en même

pour mettre de justes bornes à l'ambition de la maison d'Autriche, tellement enivrée de la supériorité de sa puissance qu'elle ne mettoit aucun terme ni à ses confins ni à son ambition, non plus qu'à l'esprit vindicatif que les Espagnols admis dans les conseils de l'Empereur inspiroient continuellement à ce prince ».

1. Il y a *faittes* dans le manuscrit.

2. Saint-Simon a écrit ici *irrités* au masculin, et, deux lignes plus loin, *eux-mesmes* ; nous corrigeons ces inadvertances, qui viennent de ce que, dans Torcy, il y a « les Anglois et les Hollandois ».

3. Voyez notre précédent volume, p. 356 et suivantes.

4. Mémoires de Torcy, p. 353 et suivantes.

à Paris. Le roi de Prusse tenté et détourné d'y venir. Vues et conduite de ce prince.

temps si on ne lui en eût fait craindre du ridicule, et que l'Empereur n'en prît un violent ombrage. Ces deux princes étoient également mécontents du roi d'Angleterre; ils ne comptoient pas d'avoir rien à espérer de l'Empereur. Leur vue étoit de conclure une paix avantageuse avec la Suède. Le roi de Prusse sollicitoit le Régent d'ordonner positivement au comte de la Marck, ambassadeur de France auprès du roi de Suède[1], d'engager promptement une négociation pour la paix entre eux et d'en poursuivre vivement la conclusion. Il insistoit à profiter de la guerre du Turc, dont l'Empereur ne seroit pas plus tôt débarrassé qu'il voudroit agir en maître des affaires de l'Empire et de celles du Nord, où il prendroit des liaisons préjudiciables à la France. Il avertissoit le Régent de se défier de Georges, tout occupé de ménager l'Empereur à cause de ses États d'Allemagne et de ceux qu'il avoit usurpés sur la Suède, et à qui il vouloit faire toucher deux cent cinquante mille livres sterling, que le Parlement alloit lever pour le payement des arrérages dus aux alliés de l'Angleterre et des subsides de la dernière guerre[2]. Irrité d'être frustré de sa part sur cette somme, il desiroit prendre avec la France des engagements plus forts que ceux qu'il avoit déjà avec elle par un traité secret[3]. Il avoit paru éluder la proposition que le Régent lui avoit faite d'entrer dans la Triple alliance[4], alarmé aussi du bruit répandu que le roi d'Angleterre y faisoit admettre le Danemark. Il n'étoit pas aisé de compter sur

1. On a vu sa nomination en 1717 : tome XXXI, p. 58.

2. Dans Torcy, il y a : « au payement des arrérages dus aux alliés de cette couronne *pour* les subsides qu'elle leur donnoit pendant la dernière guerre ».

3. Ce traité secret avait été conclu en septembre 1716 ; le texte s'en trouve dans les *Mémoires de Tessé*, tome II, p. 328-329. En 1722, Ledran rédigea une relation de la négociation dont il fut le résultat (Dépôt des Affaires étrangères, vol. *Prusse*, Mémoires et documents, nº 1).

4. Cette proposition était postérieure au traité secret (Torcy, p. 355).

le roi de Prusse, léger, inconstant, plein de variations subites, et qui prodiguoit à l'Empereur tout ce qu'il espéroit lui pouvoir concilier sa protection. Il fit savoir au Czar, à Paris, en mai, qu'ils ne devoient compter ni l'un ni l'autre sur l'Empereur pour la conservation de leurs conquêtes sur la Suède; qu'il étoit de leur intérêt commun de ne pas attendre que l'Empereur fût débarrassé de la guerre du Turc pour traiter avec la Suède, et qu'ils ne le pourroient faire avantageusement que par le moyen de la France. C'étoit lui dire de s'attacher à cette couronne. Cet avis étoit fondé sur ce qu'il lui étoit revenu que les ministres de Vienne avoient dit à celui de Russie que, sensible à la confiance du Czar, l'Empereur prendroit volontiers des mesures plus étroites avec lui, pourvu qu'il ne s'agît point des affaires du Nord, dont jusqu'alors il ne s'étoit point mêlé, et qu'il ne pouvoit dans ces affaires exercer que son office de juge supérieur; que d'ailleurs, si le Czar vouloit prendre avec lui quelques mesures sur la guerre du Turc, il en seroit fort aise.

Liaison entre le roi de Prusse et le Czar.

Quelque temps après, le roi de Prusse[1] apprit que l'Empereur, irrité plus que jamais du séjour des troupes moscovites dans le Mecklembourg[2], malgré ses promesses de bouche et par écrit de les en retirer, avoit dit qu'il les en feroit sortir à main armée, et demandé à ceux qui lui représentoient les suites d'un pareil engagement s'ils craignoient les Moscovites, qu'il n'avoit, lui, aucun sujet d'appréhender. Le roi de Prusse fit communiquer ces avis au Czar, et ses soupçons des desseins secrets du roi d'Angleterre de joindre à ses troupes celles de Danemark et des princes de la basse Allemagne pour chasser les Moscovites du Mecklembourg, sous le nom et l'autorité de l'Empereur. Le Czar répondit à la confiance du roi de

1. Saint-Simon avait d'abord écrit *il apprit*; il a biffé *il*, pour mettre en interligne *le Roy de Prusse*.

2. Voyez le tome précédent, p. 118 et 388.

Prusse, et l'assura qu'il pensoit sérieusement à un traité avec la France; qu'il lui communiqueroit tout ce qu'il y feroit, et lui promit de ne rien conclure sans sa participation.

Inquiétude du roi d'Angleterre sur le Czar. Il est forcé à réformer dix mille hommes. Servitude de la Hollande pour l'Angleterre.

Georges[1] connoissoit très bien le caractère de son gendre capable d'entrer en beaucoup de choses contre lui. Mais, se reposant sur sa perpétuelle instabilité, il tournoit toute son inquiétude sur le voyage du Czar à Paris, persuadé que c'étoit dans le dessein d'y prendre des liaisons étroites, dont le séjour des troupes moscovites dans le Mecklembourg augmentoit l'alarme. Il n'avoit plus de prétexte de conserver ses troupes. Le roi de Suède désavouoit ses ministres. Nul vaisseau ni préparatif dans le port de Gothembourg. Ainsi, Georges se trouva forcé de déclarer au Parlement qu'il réformoit dix mille hommes[2]. La France ne donnoit plus d'alarmes à l'Angleterre, surtout depuis la Triple alliance, et la Hollande persévéroit dans son ancienne habitude de lui être soumise. Elle ne voulut admettre le roi de Prusse[3] dans la Triple alliance, dont il l'avoit fait sonder, qu'autant que le roi d'Angleterre le desireroit; et, ce prince voulant découvrir si le Czar y étoit reçu, le Pensionnaire répondit au ministre de Prusse[4] que l'alliance n'étoit qu'entre puissances voisines, pour maintenir l'amitié et la sûreté commune, et ne regardoit en aucune manière le Czar; qu'elle deviendroit trop universelle si elle s'étendoit à des princes éloignés, et que, par même raison, il seroit étrange que le Danemark y voulût entrer. La clarté de cette réponse enraya le ministre de Prusse sur l'admission du Czar, de peur de nuire à son maître.

1. Mémoires de Torcy, p. 359 et suivantes.

2. Cette mesure fut annoncée dans le discours de la couronne, le 17 mai, à la réouverture du Parlement (*Gazette d'Amsterdam*, n° XLII).

3. Avant *admettre*, Saint-Simon a biffé *l'* et a ajouté *le Roy de Prusse* en interligne; plus loin, les mots *ce prince* ont été mis après coup dans la marge avant *voulant*.

4. La *Gazette d'Amsterdam*, n° LXV, le nomme M. de Meynertshagen.

Union et traité entre le Czar et le roi de Prusse.

Leurs[1] ministres à Paris sembloient marcher fort de concert. Knyphausen[2], qui avoit la confiance du roi de Prusse, étoit venu de Hollande à Paris relever Viereck[3]. Chafirof, vice-chancelier du Czar[4], avoit aussi la sienne, et l'accompagnoit dans ses voyages. Ils convinrent que l'intérêt commun de leurs maîtres étoit de bien examiner laquelle de l'alliance avec l'Empereur ou avec la France seroit plus avantageuse; qu'avant de s'engager avec la dernière, il falloit voir clairement si elle vouloit et pouvoit faire sincèrement quelque chose de solide pour eux, sinon la laisser, et conclure un traité avec l'Empereur, à condition qu'il promettroit de n'user d'aucune voie de fait pour les forcer directement ou indirectement à restituer les conquêtes qu'ils avoient faites, si, comme ils ne l'espéroient pas, ils ne pouvoient l'engager à les leur garantir. En attendant, ne rien faire qui pût le rebuter, entretenir même de la confiance avec lui, dans la crainte des mesures que le roi de Suède y pourroit prendre. Rien ne paroissoit mieux cimenté que leur union, et ils se promirent de s'avertir mutuellement de tout ce qu'ils apprendroient. Un ministre de l'Empereur fit entendre, en ce temps-là, à celui de Russie que, si la confiance s'établissoit entre leurs maîtres, l'Empereur étoit disposé à étendre les traités; mais qu'il ne croyoit pas en devoir

1. Torcy, p. 363 et suivantes.

2. Frédéric-Ernest de Knyphausen, originaire de Frise, conseiller privé du roi de Prusse, colonel d'un régiment de marine, avait été envoyé de Prusse près du roi de Danemark en 1709 et avait eu déjà une mission à Paris en 1714; il devint en 1720 ministre d'État et de guerre à Berlin. Rigaud avait fait son portrait en 1715, moyennant trois cents livres.

3. Otto de Viereck, conseiller privé du roi de Prusse, envoyé en France au début de 1716.

4. Pierre Paulovitch Chafirof (Saint-Simon écrit *Schaffirof*), d'origine juive hollandaise, né vers 1670, avait été nommé vice-chancelier de Russie en 1709; il mourut en 1739. Nous adoptons pour son nom l'orthographe du *Recueil des instructions aux ambassadeurs de France en Russie*.

faire part au roi de Prusse que le traité ne fût bien digéré, et même les préliminaires convenus. Quelque temps après, Chafirof remit à Knyphausen le projet d'un traité à faire entre leurs maîtres. L'objet principal étoit d'empêcher que le roi de Danemark, qui possédoit alors la Poméranie antérieure[1], ne la remît entre les mains du roi de Suède par une paix particulière, ou à quelque autre puissance suspecte aux princes ligués. Ce projet avoit sept articles.

1. Renouveler les traités signés à l'occasion de la guerre du Nord, particulièrement les conventions nouvellement faites entre leurs maîtres dans la conférence d'Havelberg[2];

2. Donner l'attention nécessaire pour empêcher que le roi de Suède ou quelque prince d'intelligence avec lui reprissent Stralsund et Wismar[3];

3. Promettre d'observer le traité fait avec le roi de Danemark, tant que ce prince l'observeroit lui-même, et qu'il conserveroit ce qu'il possédoit dans la Poméranie antérieure en deçà de la rivière de Peene[4];

4. Engagement réciproque de secours mutuels pour s'opposer au roi de Danemark, s'il prétendoit disposer, sans concert avec eux, des pays dont il est en possession;

5. Promesse du Czar, pour satisfaire à cet engagement, de faire marcher les troupes qu'il avoit dans

1. La Poméranie, province d'Allemagne, limitée au Nord par la mer Baltique, à l'Est par la Prusse et la Pologne, au Sud par le Brandebourg, et à l'Ouest par le duché de Mecklembourg, se divisait en Poméranie ultérieure ou au delà de l'Oder, et en Poméranie citérieure ou antérieure qui s'arrêtait à l'Oder et comprenait les deux places fortes de Stettin et de Stralsund.

2. Havelberg, ville du Brandebourg, préfecture de Postdam, sur la Havel. — Saint-Simon écrit *Hawelsberg*.

3. On a vu la prise de ces deux villes par les confédérés dans le tome XXX, p. 17 et 113.

4. La Peene (Saint-Simon écrit *Penne*), rivière de la Poméranie occidentale, se jette dans la Baltique dans le golfe de Rügen.

le Mecklembourg, ou d'autres des plus prochains endroits, si elles en étoient sorties; qu'il les joindroit à celles du roi de Prusse; qu'elles agiroient conjointement pour chasser les Suédois ou autres puissances suspectes de l'île de Rügen[1] et des autres lieux de la Poméranie antérieure, avec promesse du Czar d'y employer encore des forces maritimes;

6. Le Czar consentoit aux démarches que le roi de Prusse jugeroit à propos de faire pour obtenir du roi de Danemark la cession de la Poméranie antérieure. Le Czar promettoit d'y contribuer de tout son pouvoir et, la chose faite, de se porter pour garant de cette cession pendant la guerre jusqu'à la paix, suivant ce qui avoit été pratiqué à l'égard de Stettin[2];

7. Ils convenoient que, après que Wismar seroit rasé, il seroit donné au duc de Mecklembourg[3], en indemnité des pertes par lui souffertes du roi de Danemark, suivant la promesse du roi de Prusse à ce prince. Le Czar et le roi de Prusse s'engageoient à procurer cette cession, lors de la paix avec la Suède, et à solliciter pour cet effet le consentement de l'Empereur et de l'Empire, et des alliés du Nord, de ne pas permettre qu'il fût disposé autrement de Wismar, et, si on l'entreprenoit, de s'y opposer avec le nombre de troupes qui seroit jugé nécessaire.

Ce dernier article fit tant de difficulté que Chafirof céda; il pria seulement Knyphausen d'envoyer le projet au roi de Prusse, de faire ce qu'il pourroit pour en obtenir son agrément, et l'assura que ce changement n'empêche-

1. Ile de la mer Baltique, voisine des côtes du Mecklembourg et de la Poméranie, dont elle n'est séparée que par un canal sur lequel est bâtie la ville de Stralsund.

2. Capitale de la Poméranie, sur l'Oder.

3. Charles-Léopold, duc de Mecklembourg-Schwerin, né le 26 mai 1679, avait succédé à son père en août 1713, et avait épousé en avril 1716 une nièce du czar Pierre-le-Grand; il mourut en décembre 1747.

roit pas la signature du traité, pourvu qu'on y voulût insérer qu'à l'égard de Wismar on s'en tiendroit à la déclaration donnée à Stettin.

Mesures du Czar avec la France et avec le roi de Pologne.

Le Czar[1], en même temps, cherchoit à traiter avec la France. L'article des subsides qu'il demandoit en faisoit la difficulté principale[2]. La conduite de cette négociation sous ses yeux ne pouvoit se cacher à ses alliés, alarmés des engagements qu'il pourroit prendre à leur préjudice. Le roi de Pologne, qui avoit un ministre à Paris, y en envoya un second[3], pour y veiller encore mieux, pendant le séjour du Czar. Chafirof les assura tous deux que le Czar ne feroit jamais d'accommodement avec la Suède, sans la participation du roi de Pologne; que les François ne lui avoient encore fait aucune proposition là-dessus, et n'en feroient apparemment pas avant d'avoir reçu des nouvelles du comte de la Marck, leur ambassadeur auprès du roi de Suède, et qu'il ne s'étoit parlé encore que d'un simple traité d'amitié. Il leur confia sous le secret que, si la France proposoit un traité d'alliance pareil à celui qu'elle avoit fait avec l'Angleterre et la Hollande, le Czar y pourroit consentir, mais à bonnes enseignes, et à condition qu'elle abandonneroit

1. Torcy, p. 368.

2. C'est le maréchal de Tessé qui était chargé de suivre cette négociation. Voici, d'après ses *Mémoires* (tome II, p. 315), quels étaient les arguments du Czar : « La France a perdu ses alliés en Allemagne. La Suède, quasi anéantie, ne peut plus vous être d'aucun secours. La puissance de l'Empereur s'est infiniment augmentée, et moi, Czar, je viens m'offrir à la France pour lui tenir lieu de la Suède. Je lui offre non seulement mon alliance, mais ma puissance, et au même temps celle de la Prusse, sans laquelle je ne pourrois pas agir. La Pologne ne demandera pas mieux que d'y entrer, et, quand la France, la Prusse, la Pologne et moi Czar serons unis,... la balance que l'alliance de Suède vous devoit faire sera rétablie ; mais le grain que j'y mets l'emporte », etc.

3. Le chargé d'affaires de Pologne était alors le comte François Bielinski, qui devint plus tard grand maréchal de la cour et mourut en 1766 ; l'envoyé extraordinaire fut le comte de Loos : ci-après, p. 36.

la Suède. Il leur dit aussi qu'il n'avoit tenu qu'à l'Empereur de se lier avec le Czar; mais que, comme il avoit répondu avec mépris, quoique depuis il eût changé de ton, le Czar pourroit aussi s'entendre avec la France, s'il y trouvoit son compte. Il ajouta que le Czar avoit déjà la parole du roi de Prusse, qu'il souhaitoit de trouver le roi de Pologne dans les mêmes dispositions. Chafirof les pria d'en écrire à leur maître, et leur demanda le secret, et les assura que, si le traité se concluoit, il y seroit laissé une porte ouverte au roi de Pologne pour y entrer. Les envoyés de Pologne jugeoient le succès de la négociation fort incertain, à cause des garanties que le Czar et la Prusse ne manqueroient pas de demander; mais, comme ils pouvoient se tromper, leur but étoit de suspendre la négociation, s'il leur étoit possible, jusqu'à ce qu'ils eussent des nouvelles de leur maître. On prétend que Loos, un des envoyés de Pologne[1], conseilla au roi son maître d'engager, s'il pouvoit, la France à lui faire des propositions, parce que, si elles ne lui convenoient pas, elles lui serviroient à lui faire un mérite auprès de l'Empereur. Ce même Loos suivoit le Czar partout où il alloit, en espion plutôt qu'en ministre.

Mesures sur le séjour des troupes moscovites dans le Mecklembourg.

L'Empereur souffroit avec impatience le séjour des troupes russiennes dans le Mecklembourg. L'envoyé de Prusse en informa le Czar, en adoucissant les termes forts des Impériaux. Les ministres du[2] Czar avouèrent que, suivant les promesses du Czar, elles en devoient sortir à la fin d'avril; que cette prolongation portoit plus de préjudice que d'avantage à leur maître, et promirent de presser le Czar là-dessus; mais ils assurèrent que ce retardement n'étoit causé que par quelques ombrages

1. Jean-Adolphe, comte de Loos, qui revint en France comme ambassadeur vers 1742 (*Recueil des instructions aux ambassadeurs en Pologne*, tome II, p. 47). — Saint-Simon écrit *Los*, comme Torcy.

2. Avant *du*, il a biffé *de Prusse*.

qu'il avoit conçus des intérêts et de la conduite du roi d'Angleterre à son égard. Une des raisons qui retenoit[1] encore le Czar étoit sa propre sûreté. Il vouloit avoir des troupes en Allemagne pendant qu'il étoit hors de ses États, et à portée de se mettre à leur tête quand il sortiroit de l'Empire. Ses ministres étoient persuadés qu'il n'y avoit rien à craindre de la maison de Brunswick ni de l'Empereur, malgré ses menaces, quoiqu'ils sussent qu'il se proposoit actuellement d'unir les forces des rois d'Angleterre et de Danemark pour chasser les Moscovites du Mecklembourg. Ils s'en plaignirent à un émissaire que le roi de Danemark avoit envoyé observer le Czar à Paris, nommé Westphal[2]. Ils lui reprochèrent que son maître avoit faussement publié que le Czar prenoit les intérêts du duc d'Holstein[3], et que c'étoit là-dessus que les Danois prenoient des engagements contraires aux Moscovites, le menacèrent d'une rupture ouverte si le Danemark faisoit le moindre acte d'hostilité sous quelque prétexte que ce fût. Ils nièrent aussi qu'il y eût aucune proposition de mariage entre le duc d'Holstein et la fille aînée du Czar, comme le bruit s'en étoit répandu, et qui s'accomplit depuis[4]. Ces plaintes étoient fondées. Il s'agissoit alors à Vienne de former une armée pour forcer les Moscovites à se retirer. L'Empereur comptoit sur les troupes de Brunswick et de Danemark. Le roi d'Angleterre lui promettoit vingt-cinq mille hommes incessamment pour exécuter ses ordres. Sur cette assurance, le projet étoit fait à Vienne d'intimer au Czar un terme fort court pour faire sortir ses troupes des terres de l'Empire ; s'il refusoit, le déclarer ennemi de l'Empire et de tenir une diète pour cela. Le roi d'Angleterre, comme directeur du cercle de

1. Ce verbe est bien au singulier dans le manuscrit.
2. Nous ne savons rien sur cet agent danois.
3. Charles-Frédéric, duc de Holstein-Gottorp : tome XVII, p. 18.
4. Le duc de Holstein n'épousa Anne Petrowna qu'en 1725 : *ibidem.*

la basse Saxe[1], devoit agir ensuite au nom de l'Empereur et de l'Empire avec une armée composée des troupes de Danemark, Hanovre, Wolfenbüttel, Gotha et Munster[2], et camper le 15 juin aux environs de Lauenbourg[3]. Le payement de ces troupes devoit être pris sur les vingt-cinq mille [livres] sterling accordées au roi d'Angleterre par son parlement.

Le Pape veut lier le Czar avec l'Empereur contre le Turc.

Tandis que ces mesures se prenoient, dont le Pape étoit très mal informé, il pensoit à faire une ligue entre l'Empereur et le Czar pour la défense de la chrétienneté, et il donna ordre à son nonce Bentivoglio, à Paris, de travailler secrètement et prudemment à la former. Il avoit trouvé plusieurs exemples de ses prédécesseurs, de saint Pie V[4] entre autres, et d'Innocent XI, qui avoient écrit des brefs aux grands-ducs de Moscovie. Il résolut de les imiter, et il avertit Bentivoglio qu'il lui en enverroit un incessamment à remettre à ce prince[5].

1. Le cercle de la basse Saxe comprenait les duchés de Brunswick-Hanovre, Lunebourg, Magdebourg, Brême, Mecklembourg, Holstein, Lauenbourg, les principautés de Halberstadt et de Ratzebourg, les évêchés d'Hildesheim et de Lübeck, et les villes libres impériales de Hambourg, Lubeck, Gozlar, etc.

2. Le petit duché de Wolfenbüttel, dans le cercle de la basse Saxe appartenait à une branche de la maison de Brunswick; celui de Gotha, gouverné par des princes de la maison de Saxe, était du cercle de la haute Saxe; quant à la principauté de Munster, dont l'évêque était souverain, elle dépendait du cercle de Westphalie.

3. Ville de la basse Saxe, sur l'Elbe, à six milles en amont de Hambourg, capitale d'un petit duché qui appartenait au duc de Hanovre, roi d'Angleterre.

4. Pie V (Michel Ghisleri), né en 1504 dans le Milanais, entra en 1518 dans l'ordre de Saint-Dominique et fut adjoint au cardinal Caraffa dans la congrégation du Saint-Office. Celui-ci, étant devenu pape sous le nom de Paul IV, le nomma évêque de Sutri, puis cardinal en 1557; élu pape le 7 janvier 1566, il mourut le 1er mai 1572. Le fait saillant de son règne est le gain de la célèbre victoire de Lépante sur les Turcs (7 octobre 1571). Clément XI le canonisa en 1712.

5. Mémoires de Torcy, p. 374 et 375.

Manèges d'Alberoni en France pour son chapeau.

Alberoni[1], qui s'étoit plaint avec tant d'éclat, sous le nom du roi d'Espagne, de la promotion de Borromée comme vendu aux Allemands[2], et comme une marque du pouvoir prédominant de l'Empereur à Rome, prit un ton tout différent en France, dans la crainte que cette couronne ne se mît en prétention d'un chapeau en équivalent. Il y devint l'avocat du Pape, soutint que le chapeau de Borromée n'étoit qu'une affaire de famille, indispensable depuis le mariage d'un neveu du Pape avec la riche nièce de ce prélat[3]. Avec ces raisons, Cellamare eut ordre de représenter au Régent que sa prétention ne feroit que retarder inutilement celle d'Alberoni, et il eut permission pour l'empêcher d'entrer en des engagements avec la France. A la vérité, il ne s'expliquoit point sur quoi ni jusqu'où, apparemment pour avoir plus de liberté d'en désavouer Cellamare. Il voyoit une grande facilité à se servir de la flotte promise au Pape pour ses vues particulières sur l'Italie, pendant la guerre du Turc, qui lioit les bras à l'Empereur. Il comptoit que la France le laisseroit faire, et l'Angleterre et la Hollande aussi, par leur intérêt d'empêcher que Livourne tombât entre les mains de l'Empereur. Mais, avant de tromper le Pape sur l'usage de la flotte, dont l'espérance du secours lui devoit valoir le chapeau, il falloit le tenir bien réellement, à quoi tout délai étoit empêchement dirimant et pour le chapeau et pour l'entreprise qu'il méditoit par cette flotte. Telles furent les véritables raisons du subit changement de conduite d'Alberoni, qui, après tant d'éclats et de menaces, chercha à se faire un mérite auprès du Pape de ce changement même, comme obtenu enfin par lui de Leurs Majestés Catholiques, et de faire partir l'escadre, et de mander Aldrovandi à la cour pour y terminer les diffé-

Véritables raisons du changement de conduite d'Alberoni à l'égard du Pape.

1. Ce qui va suivre est le résumé des pages 393 et suivantes des Mémoires de Torcy.

2. Ci-dessus, p. 17.

3. Tome XXX, p. 269.

rends entre les deux cours, ce qui le porta[1] à faire écrire le roi d'Espagne au Pape avec des engagements réitérés, sous la garantie du duc de Parme, pour emporter sa promotion à ce coup[2], et être libre après de l'emploi de sa flotte, sans avoir plus rien à ménager ni à craindre pour son chapeau. Il avoit envie de pénétrer le motif du voyage du Czar à Paris, ainsi que toutes les autres puissances. Le comte de Königsegg, ambassadeur de l'Empereur, y étoit plus attentif qu'aucun des ministres étrangers. Il pria Viereck, nouvellement rappelé à Berlin, de suivre le Czar à Fontainebleau, où Knyphausen, qui le relevoit, alla aussi. Ils y virent Ragotzi entrer en conférence avec le Czar, et Ragotzi ne cacha point à Knyphausen que les Turcs le pressoient de se rendre auprès d'eux, et que son dessein étoit d'y aller[3].

Le Pape écrit au Czar; il le veut liguer avec l'Empereur et obtenir le libre exercice de la religion catholique dans ses États. Le Czar l'amuse et se moque de lui. Il en parle très sensément au maréchal de Tessé.

Le prince Kourakine, étant à Rome pour la raison qui a été expliquée en son lieu[4], avoit fait espérer au Pape que le Czar accorderoit le libre exercice de la religion catholique dans ses États. Le Pape crut que Bentivoglio pourroit l'obtenir en parlant au Czar ou à ses ministres[5]; mais il voulut que ce fût comme sans dessein qu'il en embarquât la négociation, en parlant de cela à Kourakine, à propos de l'estime qu'il s'étoit acquise à Rome. Les papes, en écrivant aux grands-ducs de Moscovie, ne leur avoient jamais donné de Majesté. Celui-ci ne crut pas devoir être arrêté par des bagatelles. Il énonça toutes les qualités que le Czar prenoit, dans le bref qu'il lui écrivit, et qu'il adressa à Bentivoglio pour le lui remettre, au cas qu'il reçût aussi la patente du libre exercice de la religion catholique, à condition toutefois que ce ne fût pas

1. Il avait d'abord écrit *l'engagea*, qu'il a biffé pour mettre en interligne *le porta*.
2. Ci-dessus, p. 19.
3. Il avait pourtant dit dans le tome XXX, p. 114, que Ragotzi « ne pensoit à rien moins ».
4. Tome XXXI, p. 362.
5. Mémoires de Torcy, p. 397 et suivantes.

avec celle de la permission d'introduire le schisme grec dans aucun pays catholique, ce qui auroit rendu l'affaire impossible. Craignant aussi que le peu de temps qu'il restoit au Czar à demeurer à Paris fût trop court pour la consommer, il voulut que Bentivoglio lui fît agréer qu'il envoyât un ministre auprès de lui, avec ou sans caractère. Mais il ne crut pas devoir traiter avec ce prince dans Paris, sous les yeux du Régent, sans l'informer de ce dont il s'agissoit. Il ordonna donc à son nonce de lui en rendre compte, mais de ne lui point parler des ordres secrets qu'il lui avoit envoyés de tâcher de lier le Czar avec l'Empereur pour faire la guerre aux Turcs. Le nonce s'adressa donc au prince Kourakine, qui lui donna de bonnes paroles, et à qui il dit qu'il avoit un bref pour le Czar, où toutes ses qualités étoient énoncées. Il eut une audience de ce prince, mais sans parler d'affaires. Kourakine lui avoit dit que celle-là devoit passer par Chafirof, comme vice-chancelier, parce qu'il s'agissoit d'une expédition de chancellerie. Kourakine lui dit aussi que les catholiques jouissoient actuellement de cette liberté en Moscovie, où il y avoit même déjà des maisons de jésuites et de capucins établies à Moscou. Le nonce revit Kourakine et Chafirof ; ce dernier lui dit les mêmes choses, et ajouta que le Czar vouloit établir un couvent de capucins à Pétersbourg, qu'il n'y seroit de retour de plus de trois mois, qu'alors l'affaire se pourroit finir à la satisfaction du Pape, et que le ministre que le Pape enverroit prendroit alors caractère, pourvu que ce fût un homme de distinction. Sur la ligue, Bentivoglio avoit cru toucher les Russes par la facilité de reprendre Azof[1] pendant la guerre d'Hongrie ; mais Kourakine lui fit voir par de bonnes raisons combien cette place leur étoit indifférente. Il dit pourtant au nonce dans une autre conversation que, dès que le Czar seroit délivré de la guerre

1. Le czar avait perdu cette ville en 1711 (tome XXII, p. 135). — Saint-Simon écrit ici *Asoph*.

de Suède, il se lieroit non-seulement avec l'Empereur, mais avec les Vénitiens, enfin avec le Pape, parce qu'il vouloit être bien avec lui. En effet, le Czar avoit dit au maréchal de Tessé[1] qu'il ne s'éloigneroit pas de reconnoître le Pape pour premier patriarche orthodoxe, mais aussi qu'il ne s'accommoderoit pas de certains assujettissements que la cour de Rome prétendoit imposer aux princes, au préjudice de leur souveraineté; qu'il vouloit bien croire le Pape infaillible, mais à la tête du concile général. C'est que la vérité et la raison sont de tous pays, et ce monarque, presque encore barbare, nous faisoit une excellente leçon.

Molinès, inquisiteur général d'Espagne, revenant de Rome en Espagne, arrêté à Milan.

La guerre[2] subsistoit toujours entre l'Empereur et le roi d'Espagne; mais l'éloignement des États suspendoit naturellement les actes d'hostilité. Ils étoient de plus interdits en Italie par le traité de neutralité d'Utrecht. Molinès, grand inquisiteur d'Espagne, voulant s'y rendre de Rome, prit néanmoins des passeports du Pape pour plus de sûreté, et Paulucci prit encore assurance de Schrottenbach, cardinal chargé des affaires de l'Empereur en absence d'ambassadeur[3]. Avec ces précautions, Molinès partit de Rome à la fin de mai, et ne laissa pas d'être arrêté à Milan par ordre du prince de Levenstein, gouverneur général du Milanois, qui étoit frère de Mme de Dangeau[4]. Sur cette nouvelle, le cardinal Acquaviva alla

1. On a vu ci-dessus, p. 35, note 2, que c'était ce maréchal qui avait été chargé d'écouter les propositions que pourrait faire le Czar.

2. Mémoires de Torcy, p. 415.

3. Wolfgang-Annibal de Schrottenbach (Saint-Simon écrit *Schrottembach*), évêque d'Olmutz en 1711, fait cardinal en 1712, résidait depuis lors à Rome et gérait les affaires de l'Empereur; il fut vice-roi de Naples par intérim en août 1719, et mourut le 22 juillet 1738.

4. Maximilien-Charles, comte de Levenstein: tome XXIII, p. 29. — *La Gazette* (p. 306) annonça en même temps l'arrestation de Molinès et la réclamation du cardinal Acquaviva; Dangeau en parle le 18 juin (tome XVII, p. 111); voyez A. Baudrillart, *Philippe V et la cour de France*, tome II, p. 274.

trouver le cardinal Albane, qui, en l'absence du cardinal Paulucci, faisoit la charge de secrétaire d'État, que son oncle lui destinoit, à qui il fit ses plaintes, insistant sur le mépris des passeports du Pape. Albane répondit que Schrottenbach improuvoit cette violence, et que le Pape feroit ce qu'il voudroit. Sur cette assurance, Acquaviva alla au Pape, à qui il proposa d'en faire son affaire particulière, et d'en obtenir réparation, ou de la laisser démêler au roi d'Espagne. Si le Pape s'en chargeoit, il falloit réclamer Molinès comme ecclésiastique et comme officier intime, principal et immédiat du saint-siège[1] ; ne s'amuser point à dépêcher inutilement des courriers à Vienne, mais parler haut, et marquer dans Rome combien il étoit blessé de la mauvaise foi des Allemands ; le déclarer lui-même[2] aux ministres de l'Empereur, ou leur refuser toute audience, jusqu'à ce qu'il eût reçu toute satisfaction, et que Molinès fût en liberté. Si, au contraire, Sa Sainteté vouloit laisser au roi d'Espagne le soin de se venger de la mauvaise foi des Allemands, Acquaviva protestoit que ce monarque, regardant cet incident comme une infraction manifeste à la neutralité d'Italie, emploieroit les vaisseaux qu'il avoit actuellement en mer à tirer raison de la violation des traités.

Embarras et caractère du Pape.

Il sembloit que le pontificat de Clément XI fût destiné aux événements capables de l'embarrasser. Ils s'accumuloient ; chaque jour en produisoit un nouveau dont il ne pouvoit se démêler. Il étoit plus susceptible qu'aucun de ses prédécesseurs de frayeur, d'agitation et de trouble, et plus incapable que personne du monde de se décider et de sortir d'embarras. Il mécontentoit ordinairement tous ceux dont il n'avoit point affaire ; il traitoit avec hauteur ceux dont il croyoit n'avoir rien à craindre ; il se comportoit avec tant de bassesse et de timidité à l'égard

1. Comme grand inquisiteur d'Espagne.
2. Il y a *elle mesme* dans le manuscrit, parce que Torcy disait : *Sa Sainteté*.

de ceux dont il appréhendoit la puissance, qu'ils ne lui savoient aucun gré de ce qu'ils en arrachoient par force et par terreur. Il croyoit exceller à écrire en latin et à composer des homélies et des brefs. Il y perdoit beaucoup de temps. Il étoit sans cesse tiraillé dans son intérieur domestique. Son incertitude, ses variations, sa foiblesse avoit ôté toute confiance en ses paroles. Des cardinaux hardis, comme Fabroni et d'autres, hasardoient sous son nom quelquefois ce qu'il leur plaisoit, et ne le lui disoient que quand les choses étoient faites. Il étoit désolé ; mais il n'osoit les défaire. Les larmes, dont il avoit une source et une facilité abondante [1], étoient sa ressource dans tous ses embarras; mais elles ne l'en tiroient pas. Au fond, un très bon homme et honnête homme, doux, droit et pieux, s'il fût resté particulier sans affaires. Effrayé au dernier point de la dernière partie du discours d'Acquaviva, il s'écria qu'il falloit bien se garder de prendre une voie si dangereuse ; qu'il alloit dépêcher de vives plaintes à Vienne ; qu'il ne perdroit point de vue cette affaire, qu'il avoit si bien regardée comme la sienne, avant qu'Acquaviva lui en eût parlé, qu'il lui montra la réponse qu'il faisoit à l'archevêque de Milan [2], qui lui avoit écrit qu'il avoit inutilement demandé au gouverneur général du Milanois de remettre Molinès à sa garde (car il faut remarquer que l'immunité ecclésiastique se mêle de tout et entre dans tout).

Promotion d'Alberoni est l'unique affaire. Il se moque de Molinès, s'assure du Régent sur sa promotion ; ses vanteries.

Mais, au fond, la détention de Molinès occupoit peu ceux qui devoient y être les plus sensibles. La promotion d'Alberoni étoit l'affaire unique, que le Pape vouloit éluder, malgré tant de paroles positives, et malgré le départ tant desiré de l'escadre espagnole. Il craignoit de déplaire à l'Empereur, de révolter Rome et le sacré collége ; il cherchoit des délais, malgré la dernière lettre du roi d'Espagne et la garantie du duc de Parme [3]. Il vouloit que

1. Déjà dit plus haut, p. 22.
2. C'était le cardinal Odescalchi, Benoît Erba ; tome XXIII, p. 268.
3. Ci-dessus, p. 19 et 40.

les différends avec l'Espagne fussent accommodés à son gré auparavant. Alberoni ne se découragea point, et, comme le Pape se défendoit sur l'équivalent du chapeau d'Alberoni, que les couronnes pourroient lui demander, si un motif public comme l'accommodement à son gré n'en étoit une raison à leur fermer la bouche, Alberoni commença par obtenir une lettre du Régent au cardinal de la Trémoïlle, par laquelle il lui mandoit de suspendre toute demande capable de traverser sa promotion[1], et il se proposa de terminer au gré du Pape les différends entre les deux cours, dès qu'Aldrovandi seroit arrivé, qu'il attendoit avec impatience.

Dans cette situation personnelle[2], il n'avoit garde de déranger le bon état de son affaire, en laissant donner par le roi d'Espagne des marques de ressentiment de l'arrêt de la personne de Molinès ; il n'avoit nulle estime pour lui, et l'appeloit ordinairement *solemnissima bestia*. Il disoit qu'il méritoit bien cette aventure, qu'il demeureroit longtemps au château de Milan, s'il en étoit cru, et qu'il ne valoit pas la peine de déranger les projets de l'escadre pour la délivrance de cet oracle des Espagnols. En même temps il se vantoit de ce qu'il avoit fait et prétendoit faire pour le service du roi d'Espagne. Il disoit qu'il avoit armé trente vaisseaux en moins de huit mois, envoyé six cent mille écus[3] à la Havane[4], pour employer

1. Torcy ne parlait que d'une promesse de lettre faite par le Régent à Cellamare, promesse qui ne fut peut-être pas tenue. En effet on ne trouve pas de minute de lettre du Régent au cardinal de la Trémoïlle sur ce sujet dans les registres des Affaires étrangères, ni dans ceux de la correspondance particulière du duc d'Orléans. Nous donnerons ci-après aux Additions et Corrections une lettre du cardinal, qui montre qu'il avait eu l'ordre de ne point faire d'opposition à la promotion d'Alberoni, mais de demander en compensation le chapeau pour l'archevêque de Bourges, Potier de Gesvres.

2. Mémoires de Torcy, p. 421 et suivantes.

3. Torcy disait seulement deux cent mille écus ; notre auteur a voulu dire six cent mille livres.

4. Capitale de l'île de Cuba. Saint-Simon écrit *Havanne*.

en tabac qui seroit vendu en Europe au profit du roi ; employé cent cinquante mille écus en achats de provisions pour la marine, cent quatre-vingt mille écus en bronze pour l'artillerie, dont les places étoient dépourvues, et cent vingt mille pistoles pour la citadelle de Barcelone[1]. Enfin, ajoutoit-il, l'Espagne n'en avoit pas tant fait en trois siècles, et ne l'eût pu faire encore s'il eût laissé répandre et distribuer l'argent comme par le passé. A l'avenir il vouloit établir une marine, régler les finances de manière que les troupes fussent bien payées, un fonds sûr pour le payement des maisons royales, en sorte que les rois ne vivroient plus dans la misère de leurs prédécesseurs. Il vouloit encore des troupes étrangères, et persistoit à demander au roi d'Angleterre la permission de lever dans ses États des Anglois ou des Irlandois. L'Angleterre, de son côté, et la Hollande aussi, le pressoient d'un règlement sur le commerce de Cadix. Patiño étoit chargé d'assembler là-dessus chez lui les marchands de toutes les nations, et son occupation de l'escadre servoit d'excuse aux délais.

La cour d'Espagne à l'Escurial malgré la reine. Aldrovandi y arrive. Manèges d'Alberoni.

Le roi d'Espagne eut des évanouissements qui firent craindre pour les suites[2]. On en accusa l'air de Ségovie, où il étoit depuis quelque temps. Il voulut aller à l'Escurial. On n'a point su pourquoi la reine s'y opposa fortement; mais le roi lui parla avec tant de hauteur que, étourdie d'un langage si inusité pour elle, elle n'osa hasarder une résistance, pour conserver son pouvoir despotique dans les choses importantes. Ainsi on fut à l'Escurial[3]. Aldrovandi y arriva le 10 juin[4], et y fit la jalousie des ministres étrangers par les distinctions qu'il y reçut, et

1. Ci-dessus, p. 4.

2. Les Gazettes n'en disent rien ; Saint-Simon prend cela dans Torcy, p. 423.

3. La cour y arriva le 30 mai (*Gazette*, p. 293).

4. Torcy dit le 9 ou le 10, la *Gazette* le 11 (p. 318) ; le roi lui donna un logement à la Granja.

qui montrèrent qu'Alberoni ne connoissoit d'autre affaire que celle de sa promotion, et qu'il étoit inutile de lui parler d'aucune autre. Lui et Aubenton, en bons serviteurs du Pape, se mirent à disposer avec le nonce les affaires à une heureuse fin[1]. Ils lui conseillèrent d'attendre qu'elles fussent comme conclues avant de voir Leurs Majestés Catholiques, et il se conforma à leurs desirs. Il louoit sans cesse Alberoni sur l'escadre, et ce dernier se plaignoit du Pape avec un modeste mépris[2]. En même temps il rassura Cellamare sur la continuation de son amitié, quoi que pût dire et faire contre lui à Rome son oncle le cardinal del Giudice, qui alloit y arriver[3].

L'Angleterre reprend la négociation de la paix entre l'Empereur et l'Espagne.

On[4] laissoit dormir depuis quelque temps la négociation de la paix entre l'Empereur et l'Espagne, lorsque Whitworth[5], envoyé d'Angleterre en Hollande, alla trouver Beretti, lui dire par ordre de Sunderland, nouveau secré-

1. Voyez la lettre du P. Daubenton au cardinal Paulucci, 12 mai : ci-après, appendice III.

2. « Alberoni se contentoit de dire qu'il plaignoit seulement l'état où le pauvre Pape se mettoit lui-même par sa complaisance excessive pour les Allemands ; qu'il avoit compassion de la situation déplorable de S. S. ; que, quant à lui, il étoit soumis à la Providence et qu'il attendoit avec patience ce qu'elle ordonneroit sur sa destinée ; qu'il y avoit d'autres événements plus considérables à prévoir de la situation présente et de l'agitation de l'Europe ; que les dispositions étoient telles qu'on pouvoit croire que, si quelqu'un jouoit bien les cartes, il auroit à l'avenir beau jeu » (Torcy, p. 426).

3. Ci-après, p. 57.

4. Mémoires de Torcy, p. 429 et suivantes.

5. Charles, baron Whitworth (Saint-Simon, copiant Torcy, écrit *Widword*), né en 1675, fit toute sa carrière dans la diplomatie : en 1702, chargé d'affaires d'Angleterre près de la diète de Ratisbonne, envoyé en Russie en 1704, près des princes d'Allemagne en 1711, plénipotentiaire au congrès de Baden en 1714, envoyé en Prusse en 1716, puis à la Haye au commencement de 1717, pour retourner à Berlin en 1719, enfin plénipotentiaire anglais au congrès de Cambray en 1721 ; élu membre de la chambre des communes en 1722, il mourut le 23 octobre 1725.

taire d'État[1], que le roi d'Angleterre avoit dépêché un courrier à l'Empereur pour l'obliger enfin à déclarer s'il vouloit traiter la paix avec le roi d'Espagne; que ces instances se faisoient de concert avec la France; que, lorsqu'il en seroit temps, les États-Généraux seroient invités de prendre part à la négociation comme médiateurs et comme arbitres. Beretti, qui n'avoit point d'ordre, et qui n'avoit pas d'opinion du succès de cette démarche, n'oublia rien pour donner de la crainte à cet envoyé des négociations secrètes du roi de Sicile avec l'Empereur, de la mauvaise foi des Autrichiens, de l'ambition et de la puissance de leur maître.

Divisions domestiques en Angleterre; son inquiétude sur le Czar. Troupes russiennes sortent du Mecklembourg.

L'Angleterre, en effet, n'étoit guères en état de se mêler beaucoup du dehors, par les embarras du dedans. Le prince de Galles cabaloit ouvertement contre le roi son père, et faisoit porter contre Cadogan des accusations au Parlement[2]. Tout y étoit en mouvement sur celles du comte d'Oxford, prêtes à être jugées[3]. Les ennemis de la cour, qui faisoient le plus grand nombre, étoient affligés de son union avec le Régent, qui obtint enfin du Czar, si pressé d'ailleurs, la sortie des troupes du pays de Mecklembourg[4], et des assurances de témoignages d'amitié pour le roi d'Angleterre, qui non plus que ses ministres n'y comptèrent guères, mais qui le ménageoient pour tâcher

1. Il avait remplacé depuis la fin d'avril Stanhope, devenu premier commissaire de la Trésorerie (*Gazette d'Amsterdam*, n° xxxv).

2. On l'accusait de malversations dans la gestion des fonds destinés aux armées.

3. Le comte d'Oxford, Robert Harley (tome XII, p. 156), chef du gouvernement tory renversé en 1714, avait été arrêté au début de 1715 sous l'accusation de haute trahison et était depuis lors emprisonné à la Tour de Londres. A la fin de mai 1717, il avait présenté une requête à la chambre des lords pour demander à être jugé, et cela avait donné lieu à divers incidents (*Gazette*, p. 287, 296, 299, 308, etc.). Nous le verrons acquitté par les lords, ci-après, p. 145.

4. Les ordres d'évacuation ne furent donnés qu'au début de juillet (*Gazette*, p. 352). Il y avait longtemps déjà que l'Empereur l'en sollicitait (*Mémoires de Lamberty*, tome X, p. 105-108).

d'effacer les sujets qu'ils lui avoient donnés de mécontentement et de plaintes. Ils en étoient d'autant plus inquiets que le Czar avoit été voir la reine douairière d'Angleterre[1], et avoit paru touché de son état et de celui du roi Jacques son fils. Les suites que cette compassion pouvoit avoir alarmèrent Stair. Il prit une audience du Czar, à qui il dit merveilles de l'estime et des intentions du roi d'Angleterre à son égard. Il vit après Chafirof avec les mêmes protestations, et lui parla des troupes du Mecklembourg. Chafirof se contenta de lui répondre qu'il en rendroit compte au Czar, sans lui montrer que la résolution de la sortie de ces troupes étoit prise et l'ordre envoyé. Il conseilla à son maître de se faire un mérite auprès du roi d'Angleterre d'une affaire faite. Le Czar le crut, et Chafirof écrivit en conséquence à Stair. Chafirof avertit aussi l'envoyé de Prusse de l'ordre envoyé à ces troupes. Ainsi ils eurent l'adresse de faire valoir au Régent et au roi d'Angleterre l'exécution d'une résolution que la crainte de se voir tomber une puissante armée sur les bras ne leur avoit plus permis de différer.

Le Danemark inquiet sur le Nord, éprouve le mécontentement de la Russie.

En même temps, le roi de Danemark s'inquiétoit de ce qu'on ne parloit point d'attaquer la Suède[2]; il craignoit d'en être attaqué lui-même en Norvège. Il demandoit au Czar une diversion qui l'en mît à l'abri. Le Czar, peu content de ce prince, éluda ses demandes. Il répondit qu'il n'étoit pas en état de rien entreprendre contre la Suède sans le secours de vaisseaux que l'Angleterre et le Danemark lui avoient promis; que d'ailleurs le roi d'Angleterre étoit seul et sans lui assez puissant pour garantir les États du roi de Danemark d'une invasion des Suédois, et lui procurer une paix avantageuse. Les Danois, qui entendirent bien la signification de cette réponse, étoient,

Le Czar veut traiter avec la France.

1. Tome XXXI, p. 382, note 2.
2. Mémoires de Torcy, p. 436 et suivantes. Dans ce qui va suivre, Saint-Simon suit sa source de beaucoup moins près qu'il n'en avait l'habitude.

Obstacles du traité.

ainsi que les envoyés de Pologne, extrêmement inquiets de ce que le Czar traitoit avec le Régent. Ils se relayoient autour de ce monarque, et se communiquoient tout ce qu'ils pouvoient apprendre. Il partit enfin de Paris sans qu'ils fussent éclaircis de rien. Mais Chafirof, qui y demeura quelques jours après lui, confia sous le dernier secret à un des agents du roi de Pologne tout ce qui s'étoit passé dans la négociation avec la France, et que le traité auroit été conclu si l'envoyé de Prusse n'en eût pas arrêté la signature. Il ajouta que le principal but du Czar en prenant avec la France des engagements apparents, qui dans le fond ne l'obligeoient à rien, avoit été de brouiller la France avec la Suède ; qu'une convention vague d'assistance générale étoit si aisée à éluder qu'il étoit persuadé qu'elle ne pouvoit blesser l'Empereur, qui en sentiroit aisément le peu de solidité ; que sur ce fondement ils en presseroient la conclusion ; et, s'ouvrant tout à fait, il avoua qu'il la desiroit par l'espérance des présents aux ministres qui font la signature, et se plaignit amèrement du mauvais procédé de la cour de Berlin, qui l'avoit retardée, et qu'il dit être connue de tout le monde pour être légère, et sans principes ni suite dans ses résolutions. Chafirof ne disoit pas tout. La Suède bien moins que l'Angleterre avoit été la pierre d'achoppement[1]. La Suède étoit trop abattue pour faire ombrage à la Russie. D'ailleurs le Czar, qui avoit beaucoup de grand, n'avoit pu refuser son estime au roi de Suède. Content de l'avoir réduit dans l'état où il se trouvoit, il ne vouloit pas l'accabler; mais il cherchoit, au contraire, à s'en faire un ami. Il ne vouloit pas moins conserver ses conquêtes. Ce but s'accordoit parfaitement avec sa haine pour le roi d'Angleterre, et avec son mécontentement du Danemark. Il cherchoit donc les moyens [de] les obliger à restituer ce qu'ils avoient pris ou usurpé sur la Suède, à s'en faire un mérite auprès d'elle,

1. Tome XIII, p. 274, note 3.

en conservant ce qu'il lui avoit pris. Mais il trouva l'Angleterre si absolue dans le cabinet du Régent, qu'il perdit bientôt toute espérance de faire restituer par aucun moyen Bremen et Verden, enlevés à la Suède en pleine paix par les Hanovriens, dans les temps les plus calamiteux de la Suède[1].

Le Czar en mesure avec l'Empereur à cause du czaréwitz.

Le Czar avoit un autre embarras avec l'Empereur, qui l'obligeoit à le ménager. Le czaréwitz, dont la tragique histoire est entre les mains de tout le monde, s'étoit sauvé de Russie pendant l'absence du Czar, et s'étoit réfugié à Vienne. L'Empereur l'avoit promptement fait passer à Naples, où il n'avoit pu être si bien caché que le Czar n'en fût informé. Il demandoit à l'Empereur de le lui remettre entre les mains[2]. Quoique l'Empereur n'eût pas lieu de s'intéresser beaucoup au sort d'un prince qui, ayant épousé la sœur de l'Impératrice sa femme, l'avoit tuée, grosse, d'un coup de pied dans le ventre, sans autre cause que sa férocité[3], l'Empereur ne laissoit pas de faire

1. Voyez notre tome XXIX, p. 268.

2. Pendant son séjour à Copenhague, en août 1716, Pierre-le-Grand avait écrit à son fils de venir l'y trouver; mais Alexis, au lieu d'obéir, était parti clandestinement pour Vienne, puis avait gagné Naples. La *Gazette* mentionne son séjour dans cette ville et à Rome à l'automne de 1717 (p. 571 et 583, correspondances de Naples et de Rome). Son père, ayant découvert sa retraite, lui envoya de Spa (juillet 1717) Roumantzof et Tolstoï avec une lettre lui promettant son pardon, s'il revenait en Russie. Le prince se laissa convaincre; mais, à peine de retour (fin janvier 1718), il fut traduit devant une haute cour de justice, qui le condamna à la détention perpétuelle et proclama sa déchéance du trône. On le trouva mort deux jours après dans sa prison, et on pensa que son père l'avait fait empoisonner; on prétendit même qu'il l'avait décapité lui-même. Il y a des documents sur son procès et sur sa mort dans les *Mémoires de Lamberty*, tome XI, p. 92-162, et on trouvera dans le *Corps diplomatique* de Du Mont, tome VIII, première partie, p. 507-510, le manifeste du 3 février 1718 par lequel le Czar déclara Alexis déchu du trône, la lettre de soumission écrite par le prince, de Naples, le 4 octobre 1717, et la déclaration par laquelle il reconnut sa déchéance.

3. Tome XXIX, p. 307-308.

beaucoup de difficulté de rendre un prince qui s'étoit jeté entre ses bras, comme dans son unique asile, à un père aussi irrité qu'étoit le Czar, qui adoroit la Czarine, belle-mère de ce prince[1], et qui en avoit un fils[2], qu'il préféroit à cet aîné fugitif pour lui succéder.

Plaintes et cris du roi de Prusse. Offices du Régent sur le Nord.

Le roi de Prusse, de son côté[3], se plaignoit, dans la défiance qu'il avoit de ses alliés, que la France ne pressoit pas assez la paix entre la Suède et lui, et menaçoit que, si elle n'étoit faite avant la fin de la guerre d'Hongrie, la ligue du Nord se jetteroit entre les bras de l'Empereur, dont elle achèteroit l'appui tout ce qu'il le lui voudroit vendre. Ces plaintes étoient injustes. Le Régent n'oublioit rien pour calmer les troubles du Nord. Il avoit disposé le roi d'Angleterre à relâcher le comte de Gyllenborg, dès que le roi de Suède eut désavoué ses ministres, et déclaré qu'ils avoient agi sans sa participation. La détention du baron de Gœrtz en Hollande apportoit un obstacle à la conclusion de cette affaire. Le roi d'Angleterre le regardoit comme un ennemi dangereux, et tâchoit de prolonger sa prison. Elle faisoit tort au commerce des Hollandois dans le Nord, et ils se lassoient d'être les geôliers du roi d'Angleterre. Ses ministres en Hollande, ne se sentant pas assez forts pour persuader la République contre ses intérêts, vouloient s'appuyer auprès d'eux de l'appui du Régent, des avis duquel ils sentoient tout le poids auprès d'elle.

Scélératesse du nonce Bentivoglio.

Cette[4] étroite intelligence entre le roi d'Angleterre et le Régent étoit un des moyens dont le nonce Bentivoglio se servoit le plus pour décrier à Rome le Régent, qui sacrifioit, disoit-il, la religion pour s'appuyer des protestants; car tout étoit bon à ce furieux pour mettre le feu du schisme, de l'interdit, de la guerre civile, s'il eût pu, en

1. Catherine Ire : tome XXII, p. 134.
2. Pierre, né le 8 novembre 1715, mais qui mourut le 6 mai 1719.
3. Mémoires de Torcy, p. 439.
4. Mémoires de Torcy, p. 442.

France, dans la folle persuasion que cela seul le feroit subitement cardinal [1]. Il gémissoit amèrement [2] sur le jugement rendu entre les princes du sang et les bâtards [3] : leur privation de l'habilité de succéder à la couronne étoit l'ouvrage des jansénistes, et le plus funeste coup porté à la religion. Il desiroit ardemment et il espéroit des conjonctures funestes au gouvernement, qui donneroient lieu à leur rétablissement. Pourroit-on imaginer que des propos si diamétralement contraires à l'Évangile sortissent de la bouche d'un archevêque, représentant le Pape, écrivant à Rome? Mais sa vie publique répondoit à ses discours, et les désordres effrénés de la sienne étoient l'approbation signalée des ombres qui se remarquent dans la vie du feu Roi.

Le Prétendant à Rome, y sert Alberoni. Soupçons de nouveaux délais de sa promotion. Hauteur et manèges du Pape.

Le Prétendant étoit alors à Rome [4], où le Pape avoit pour lui tous les égards et les distinctions qu'il devoit, mais qui, à vingt mille écus près qu'il lui donna, n'alloient qu'à des honneurs et à des compliments pour lui et pour la reine sa mère [5]. Il n'espéroit d'assistance que de l'Espagne ; il voulut donc flatter Alberoni, et, dans une audience qu'il eut du Pape, il le pressa sur sa promotion. Le Pape lui répondit seulement qu'il attendoit un projet d'édit du roi d'Espagne qu'Aldrovandi devoit lui envoyer; mais après l'audience il lui en fit faire un reproche tendre par son neveu don Alexandre [6], et avertir en même temps

1. Une relation inédite de la nonciature de Bentivoglio a été publiée en 1909 par G. Plana, dans la *Rivista storico-critica delle scienze teologiche,* tome V, p. 273-293.

2. Saint-Simon saute ici dix pages de Torcy pour reprendre, en résumant beaucoup, à la page 453 du manuscrit du ministre.

3. Tome XXXI, p. 262-265. — 4. Torcy, p. 455 et suivantes.

5. Le prince était arrivé à Rome le 26 mai, sous le nom de Chevalier de Saint-Georges ; il eut les jours suivants plusieurs audiences du Pape ; il resta à Rome jusqu'au 4 juillet et alla s'installer à Urbino (*Gazette,* correspondances de Rome, p. 305-306, 320, 331 et 367 ; il n'est pas parlé du don de vingt mille écus).

6. Saint-Simon copie mal Torcy, qui disait : *don Charles.*

de se garder de ceux qui ne lui donnoient de ces sortes de conseils que pour le trahir. Le Pape, à l'occasion du premier consistoire, en parla au cardinal Gualterio[1], qui fit si bien comprendre la nécessité où se trouvoit ce malheureux prince, que le Pape se repentit de ce qu'il lui avoit fait dire, chose qui lui arrivoit souvent après ses démarches. Acquaviva, à qui le Prétendant avoit fort recommandé Castel-Blancò[2], qui lui avoit rendu de grands services, lui avoit dit ce[3] qui s'étoit passé entre le Pape et lui sur Alberoni. Il réfléchit sur cet édit attendu d'Espagne, dont jusque-là le Pape n'avoit pas dit un mot. Il en inféra qu'il y vouloit trouver occasion de délais, pour laisser vaquer plusieurs chapeaux, et en contenter à la fois l'Espagne et les autres couronnes, qui auroient à se plaindre d'un chapeau seul donné à Alberoni, et ce soupçon étoit très conforme au caractère du Pape. Sa Sainteté faisoit presser le roi d'Espagne de finir au plus tôt les affaires de la nonciature de Madrid. Si elles étoient terminées avant la promotion, il se proposoit de dire au consistoire qu'il y avoit plus de gloire pour lui de faire cardinal celui qui avoit tant contribué au bien du saint-siège, que pour le sujet même qu'il élevoit à la pourpre. C'étoit par là qu'il se préparoit à se défendre contre les plaintes, et imposer silence aux prétentions des couronnes sur des chapeaux en équivalent de celui-là. Acquaviva ne se fioit ni à ces propos ni aux promesses du prélat Alamanni[4], qui répondoit de la promotion, même avant que le tribunal de la nonciature fût rouvert à Madrid, si le

1. Philippe-Antoine, cardinal Gualterio (tome VII, p. 17), l'ancien nonce en France, grand ami de Saint-Simon, qui écrit ici *Gualtieri*, suivant l'orthographe la plus usitée en Italie.

2. Tome XXXI, p. 117.

3. Avant *ce*, Saint-Simon a biffé *rendu* au commencement d'une ligne, et écrit *dit* à la fin de la ligne précédente.

4. Vincent-Antoine Alamanni était secrétaire des chiffres depuis le pontificat de Clément XI, qui lui donna le titre d'archevêque de Séleucie ; il eut ensuite une nonciature.

roi d'Espagne persistoit à la[1] demander. Le Pape avoit écrit au roi d'Espagne et au duc de Parme comme des excuses sur la promotion de Borromée, et de nouvelles promesses de celle d'Alberoni, dont il vouloit leur persuader que le délai[2] ne rouloit point sur la défiance de l'exécution des paroles du roi d'Espagne, et fit encore [écrire] par le cardinal Paulucci au P. Daubenton, son plus fidèle agent, pour presser le roi d'Espagne de finir tous les points à la satisfaction du Pape avant la promotion. Cette lettre étoit pleine de tout ce qu'on y put mettre de raisons d'une part, et de témoignages d'estime, d'affection, de confiance, de l'autre, pour le jésuite. Ces lettres étant demeurées sans effet jusqu'à l'arrivée d'Aldrovandi à l'Escurial[3], le Pape redoubla de promesses que, sitôt que les différends seroient terminés à sa satisfaction, il feroit la promotion sans attendre de vacances. Il se plaignoit qu'elle seroit faite depuis deux mois si le roi d'Espagne ne les avoit perdus en plaintes inutiles sur celle de Borromée, et à tenir Aldrovandi à Perpignan[4]; enfin qu'il étoit nécessaire qu'il pût annoncer au consistoire que la nonciature étoit rouverte, le nonce en possession de toutes ses anciennes prérogatives, que les nouveautés contraires à l'ancienne jurisdiction ecclésiastique étoient abolies, la flotte à la voile pour le secours de l'Italie et de la chrétienneté, et qu'Alberoni avoit été le ministre auprès du roi d'Espagne de toutes ces grandes choses. Le Pape, qui sentoit tout le parti qu'il pouvoit tirer de l'excès de l'ambition d'Alberoni, et de l'excès aussi de son pouvoir sur l'esprit du roi et de la reine d'Espagne, manda à Aldrovandi que, s'il ne pouvoit obtenir l'ouverture de sa nonciature avant que la promotion d'Alberoni fût faite et déclarée, il le

1. La promotion.
2. Ces deux mots sont en interligne, au-dessus de *la défience*, biffé.
3. Ci-dessus, p. 46.
4. Aldrovandi, débarqué à Marseille, avait en effet dû attendre à Perpignan la permission d'entrer en Espagne.

trouvoit bon, mais à cette condition que le décret que le roi d'Espagne devoit publier, suivant la minute jointe à ses instructions, fût signé avant la promotion sans aucune variation, et qu'il en fût remis un exemplaire authentique entre les mains d'Aldrovandi pour le lui envoyer. Il vouloit, de plus, recevoir par le duc de Parme des assurances précises de l'ouverture du tribunal de la nonciature après immédiatement la nouvelle de la promotion, et d'une pleine et entière[1] satisfaction, suivant les instructions qu'il avoit données à son nonce, qu'il avoit chargé, de plus, d'obtenir l'éloignement de quelques personnes notées à la cour de Rome : salaire trop accoutumé de la fidélité et de la capacité de ceux qui ont le mieux servi les rois contre les entreprises de cette dangereuse et implacable cour. Malgré tant de dispositions apparentes, on soupçonnoit encore le Pape de vouloir se préparer des délais, dans la crainte où il étoit du ressentiment de l'Empereur.

Départ de Cadix de la flotte d'Espagne. Scélératesse d'Alberoni.

La flotte d'Espagne[2], si desirée du Pape, partit enfin de Cadix, composée de douze vaisseaux de guerre, un pour hôpital, un pour les magasins, et deux brûlots[3]. Alberoni flattoit toujours le Pape qu'elle prenoit le plus court chemin du Levant, sans toucher aux côtes d'Italie, pour abréger de cent lieues. Alberoni, à ce qu'on a cru depuis, avoit averti le duc de Parme de la véritable destination de la flotte. Il l'avertit aussi d'éviter tout commerce avec les correspondants du Prétendant, dont la maison étoit toujours remplie de fripons et de traîtres, et duquel il blâmoit le voyage de Rome comme une curiosité dévote qui ne seroit pas applaudie en Angleterre. En même temps Alberoni, voulant tout mettre à profit pour plaire au Pape dans cette crise de sa promotion, le pressoit de

1. Il y a *entierem^t*, par inadvertance, dans le manuscrit.
2. Mémoires de Torcy, p. 466 et suivantes.
3. Torcy dit qu'elle mit à la voile le 19 juin ; cependant des correspondances d'Espagne du 15 annonçaient qu'elle était déjà passée devant Alicante (*Gazette*, p. 319 ; *Gazette d'Amsterdam*, n° LV).

se faire obéir en France par quelque coup d'éclat sur la Constitution.

Giudice à Rome; misère de sa conduite, de sa position, de sa réputation.

Giudice, arrivé à Rome[1], y fut d'abord sèchement visité par Acquaviva; on le soupçonnoit de se vouloir donner à l'Empereur[2]. Il étoit accusé d'en avoir fort avancé le traité, en 1714, avec le comte de Lamberg, ambassadeur de l'Empereur[3], et de l'avoir brusquement rompu, lorsque la princesse des Ursins fut chassée et qu'il fut rappelé en Espagne[4]. Lamberg même ne le nommoit plus depuis que le double traître. Il avoit vu, en passant à Turin, le roi de Sicile, qui ne s'étoit ouvert en rien sur quoi que ce soit avec lui, et ne lui avoit parlé que de choses passées; ses différends avec Rome étoient pour lors en assez grand mouvement, et le Pape lui avoit fait une réponse extrêmement captieuse, et pleine des plus grands ménagements pour l'Empereur. Giudice donc ne put rapporter aucune considération de son passage à Turin. Étant à Gênes, il avoit voulu visiter la princesse des Ursins, qui l'avoit crûment refusée[5], sous prétexte de son respect pour le roi d'Espagne, qui ne lui permettoit pas de voir personne qui fût dans sa disgrâce. La Trémoïlle fut moins réservé que sa sœur, qu'il n'aimoit guères, ni elle lui[6]. Il étoit depuis longtemps ami de Giudice; il le vit souvent, et avec une confiance fort déplacée avec un homme moins franc et plus rusé que lui, sur un mauvais pied à Rome, et d'une réputation peu entière.

Friponnerie d'Ottobon.

La cour de Rome est pleine de gens, et du plus haut rang, qui font métier d'apprendre tout ce qu'ils peuvent,

1. Le 28 juin (*Gazette*, p. 355).
2. Pour tâcher de se faire rendre les biens de sa famille confisqués par les Impériaux (Torcy, p. 470).
3. Joseph-François-Xavier, comte de Lamberg (1686-1743), fils de celui dont il a été parlé dans notre tome IX, p. 303.
4. Tome XXVI, p. 116 et 118.
5. *Refusée* est bien au féminin, s'accordant avec *visite*, sous-entendu.
6. Voyez notre tome XIII, p. 68-72.

et d'en profiter. On prétendit que le cardinal Ottobon ne s'oublia pas, dans ce qu'il sut démêler de ces deux cardinaux, pour gagner la confiance du roi d'Espagne et se réconcilier l'Empereur.[1] Il s'empressoit pour la promotion d'Alberoni pendant qu'il faisoit tous ses efforts pour effacer les soupçons de la cour de Vienne, et retirer par ce moyen une partie des revenus de ses bénéfices situés dans l'État de Milan, que les Allemands avoient confisqués[2].

Chiaoux à Marseille. Vie solitaire et pénitente de Ragotzi.

Un chiaoux[3], dépêché par le Grand-Seigneur, arriva en France[4], et m'y ramènera en même temps. La Porte vouloit savoir des nouvelles du gouvernement de France depuis la mort du Roi, dans le dessein de vivre toujours bien avec elle. Elle vouloit aussi exciter des mouvements en Transylvanie, et proposer des partis avantageux à Ragotzi pour y retourner. La vie qu'il menoit, surtout depuis la mort du Roi, ne répondoit guères à une pareille proposition. Il s'étoit aussitôt après tout à fait retiré dans une maison qu'il avoit prise dès auparavant, et où il alloit quelquefois, aux Camaldules de Grosbois[5]. Il y avoit peu de domestiques, n'y voyoit presque personne, vivoit très frugalement dans une grande pénitence, au pain et à l'eau une ou deux fois la semaine, et assidu à tous les offices du jour et de la nuit; presque plus à Paris, où il

1. Il était cependant protecteur des affaires de France.

2. Mémoires de Torcy, p. 473. C'est par cette remarque sur le cardinal Ottoboni que se termine dans ces Mémoires le second trimestre de l'année 1717. Saint-Simon revient maintenant aux affaires de France; il reprendra son résumé de Torcy plus loin, p. 125.

3. On appelle *chiaoux* (Saint-Simon écrit *chiaous*) une sorte de messager officiel ou de héraut en Turquie; l'étymologie est le mot arabe *tchaouch*.

4. Il débarqua, soit à Toulon, soit à Marseille; Dangeau en parle le 29 juin et le 18 juillet (p. 120 et 131), et c'est dans le *Journal* que Saint-Simon en prend la nouvelle.

5. Sur ce couvent, voyez notre tome XI, p. 351. Le maréchal de Tessé y avait pris aussi une sorte de retraite mi-religieuse et mimondaine (tome XXXI, p. 364).

ne voyoit que Dangeau, le maréchal de Tessé et deux ou trois autres amis, M. le comte de Toulouse, avec qui, deux ou trois fois l'année, il alloit faire quelques chasses à Fontainebleau, le Roi et le Régent, uniquement par devoir et de fort loin à loin; d'ailleurs beaucoup de bonnes œuvres, mais toujours fort informé de ce qui se passoit en Transylvanie, en Hongrie et dans les pays voisins ; avec cela, sincèrement retiré, pieux et pénitent, et charmé de sa vie solitaire, sans ennui, et sans recherche d'aucun amusement ni d'aucune dissipation[1], et jouissant toujours de tout ce qu'on a vu en son temps que le feu Roi lui avoit donné[2].

Le général et l'intendant de nos îles paquetés et envoyés en France par les habitants

Il arriva à la Martinique une chose si singulière et si bien concertée qu'elle peut être dite sans exemple. Varenne[3] y avoit succédé à Phélypeaux, qui avoit été ambassadeur à Turin[4], et comme lui étoit capitaine général de nos îles. Ricouart y étoit intendant[5]. Ils vivoient

1. Ce tableau est ce qu'on sait de plus complet sur la vie retirée du prince ; notre auteur le répétera ci-après, p. 113.

2. Tomes XXIII, p. 261, et XXIV, p. 274.

3. M. de la Varenne, très ancien capitaine de vaisseau, puisqu'il avait commandé en cette qualité en 1693 une petite expédition de quatre frégates au Spitzberg, avait servi en 1703 sur la flotte du comte de Toulouse et avait reçu alors la croix de Saint-Louis. Nommé gouverneur de la Martinique et des îles du Vent le 10 avril 1716, il ne partit pour s'y rendre qu'à la fin de l'année. Il fut nommé chef d'escadre en novembre 1720. Les dossiers du personnel de la Marine ne contiennent aucun renseignement sur cet officier, qui pendant son commandement aux îles se qualifiait marquis de la Varenne ; il en est de même des dossiers des Colonies.

4. Raymond-Balthazar Phélypeaux du Verger, que nous avons vu mourir à la Martinique en 1713 : tome XXIV, p. 142.

5. Louis-Balthazar de Ricouart (les généalogies le nomment Antoine-Balthazar ; mais il prend lui-même le nom de Louis dans une ordonnance rendue comme intendant des îles), d'abord chevalier de Malte, eut en 1709 une charge de conseiller au parlement de Metz, accompagna comme intendant l'escadre de Du Guay Trouin à l'expédition de Rio-de-Janeiro en 1711, fut nommé intendant des îles en 1716, puis intendant de la marine à Dunkerque eu 1720, à Rochefort en 1738,

de la Martinique. [*Add. StS. 1443*]

à la Martinique dans une grande union, et y faisoient très bien leurs affaires[1]. Les habitants en étoient fort maltraités. Ils se plaignirent à diverses reprises, et toujours inutilement. Poussés à bout enfin de leur tyrannie et de leurs pillages, et hors d'espérance d'en avoir justice, ils résolurent de se la faire eux-mêmes[2]. Rien de si sagement concerté, de plus secrètement conduit parmi cette multitude, ni de plus doucement ni de plus plaisamment exécuté. Ils les surprirent un matin chacun chez eux au même moment, les paquetèrent, scellèrent tous leurs papiers et leurs effets, n'en détournèrent aucun, ne firent mal à pas un de leurs domestiques, les jetèrent dans un vaisseau qui étoit là de hasard prêt à partir pour France, et tout de suite le firent mettre à la voile[3]. Ils chargèrent

devint lieutenant de Roi au Havre, et mourut après 1759, portant alors le titre de comte d'Hérouville.

1. Les deux fonctionnaires n'étaient arrivés dans la colonie que le 5 janvier 1717 (lettre de M. de Ricouart du 11 : Archives nationales, Colonies, registre C^{8A} 22).

2. D'après les documents du fonds des Colonies, les griefs des habitants portaient sur trois points principaux : défense de créer de nouvelles sucreries, manque fréquent de la viande, qui devait arriver de France, et surtout prohibition de tout commerce avec les étrangers, Anglais et Espagnols, qui approvisionnaient les îles et en achetaient les produits. Un mémoire anonyme du 22 mai (reg. C^{8A} 22) accuse la famille de Latouche, une des principales de l'île, d'avoir été l'instigatrice de la révolte, parce que les mesures prises par le nouveau gouverneur et par l'intendant ruinaient son trafic.

3. Il y a sur cette affaire de nombreux documents aux Archives nationales dans le fonds des Colonies, registres C^{8A} 22, 23 et 24, et carton C^{8B} 4. Un long rapport du gouverneur et de l'intendant raconte leur aventure. Ils étaient en tournée dans le pays avec le sieur de Hauterive, procureur général près le conseil de l'île, lorsque le 17 mai ils s'arrêtèrent pour souper et coucher dans l'habitation du sieur Bourgeot ou Bourgelos, au lieu dit le Marigot, quartier du Diamant, lorsque trois ou quatre cents hommes armés, conduits par des officiers de la milice, envahirent la maison, firent partir le procureur général, qui semblait complice, et mirent les deux fonctionnaires en arrestation « par ordre de la Colonie ». On les ramena sous bonne escorte près de Saint-Pierre, où on les garda dans la maison d'un colon, mais sans

en même temps le capitaine d'un paquet pour la cour dans lequel ils protestèrent de leur fidélité et de leur obéissance, demandèrent pardon de ce qu'ils faisoient, firent souvenir de tant de plaintes inutiles qu'ils avoient faites, et s'excusèrent sur[1] la nécessité inévitable où les mettoit l'impossibilité absolue de souffrir davantage la cruauté de leurs vexations[2]. On auroit peine, je crois, à représenter l'étonnement de ces deux maîtres des îles de se voir emballés de la sorte et partis en un clin d'œil, leur rage en chemin, leur honte à leur arrivée[3]. La conduite des insulaires ne put être approuvée dans la surprise qu'elle causa, ni blâmée par ce qui parut du motif extrême de leur entreprise, dont le secret et la modération se firent admirer. Leur conduite, en attendant un autre capitaine général et un autre intendant, fut si soumise et si tranquille, qu'on ne put s'empêcher de la louer[4]. Varenne et

aucuns sévices ni insulte, et, le 23 mai, on les embarqua avec leurs bagages et des vivres sur un très petit bateau de quatre-vingts tonneaux, *le Gédéon*, qui était en partance pour la France. Pour empêcher toute idée de retour, un vaisseau du pays, portant six canons et des gens armés, escorta *le Gédéon* pendant quatre jours. Ils arrivèrent à La Rochelle au début de juillet. On trouvera ci-après à l'appendice IV divers documents originaux relatifs à cette affaire.

1. Les mots *s'excuserent sur* sont en interligne au-dessus de *protesterent de*, biffé.

2. Cette lettre des habitants était datée du 23 mai et fut en effet apportée par le capitaine du *Gédéon* ; le texte en fut donné par la *Gazette d'Amsterdam*, n° LXII. Ils envoyèrent plus tard un mémoire volumineux exposant leurs griefs (reg. C[8A] 23). On avait été prévenu en France avant l'arrivée du *Gédéon*, parce que le sieur Mesnier, commissaire ordonnateur de la marine à la Martinique, averti de l'événement, avait pu dès le 18 mai écrire à la cour par un bâtiment qui partit ce jour-là pour France. D'autres vaisseaux arrivés à Bordeaux avaient confirmé la nouvelle (lettre de l'intendant, M. de Courson, du 6 juillet, reg. C[8A] 23).

3. Dangeau l'annonce le 8 juillet : tome XVII, p. 126 ; voyez aussi les *Mémoires de Mathieu Marais*, tome I, p. 212, les *Correspondants de la marquise de Balleroy*, tome I, p. 179, et la *Gazette d'Amsterdam*, n°s LVII, LVIII, LXII et LXV. Voyez aux Additions et Corrections.

4. Le conseil de la colonie, à la tête duquel se trouvait le doyen

Ricouart n'osèrent plus se montrer après les premières fois, et demeurèrent pour toujours sans emplois[1]. On murmura fort avec raison qu'ils en fussent quittes à si bon marché. En envoyant leurs successeurs à la Martinique[2], pour qui ce fut une bonne leçon, on n'envoya point de réprimande aux habitants par la honte tacite de ne les avoir pas écoutés et de les avoir réduits par là à la nécessité de se délivrer eux-mêmes[3].

Mort de la duchesse

Le maréchal de Montesquiou perdit son fils unique[4], et

M. Pain, le procureur général M. de Hauterive et un lieutenant-colonel de la milice M. Dubucq, laissèrent en effet en place tous les autres fonctionnaires royaux, qui continuèrent leurs fonctions comme par le passé; les garnisons des forts et leurs officiers maintinrent l'ordre sans difficulté, et la vie normale continua sans incident grave : c'est ce qu'établissent les rapports et les correspondances envoyés de la Martinique.

1. On a vu ci-dessus au contraire (p. 59, notes 3 et 5) que ni l'un ni l'autre ne fut disgracié.

2. Aux premières nouvelles le conseil de marine désigna le chevalier de Feuquières, qui commandait à l'île de Grenade, pour se rendre à la Martinique, prendre le gouvernement de l'île et faire une enquête sur les événements. Celui-ci arriva au Fort-Royal le 28 septembre, et reçut aussitôt la visite des notables, qui protestèrent de leur fidélité. Sa première impression semble avoir été assez bonne, et il demanda des mesures de clémence plutôt que de rigueur (sa lettre du 6 octobre 1717, reg. C[8A] 23).

3. Les ordres donnés à M. de Feuquières lui prescrivaient au contraire de faire une instruction judiciaire sur ce qui s'était passé. Elle aboutit seulement le 4 octobre 1718, par un arrêt rendu contre les quatre officiers qui avaient arrêté le gouverneur et l'intendant; ils furent condamnés à mort par contumace ; car ils avaient pris soin de se sauver. M. Dubucq, lieutenant-colonel de la milice, se constitua prisonnier; mais il parvint à établir qu'il avait été contraint par les révoltés à se mettre à leur tête sous menaces de mort, et qu'il l'avait fait pour empêcher de plus grands désordres. Il obtint des lettres d'abolition, et on accorda une amnistie générale pour tous ceux qui avaient pris part à la rébellion. Voir notre appendice IV.

4. Louis, titré marquis de Montesquiou, né le 6 janvier 1701, avait acheté le régiment d'infanterie d'Isenghien au mois de février précédent; il mourut le 5 juillet de la petite vérole (*Dangeau*, tome XVII, p. 124; *Gazette*, p. 336).

la marquise de Gesvres mourut[1], dont on a vu en son temps l'étrange procès avec son mari[2]. Le vieux et très ennuyeux Buzenval mourut aussi, fort pauvre, lieutenant général, ayant été premier sous-lieutenant des gendarmes de la garde[3]. La duchesse de la Trémoïlle[4] mourut aussi, fort jeune et fort jolie, mais peu heureuse[5], ne laissant qu'un fils unique[6]. Elle étoit fort riche et de grande

de la Trémoïlle, du fils unique du maréchal de Montesquiou, de Buzenval;

1. Marie-Madeleine-Émilie Mascranny : tome XVII, p. 349. Elle mourut le 9 juillet, à près de vingt-six ans, à Paris où elle vivait très retirée depuis sa séparation d'avec son mari (*Dangeau*, p. 124 et 126-127 ; *Gazette*, p. 348 ; *Mercure* du mois, p. 206). Elle fut enterrée aux Célestins, dans la chapelle des Gesvres. Une lettre de M. d'Argenson donne des détails sur ses derniers moments (*Les Correspondants de la marquise de Balleroy*, tome I, p. 177-178).

2. Nos tomes XXIII, p. 65-67, et XXV, p. 150-152. Une liste satirique de titres imaginaires de livres (Archives nationales, M 850, n° 5) lui attribue un « Tableau de l'amour considéré dans l'état de mariage ».

3. André Choart, marquis de Buzenval (Saint-Simon écrit *Busanval* et *Buzenval*), avait commencé par servir dans le régiment de cavalerie du cardinal Mazarin en 1653, et y eut une compagnie en 1657. Mestre-de-camp d'un régiment en août 1671, il eut en 1675 une charge de sous-lieutenant aux gendarmes de la garde, reçut le grade de brigadier de cavalerie en février 1677, passa maréchal de camp en août 1688, et enfin fut nommé lieutenant général en mars 1693. Il avait vendu sa sous-lieutenance des gendarmes en avril 1701 pour payer ses dettes, et ne servit plus depuis. Il mourut le 17 juillet 1717, âgé de quatre-vingts ans.

4. Marie-Madeleine Mottier de la Fayette : tome XII, p. 155.

5. Elle mourut le 6 juillet, à vingt-cinq ans et huit mois (*Dangeau*, p. 124 et 128 ; *Gazette*, p. 336 ; *Mercure* de juillet, p. 203), dans la maison dite de Rambouillet au faubourg Saint-Antoine. Des extraits de son inventaire après décès ont été publiés dans *Les La Trémoïlle pendant cinq siècles*, tome V, p. 34-39. Lorsqu'elle avait paru à Marly en décembre 1709 le Roi l'avait trouvée assez jolie (lettre de Mme de Maintenon à la princesse des Ursins, recueil Bossange, tome II, p. 19-20). Madame (*Correspondance*, recueil Brunet, t. II, p. 180) raconte qu'elle mourut d'une maladie honteuse, et qu'ayant été surprise par son mari avec son valet de chambre, elle réussit à éviter la séparation et à se raccommoder avec lui, à condition qu'elle paierait ses dettes. Voyez aux Additions et Corrections.

6. Charles-Armand-René de la Trémoïlle, titré alors prince de Tarente : tome XII, p. 155.

naissance, Mottier de la Fayette[1], et héritière de son père mort lieutenant général[2], et de sa mère, fille de Marillac, doyen du conseil[3], qui avoit perdu ses deux fils sans enfants[4], en sorte que Mme de la Fayette étoit demeurée seule héritière[5].

D'Harlay conseiller d'État; caractère et singularités de ce dernier. [*Add. StS. 1444*]

En même temps mourut un autre homme, avec l'acclamation publique d'en être délivré, quoiqu'il ne fût pas en place ni en passe de faire ni bien ni mal, étant conseiller d'État sans nulle commission extraordinaire. Ce fut Harlay[6], fils unique du feu premier président, digne d'être le fléau de son père, comme son père d'être le sien, et comme ils se le firent sentir toute leur vie, sans toutefois s'être jamais séparés d'habitation[7]. On a vu en son lieu quel étoit le père[8]. Le fils, avec bien moins d'esprit, et une ambition démesurée nourrie par la plus folle vanité, avoit un esprit méchant, guindé, pédant, précieux, qui vouloit primer partout, qui couroit également après les sentences, qui toutefois ne couloient pas de source, et les bons mots de son père, qu'il rappeloit tristement. C'étoit le plus étrange composé de l'austère écorce de l'ancienne magis-

1. Cette ancienne maison d'Auvergne, qui avait fourni au quinzième siècle un maréchal de France, a sa généalogie depuis le commencement du treizième dans l'ouvrage du P. Anselme, tome VII, p. 56-67 ; voyez aussi le *Mercure* de février 1695, p. 202-231. Rochebilière a recueilli un certain nombre d'actes d'état civil la concernant (Bibliothèque nationale, ms. Nouv. acq. franç. 3619, nos 4662-4683).

2. René-Armand Mottier, comte de la Fayette : tome XIII, p. 313.

3. Jeanne-Madeleine (tome XII, p. 154), fille de René de Marillac (tome XI, p. 2).

4. Jean-François et Michel de Marillac : tomes XI, p. 2, et XII, p. 154.

5. Mme de la Fayette était morte en 1712 (tome XXIII, p. 115), et comme Marillac conseiller d'État ne mourut qu'en 1719, ce fut son arrière-petit-fils le prince de Tarente qui hérita de lui.

6. Achille IV de Harlay : tome II, p. 118. Il mourut le 23 juillet, à quarante-neuf ans (*Gazette*, p. 372 ; *Dangeau*, p. 133 et 134).

7. Déjà dit dans le tome XIV, p. 377.

8. Il a souvent parlé du caractère du père ; voyez notamment le grand portrait du tome XIV, p. 366-379.

trature et du petit-maître[1] de ces temps-ci[2], avec tous les dégoûts de l'un et tous les ridicules de l'autre. Son ton de voix, sa démarche, son attitude, tout étoit d'un mauvais comédien forcé. Gros joueur par air, chasseur par faste, magnifique en singe de grand seigneur, il se ruina autant qu'il le put avec un extérieur austère, un fonds triste et sombre, une humeur insupportable[3], et pourtant aussi parfaitement débauché et aussi ouvertement qu'un jeune académiste[4]. On feroit un livre, et fort divertissant, du domestique entre le père et le fils[5]. Jamais ils ne se parloient de rien; mais les billets mouchoient[6] à tous moments d'une chambre à l'autre, d'un caustique amer et réciproque presque toujours facétieux. Le père se levoit pour son fils, même étant seuls, ôtoit gravement son chapeau, ordonnoit qu'on apportât un siège à M. de[7] Harlay, et ne se couvroit et ne s'asseyoit que quand le siége étoit en place. C'étoit après des compliments, et dans le reste un poids et une mesure de paroles. A table de même, enfin une comédie continuelle. Au fond, ils se détestoient parfaitement l'un l'autre, et tous deux avoient parfaitement raison.

Le ver rongeur du fils étoit de n'être de rien, et cette

1. Ce mot, au sens d'homme d'une élégance recherchée et d'un ton avantageux, ne figure pas encore dans le *Dictionnaire de l'Académie* de 1718.

2. Les mots *ces temps cy* sont en interligne, au-dessus de *celuy cy*, biffé.

3. « Je n'ai jamais vu un homme qui eût tant de bon et de mauvais », écrivait M. Caumartin de Boissy (*Les Correspondants de Balleroy*, tome I, p. 172), qui raconte peu après une anecdote ridicule de ses derniers moments (p. 192).

4. « *Académiste*, celui qui apprend à monter à cheval dans une académie » (*Dictionnaire de l'Académie*, 1718). — Sur les débauches de M. de Harlay, voyez aux Additions et Corrections une anecdote rapportée par Clairambault. Le père craignant qu'il ne fît quelque mariage indigne avait fait rendre un arrêt déclarant nul les mariages clandestins.

5. Il a déjà raconté ce qui va suivre dans le tome XIV, p. 377.

6. Tome IX, p. 51. — 7. Il y a *du* dans le manuscrit.

rage le rendoit ennemi de presque tout ce qui avoit part au gouvernement, et frondeur de tout ce qui s'y faisoit. Sa foiblesse et sa vanité étoient là-dessus si pitoyables, que, sachant très bien que M. le duc d'Orléans ne lui avoit jamais parlé ni fait parler de rien, ni envoyé chez lui, et qu'il n'y avoit ni affaire ni occasion qui lui pût attirer de message de ce prince ni de visite de personne des conseils, il défendoit souvent et bien haut à ses gens devant ceux qui le venoient voir de laisser entrer personne, quelque considérables qu'ils fussent, même de la part de M. le duc d'Orléans, parce qu'il vouloit être en repos et qu'encore étoit-il permis quelquefois d'être avec ses amis et de reprendre haleine. Ses valets s'en moquoient et ses prétendus amis en rioient, et au partir de là en alloient rire avec les leurs.

Sa femme, demoiselle de Bretagne[1], riche héritière et d'une grande vertu, en eut grand besoin, et fut avec lui une des plus malheureuses femmes du monde. Ils n'eurent qu'une fille unique, qu'épousa le dernier fils de M. de Luxembourg[2], dont le premier président étoit l'âme damnée, et ce fils est devenu maréchal de France[3].

Harlay mourut comme il avoit vécu. Il avoit une bonne et nombreuse bibliothèque, avec quantité de manuscrits sur différentes matières[4]. Il les donna à Chauvelin, depuis

1. Anne-Renée-Louise du Louet de Coëtjunval; tome II, p. 119. Son contrat de mariage, du 1er février 1693, est enregistré dans les Insinuations du Châtelet (Archives nationales, Y 261, fol. 340).

2. On a vu en 1711 le chevalier de Luxembourg, Christian-Louis de Montmorency, épouser Louise-Madeleine de Harlay et prendre alors le nom de prince de Tingry : tome XXII, p. 95-96.

3. En 1734. Ce maréchal mourut au mois de décembre 1746, et le fait que Saint-Simon ne le mentionne pas comme mort indique qu'il écrit ce passage avant cette date.

4. Ces manuscrits provenaient du premier président et avaient surtout rapport au droit public et privé. Cette importante collection arriva en 1755 à la bibliothèque de l'abbaye de Saint-Germain-des-Prés et entra à la Révolution dans notre Bibliothèque nationale : voyez L. Delisle, *Le Cabinet des manuscrits*, tome II, p. 47 et 100-103.

garde des sceaux[1], qui en sut faire un échelon à sa fortune[2], et, parce qu'il n'étoit rien moins que dévot, il lui donna aussi tout ce qu'il avoit de livres de dévotion, et tout le reste de sa bibliothèque aux jésuites[3]. Il n'avoit au plus que soixante ans[4], et se plut à ces legs ridicules. Je me suis peut-être trop étendu sur un particulier qui n'a jamais figuré. J'ai succombé à la tentation de déployer un si singulier caractère.

Mort de Dongois, greffier en chef du Parlement.

Dongois[5], greffier en chef du Parlement[6], qui s'étoit bien réjoui en sa vie de la rareté de ces deux hommes, mourut en même temps, à quatre-vingt-trois ans, et fut universellement regretté[7]. C'étoit un très honnête homme,

1. Germain-Louis Chauvelin : tome VI, p. 321. Celui-ci n'en était qu'usufruitier et après sa mort (qui arriva en 1755) les manuscrits devaient revenir à l'abbaye de Saint-Germain-des-Prés.

2. Les *Mémoires du marquis d'Argenson*, édition Rathery, tome I, p. 76-77, expliquent ce que Saint-Simon veut dire : M. Chauvelin fit mettre sur fiches classées alphabétiquement toutes les matières des manuscrits de Harlay et en composa ainsi un répertoire merveilleux que tous les magistrats et jurisconsultes venaient consulter et qui servit beaucoup à l'estime que le cardinal de Fleury conçut de sa capacité.

3. *Dangeau*, p. 134 et 137 ; *Mémoires de Mathieu Marais*, tome I, p. 216 ; *Les Correspondants de Balleroy*, tome I, p. 192. Saint-Simon lit mal Dangeau : si la « grande bibliothèque » fut donnée aux Jésuites, la bibliothèque des « livres de dévotion et livres agréables » fut léguée au comte de Sillery, et non pas à Chauvelin.

4. On a vu ci-dessus, p. 64, note 6, qu'il n'avait que quarante-neuf ans.

5. Nicolas Dongois : tome II, p. 237.

6. Les mots *du Pl^t* ont été écrits en interligne. Un édit de mars 1709 avait créé au Parlement quatre charges de greffiers en chef civils ; elles furent supprimées en août 1716 et en septembre fut rétabli l'office de protonotaire greffier en chef civil, comme avant 1709, au profit de Nicolas Dongois, un des quatre, moyennant une finance de 234 000 livres, et dix-huit mille livres d'appointements. Le titulaire étant très âgé, il lui fut enjoint de préparer son petit-fils Roger-François Gilbert de Voisins à lui succéder. Ce fut en effet ce jeune homme qui le remplaça ; il avait été reçu à la grand'chambre en survivance le 16 avril précédent.

7. Il mourut le 23 juillet (*Gazette*, p. 372 ; *Mercure*, p. 207 ; *Journal de Dangeau*, p. 135-136 ; *Mémoires de Mathieu Marais*, tome I,

très droit, extrêmement instruit et capable, qui faisoit très supérieurement sa charge, fort obligeant, très considéré du Parlement, qui avoit souvent recours à ses lumières en beaucoup d'occasions, et qui avoit au dehors et parmi les seigneurs et à la cour beaucoup d'amis[1].

Mort et deuil d'un fils du prince de Conti*.

M. le prince de Conti perdit un fils enfant, qui étoit appelé comte de la Marche[2], dont le Roi prit le deuil pour huit jours[3].

Affaire de Courson, intendant de Bordeaux et conseiller d'État, et de la ville, etc. de Périgueux.

Courson[4], fils de Bâville, intendant ou plutôt roi de Languedoc, ne ressembloit en rien à son père. On a vu en son lieu[5] qu'il pensa plus d'une fois être assommé à coups de pierre en divers lieux de son intendance de Rouen, dont il fallut l'ôter tant il s'y étoit rendu odieux ; mais le crédit de son père le sauva et le fit envoyer intendant à Bordeaux. C'étoit, dehors et dedans, un gros bœuf[6], fort brutal, fort insolent, et dont les mains n'étoient pas nettes, ni à son exemple celles de ses secrétaires, qui faisoient toute l'intendance, dont il étoit très incapable, et de plus très paresseux. Il fit, entre autres tyrannies, des taxes sèches[7] très violentes dans Périgueux, par ses ordon-

p. 216-217). L'invitation à ses obsèques est dans le registre U360 des Archives nationales, et son petit-fils y a joint une note sur sa mort et son enterrement à la Sainte-Chapelle, qu'on trouvera ci-après aux Additions et Corrections.

1. Mathieu Marais prétend qu'il laissa deux millions de bien à sa fille Mme Gilbert de Voisins.

2. N. de Bourbon (non nommé), titré comte de la Marche, né le 28 mars 1715, mort dans la nuit du 31 juillet au 1er août 1717 ; il fut enterré aux Carmélites du faubourg Saint-Jacques.

3. *Dangeau*, p. 138, 140 et 142 ; *Gazette*, p. 384 ; *Mathieu Marais*, tome I, p. 223.

4. Guillaume-Urbain de Lamoignon, comte de Courson : tome XIV, p. 384 et 646.

5. Tome XVIII, p. 113.

6. Nous avons eu la locution *franc bœuf*, dans le sens d'homme stupide, au tome XXIII, p. 223.

7. « On dit quelquefois *argent sec* pour argent comptant » (Aca-

* Avant cette manchette Saint-Simon a biffé *Naissance du P. de Conti*.

nances en forme, sans aucun édit ni arrêt du Conseil, et, voyant qu'on ne se pressoit pas d'y satisfaire, les augmenta, multiplia les frais, et à la fin mit dans des cachots des échevins et d'autres honnêtes et riches bourgeois. Il en fit tant qu'ils députèrent pour porter leurs plaintes, et allèrent de porte en porte chez tous ceux du conseil de régence, après avoir été plus de deux mois à se morfondre dans les antichambres du duc de Noailles[1].

démie, 1718). Des taxes sèches seraient donc des taxes qu'on devait payer aussitôt, sans délai.

1. Saint-Simon fait cette digression sur les démêlés de M. de Courson avec les habitants de Périgueux parce qu'il trouve mentionné le remplacement de cet intendant de Bordeaux dans le *Journal de Dangeau* au 24 septembre 1717 (p. 165) ; mais l'affaire qu'il va raconter ne se place nullement à cette date. Il y eut d'ailleurs deux affaires très distinctes. L'une, qui commença dès 1714, avait rapport au droit de franc-fief, auquel l'intendant voulait assujettir la noblesse et les bourgeois de la ville et dont ils se prétendaient exempts par leurs privilèges. Il y a des documents sur cette affaire dans le dossier FF 153 des archives communales de Périgueux (*Inventaire*, p. 275) ; elle ne se termina qu'en mai 1718 par des lettres patentes qui confirmèrent les « exposants » dans leurs franchises et exemptions, « pourvu que lesdits privilèges et exemptions n'aient point été révoqués par aucuns édits, déclarations et arrêts », ce qui laissait la porte ouverte à de nouvelles contestations qui ne tardèrent pas à se produire. Le texte de ces lettres patentes a été imprimé dans un *Recueil de titres et autres pièces justificatives employés dans le Mémoire sur la constitution politique de la ville et cité de Périgueux*, Paris, 1775, in-4. C'est évidemment à ces contestations que se rapporte l'anecdote racontée par Buvat en septembre 1715 (*Journal*, tome I, p. 95-96), qui confirme les vexations faites par l'intendant. — L'autre affaire avait trait au remboursement des offices municipaux. Diverses lettres du contrôleur général Desmaretz à MM. de la Vrillière, de Courson, de Pontchartrain et d'Argenson, datées des 16 juillet, 6, 20 et 26 août 1715 (Archives nationales, G[7]22), exposent qu'il y a un esprit de rébellion à propos de ce remboursement parmi les officiers municipaux de Périgueux ; que le Roi a résolu d'y mettre ordre en envoyant l'échevin Lascous au château de Lourdes et en reléguant à trente lieues de la ville le sieur de Cardonne, président du présidial ; que néanmoins ils ont député en cour le sieur Chaize de Chignac, et qu'il y a lieu de faire mettre à la Bastille ce séditieux. Il fut en effet incarcéré le

Le comte de Toulouse, qui étoit homme fort juste, et qui les avoit entendus, blessé de ce qu'ils ne pouvoient obtenir de réponse, m'en parla. J'en étois aussi indigné que lui. Je lui répondis que, s'il vouloit m'aider, nous aurions raison de cette affaire. J'en parlai à M. le duc d'Orléans, qui n'en savoit rien que superficiellement. Je lui remontrai la nécessité de voir clair en des plaintes de cette nature, l'injustice de ruiner ces députés de Périgueux sur le pavé de Paris pour les lasser et ne les point entendre, et la cruauté de laisser languir d'honnêtes bourgeois dans des cachots sans savoir pourquoi, et de quelle autorité ils y étoient. Il en convint et me promit d'en parler au duc de Noailles. Au premier conseil d'après pour finances, j'avertis le comte de Toulouse, et tous deux demandâmes au duc de Noailles quand il rapporteroit l'affaire de ces gens de Périgueux. Il ne s'attendoit à rien moins, et voulut nous éconduire. Je lui dis qu'il y avoit assez longtemps que les uns étoient dans les cachots et les autres sur le pavé de Paris ; que c'étoit une honte que cela, et ne se pouvoit souffrir davantage. Le comte de Toulouse reprit fort sèchement sur le même ton. M. le duc d'Orléans arriva, et on se mit en place. Comme le duc de Noailles ouvroit son sac, je dis fort haut à M. le duc d'Orléans que

29 août, mais fut relâché le 5 octobre (Funck-Brentano, *Les Lettres de cachet*, liste des prisonniers de la Bastille, n° 2324). Il n'est pas possible de vérifier si ce que va dire Saint-Simon sur son intervention et sur celle du comte de Toulouse pour faire juger l'affaire est exact ; mais elle passa au conseil des finances le 16 juin 1716. Celui-ci fut d'avis « de mettre hors de cour sur les appellations et oppositions et que, pour le remboursement des offices municipaux, les impositions seront faites de l'autorité de l'intendant » (Archives nationales, $G^7$1849). La cause fut jugée par le conseil de régence le samedi 27 juin ; l'arrêt rendu, dont on trouvera des extraits et le dispositif à l'appendice V, tout en cassant certains actes de l'intendant, conformément à la demande des habitants, décidait cependant que le remboursement des offices municipaux serait effectué par ses soins conformément à l'édit de septembre 1714 (Archives nationales, reg. E 1985).

M. le comte de Toulouse et moi venions de demander à M. de Noailles quand il rapporteroit au Conseil l'affaire de Périgueux ; que ces gens-là, innocents ou coupables, n'avoient qu'un cri pour être ouïs et jugés ; et qu'il me paroissoit de l'honneur du Conseil de ne les pas faire languir davantage. En finissant je regardai le comte de Toulouse, qui dit aussi quelque chose de court mais d'assez fort. M. le duc d'Orléans répondit qu'il ne demandoit pas mieux. Le duc de Noailles se mit à barbouiller sur l'accablement d'affaires, qu'il n'avoit pas eu le temps, etc. Je l'interrompis, et lui dis qu'il falloit le prendre, et l'avoir pris il y avoit longtemps, parce qu'il n'y avoit de si pressé[1] que de ne pas ruiner des gens sur le pavé de Paris, et en laisser pourrir d'autres dans des cachots sans savoir pourquoi. M. le duc d'Orléans reprit un mot en même sens, et ordonna au duc de Noailles de se mettre en état de rapporter l'affaire à la huitaine. D'excuses en excuses il différa encore trois semaines. A la fin je dis à M. le duc d'Orléans que c'étoit se moquer de lui ouvertement, et faire un déni de justice le plus public et le plus criant. Le conseil d'après, il se trouva que M. le duc d'Orléans lui avoit dit qu'il ne vouloit plus attendre. M. le comte de Toulouse et moi continuâmes à lui demander si à la fin il apportoit l'affaire de Périgueux. Nous ne doutâmes plus alors qu'elle seroit aussitôt rapportée. Mais les ruses n'étoient pas à bout. C'étoit un mardi après-dîner, où souvent M. le duc d'Orléans abrégeoit le Conseil pour aller à l'Opéra[2]. Dans cette confiance le duc de Noailles tint tout le conseil en différentes affaires. J'étois entre le comte de Toulouse et lui[3]. A chaque fin d'affaire je lui

1. Ainsi dans le manuscrit ; *rien* a été sans doute oublié.

2. Le 27 juin 1716, jour où fut rendu l'arrêt du conseil de régence, était un samedi et non pas un mardi, et on peut penser que le récit dramatique que Saint-Simon va faire de cette séance n'est pas plus exact que la date qu'il lui assigne.

3. Il a déjà indiqué ce détail au tome XXX, p. 64.

demandois : « Et l'affaire de Périgueux ? — Tout à l'heure, » répondoit-il, et en commençoit une autre. A la fin je m'aperçus du projet ; je le dis tout bas au comte de Toulouse, qui s'en doutoit déjà, et nous convînmes tous deux de n'en être pas la dupe. Quand il eut épuisé son sac[1], il étoit cinq heures. En remettant ses pièces il le referma, et dit à M. le duc d'Orléans qu'il avoit encore l'affaire de Périgueux qu'il lui avoit ordonné d'apporter, mais qui seroit longue et de détail ; qu'il vouloit sans doute aller à l'Opéra ; que ce seroit pour la première fois ; et tout de suite, sans attendre de réponse, se lève, pousse son tabouret et tourne pour s'en aller. Je le pris par le bras : « Doucement, lui dis-je, il faut savoir ce qu'il plaît à Son Altesse Royale. Monsieur, dis-je à M. le duc d'Orléans, toujours tenant ferme la manche du duc de Noailles, vous souciez-vous beaucoup aujourd'hui de l'Opéra ? — Mais non, me répondit-il, on peut voir l'affaire de Périgueux. — Mais sans l'étrangler, repris-je. — Oui, dit M. le duc d'Orléans, qui regardant Monsieur le Duc qui sourioit : Vous ne vous souciez pas d'y aller, lui dit[-il]. — Non Monsieur ; voyons l'affaire, répondit Monsieur le Duc[2]. — Oh ! remettez-vous donc là, Monsieur, dis-je au duc de Noailles d'un ton très ferme en le tirant très fort, reprenez votre siège et rouvrez votre sac. » Sans dire une parole, il tira son tabouret à grand bruit, et s'assit dessus à le rompre. La rage lui sortoit par les yeux. Le comte de Toulouse rioit, et avoit dit son mot aussi sur l'Opéra, et toute la compagnie nous regardoit, souriant presque tous, mais assez étonnée. Le duc de Noailles étala ses papiers et se mit à rapporter. A mesure

1. Il convient de remarquer que l'affaire de Périgueux fut en effet la dernière de celles qui furent rapportées ce jour-là (Archives nationales, reg. E 3649, à la date).

2. Le 27 juin 1716, Monsieur le Duc était gravement malade de la petite vérole et n'assista pas au conseil de régence : voyez *Dangeau*, tome XVI, p. 403 et le manuscrit Franç. 23672, fol. 73.

qu'il s'agissoit de quelque pièce, je la feuilletois, et par-ci, par-là, je le reprenois. Il n'osoit se fâcher dans ses réponses ; mais il écumoit. Il fit un éloge de Bâville, de la considération qu'il méritoit, excusa Courson [1], et bavarda là-dessus tant qu'il put pour exténuer tout et en faire perdre les principaux points de vue. Voyant que cela ne finissoit point pour lasser et se rendre maître de l'arrêt, je l'interrompis et lui dis que le père et le fils étoient deux, qu'il ne s'agissoit ici que des faits du fils, de savoir si un intendant étoit autorisé ou non, par son emploi, de taxer les gens à volonté, et de mettre des impôts dans les villes et dans les campagnes de son département, sans édit qui les ordonne, sans même d'arrêt du Conseil, et uniquement sur ses propres ordonnances particulières, et de tenir des gens domiciliés quatre ou cinq mois dans des cachots, sans forme ni figure de procès, parce qu'ils ne payoient point ces taxes sèches à volonté, et encore accablés de frais. Puis me tournant à lui pour le bien regarder : « C'est sur cela, Monsieur, ajoutai-je [2], qu'il faut opiner net et précis, puisque votre rapport est fait, et non pas nous amuser ici au panégyrique de M. de Bâville, qui n'est point dans le procès. » Le duc de Noailles, hors de soi, d'autant plus qu'il voyoit le Régent sourire, et Monsieur le Duc qui me regardoit et rioit un peu plus ouvertement, se mit à opiner ou plutôt à balbutier. Il n'osa pourtant ne pas conclure à l'élargissement des prisonniers. « Et les frais, dis-je, et l'ordonnance de ces taxes, qu'en faites-vous ? — Mais en élargissant, dit-il, l'ordonnance tombe. » Je ne voulus pas pousser plus loin pour lors. On opina à l'élargissement, à casser l'ordonnance, quelques-uns au remboursement des frais aux dépens de l'intendant, et à lui faire défenses de récidiver. Quand ce fut à mon tour, j'opinai de même ;

1. Après ce nom, il a biffé *tant qu'il put,* à cause de la répétition qui va venir.

2. Ces deux mots sont écrits en interligne.

mais j'ajoutai que ce n'étoit pas assez pour dédommager des gens aussi injustement et aussi mal traités; que j'étois d'avis d'une somme à leur être adjugée, telle qu'il plairoit au Conseil de la régler ; et qu'à l'égard d'un intendant qui abusoit de l'autorité de sa place au point d'usurper celle du Roi pour imposer des taxes inconnues, de son chef, telles qu'il lui plaît, sur qui il lui plaît, par ses seules ordonnances, qui jette dans les cachots qui bon lui semble de son autorité privée, et qui met ainsi une province au pillage, j'étois d'avis que Son Altesse Royale fût suppliée d'en faire une telle justice qu'elle demeurât en exemple à tous les intendants. Le Chancelier, adorateur de la robe et du duc de Noailles, se jeta dans l'éloquence pour adoucir. Le comte de Toulouse et Monsieur le Duc furent de mon avis. Ceux qui avoient opiné devant moi firent la plupart des signes que j'avois raison, mais ne reprirent point la parole. M. le duc d'Orléans prononça l'élargissement et la cassation de l'ordonnance de Courson et de tout ce qui s'en étoit suivi ; qu'à l'égard du reste, il se chargeoit de faire dédommager ces gens-là, de bien laver la tête à Courson, qui méritoit pis, mais dont le père méritoit d'être ménagé. Comme on voulut se lever, je dis qu'il seroit bon d'écrire l'arrêt tout de suite, et M. le duc d'Orléans l'approuva. Noailles se jeta sur du papier et de l'encre comme un oiseau de proie et se mit à écrire, moi à me baisser et à lire à mesure ce qu'il écrivoit. Il s'arrêta sur la cassation de l'ordonnance et la prohibition de pareille récidive sans y être autorisé par édit ou par arrêt du Conseil. Je lui dictai la clause ; il regarda la compagnie, comme demandant des yeux. « Oui, lui dis-je, il a passé comme cela ; il n'y a qu'à le demander encore. » M. le duc d'Orléans dit qu'oui. Noailles écrivit. Je pris le papier et le relus ; il l'avoit écrit[1]. Il le reprit en furie, le jeta avec les autres pêle-

1. On verra ci-après, appendice V, que le dispositif de l'arrêt est très loin d'être aussi dur et que Saint-Simon exagère beaucoup.

mêle dans son sac, jeta son tabouret à dix pas de là en se tournant, et s'en alla brossant comme un sanglier[1], sans regarder ni saluer personne, et nous à rire. Monsieur le Duc vint à moi, et plusieurs autres, qui avec M. le comte de Toulouse s'en divertirent. Effectivement M. de Noailles se posséda si peu, que, en se tournant pour s'en aller, il frappa la table en jurant et disant qu'il n'y avoit plus moyen d'y tenir. Je sus par des familiers de l'hôtel de Noailles, qui le dirent à de mes amis, qu'en arrivant chez lui il s'étoit mis au lit sans vouloir voir personne, que la fièvre lui prit, qu'il avoit été d'une humeur épouvantable le lendemain, et qu'il lui étoit échappé qu'il ne pouvoit plus soutenir les algarades et les scènes que je lui faisois essuyer[2]. On peut juger que cela ne m'en corrigea pas. L'histoire en fut apparemment révélée par quelqu'un aux députés de Périgueux (car dès le soir elle se débita par la ville), qui me vinrent faire de grands remerciements. Noailles eut si peur de moi qu'il ne leur fit attendre leur expédition que deux jours.

Courson, cause de la chute de des Forts son beau-frère et, seul coupable, se soutient.

Peu de mois après, Courson fut révoqué aux feux de joie de sa province[3]. Cela ne le corrigea, ni ne l'empêcha d'obtenir dans les suites une des deux places de conseiller au conseil royal des finances[4], car il étoit déjà conseiller d'État lors de cette affaire de Périgueux. Des Forts, mari de sa sœur[5], étoit devenu contrôleur géné-

1. Locution déjà rencontrée dans le tome XIV, p. 266.

2. Comparer cette fin de récit avec un passage analogue du tome XXVII, p. 238. Les *Mémoires secrets de Duclos* racontent aussi toute cette histoire (édition Michaud et Poujoulat, p. 522-523) ; mais ils ne font que paraphraser nos Mémoires.

3. *Dangeau,* tome XVII, p. 165, 24 septembre 1717 : les lettres qu'il adressa au Régent comme intendant de Bordeaux de 1715 à 1717 sont à la Bibliothèque nationale, ms. Franç. 11376.

4. En janvier 1730.

5. Michel-Robert le Peletier des Forts (tome VI, p. 266), avait épousé en 1706 Marie-Madeleine de Lamoignon de Bâville (tome XIII, p. 437).

ral[1]. Il se fia à lui des actions de la Compagnie des Indes et de leur mouvement sur la place. Courson[2] et sa sœur, à l'insu de des Forts, dont la netteté des mains ne fut jamais soupçonnée, y firent si bien leurs affaires que le désarroi de la place éclata. Chauvelin, lors à l'apogée[3] de sa fortune, ennemi déclaré de des Forts, le fit chasser[4] d'autant plus aisément que le cardinal Fleury étoit excédé de Mme des Forts et de ses manèges, et le criminel Courson fut conservé, à l'indignation publique qui ne s'y méprit pas, parce que Chauvelin voulut tout faire retomber plus à plomb sur des Forts. J'ajoute cette suite, qui excède le temps de ces *Mémoires*, pour achever tout de suite ce qui regarde Courson.

Le maréchal de Tallard entre au conseil de régence. Question de préséance entre le maréchal d'Estrées et lui jugée en sa faveur. Son aventure au même conseil. [Add. SᵗS. 1445]

Le maréchal de Tallard, dont on a vu le caractère p. 382[5], avoit été mis dans le conseil de régence par le testament du feu Roi. Enragé de n'être de rien, on a vu aussi qu'il se retira à la Planchette, petite maison près de Paris, criant, dans ses accès de désespoir, qu'il vouloit porter le testament du feu Roi écrit sur son dos[6]. Il mouroit de rage et d'ennui dans sa solitude, et n'y put durer longtemps. Son attachement aux Rohans, quoique servile, n'empêchoit pas qu'il n'en fût compté. Il n'en étoit pas de même du sien, de tous temps, pour le maréchal de Villeroy, qui le rencontrant, même à la tête des armées, conserva toujours ses grands airs avec lui, et ne cessa en aucun temps de le traiter comme son protégé[7]. L'autre, impatient du joug, se rebéquoit[8] quelque-

1. Il prit le contrôle général des finances le 14 juin 1726, en remplacement de M. Dodun.
2. Avant *Courson*, Saint-Simon a biffé *il y fi[t]*.
3. *A l'apogée* corrige en interligne *au périgée*, biffé.
4. M. des Forts quitta le contrôle général le 19 mars 1730.
5. Cette page du manuscrit correspond aux pages 52 et 53 de notre tome XI.
6. Dans le tome XXIX, p. 92-93.
7. Tomes XI, p. 54 ; XII, p. 140 ; XVIII, p. 14, etc.
8. Tome X, p. 394.

fois ; mais, comme l'ambition et la faveur furent toujours ses idoles, il se rendit plus que jamais le très humble esclave du maréchal de Villeroy, depuis le grand vol que Mme de Maintenon lui fit prendre après son rappel[1], qu'elle moyenna à la mort de Mme la duchesse de Bourgogne, lors Dauphine, et qu'il conservoit encore auprès de M. le duc d'Orléans, qui le craignoit et qui le ménageoit, jusqu'à aller sans cesse au-devant de tout ce qui lui pouvoit plaire, aussi misérablement qu'inutilement. Villeroy prit son temps de l'issue de l'affaire des bâtards et de cette prétendue noblesse[2], dont on avoit su faire peur au Régent, pour lui représenter la triste situation de Tallard et profiter du malaise qui troubloit encore ce prince. Le moment fut favorable ; il crut s'acquérir Villeroy et les Rohans en traitant bien Tallard. Il imagina que, tenant tous aux bâtards, et par conséquent à cette prétendue noblesse, le bon traitement fait à Tallard plairoit au public et lui ramèneroit bien des gens. Les affaires importantes avoient déjà pris le chemin unique de son cabinet, et n'étoient presque[3] plus portées au conseil de régence que toutes délibérées, et seulement pour la forme[4]. Ainsi, le Régent crut paroître faire beaucoup et donner peu en effet, en y faisant entrer Tallard, qui de honte, de dépit et d'embarras, ne se présentoit que des moments fort rares au Palais-Royal. La parole fut donc donnée au maréchal de Villeroy, avec permission de le dire à Tallard sous le secret, qui, dès le lendemain, se présenta devant M. le duc d'Orléans. Il avoit voulu se réserver de le lui déclarer et de fixer le jour de son entrée au conseil de régence. Un peu après qu'il fut là en présence, parmi les courtisans, le Régent lui dit qu'il le

1. Tome XXII, p. 364-367.
2. Tome XXXI, p. 262 et suivantes.
3. *Presque* a été ajouté en interligne.
4. Les procès-verbaux du conseil de régence deviennent en effet à cet époque presque insignifiants et vides.

mettoit dans le conseil de régence, et d'y venir prendre place le surlendemain[1].

Dès que je le sus, je sentis la difficulté qui se devoit présenter sur la préséance entre lui et le maréchal d'Estrées, qui y venoit rapporter les affaires de marine, et qui d'ailleurs y entroit avec les autres chefs et présidents des conseils quand on les y appeloit pour des affaires importantes. J'aimois bien mieux Estrées que Tallard, et pour l'estime nulle sorte de comparaison à en faire en rien. Le public même n'en faisoit aucune, et tout étoit de ce côté-là à l'avantage du maréchal d'Estrées; mais j'aimois mieux que lui l'ordre et la règle, et sans intérêt (car je n'y en pouvois avoir aucun entre eux), l'intégrité des dignités de l'État. Tous deux étoient maréchaux de France, et dans cet office de la couronne Estrées étoit l'ancien de beaucoup; mais il n'étoit point duc, et Tallard l'étoit vérifié au Parlement. Il est vrai qu'Estrées étoit grand d'Espagne beaucoup plus anciennement que Tallard n'étoit duc, et que, comme aux cérémonies de la cour les grands d'Espagne, comme je l'ai expliqué ailleurs[2], coupoient les ducs, suivant l'ancienneté des uns à l'égard des autres, Estrées précédoit Tallard aux cérémonies de l'Ordre et en toutes celles de la cour. Mais, dès la première fois que le conseil de régence s'étoit assemblé, il avoit été réglé, comme je l'ai rapporté en son lieu[3], que le maréchal de Villars précéderoit le maréchal d'Harcourt, celui-ci duc vérifié beaucoup plus ancien que l'autre, mais Villars plus ancien pair qu'Harcourt, parce que les séances du conseil de régence se devoient régler

1. Dangeau disait un peu différemment le 31 juillet (p. 139) : « M. le duc d'Orléans dit le matin à M. de Tallard qu'il lui redonnoit dans le conseil de régence la place que le feu Roi lui avoit donnée, et il y entra dès l'après-dînée. » C'est à ce propos que Saint-Simon a fait l'Addition indiquée ci-dessus. M. de Caumartin de Boissy écrivait le 6 août : « Le maréchal de Tallard a tant tripoté que le voilà enfin du Conseil » (*Les Correspondants de Balleroy*, p. 195).

2. Tome VIII, p. 299-300. — 3. Tome XXIX, p. 98.

sur celles qui s'observent au Parlement, et aux États généraux et aux autres cérémonies d'État où la pairie l'emporte. Il en résultoit qu'entre deux hommes qui n'étoient pas pairs, mais dont l'office de la couronne qu'ils avoient tous deux se trouvoit effacé par une autre dignité, c'étoit cette dignité qui devoit régler leur rang. Ils en avoient chacun une égale, mais différente : l'une étoit étrangère, l'autre de l'État. Cette dignité étrangère rouloit à la vérité par ancienneté avec la première de l'État dans les cérémonies de la cour ; mais comme telle, elle ne pouvoit être admise dans une séance qui se régloit pour le rang par la pairie, parce qu'il s'y agissoit de matières d'État où elle ne pouvoit avoir aucune part ; au lieu que la dignité de duc vérifié, en étant une réelle et effective de l'État, avoit, comme telle, plein caractère pour être admise aux affaires de l'État, et ne l'y pouvoit être que dans le rang qui lui appartenoit, d'où il résultoit qu'encore que le maréchal d'Estrées eût dans les cérémonies de la cour la préséance sur le maréchal de Tallard, celui-ci la devoit avoir sur l'autre dans les cérémonies de l'État, et singulièrement au conseil de régence, établi pour suppléer en tout à l'âge du Roi pour le gouvernement de l'État.

Je ne pus avertir Tallard qu'aux Tuileries, un peu avant le Conseil. Sa joie extrême alloit jusqu'à l'indécence, et ne lui en avoit pas laissé la réflexion ; il en dit un mot au maréchal d'Estrées, qui devoit rapporter ses affaires de marine[1], et tous deux en parlèrent à M. le duc d'Orléans, quand il arriva un moment après, qui leur dit que le Conseil les jugeroit sur-le-champ. On se mit en place ; les deux maréchaux se tinrent debout derrière la place où j'étois. Estrées parla le premier ; Tallard, étourdi du bateau[2], s'embarrassa. Je sentis qu'il se tireroit mal

1. Ce qui précède, depuis *qui*, est en interligne.

2. « On dit figurément qu'*un homme est encore tout étourdi du bateau,* pour dire qu'il n'est pas encore remis des fatigues d'un long

d'affaires; je l'interrompis, et dis à M. le duc d'Orléans que, s'il avoit agréable de prier Messieurs les deux maréchaux de sortir pour un moment, je m'offrois d'expliquer la question[1] en deux mots, et qu'on y opineroit plus librement en leur absence qu'en leur présence. Au lieu de me répondre, il s'adressa aux deux maréchaux, et leur dit qu'en effet il seroit mieux qu'ils voulussent bien sortir, et qu'il les feroit rappeler sitôt que le jugement seroit décidé. Ils firent la révérence sans rien dire, et sortirent. J'expliquai aussitôt après la question en la manière que je viens de la rapporter, quoique avec un peu plus d'étendue, mais de fort peu. Je conclus en faveur de Tallard, et tous les avis furent conformes au mien. La Vrillière écrivit sur-le-champ la décision sur le registre du Conseil[2], puis alla, par ordre du Régent, appeler les deux maréchaux, à qui la Vrillière ne dit rien de leur jugement. Ils se tinrent debout au même lieu où ils s'étoient mis d'abord; nous nous rassîmes en même temps que M. le duc d'Orléans, qui à l'instant prononça l'arrêt, que le maréchal d'Estrées prit de fort bonne grâce et très honnêtement, et Tallard fort modestement. Le Régent leur dit de prendre place, se leva et nous tous, et nous rassîmes aussitôt. Tallard, par son rang, échut vis-à-vis de moi, quelques places au-dessous.

L'excès de la joie, le sérieux du spectacle, l'inquiétude

voyage ou du trouble que lui a causé quelque accident fâcheux » (*Académie*, 1718).

1. *La question* est en interligne au-dessus de *l'affaire*, biffé.

2. Voici la mention qui fut portée sur le registre du conseil de régence (ms. Franç. 23665, fol. 177) : « Du lundi 9e jour d'août 1717. S'étant mue une contestation entre M. le maréchal de Tallard et M. le maréchal d'Estrées sur la préséance au conseil de régence, M. le maréchal de Tallard prétendant comme duc devoir précéder M. le maréchal d'Estrées, et M. le maréchal d'Estrées prétendant qu'ayant été fait grand d'Espagne avant que M. de Tallard fût duc, il devoit être avant lui, il a été décidé qu'une dignité étrangère ne devoit point, dans le conseil du Roi, l'emporter sur une dignité du royaume, et qu'ainsi M. le maréchal de Tallard passeroit devant M. le maréchal d'Estrées. »

d'une dispute imprévue, firent sur lui une étrange impression. Vers le milieu du conseil, je le vis pâlir, rougir, frétiller doucement sur son siège, ses yeux qui s'égaroient, un homme en un mot fort embarrassé de sa personne. Quoique sans aucun commerce avec lui que celui qu'on a avec tout le monde, la pitié m'en prit; je dis à M. le duc d'Orléans que je croyois que M. de Tallard se trouvoit mal. Aussitôt il lui dit de sortir, et de revenir quand il voudroit. Il ne se fit pas prier, et s'en alla très vite. Il rentra un quart d'heure après. En sortant du Conseil, il me dit que je lui avois sauvé la vie; qu'il avoit indiscrètement pris de la rhubarbe[1] le matin, qu'il venoit de mettre comble la chaise percée du maréchal de Villeroy, qu'il ne savoit ce qu'il seroit devenu sans moi, ni ce qui lui seroit arrivé, parce qu'il n'auroit jamais osé demander la permission de sortir. Je ris de bon cœur de son aventure ; mais je ne pris pas le change de sa rhubarbe ; il étoit trop transporté de joie pour avoir oublié le Conseil, et trop avisé pour avoir pris ce jour-là de quoi se purger.

Duc d'Albret gouverneur d'Auvergne.

Le duc d'Albret obtint le gouvernement d'Auvergne, sur la démission de M. de Bouillon, qui avoit dessus cent mille écus de brevet de retenue : un pareil fut donné au duc d'Albret[2].

Maréchal de Tessé quitte le conseil de marine. [*Add. S^tS. 1446*]

Le maréchal de Tessé entroit au conseil de marine comme général des galères. On a vu à propos du voyage du Czar, auprès duquel il fut mis, la vie qu'il menoit depuis la mort du feu Roi[3]. Il étoit fort dégoûté de n'être de rien. Je ne sais si l'entrée de Tallard au conseil de régence acheva de le dépiter ; mais peu de jours après il pria le Régent de lui permettre, retiré comme il étoit, ou

1. Il a déjà été question de ce purgatif dans le tome XXVII, p. 164. — Saint-Simon écrit *reubarbe*.

2. *Dangeau*, p. 143 et 215 ; *Les Correspondants de la marquise de Balleroy*, p. 194 ; *Gazette d'Amsterdam*, n° LXVI.

3. Tome XXXI, p. 364.

plutôt comme il se croyoit, de se retirer aussi du conseil de marine[1]. Mais il se garda bien d'en rendre les appointements. Ce vuide ne fit aucune sensation.

Grâces accordées aux conseillers du Grand Conseil.

La facilité de M. le duc d'Orléans se laissa aller à l'adoration du Chancelier pour la robe, et aux sollicitations du duc de Noailles pour la capter, d'accorder aux gens du monde les plus inutiles, qui sont les conseillers du Grand Conseil, deux grandes et fort étranges grâces : l'une, qu'ils feroient désormais souche de noblesse ; l'autre, exemption de lods et ventes[2] des terres et maisons relevant du Roi[3].

Le roi Stanislas près d'être enlevé aux Deux-Ponts ; quelque

Le roi Stanislas pensa être enlevé aux Deux-Ponts par un parti qui avoit fait cette entreprise[4]. Elle fut découverte au moment qu'elle alloit réussir. On prit trois de ces gens-là, que le roi de Pologne avoit mis en campagne.

1. *Dangeau*, p. 144. M. de Caumartin de Saint-Ange écrivait le 6 août à la marquise de Balleroy (p. 195-196) : « L'entrée du maréchal de Tallard dans le conseil de régence et l'entrée future du Chancelier n'ont pas donné grand goût au maréchal de Tessé pour son conseil de marine. Il est venu trouver le Régent et lui a dit : « Monseigneur, « si je vous demandois d'entrer au conseil de régence peut-être vous « embarrasserois-je. Je n'ai garde de le faire. Je vous prie même de me « dispenser de celui de marine. Je n'entends goutte à tout cela. Si vous « ne m'[y] aviez pas placé dans le temps que j'étois général des galères, « j'aurois été fâché ; c'étoit un assortissement nécessaire. Aujourd'hui, « ma charge est vendue ; je vous supplie de me permettre que je me « retire. » Le Régent se mit à rire et lui dit qu'il n'y consentoit qu'à condition qu'il garderoit ses appointements. Il a bien fallu que le Manceau y consentît. »

2. On a dit dans le tome IX, p. 250, ce que c'était que ce droit fiscal.

3. Saint-Simon prend cela dans le *Journal de Dangeau*, au 7 août, p. 145. Il n'y eut qu'un seul édit, accordant la noblesse aux membres du Grand Conseil, même aux greffier et premier huissier, et en conséquence l'exemption de tous droits seigneuriaux et féodaux. Il fut enregistré au Parlement le 26 août (Archives nationales, X^{1A} 8718, fol. 204) et imprimé (*ibidem*, AD† 744, n° 14).

4. Nous l'avons vu se retirer dans cette ville en 1714 (tome XXIV, p. 317).

Comme les affaires du Nord n'étoient pas finies, il ne craignoit point de violer le territoire de la souveraineté, personnelle surtout, du roi de Suède[1]. Quelque temps après, le Régent, touché de l'état fugitif de ce malheureux roi, qui n'étoit en sûreté nulle part, lui donna asile à Wissembourg en basse Alsace[2].

temps après reçu en asile à Wissembourg en basse Alsace. [*Add. St-S. 1447*]

Mme la princesse de Conti accoucha de M. le prince de Conti d'aujourd'hui[3], tandis que Monsieur son mari étoit à l'Isle-Adam[4]. L'ambassadeur de Portugal[5] donna une superbe fête pour la naissance d'un fils du roi de Portugal[6]. Il y eut un grand bal en masque, où Mme la duchesse de Berry, M. le duc d'Orléans et beaucoup de gens allèrent masqués[7].

Naissance du prince de Conti et d'un fils du roi de Portugal. Fête donnée par son ambassadeur.

La Forest, gentilhomme françois huguenot[8], et depuis longtemps attaché au service du roi d'Angleterre avant qu'il vînt à la couronne, étoit parvenu aux premières charges de la cour d'Hanovre, et à être fort avant dans

La Forest; quel. Perd un procès de suite importante.

1. Saint-Simon prend cette nouvelle dans Dangeau, p. 145-146; les Gazettes n'en font pas mention.

2. Cela ne se produisit qu'en janvier 1719, après la mort du roi Charles XII, lorsque le prince palatin vint prendre possession de ce petit duché. Stanislas se retira d'abord auprès de Landau (*Dangeau*, tome XVII, p. 464), puis enfin à Wissembourg; c'est à ce propos que Saint-Simon a fait l'Addition indiquée ci-contre.

3. Louis-François de Bourbon, appelé le prince de la Roche-sur-Yon, né le 13 août: notre tome XIV, p. 387; voyez *Dangeau*, p. 147, et la *Gazette*, p. 408.

4. Il a été parlé de ce château dans le tome XXX, p. 75.

5. Le comte de Ribeyra: tome XXVII, p. 191.

6. Ce jeune prince était né le 5 juillet et reçut les noms de Pierre-Clément (*Gazette*, p. 379).

7. Cette fête fut donnée le mardi 10 août (*Dangeau*, p. 146).

8. Il s'appelait Louis-Frédéric, marquis de la Forest-Suzannet. Son père avait obtenu de quitter le royaume avec ses enfants en 1683 et de se retirer en Danemark; il était mort à Varsovie en mars 1701, général de la cavalerie du roi Auguste (*Dangeau*, tome VIII, p. 70). En 1716, le fils était chambellan du roi d'Angleterre; il devint plus tard grand chambellan du duché de Hanovre et se démit de cette charge en mai 1738 (*Gazette*, p. 266).

les bonnes grâces de son maître. Il se trouva dans un cas singulier sur la jouissance de ses biens en France, qui, avec le secours du crédit du roi d'Angleterre auprès de M. le duc d'Orléans, qu'il y employa tout entier, lui en fit espérer la restitution, dont il intenta la demande. L'affaire, très soigneusement examinée par la considération du roi d'Angleterre, ne se trouva point dans le cas que la Forest prétendoit, et très dangereuse de plus à lui être adjugée, par la porte que cet arrêt eût ouvert aux autres réfugiés pour les mêmes prétentions. Ainsi la Forest perdit son procès tout d'une voix au conseil du dedans, puis en celui de régence[1].

Le Régent assiste à la royale à la procession de Notre-Dame le 15 août.

Le 15 août fut dans Paris l'étrange spectacle du triomphe du Parlement sur la royauté, et de l'ignominie des deux augustes qualités réunies ensemble, de petit-fils de France et de régent du royaume, dont M. le duc d'Orléans, entraîné par le duc de Noailles, Effiat, les Bezons,

1. Dangeau parle à deux reprises de ce procès (p. 145 et 148), qui fut jugé le 16 août, et, contrairement à Saint-Simon, il dit que l'avis du conseil du dedans avait été différent de la décision à laquelle s'arrêta le conseil de régence ; voyez aussi les *Mémoires de Mathieu Marais,* tome I, p. 227. L'arrêt rendu est aux Archives nationales dans le registre E 1991, et il expose l'objet du litige. En 1716, le marquis de la Forest avait fait solliciter le Régent de le mettre en possession des biens de son père, dont celui-ci avait joui par faveur jusqu'à sa mort (1701) ; il prétendait que ces biens étaient entre les mains du Roi, et, grâce à cette assertion, il obtint le 8 octobre 1716 un brevet pour en être remis en possession et le fit signifier aux détenteurs, qui étaient, conformément aux ordonnances, les parents catholiques les plus proches, savoir Anne-Louis du Bois, baron de Laubraye, et dame Élisabeth du Bois, épouse de Louis-Charles de Crugy de Marcillac. Ceux-ci exposèrent qu'ils avaient été mis légitimement en possession de ces biens, qu'ils en jouissoient depuis quinze ans et que le brevet obtenu par M. de la Forest ne lui aurait pas été accordé, si le Roi avait su que ces biens n'étaient pas entre ses mains, mais entre celles de particuliers. Le conseil de régence adopta cette thèse et révoqua le brevet (voyez ci-après aux Additions et Corrections). Quelques années plus tard, en 1724, M. de la Forest renouvela son instance, mais elle eut la même issue (*Mémoires de Mathieu Marais,* tome III, p. 103).

Canillac et autres serfs du Parlement, se cacha merveilleusement de moi. On a vu sur l'année passée[1] qu'il voulut aller à la procession du vœu du Roi son grand-père, qui a montré plus d'une fois au Parlement, de paroles et d'effet, qu'il savoit le contenir dans les bornes du devoir et du respect, et qui l'auroit étrangement humilié, s'il eût pu imaginer ce qui se passeroit entre son petit-fils et cette Compagnie soixante-quatorze ans après sa mort, à l'occasion de la procession qu'il avoit pieusement instituée. La faute de l'année précédente auroit dû corriger, et, puisque M. le duc d'Orléans avoit eu la foiblesse de ne pas faire rentrer le Parlement dans ses bornes, au moins n'en falloit-il pas volontairement subir l'usurpation monstrueuse sans aucune sorte de nécessité. Une procession n'étoit ni de son goût, ni de la vie qu'il menoit, ni par cela même de l'édification publique. Ni le feu Roi, ni aucune personne royale n'y avoit jamais assisté, et s'étoient toujours contentés de celle de leur chapelle. Il n'avoit donc que rire[2] avec mépris de la folle chimère du Parlement, s'il n'avoit pas la force de mieux faire, et ne plus penser d'aller à cette procession.

Le Parlement refuse d'enregistrer la création de deux charges dans les Bâtiments. [*Add. St-S. 1448*]

Le Parlement venoit de refuser très sèchement d'enregistrer la création de deux charges dans les Bâtiments, qui auroient été vendues quatre cent mille [livres] les deux, au profit du Roi, sous prétexte, dirent Messieurs, que leurs gages augmenteroient les dépenses de l'État[3]. Le même esprit de misère qui venoit de mettre Tallard dans le conseil de régence fit aller M. le duc d'Orléans à

1. Tome XXX, p. 167 et suivantes.
2. Ainsi dans le manuscrit.
3. *Dangeau*, p. 145, 8 août. C'est le 6 que le Parlement avait examiné un édit portant réglement des fonctions et attributions des charges de trésorier des bâtiments et de trésorier des écuries ; la cour décida de nommer des commissaires pour examiner cet édit (Archives nationales, reg. U 360). Il en fut encore question le 26 août (*ibidem*), et l'affaire fut renvoyée après les vacations. Voyez les *Mémoires de Mathieu Marais*, tome I, p. 225.

la procession ; et comme les *mezzo-termine* étoient de son goût, le premier président, de concert avec le duc et la duchesse du Maine, lui en suggérèrent un qui portoit tellement son excommunication sur le front, qu'il est incroyable qu'un prince d'autant d'esprit que M. le duc d'Orléans y pût donner, et que, de tous ceux qui l'excitèrent à cette procession [1], pas un ne s'en aperçût, ou ne lui fût assez attaché pour l'en avertir ; car le singulier est que je ne le sus que le matin même du 15, que la procession étoit pour l'après-dînée, et qu'il n'y avoit plus qu'à

[Add. SᵗS. 1449] hausser les épaules. Ce *mezzo-termine*, si bien imaginé pour accommoder toutes choses, fut une procuration du Roi à M. le duc d'Orléans pour tenir sa place à la procession [2], où en cette qualité il iroit des Tuileries à Notre-Dame, et en reviendroit comme le Roi, et avec le même accompagnement de carrosses, pages, valets de pied, gardes du Roi, cent-suisses, etc., ayant à Notre-Dame, et pendant la procession, le premier gentilhomme de la chambre en année, et le duc de Villeroy, capitaine des gardes du corps en quartier, avec le bâton, derrière lui, et le capitaine des cent-suisses devant lui, et les aumôniers du Roi de quartier en rochet, manteau long et bonnet carré, pour le servir comme le Roi [3]. Avec cette royale mascarade, le Parlement eut la complaisance de le vouloir bien souffrir à sa droite [4], et se réserva le plaisir

1. Le mot *procession* corrige *protection*, et, plus loin, *assés* surcharge les premières lettres d'*attachés*.

2. On trouvera aux Additions et Corrections le texte officiel de la lettre de cachet adressée au Parlement, celui que donnent par extrait la *Gazette d'Amsterdam* (nº LXVIII) et les *Mémoires de Mathieu Marais* tome I, p. 227) étant inexact. On verra que les termes en sont assez raides.

3. Le compte-rendu officiel de la cérémonie par le greffier en chef du Parlement est dans le registre U 360.

4. La relation dit que le Régent marcha au milieu, derrière l'archevêque, entouré des grands officiers et des gardes et flanqué à droite par le Parlement en file et à gauche par la Chambre des comptes, les deux premiers présidents se tenant au même rang que le Régent.

de s'en bien moquer. On laisse à penser quel effet opéra une telle comparse[1], fondée sur aucune sorte d'apparence d'usage, de coutume, encore moins de nécessité, faite par un prince qui se donnoit publiquement, par ses discours et par sa conduite, pour se moquer de bien pis que d'une procession, et qui, par les Renonciations, la paix d'Utrecht et l'âge où le Roi [étoit], étoit encore pour longtemps l'héritier présomptif de la couronne. Quoi donc de plus simple et de plus naturel à répandre et à persuader que M. le duc d'Orléans, dans la soif et dans l'espérance de régner, avoit saisi une occasion de se donner la satisfaction de se montrer en roi en une cérémonie publique, en avant-goût de ce qui lui pouvoit arriver, et pour accoutumer Paris à lui en voir toute la pompe et la majesté en plein, comme il en exerçoit le pouvoir? Avec les horreurs semées lors de la perte des princes, père, mère, frère et oncle du Roi, sans cesse rafraîchies par leurs pernicieux auteurs[2], on peut imaginer de ce qui fut répandu dans Paris, dans les provinces, dans les pays étrangers, et dans l'esprit du Roi par la facilité et l'autorité de l'accès auprès de lui de ceux qui vouloient accréditer ces exécrables soupçons et en grossir les idées. Aussi firent-elles un grand bruit, et la fête n'avoit été proposée ni imaginée pour autre chose. Après la chose faite, M. le duc d'Orléans n'osa jamais m'en parler, et l'indignation me retint autant de lui en rien dire aussi, que l'inutilité de le faire après coup. L'autre effet fut d'affermir le monde dans la folle idée de la supériorité, tout au moins de l'égalité, du Parlement avec le Régent, qui se semoit depuis longtemps avec art, et qui de cette époque prit faveur générale, et d'enfler le Parlement au

1. La *comparse* est l'entrée des quadrilles dans le carrousel; on trouve des exemples de ce mot à ce propos dans le *Journal de Dangeau,* tome I, p. 185 et 341; par extension, Saint-Simon lui donne le sens d'ordre de cortège.

2. Tomes XXII, p. 370-377, et XXIII, p. 62-63.

point qu'on verra bientôt, rallié avec tous les ennemis du Régent, et d'une multitude de fous qui ne doutoient pas de figurer et de faire fortune dans les troubles.

Fête de saint Louis. Rare leçon du maréchal de Villeroy.

La fête de saint Louis donna dix jours après le contraste plénier de celle-ci. La musique de l'Opéra a coutume, ce jour-là, de divertir gratuitement le public d'un beau concert dans le jardin des Tuileries[1]. La présence du Roi dans ce palais y attiroit encore plus de monde, dans l'espérance de le voir paroître quelquefois sur les terrasses qui sont de plain pied aux appartements. Il parut très sensiblement cette année un redoublement de zèle, par l'affluence innombrable qui accourut non-seulement dans le jardin, mais de l'autre côté, dans les cours, dans la place, et qui ne laissa pas une place vide, je ne dis pas aux fenêtres, mais sur les toits des maisons en vue des Tuileries. Le maréchal de Villeroy persuadoit à grand peine le Roi de se montrer, tantôt à la vue du jardin, tantôt à celle des cours, et, dès qu'il paroissoit, c'étoient des cris de : Vive le Roi ! cent fois redoublés. Le maréchal de Villeroy faisoit remarquer au Roi cette multitude prodigieuse, et sentencieusement lui disoit : « Voyez, mon maître, voyez tout ce peuple, cette affluence, ce nombre de peuple immense, tout cela est à vous, vous en êtes le maître ; » et sans cesse lui répétoit cette leçon pour la lui bien inculquer. Il avoit peur apparemment qu'il n'ignorât son pouvoir[2]. L'admirable Dauphin son père en avoit reçu de bien différentes, dont il avoit bien su profiter. Il étoit bien fortement persuadé qu'en même temps que la puissance est donnée aux rois pour commander et pour gouverner, les peuples ne sont pas aux

1. Sous Louis XIV, ce concert avait lieu le 24 août (*Mémoires de Sourches*, tome XII, p. 336). En 1717, il y eut, le 25 août, dans la soirée « grande musique et feu d'artifice » dans le jardin, dit Dangeau (p. 153). La *Gazette d'Amsterdam*, n° LXXI, confirme l'enthousiasme du peuple.

2. Saint-Simon est seul à raconter cette anecdote.

rois, mais les rois aux peuples[1], pour leur rendre justice, les faire vivre selon les lois, et les rendre heureux par l'équité, la sagesse, la douceur et la modération de leur gouvernement. C'est ce que je lui ai souvent ouï dire avec effusion de cœur et persuasion intime, dans le desir et la résolution bien ferme de se conduire en conséquence, non-seulement étant en particulier avec lui, et y travaillant pour l'avenir dans ces principes, mais je le lui ai ouï dire et répéter plusieurs fois tout haut en public, en plein salon de Marly, à l'admiration et aux délices de tous ceux qui l'entendoient.

Comité pour les finances. Ma conduite à cet égard.

Le comité qui s'assembloit plusieurs fois la semaine pour les finances alloit son train[2]. Le duc de Noailles y montra comme il voulut l'état présent des finances, en exposa les embarras, y présenta des expédients, lut des mémoires. J'étois là, comme on l'a vu, malgré moi[3], et cette langue de finance dont on [a] su faire une science, et, si ce mot se peut hasarder, un grimoire, pour que l'intelligence en soit cachée à ceux qui n'y sont pas initiés, et qui, magistrats et traitants, banquiers, etc., ont grand intérêt que les autres en demeurent dans l'ignorance, cette langue, dis-je, m'étoit tout à fait étrangère. Néanmoins ma maxime constante ayant toujours été que l'humeur doit être toujours bannie des affaires autant que l'acception des choses et des personnes et toute prévention, j'écoutois de toutes mes oreilles, malgré mon dégoût de la matière, et ce que je n'entendois pas, je n'étois pas honteux de le dire et de me le faire expliquer. C'étoit le fruit de l'aveu de mon ignorance en finances, que j'avois fait si haut et si clair en plein conseil de régence, lorsque je

1. Tome XXII, p. 329.
2. On a vu la constitution de ce comité dans le précédent volume, p. 340. Dangeau signale les réunions trois ou quatre fois par semaine pendant les mois de juillet et d'août : p. 126, 129, 132-133, 134, 139, 143 et 146.
3. Tome XXXI, p. 337-342.

m'excusai d'être de ce comité, et que le Régent finit par me le commander. Il arriva assez souvent que, y ayant diversité d'avis, quelquefois même assez vifs, je me trouvai de celui du duc de Noailles, et que je disputai même assez fortement pour le soutenir. Le Chancelier ravi m'en faisoit compliment après, et M. le duc d'Orléans, à qui l'un et l'autre le dirent, et qui avoit remarqué la même chose quelquefois au conseil de régence, les assura[1] qu'il n'en étoit point surpris, et ne laissa pas de m'en marquer sa satisfaction. Je lui dis, et au Chancelier, que l'avis du duc de Noailles, bon ou mauvais, et sa personne, étoient pour moi deux choses absolument distinctes et séparées; que je cherchois partout le bon et le vrai, et que je m'y attachois partout où je le croyois voir, comme je me roidissois aussi contre ce que j'y croyois opposé; qu'il pouvoit bien être que, en ce dernier cas, je parlois plus ferme et plus dur, quand je trouvois l'avis du duc de Noailles à combattre, que si j'avois eu à attaquer celui d'un autre; mais aussi j'étois de son avis sans répugnance quand je le trouvois bon, et que je m'élevois pour le soutenir fortement en faveur du bon et du vrai quand je le voyois disputer, sans que, [pour] tout cela, je changeasse de sentiment pour sa personne. Comme ce travail se forlongeoit[2], les assemblées se multiplièrent, et une après-dînée, à la fin d'une, il fut convenu que nous nous rassemblerions le lendemain matin et encore l'après-dînée, et que, pour n'avoir pas la peine de tant aller et venir, le Chancelier donneroit à dîner à tout le comité. Le lendemain matin, au sortir de la séance, le Chancelier, qui, dès la veille, m'avoit prié, outre le général, en particulier à dîner, s'approcha de moi en me disant, comme encore d'un air d'invitation, qu'on alloit dîner. Je le priai de me dire précisément à quelle heure il comptoit rentrer en séance, afin que je m'y trouvasse ponctuellement. A sa

1. *Les asseura* remplace en interligne *leur dit*.
2. On a déjà rencontré ce verbe dans le tome XIII, p. 135.

surprise et son redoublement de prières de rester, je lui avouai franchement que je ne pouvois me résoudre à dîner avec le duc de Noailles ; que tant qu'il voudroit sans lui je réparerois ce que je perdrois ce jour là. Il me parut affligé au dernier point, me pressa, me conjura, me représenta le bruit que cela alloit faire. Je lui dis qu'il n'y auroit rien de nouveau, et que personne n'ignoroit à quel point nous étions ensemble. Ce colloque, qui se faisoit avec émotion sur le chemin de la porte, fut remarqué. Je vis par hasard le duc de Noailles, qui du fond de la chambre nous regardoit, et parlant aux uns et aux autres. Le duc de la Force vint en tiers, un instant après le maréchal de Villeroy, puis l'archevêque[1] de Bordeaux, qui se joignirent au Chancelier, et qui tous ensemble, comme par force, me retinrent. Je consentis donc enfin, mais avec une répugnance extrême, et à condition encore que le duc de Noailles se placeroit au plus loin de moi, sans quoi je leur déclarai que je sortirois de table. Ils s'en chargèrent, et cela fut exécuté. Le dîner fut grand et bon, et tout m'y montra qu'on étoit aise que j'y fusse demeuré. Le duc de Noailles y parut, tout désinvolte[2] qu'il est, fort empêtré. Il voulut pourtant un peu bavarder ; mais on voyoit qu'il avoit peine à dire. Vers le milieu du repas, il se trouva mal ou en fit le semblant, et passa dans une autre chambre. Un moment après, la Chancelière[3] l'alla voir, et revint se mettre à table. Personne autre n'en sortit ni ne marqua de soins que le Chancelier, qui y envoya une fois ou deux. On dit que c'étoient des vapeurs, et finalement il acheva de dîner dans cette chambre plus à son aise qu'il n'eût apparemment fait à table. Je n'en sourcillai jamais. Il se retrouva avec la compagnie à prendre du café, et peu après nous nous remîmes en séance, où il

1. Avant *l'Arch.* Saint-Simon a biffé le *M*[l] *d.*
2. Tome X, p. 182.
3. Mme Daguesseau, Anne-Françoise le Fèvre d'Ormesson : tome XXVI, p. 250.

rapporta comme si de rien n'eût été. Je fus fort remercié de la compagnie, et particulièrement du Chancelier et de la Chancelière, d'être demeuré à dîner, et je ne cachai à personne que ç'avoit été un vrai sacrifice de ma part, dont l'absence du duc de Noailles m'avoit fort soulagé dans la dernière moitié du repas. Ce dîner avec lui, ce qui s'étoit répandu que j'étois souvent de son avis, et grossi, dont lui-même étoit bien homme à s'être paré, fit courir quelque bruit que nous étions raccommodés, qui fut bientôt détruit par la continuité de la façon dont j'en usois avec lui. Ce fut la seule fois qu'il y eut comité matin et soir[1]. Ils redoublèrent d'après-dînée et de longueur[2]. Je crus que le Chancelier n'avoit pas voulu, et sagement, nous exposer, le duc de Noailles et moi, à l'inconvénient d'un second dîner[3].

Je propose en particulier au Chancelier la réforme de quelques troupes distinguées avec les raisons et la manière de la faire. Il l'approuve; mais elle demeure entre

Le travail achevé, et tous les avis à peu près réunis sur chaque point, j'allai voir le Chancelier en particulier. Je lui dis que je venois lui communiquer une pensée que je n'avois pas voulu hasarder dans le comité, raisonner avec lui, et, s'il trouvoit que ce que je pensois fût bon, le proposer lui et moi à M. le duc d'Orléans, sinon l'oublier l'un et l'autre. Je lui dis que, peiné de voir toute la difficulté qui se trouvoit à égaler, du moins en pleine paix, la recette du Roi à sa dépense, je pensois qu'il seroit à propos de réformer la gendarmerie[4], et même les

1. Dangeau ne signale une réunion du comité dans la matinée et dans la soirée que le 12 août, encore fût-ce chez le Régent et non pas chez le Chancelier.

2. Celui du 5 août dura huit heures.

3. La suite viendra plus loin, p. 102, après la digression que Saint-Simon va commencer.

4. La gendarmerie, comme il a déjà été dit dans le tome II, p. 146, se composait des dix compagnies de gendarmes, qui portaient les noms de gendarmes écossais, anglais, bourguignons, de Flandre, de la Reine, du Dauphin, de Bretagne, d'Anjou, de Berry et d'Orléans, et des six compagnies de chevau-légers qui portaient les mêmes six derniers noms. Il a déjà été question de plusieurs de ces corps en particulier.

nous deux par la foiblesse du Régent.

gendarmes et les chevau-légers de la garde, avec les deux compagnies des mousquetaires, en augmentant de deux brigades chacune des quatre compagnies des gardes du corps. Mes raisons étoient celles-ci : il n'y a point d'escadron de ces troupes, l'un dans l'autre, qui en simples maîtres[1] et en officiers, tout compris, ne coûte quatre escadrons de cavalerie ordinaire. Quelque valeureuses qu'on ait éprouvé ces troupes, on ne peut espérer qu'elles puissent battre leur quadruple, ni même qu'elles puissent se soutenir contre ce nombre. Ainsi, quant aux actions, rien à perdre de ce côté-là ; au contraire à y gagner, si en temps de guerre on juge à propos de faire la même dépense pour avoir le quadruple d'escadrons ordinaires en leur place ; et, en attendant, une épargne de plusieurs millions, dont la supputation est évidente. Le courant du service dans les armées y gagneroit en toutes façons. C'est une dispute continuelle sur les prétentions de la gendarmerie[2], qui vont toujours croissant, et qui la rend odieuse à la cavalerie, jusqu'à causer toutes les campagnes des embarras et des accidents. Les maîtres ne sont point officiers, et ne veulent point passer pour cavaliers[3]. Ils se prétendent égaux aux gendarmes et aux chevau-légers de la garde, lesquels sont Maison du Roi[4]. De là des disputes pour marcher et pour obéir, pour des préférences de fourrages, pour des distinctions de quartiers, pour des difficultés avec les officiers généraux et avec ceux du détail, et pour toutes sortes de détachements ; et, comme tout cela est soutenu par un esprit de corps, on n'oseroit dire

1. On a vu, tome II, p. 301, pourquoi les cavaliers des compagnies de gendarmerie portaient le nom de maîtres.

2. Il a signalé une de ces prétentions à propos de l'ordre du Saint-Esprit dans le tome XXIII, p. 5.

3. Les cavaliers étaient les soldats des régiments ordinaires de cavalerie ; les maîtres étaient ceux de la gendarmerie.

4. Les troupes de la Maison du Roi, gardes du corps, cent-suisses, mousquetaires, gendarmes et chevau-légers de la garde, gardes françaises et suisses, avaient des privilèges spéciaux.

de petite république, par ce nombreux essaim d'officiers, triplés et quadruplés en charges par compagnies, dont chacun se pique à qui soutiendra plus haut ce qu'ils appellent l'honneur du corps, personne ne se veut brouiller jusqu'aux querelles avec tant de têtes échauffées, et le général lui-même a plus court de céder, mais d'éviter de les avoir dans son armée, où ils ne font presque aucun service par ces difficultés, et les renvoie le plus tôt qu'il est possible, eux-mêmes étant dans la prétention d'arriver les derniers à l'armée et d'en partir les premiers, en sorte qu'il est rare qu'ils fassent une campagne entière, dont les armées même se sentent fort soulagées. Voilà ce qui est particulier à la gendarmerie.

A l'égard de ce qui lui est commun avec les gendarmes et les chevau-légers de la garde et les mousquetaires, le voici : deux grands inconvénients pour la guerre, par le grand nombre des officiers de tous ces corps, qui font une foule d'équipages qui sont fort à charge pour les subsistances, et qui augmentent très considérablement l'embarras des marches et des mouvements d'une armée. Mais ce nombre d'officiers en produit un autre plus fâcheux : c'est qu'ils ne sont en effet que des capitaines, des lieutenants[1], des cornettes de cavalerie, et ce qui est la même chose sous le nom d'enseigne, qu'on a donné pour avoir quatre officiers[2], qui quelquefois sont doublés,

1. Saint-Simon avait d'abord écrit *en effet que des,* finissant une ligne, et *lieut*^{ts} au commencement de la ligne suivante. Il a ajouté *Cap*^{es} en fin de ligne, et *des* au commencement de l'autre.

2. Originairement, chaque compagnie d'infanterie et chaque escadron de cavalerie ayant son étendard, l'officier qui le portait s'appelait enseigne dans l'infanterie et cornette dans la cavalerie. Louis XIV ayant réduit le nombre des drapeaux, les noms de cornette et d'enseigne furent conservés. Dans les gendarmes, cet officier avait le nom d'enseigne, tandis que chez les chevau-légers, il avait conservé le nom de cornette, comme dans le reste de la cavalerie. Il n'y avait que dans les mousquetaires où, pour faire un quatrième officier, on avait intercalé un enseigne entre le sous-lieutenant et le cornette ; voyez l'*État de la France,* 1712, tome I, p. 541.

comme ils le sont toujours dans les gendarmes et chevau-légers de la garde et dans les deux compagnies des mousquetaires[1]. Or, n'étant que tels, ils en sont bornés au même service quand ils sont en détachement, et comme ils vieillissent dans ces charges, ils y deviennent anciens officiers généraux sans savoir[2] plus et souvent moins qu'un lieutenant de cavalerie ; d'où il est aisé de juger de ce qui en peut arriver quand ils se trouvent chargés de quelque chose. Le feu Roi, de la création duquel sont les mousquetaires gris et noirs et la gendarmerie[3], et qui se plaisoit aux détails et aux revues des troupes et à leur magnificence, mit les officiers de ses troupes sur le pied peu à peu de devenir officiers généraux à leur rang, et les fit presque tous colonels par leurs charges, et fort tôt après les avoir achetées ceux dont les charges ne les font pas[4]. Cela fait donc dans les armées un amas très nombreux de colonels, brigadiers, officiers généraux, qui n'ont ni n'ont jamais eu de troupes, qui n'ont jamais été en détachement que comme simples cornettes, lieutenants ou capitaines de cavalerie, et qui, nonobstant leurs

1. Dans les gendarmes de la garde, il y avait deux sous-lieutenants et trois enseignes, dans les chevau-légers deux sous-lieutenants et quatre cornettes, dans chacune des compagnies de mousquetaires deux sous-lieutenants, deux enseignes et deux cornettes.

2. Ici, Saint-Simon a ajouté en interligne un *le* inutile.

3. La première compagnie des mousquetaires, les gris, avait été créée par Louis XIII dès 1622 ; mais, ayant été cassée en 1646, elle ne fut rétablie qu'en 1657 par Louis XIV. La seconde compagnie, les noirs, avait été formée par Mazarin pour sa garde personnelle ; il en fit présent au roi en 1660. Quant aux compagnies de gendarmes et de chevau-légers, elles étaient toutes de la création de Louis XIV, à diverses époques, sauf les gendarmes écossais, qui prétendaient remonter à Charles VII.

4. On peut voir en effet dans l'*Etat de la France* que tous les officiers des troupes de la Maison du Roi étaient au moins colonels, les plus élevés en grade étant brigadiers, maréchaux de camp ou lieutenants généraux. Il en était de même pour les premiers officiers de la gendarmerie.

grades, continuent, tant qu'ils ont ces charges, d'être détachés sur le même pied. Il est vrai que sur le gros de l'armée ils marchent à leur tour suivant leur grade d'armée ; mais, au nombre qu'ils sont de chaque grade, marcher ainsi se borne à deux ou trois fois par campagne[1], qui n'est pas le moyen d'apprendre, quand précédemment surtout on n'a rien appris ni eu occasion d'apprendre. Cette double façon d'être détaché produit une cacophonie ridicule en ce que le lieutenant, détaché avec sa troupe distinguée, et qui dans le total du détachement ne sert que comme un lieutenant de cavalerie à la tête des quinze ou vingt maîtres, est souvent brigadier et même maréchal de camp, aux ordres non-seulement de son cadet de même grade ou même inférieur qui commande le tout, mais à ceux des colonels et des lieutenants-colonels détachés avec lui à leur tour de marcher, et qui, sous le chef, commandent à tout le détachement. Voilà en peu de mots pour la guerre ; venons aux autres inconvénients. Celui de la gendarmerie est unique : c'est ce qu'il en coûte de plus au Roi que pour ses troupes ordinaires, en places de fourrages pour les officiers, et en traitement de quartiers d'hiver pour le total de la gendarmerie, ainsi qu'en routes et en étapes, ce qui gît encore en un calcul bien aisé. Pour ce qui est des gendarmes, chevau-légers et mousquetaires, c'est une autre manière de compter avec eux qui va encore plus loin. Ces troupes, en si petit nombre pour la guerre, quand même, ce qui ne peut être, lorsque[2] les quatre compagnies[3] iroient toutes entières, parce qu'il en demeure toujours pour le guet et par force congés, ne sont ou d'aucun usage ailleurs, ou d'un

1. Les mots *par campagne* ont été ajoutés en interligne.

2. *Lorsque* est en interligne au-dessus de *quand*, biffé. Saint-Simon a vu la répétition du même mot, mais pas le pléonasme de mettre *quand même... lorsque*.

3. C'est-à-dire celle des gendarmes de la garde, celle des chevau-légers et les deux des mousquetaires.

usage inutile. Jamais leur guet[1] n'est auprès du Roi dans pas un lieu de ses demeures ; ce guet l'accompagne seulement de Versailles à Fontainebleau ou à Compiègne, ou en de vrais voyages. Dans ces voyages même, ils ne sont[2] jamais dans les lieux où le Roi couche, excepté qu'en des cas assez rares, un petit détachement de mousquetaires des deux compagnies, pour fournir aux sentinelles extérieures et suppléer au[3] régiment des gardes ou autre garde d'infanterie ; par les chemins, les gardes du corps environnent toujours le carrosse du Roi aux deux côtés et derrière, et quelques-uns devant ; qu'en avant de tout et en arrière de tout, il y a un détachement de gendarmes et de chevau-légers, et quatre mousquetaires à la tête de l'attelage du Roi, qui tous se relayent de distance en distance. De service de cour, aucun autre qu'un officier principal de chacun de ces corps en quartier, qui prend l'ordre du Roi au sortir de son souper, quand le capitaine ne s'y trouve pas, et un maître de chaque corps, botté, en uniforme, qui prend l'ordre du Roi tous les jours sur son passage pour aller à la messe ; et à ces deux ordres du matin et du soir jamais rien à faire, parce [que], s'il y avoit quelque ordre à donner pour la guerre, pour une revue, pour un voyage, etc., cela se passoit toujours du Roi au capitaine, ou, si la chose pressoit et qu'il n'y fût pas, à l'officier de quartier. Par ce court détail je ne voyois point d'utilité pour la guerre ni pour le service, encore moins pour celui de la cour ni sa décoration, à entretenir des troupes si chères, et qui, à la valeur près, n'étoient bonnes que pour la magnificence et la décoration des revues, auxquelles le feu Roi ne s'étoit que trop plu.

1. Ce mot désigne ici la portion de la compagnie qui est de service.
2. *Ne sont* est en interligne au-dessus de *n'estoient*, biffé, et, pendant les quinze lignes suivantes, tous les verbes qui étaient à l'imparfait, ont été ainsi corrigés au présent.
3. Avant *au*, il a biffé *à la garde du*.

Question après de la manière de s'en soulager. Rien de plus aisé pour la gendarmerie : la réformer, laisser crier les intéressés, continuer une pension aux maréchaux des logis[1], et rembourser toutes les charges[2]. Pour y parvenir, s'imaginer après la réforme qu'elle n'est point faite, faire en tout genre de dépense pour la gendarmerie les mêmes fonds que si elle subsistoit, rembourser de cette somme tous les ans un nombre de charges en entier, et continuer les appointements de toutes jusqu'au jour de leur remboursement, le rendre libre de toutes dettes qui n'auroient[3] point dessus des hypothèques spéciales[4], promettre et tenir parole à ceux qui seroient mestres-de-camp et brigadiers de la préférence pour des régiments ; moyennant quoi, en trois ans ou quatre au plus, on seroit soulagé de toute cette dépense.

Pour ce qui est des gendarmes, des chevau-légers[5], je sentis bien la difficulté de la foiblesse de M. le duc d'Orléans pour le prince de Rohan et le duc de Chaulnes, qui les commandoient. Je proposois la même forme que je viens d'expliquer pour la gendarmerie, et je dis au Chancelier que c'étoit son affaire[6] pour ôter ce nombre d'exempts de tailles et d'autres impositions[7], et cette quantité de lettres d'État[8], la plupart très indirectes, qui, pour de l'argent que les plaideurs donnoient à des gen-

1. C'étaient les premiers sous-officiers de chaque compagnie.

2. Toutes les charges d'officiers, qui généralement s'achetaient.

3. Ce mot est écrit *n'auroroient*, et auparavant Saint-Simon a biffé un premier *n'auroroient,* qu'il avait commencé à corriger en *n'auroient.*

4. C'est-à-dire, n'imputer sur ce remboursement que les dettes qui seraient spécialement hypothéquées sur le prix de la charge.

5. Les gendarmes et chevau-légers de la garde.

6. Que c'étoit à lui à voir ce qu'il y avoit à faire pour, etc.

7. Les soldats des deux compagnies étoient exempts de la taille ; il y aurait des mesures législatives à prendre pour leur conserver cette exemption après la suppression des corps ou pour la supprimer.

8. On a vu dans le tome II, p. 77, ce que c'était que les lettres d'État.

darmes et à des chevau-légers, se mêloient sans intérêt dans leurs affaires sous quelque couleur forcée et arrêtoient de leur chef les procédures et les jugements tant qu'il leur plaisoit. Pour les mousquetaires, la difficulté des capitaines n'étoit pas la même[1], mais la manière de réformer et de rembourser pareille. Les huit brigades d'augmentation dans les gardes du corps n'étoient pas une dépense en comparaison de l'épargne qu'on eût faite. Ceux-là au moins auroient servi utilement à la guerre et à la cour.

Je trouvois leur guet trop foible[2], outre qu'on pouvoit remettre cette augmentation à l'ouverture d'une guerre ou au mariage du Roi. Les deux hôtels des mousquetaires les auroient logés dans Paris[3], chacun à leur tour, où on auroit eu des troupes plus nombreuses et plus[4] sages que cette jeunesse à qui il falloit des gouverneurs[5]. De plus, il pouvoit y avoir des temps difficiles où la foiblesse du guet est un grand inconvénient, et où de l'augmenter en est un autre, qui marque de la crainte et enhardit ceux qui se proposent d'en donner, et dans

1. Parce que ce n'était pas de très grands seigneurs comme le prince de Rohan et le duc de Chaulnes. On a vu les deux capitaines des mousquetaires changer en 1716 (tome XXIX, p. 359).

2. Ce guet, c'est-à-dire la fraction de la compagnie en quartier de service qui prenait, la nuit, la garde de la demeure royale, ne dépassait pas une trentaine d'hommes.

3. La première compagnie était logée depuis 1660 dans une halle et dans des maisons situées rue de Beaune, dont l'acquisition avait été décidée par un arrêt du Conseil du 28 mars 1659 (Bibliothèque nationale, Mélanges Colbert, vol. 104, fol. 25-28). La seconde occupait, depuis 1704 seulement, un hôtel bâti exprès pour elle dans le faubourg Saint-Antoine à l'entrée de la rue de Charenton (A. de Boislisle, *La place des Victoires et la place de Vendôme,* dans les *Mémoires de la Société de l'histoire de Paris,* 1888, p. 206-208).

4. Les mots *nombreuses et plus* ont été ajoutés en interligne.

5. On a vu dans le tome I, p. 34, que Saint-Simon lui-même, allant à l'armée comme mousquetaire en 1692, était accompagné de son gouverneur.

d'autres temps où il vient un Dauphin, une Dauphine et des fils de France qui n'ont pas encore leur maison, le guet, au nombre qu'il est, et qui ne peut être plus fort par rapport à la force des compagnies, ne peut suffire au service, et n'y suffisoit même pas par cette raison du temps du feu Roi, qu'il étoit plus nombreux parce que les compagnies étoient plus nombreuses. Il en arriveroit une augmentation d'escadrons de gardes du corps pour la guerre, qui répareroit en grande partie et bien moins chèrement ceux des gendarmes, chevau-légers, mousquetaires et gendarmerie, dont le service seroit sans embarras et se feroit bien mieux, étant d'un même corps.

Enfin on éviteroit, en réformant les mousquetaires, d'autres inconvénients qui n'y sont compensés d'aucun avantage. On en a voulu faire une école militaire, et y faire passer sans exception toute la jeunesse qui demande de l'emploi. Or, cette école n'apprend rien pour la guerre ni pour la discipline des troupes ; on n'y apprend que l'exercice et à escadronner[1], à obéir, et force pédanteries, dont on se moque tout bas en attendant qu'on en sorte et qu'on puisse en rire tout haut. Ainsi cette jeunesse passe le temps d'une année au moins, et souvent davantage, à se débaucher dans Paris et à y dépenser très inutilement, et, quand elle entre dans les troupes, elle y est neuve à tout, comme si elle sortoit de sa province, et c'est alors qu'elle commence à apprendre utilement et qu'elle oublie tout ce qu'elle a appris d'inutile. Les détachements qui vont à la guerre ne l'instruisent pas davantage. Ils y servent en simples maîtres, ou, s'il y a des attaques à un siège, en simples grenadiers. Or la jeunesse noble, beaucoup moins l'illustre, qui est à la vérité destinée à la guerre et à tous ses hasards, ne l'est pas à ce genre de service ; et c'est en abuser[2] d'une façon barbare

1. « *Escadronner,* se mettre en escadron », ou « se joindre à une autre troupe pour former un même escadron » (*Académie*, 1718).

2. Saint-Simon avait d'abord écrit : « Or la jeunesse noble, beau-

que de la prodiguer en troupes au service de simples maîtres et de simples grenadiers. Avant l'invention de cette étrange mode, la jeunesse ne perdoit point ainsi son temps, et n'étoit point prodiguée à tas à des attaques d'ouvrages. Chacun d'elle avoit un parent ou un ami de son père, avec qui ils se mettoient cadets, et qui en prenoient soin pour tout. Ils devenoient bientôt officiers, et toujours sous les mêmes yeux. Cela faisoit des enfants du corps, et de ces corps une famille, et le soin et la dépendance du jeune homme le préservoit d'une infinité d'inconvénients, lui apprenoit à vivre, à s'instruire et se conduire, et, en avançant ainsi, à devenir bons officiers, et capables d'en élever d'autres comme eux-mêmes l'avoient été. Il est vrai que la beauté des revues et des camps de plaisir et de magnificence ne seroient plus les mêmes. Mais le feu Roi n'étoit plus, et c'étoit un gain, à bien de différents regards[1], que d'en perdre l'usage et de se bien garder de le renouveler.

Le Chancelier goûta infiniment toutes ces raisons. Mais, quand nous discutâmes ensuite, non le moyen de les persuader au Régent, parce que leur évidence étoit palpable, mais d'exécuter cette réforme, nous convînmes aisément que nous ne viendrions jamais à bout de lui en inspirer la résolution, ou que, s'il la prenoit, contre notre espérance, jamais les cris et les brigues des intéressés ne la lui laisseroient exécuter. Cette prodigieuse foiblesse, qui perdit constamment une régence qui auroit pu être si belle, si utile au royaume, si glorieuse au Régent, et dont les suites auroient été en tout d'un aussi

coup moins l'illustre, est à la vérité destinée à la guerre et à tous ses hasards, mais c'est en abuser », etc. Il a ajouté en interligne tous les mots nécessaires pour composer le texte actuel.

1. Suivant le *Dictionnaire de l'Académie* de 1718, le mot *regard*, au sens d'égard, ne s'employait que dans la locution *au regard de*. C'était déjà un archaïsme, dont on trouve des exemples au seizième siècle.

grand avantage, fut l'obstacle continuel à tout bien, et la cause perpétuelle de la douleur de tous ceux qui desiroient sincèrement le bien de l'État et la gloire du Régent[1]. Nous comprîmes enfin, le Chancelier et moi, que, en proposant au Régent une réforme si utile, elle ne se feroit jamais, et que tout le fruit que nous retirerions de notre zèle seroit la haine de tant d'intéressés. Cette considération nous ferma donc la bouche, et la chose en demeura entre nous deux[2].

Fin et résolutions du comité des finances mises en édit.

Le long et ennuyeux travail du comité étant fini[3], il s'assembla plusieurs fois chez M. le duc d'Orléans, où les dernières résolutions furent prises fort unanimement[4]. Les principales furent de ne point toucher aux rentes de l'hôtel de ville; d'ôter le dixième, tant pour tenir la parole si solennellement donnée en l'imposant de le supprimer à la paix, que parce que, dans le fait, on n'en pouvoit presque plus rien tirer; le fonds de douze cent mille livres destiné par an aux Bâtiments fut réduit à la moitié, plusieurs retranchements de pensions fort inutilement données, et des diminutions[5] sur d'autres; les menus plaisirs du Roi, de dix mille francs par mois, et sa garde-robe, à trente-six mille livres, furent réduits, les menus plaisirs à moitié, la garde-robe à vingt-quatre mille livres[6]. A l'âge du Roi, tout cela s'en alloit en pillage. Il y

1. Primitivement la phrase se terminait avec *bien*; Saint-Simon a ajouté en interligne *de l'Estat et du R*; puis il a modifié ces derniers mots en corrigeant *du* en *la* en écrivant à la suite *gloire du Regent*.

2. On se contenta de réduire un peu l'effectif des compagnies de la gendarmerie, des mousquetaires et des gardes du corps (*Journal de Buvat*, p. 299).

3. La dernière réunion chez le Chancelier eut lieu le 10 août (*Dangeau*, p. 146); la *Gazette d'Amsterdam* ne parle que sommairement de ses réunions et des décisions prises (n°s LXIV, LXIX, LXX, LXXI).

4. Les 11, 12, 17 et 18 août: *Dangeau*, p. 146, 147 et 149.

5. *Diminutions* en interligne au-dessus de *retranchements*, biffé.

6. Saint-Simon prend toutes ces précisions à Dangeau, p. 150 et 151. Selon la *Gazette d'Amsterdam* (n°s LXXI et LXXII) le maréchal

eut encore d'autres choses retranchées, et de la diminution sur les intérêts des sommes empruntées au denier vingt[1]. Les chefs et présidents des conseils furent mandés à un conseil extraordinaire du jeudi après dîner, 19 août, où le duc de Noailles rendit compte de ce qui avoit été concerté[2]. Il fut réglé que l'édit en seroit dressé en conformité, pour être envoyé enregistrer au Parlement. Le lendemain, le comité s'assembla encore chez M. le duc d'Orléans[3], pour voir le projet d'édit et le perfectionner.

Démêlé ajusté entre le premier président avec les Enquêtes pour le choix et le nombre des commissaires du Parlement, quand il en faut nommer.

Le premier président avoit un démêlé avec les Enquêtes et les Requêtes sur le nombre et le choix des députés, quand il s'agiroit d'en nommer aux occasions qui le demanderoient. La grand chambre sembloit partiale pour le premier président, parce que, maître du choix dans cette chambre, il vouloit exclure les autres, qui cependant ne sont pas moins qu'elle des chambres du Parlement. Après bien du bruit, ils convinrent que la grand chambre auroit seule sept députés, et les cinq chambres des Enquêtes et les deux des Requêtes chacune un, ce qui en fait sept autres; ainsi à elles sept la moitié des députés, et la grand chambre seule une autre moitié[4].

de Villeroy, le duc du Maine et le Chancelier remirent spontanément tout ou partie de leurs pensions. Voyez sur ces réductions une lettre du 23 août dans les *Correspondants de Balleroy*, tome I, p. 200-201.

1. *Denier* corrige *d^r^* (dernier). — Ce n'est plus à Dangeau que notre auteur prend cette dernière indication.

2. D'après les procès-verbaux du conseil de régence (ms. Franç. 23673), les rapports des commissaires et l'exposé de leurs résolutions prirent trois séances les 19, 21 et 23 août. Deux rapports des commissaires sont dans le ms. Franç. 11152, fol. 1-134 et 137-183, et un rapport d'ensemble du duc de Noailles, adressé au Régent, se trouve dans le carton G⁷ 930 des Archives nationales.

3. *Dangeau*, p. 150.

4. Il y a de nombreux renseignements sur cette contestation dans le registre U 360, aux 11 et 14 août (récit du greffier Gilbert de Voisins sur ses missions auprès des chambres des Enquêtes et des Requêtes, notes sur les précédents, mémoire des chambres des Enquê-

Cette affaire ne se passa pas bien pour le premier président, qui demeura assez mal avec la Compagnie, laquelle depuis longtemps le regardoit comme un double fripon, dont le métier étoit de tirer tant qu'il pouvoit d'argent de M. le duc d'Orléans[1].

Le Parlement veut qu'on lui rende compte des finances avant d'opiner sur

L'édit porté au Parlement lui parut une trop belle occasion pour n'en pas profiter. Messieurs opinèrent qu'il leur falloit faire voir un détail des revenus et des dépenses du Roi avant qu'ils décidassent s'ils enregistreroient l'édit[2]. Le premier président alla en rendre compte

tes), 18 et 19 août, et enfin 20 août (assemblée générale où fut décidé l'accord). Dangeau (p. 148 et 149) et *les Correspondants de Mme de Balleroy* (p. 197) ont seulement noté l'incident.

1. Il faut laisser à Saint-Simon la responsabilité de cette phrase, qui n'est confirmée par personne ; notre auteur fait allusion à l'« étrange grâce pécuniaire » que M. de Mesmes avait obtenue récemment du Régent (tome XXXI, p. 53).

2. Le procès-verbal officiel de la séance du Parlement du 28 août (reg. X1A 8433, fol. 449) est assez sommaire ; on trouve des renseignements plus complets dans les papiers du greffier Delisle (reg. U 360) : « Ce jour... M. le premier président a dit que les gens du Roi venoient de lui faire dire qu'ils avoient charge d'apporter ce matin à la cour quatre édits et une déclaration du Roi, le premier édit portant suppression du dixième du revenu des biens, réglement touchant les billets de l'État, ceux des receveurs généraux des finances, les pensions et autres objets différents, les trois autres ayant relation au premier, l'un pour la vente et engagement des petits domaines, l'autre portant création de douze cent mille livres de rentes viagères, le troisième, établissement d'une compagnie de commerce sous le nom de Compagnie d'Occident, et la déclaration portant établissement d'une loterie, le tout pour parvenir à l'extinction des billets de l'État. » Suit le résumé de l'exposé des gens du Roi. « Et ensuite, toutes les chambres ayant été assemblées pour procéder à l'enregistrement desdits édits, lecture en a été faite par plusieurs de Messieurs..., après quoi M. le premier président a pris les avis, lesquels ont été rédigés ainsi qu'il suit : à l'avis de nommer des commissaires pour examiner les édits : MM..... 48 voix ; à l'avis de nommer des commissaires... et que M. le Régent sera très humblement supplié de faire donner à Messieurs les commissaires un état détaillé des revenus du Roi, tant ordinaires qu'extraordinaires, des charges dont ces mêmes revenus sont chargés, un état des dettes existantes et de la nature de ces

au Régent[1], et, le lendemain après dîner, il reçut une députation du Parlement, à laquelle il dit qu'il ne souffriroit point qu'il fût donné la moindre atteinte à l'autorité royale tandis qu'il en seroit le dépositaire[2]. Les quatorze commissaires députés s'assemblèrent[3]. Les gens du Roi

l'enregistrement de l'édit, et l'obtient. Il l'enregistre enfin avec peine. Misère du Régent,

mêmes dettes, un état des billets de l'État subsistant à présent, un état des billets des receveurs généraux des finances : MM..... 108 voix. L'arrêt a passé à cet avis. »

1. Le lendemain, dimanche 29 août (*Dangeau*, p. 155).

2. Saint-Simon se contente de copier l'article du *Journal* du 30 août (p. 155). Le premier président rendit compte au Parlement de cette audience le lendemain 31 ; le texte du discours qu'il avait adressé au Régent est inséré dans les registres de la cour (X^{1A} 8433, fol. 450), ainsi que la réponse du Régent, dont voici le texte : « Qu'il ne pouvoit s'empêcher, avant toutes choses, de dire qu'il paroissoit surprenant qu'une cabale dans le Parlement empêchât l'exécution d'une grâce que le Roi vouloit faire à ses sujets ; qu'il avoit fait faire avec une grande exactitude et examiné lui-même avec toute l'attention possible les calculs nécessaires pour égaler la recette à la dépense, chose qu'il avoit trouvé fort difficile dans son exécution ; au reste qu'il n'étoit pas possible de rendre public l'état des finances, qu'il avoit trouvé dans une si mauvaise situation, que, par la communication que l'on demandoit, le secret le plus important de l'État seroit su, non seulement de tout le royaume, mais aussi de tous nos voisins, et qu'il ne croyoit pas que nous voulussions lui conseiller de souffrir que l'autorité royale fût avilie pendant qu'il en étoit dépositaire. » Une discussion très vive s'engagea parmi les conseillers ; elle est exposée dans les pièces du registre U 360. On s'arrêta enfin à cette décision, préconisée par le président Poncet de la cinquième des Enquêtes, qui réunit quatre-vingt-quatre voix contre soixante-quatorze : « Que Messieurs les commissaires examineroient au plus tôt les édits, sauf à la cour à réitérer les demandes faites à M. le duc d'Orléans Régent, pour leur donner les éclaircissements dont ils auroient besoin sur lesdits édits, s'il étoit jugé nécessaire. »

3. Les commissaires se réunirent les 1er, 2 et 3 septembre dans l'après-midi, dans la chambre de la Tournelle, pour l'examen des édits (reg. U 360). Cette affaire faisait grand bruit dans le public, où l'on prétendait que l'opposition du Parlement venait surtout de ce que l'édit supprimait le franc-salé, c'est-à-dire l'exemption des droits de gabelle dont jouissait les magistrats (*Journal de Buvat*, p. 298 et 303 ; *Mémoires de Mathieu Marais*, p. 230 et suivantes ; *les Correspondants de*

peur et valetage du duc de Noailles.

furent ensuite au Palais-Royal. Le Parlement s'assembla ensuite, et enregistra la suppression du dixième, de beaucoup de franc salé, et d'autres articles[1]. Sur ceux qui restoient, M. le duc d'Orléans eut la foiblesse, poussée par la frayeur qui avoit saisi le duc de Noailles, et son desir de faire sa cour au Parlement, de les faire discuter par ce duc en sa présence, le dimanche matin 5 septembre, aux quatorze députés du Parlement, et il y fit aussi entrer le sieur Law, pour leur expliquer les avantages qui en reviendroient à la Compagnie du Missisipi[2]. De tout cela pas un mot au conseil de régence, et, s'il se pouvoit, beaucoup moins à moi en particulier; aussi n'en dis-je pas une parole à M. le duc d'Orléans, suivant ma coutume quand il s'agissoit du Parlement. Il s'assembla le lendemain matin, et après dîner, pour entendre le rapport des commissaires, et, comme il ne fut pas encore pour achever l'enregistrement, et qu'il étoit le 6 septembre, il fut prorogé par le Roi jusqu'au 14[3]. Il demanda jour et heure au Régent pour venir faire des remontrances au Roi. Ils y vinrent le jeudi 9: le Régent les présenta, et le Roi leur dit que le Chancelier leur expliqueroit sa

Balleroy, p. 205-208 ; *Gazette d'Amsterdam*, nos LXXII, LXXV et LXXVI).

1. Le 4 septembre, la cour procéda à l'enregistrement d'une partie de l'édit du dixième, et réserva les articles sixième et onzième à seizième pour les examiner plus à fond et les enregistrer, « si faire se doit » (reg. X1A 8433, fol. 393-395, et reg. U 360).

2. Saint-Simon copie mal Dangeau (p. 157), qui disait : « les avantages qui reviendroient *de* la Compagnie. » On trouvera ci-après aux Additions et Corrections le compte que le premier président rendit de cette conférence au Parlement le 6 septembre. Mathieu Marais (*Mémoires*, p. 234-235) donne des détails sur l'exposé du duc de Noailles et le « combat d'honnêtetés et de civilités » entre le Régent et le premier président. L'un des édits, comme on l'a vu, portait création d'une compagnie de commerce sous le nom de compagnie d'Occident, qu'on appela vulgairement du Missisipi.

3. Déclaration du 6 septembre, enregistrée le 7. Le 6 à la fin de l'après-midi, la cour avait décidé de faire des remontrances à propos des receveurs généraux.

volonté[1]. La députation fut nombreuse. Enfin, le lendemain matin vendredi 10, l'édit entier fut enregistré, avec une déclaration du Roi qui en expliquoit quelques endroits[2]. Aussitôt après, le Parlement eut liberté d'entrer en vacance[3], et les conseils en eurent aussi une de trois semaines[4]. Ainsi, le Parlement[5], qui se prétend le tuteur des rois mineurs, et des majeurs aussi quand il peut,

1. Le texte des remontrances a été publié par J. Flammermont, *Remontrances du parlement de Paris au dix-huitième siècle,* tome I, p. 50-56. D'après les registres du Parlement (X^{1A} 8433, fol. 428 v°), le jeune Roi répondit « qu'il recevoit en bonne part les remontrances de son Parlement, persuadé de son affection, de son obéissance et de son zèle pour le bien de l'État, et que son chancelier diroit le reste ». M. Daguesseau dit alors : « Le Roi est persuadé que, si son Parlement a cru lui devoir faire de très humbles remontrances sur un édit si avantageux au public, c'est uniquement par un effet de son attachement aux règles de cette justice exacte dont l'administration lui est confiée. Sa Majesté y donnera toute l'attention qu'elles méritent, et elle fera savoir incessamment ses intentions à son Parlement sur un édit qui ne sauroit être trop promptement exécuté, puisque toutes ses dispositions n'ont pour objet que le soulagement et le bonheur des peuples de ce royaume. »

2. Déclaration interprétative du 9 septembre, enregistrée le 10 (reg. X^{1A} 8718, fol. 319). Il est curieux de remarquer que les imprimés officiels des édits ne portèrent pas trace de ces difficultés et que l'enregistrement au Parlement y fut antidaté. L'édit pour la suppression du dixième est dit enregistré le 4 septembre, les trois autres, y compris celui de la création de la compagnie d'Occident et la déclaration pour une loterie, sont dits enregistrés le 6, ce qui est d'ailleurs conforme aux mentions du registre officiel du Parlement (X^{1A} 8718), en cela contraires à la réalité.

3. A la fin de la séance du 10, le premier président félicita la Compagnie du bon succès de ses démarches et ajouta que « le Parlement n'ayant été prorogé à autre fin, il croyoit que Messieurs pouvoient dorénavant vaquer à leurs affaires particulières et s'en aller en leurs maisons, s'ils le jugeoient à propos. »

4. Dangeau dit un mois (p. 160), et il ajoute, non sans ironie : « Le Parlement est content, et l'on est content du Parlement. »

5. Tout ce qui va suivre est la copie de l'Addition que notre auteur avait placée au *Journal de Dangeau,* à l'article du 5 septembre, et que nous indiquons ci-contre.

voulut montrer ici que ce n'est pas en vain, et en fit une fonction solennelle. La foiblesse du maître et du ministre [Add. St-S. 1450] à qui il eut affaire ne servit à rien à tous deux. Le Parlement s'enorgueillit jusqu'à l'ivresse, l'autorité du Régent déchut; il ne tarda pas à s'apercevoir de l'un et de l'autre. Pour le duc de Noailles, qui mouroit toujours de peur de la robe, à qui il étoit accoutumé de faire une cour servile, il ne s'en fit que mépriser, et il ne fut pas longtemps à l'éprouver. A l'égard de Law, qui pensoit mieux là-dessus[1], il ne put qu'obéir. Le Régent, en tenant bon et se moquant d'une prétention aussi dangereuse qu'inepte, auroit hautement forcé le Parlement à enregistrer son édit, ayant le public derrière lui[2] pour la suppression du dixième et d'autres points qui l'intéressoient si fortement. Ce prince ne sut pas profiter de cet avantage, dont il eût pu tirer un si utile parti, et il encouragea, au contraire, et ouvrit la voie à ceux qui, par divers intérêts, se réunissoient entre eux pour brouiller, réduire son autorité, et le mettre au point de dépendre de leurs volontés, qui n'étoient pas, à beaucoup près, de lui laisser le gouvernement des affaires, et qui bientôt lui en donnèrent beaucoup[3].

Évêques prétendent inutilement des carreaux à l'anniversaire du feu Roi. [Add. St-S. 1451]

L'anniversaire qui se fait tous les ans à Saint-Denis pour le Roi dernier mort produisit une prétention toute nouvelle. La reconnoissance n'est plus à la mode depuis longtemps : il y eut très peu de gens de la cour[4], M. du Maine et son second fils, quelque peu d'évêques et le cardinal de Polignac. Ces évêques s'avisèrent de vouloir avoir des carreaux; le rare est qu'il n'y eut que le cardinal de Polignac qui s'y opposa, et qui l'empêcha, sur

1. *Là-dessus* est en interligne, au-dessus de *à cet eg[ard]*, biffé, qui était dans l'Addition, où Saint-Simon avait mis *Pour Law*.

2. Dans l'Addition il avait dit plus crûment : « avec le public à son cul ».

3. Beaucoup d'affaires.

4. C'est ce que remarquait Dangeau, p. 155.

quoi les évêques osèrent s'en aller et se plaindre au Régent[1]. Jamais ils n'en avoient eu ni prétendu, et j'ai dit ailleurs[2] que la règle des honneurs c'est que chacun est en présence du corps ou de sa représentation comme il étoit en présence de cette même personne vivante; or les évêques n'ont jamais eu ni imaginé d'avoir de carreaux en aucun lieu où est le Roi. Ces Messieurs se pouvoient contenter de leurs conquêtes sur les évêques pairs en ces cérémonies, à qui ils ne voulurent pas souffrir leurs carreaux, étant avec eux en corps de clergé, et qui l'emportèrent sur la foiblesse des prélats pairs. C'étoit bien là une preuve que les autres évêques n'en avoient jamais eu ni prétendu. Ils pouvoient encore se souvenir qu'il n'y avoit pas un grand nombre d'années qu'ils y étoient sur la même ligne avec les cardinaux, derrière qui, même s'il n'y en avoit qu'un seul, ils avoient toujours été placés auparavant. [*Add. St-S. 1452*]

Entreprise de nouveau condamnée entre les princesses du sang femmes et filles, au mariage de Chalmazel avec une sœur du

Le mariage de Chalmazel, aujourd'hui premier maître d'hôtel de la Reine, et qui est homme de condition[3], avec une sœur d'Harcourt[4], fit renaître une autre prétention, quoique solennellement et contradictoirement jugée et condamnée par le feu Roi, entre les femmes et les filles des princes du sang, comme on l'a vu en son lieu[5], et comme le jugement en avoit été sans cesse exécuté depuis. Mme la duchesse d'Orléans fit signer à Mesdemoiselles ses filles ce contrat de mariage avec elle, et immédiatement

1. *Dangeau*, p. 156; *Gazette d'Amsterdam*, n° LXXIV.
2. Tome XXII, p. 339.
3. Louis II de Talaru : tome XXX, p. 149. La maison de Talaru, originaire du Lyonnais, remontait au douzième siècle et avait fourni plusieurs archevêques à la ville de Lyon; le Laboureur en a donné une généalogie dans *les Masures de l'Ile-Barbe*, p. 560-581.
4. Catherine-Angélique d'Harcourt, demoiselle de Beuvron, morte en couches le 16 juin 1718. Le mariage eut lieu au début de septembre au château de Mailleraye, où son père le comte de Beuvron était mort (tome XII, p. 459).
5. Tome XIX, p. 70 et suivantes.

maréchal d'Harcourt. [Add. St-S. 1453]

après elle; en sorte que les femmes des princes du sang ne trouvèrent plus d'espace, lorsqu'on leur présenta ce contrat, où elles pussent signer au-dessus de ces princesses filles. Mme la duchesse d'Orléans, au désespoir du jugement du feu Roi, comme on l'a vu en son temps[1], n'avoit pu se résoudre de démordre de sa prétention, qu'elle conserva toujours *in petto*, dont le but étoit de faire de ses enfants un ordre nouveau d'arrière-petits-fils de France, dont le rang seroit supérieur à celui des princes du sang, et de s'élever par là imperceptiblement elle-même à celui des fils et filles de France. La régence de M. le duc d'Orléans lui parut un temps favorable à réussir en cette entreprise. Elle s'y trompa. Les princes du sang et les princesses leurs femmes firent grand bruit. Elles portèrent leurs plaintes à M. le duc d'Orléans, le règlement du feu Roi à la main; M. le duc d'Orléans leur fit des excuses, et leur promit que ce dont elles se plaignoient n'arriveroit plus[2]. Il ne s'étoit jamais mis cette prétention dans la tête; il avoit laissé faire Mme la duchesse d'Orléans du temps du feu Roi, pour ne se donner pas la peine de la contrarier dans une fantaisie qu'elle avoit fort à cœur; il ne se soucia en aucune façon de la condamnation que le feu Roi en fit, et ne pensa jamais à
[Add St-S. 1454] en revenir. D'ailleurs il étoit fatigué des riottes[3] qui se perpétuoient sur des riens entre Mme la duchesse de Berry et Mme la duchesse d'Orléans, et bien plus encore de ne pouvoir apaiser la dernière sur ce qui avoit été jugé entre les princes du sang et ses frères sur l'habilité de succéder à la couronne[4]. Ainsi Mme la duchesse d'Orléans eut tout le dégoût de son entreprise, que M. le duc d'Orléans ne s'embarrassa pas de lui donner.

Mme la duchesse

Dans sa mauvaise humeur, dégoûtée de son apparte-

1. Tome XIX, p. 76-83.
2. *Dangeau* (p. 159) parle de la plainte, mais non de la décision.
3. Mot déjà rencontré dans le tome VII, p. 303.
4. Par l'arrêt de 1716 : tome XXXI, p. 262-264.

ment de Montmartre[1], d'où elle ne voyoit que des toits, des minuties des religieuses pour des clefs et des passages, de l'éloignement des jardins qu'elle y avoit fait ajuster avec beaucoup de goût et de dépense, elle acheta la maison de Bagnolet, et peu à peu plusieurs voisines, dont elle fit un lieu immense et délicieux[2]. Madame passoit presque toute l'année à Saint-Cloud; c'étoit aussi la seule maison de campagne à portée qu'eût M. le duc d'Orléans. Elle en voulut une qui ne fût qu'à elle et que pour elle, et qui fût à portée d'en jouir à tous moments.

d'Orléans achète Bagnolet.

Le duc de Noailles fit une galanterie aux dépens du Roi à son ami le Chancelier. Il y avoit à Versailles et à Fontainebleau une maison pour la demeure du chancelier, qu'on appeloit la Chancellerie[3]; mais il n'y en avoit jamais eu à Paris, où jusqu'alors les chanceliers avoient toujours logé à leurs dépens chez eux. Bourvallais[4], un des plus riches traitants et des plus maltraités par la chambre de justice[5], fut dépouillé d'une superbe maison qu'il avoit bâtie dans la place de Vendôme[6], et d'une maison de cam-

Maison donnée à Paris au Chancelier, et Champs donné à la princesse de Conti pour la Vallière, aux dépens du financier Bourvallais. [*Add. St-S. 1455*]

1. La princesse avait un appartement à l'abbaye, qu'elle conserve et où elle alla encore de temps en temps par la suite, mais qu'elle quitta dans le courant de 1718.

2. L'acquisition se fit sous le nom de la duchesse Sforze (*Dangeau*, p. 158); il a été parlé de ce château dans le tome XXIX, p. 28.

3. L'hôtel de la Chancellerie à Versailles a été mentionné dans notre tome II, p. 85, et celui de Fontainebleau dans le tome V, p. 75.

4. Paul Poisson de Bourvallais; tome XVI, p. 398 et 685.

5. Poursuivi avec une grande rigueur pour n'avoir pas déclaré de grosses valeurs, et aussi pour une énorme exportation d'espèces, il fut taxé à quatre millions et demi; sa maison de la place de Vendôme et ses terres de Brie furent confisquées (*Dangeau*, tome XVI, p. 335, 344, 366, 367, etc.; Buvat, *Journal*, tome I, p. 126, 127, 129, 131). En juin 1717, on le remit en liberté, ainsi que sa femme, moyennant l'abandon de tous ses biens, et on lui laissa quatre cent cinquante mille livres et cinquante mille livres de meubles avec la terre de la Frelonnière, au Maine (Archives nationales, V[7] 41; *Mémoires de Mathieu Marais*, tome I, p. 224-225).

6. Voyez sur cette maison *La place des Victoires et la place de*

pagne à Champs qu'il avoit rendue charmante, et que, d'une maison de bouteille[1], il avoit fait chef-lieu d'une grande et belle terre à force d'acquisitions[2]. Mme la princesse de Conti eut Champs[3] pour une pièce de pain[4], qu'elle donna à la Vallière[5], et la maison de Paris devint la Chancellerie[6], qui, outre le don du Roi, lui coûta fort cher par

Vendôme, par A. de Boislisle, p. 185-187. Elle avait été construite par le fermier général Luillier et achetée en 1706 par M. Guyhou de Bruslon, prête-nom de son oncle par alliance Bourvallais. En 1716, le Régent l'avait donnée à la duchesse d'Albret (*Dangeau*, tome XVI, p. 459), et c'est d'elle que le Roi l'acheta en février 1717 (*Dangeau*, tome XVII, p. 30).

1. « On appelle *maison de bouteille* une petite maison de campagne proche la ville et qui expose son maître à beaucoup de dépense à cause des visites que l'on y reçoit souvent » (*Académie*, 1718). « Maison de campagne qui n'est qu'un pied-à-terre », dit le *Littré*.

2. La terre de Champs-sur-Marne est située dans la Brie à quelques kilomètres de Lagny, et le château, bâti sur un côteau de la rive gauche de la Marne, existe encore. Le domaine avait appartenu anciennement aux d'Orgemont ; Jean Dugué, trésorier de France à Paris, l'avait possédé de 1580 à 1625 (Bibliothèque nationale, Pièces originales, dossier 32220, fol. 10). Dès le début de la Régence, Bourvallais avait cru sauver cette terre en faisant une vente fictive à son gendre Simiane (actes des 11 et 15 octobre 1715) ; mais la Chambre de justice déclara la vente nulle par arrêt du 10 mars 1717 (Éd. de Barthélemy, *Gazette de la Régence*, p. 154).

3. La princesse n'eut d'abord que le bail judiciaire de cette terre, moyennant vingt mille livres par an au profit du Roi (Archives nationales, V^7 41, 22 novembre 1714 ; un état des meubles du château est dans la même liasse). Dangeau n'annonce la conclusion de l'affaire qu'en août 1718 (tome XVII, p. 360). L'arrêt du 5 septembre 1718, qui régla les affaires de Bourvallais, décida que Champs serait mis en adjudication (Archives nationales, E 2000), et c'est alors que la princesse en devint propriétaire.

4. *Une pièce de pain*, au sens de morceau, est le premier exemple donné par le *Dictionnaire de l'Académie* de 1718.

5. Notre auteur veut dire que la princesse laissa cette maison plus tard au marquis de la Vallière, son cousin, qui hérita de Champs après sa mort.

6. Quoique la décision de mettre la Chancellerie dans cette maison fût prise depuis longtemps, c'est seulement l'arrêt du Conseil du 5 septembre 1718 (reg. E 2000) qui l'affecta à perpétuité au logement

tout ce que d'Antin y fit pour faire sa cour au Chancelier[1], qui jusqu'alors étoit demeuré très mal logé dans son ancienne maison de la rue Pavée[2], qu'il louoit auprès de celle de son père[3].

Ragotzi s'en va en Turquie. Ce qu'il devient jusqu'à sa mort. [Add. St S. 1456]

Le chiaoux, principalement venu pour débaucher le prince Ragotzi[4], y réussit. Jamais on ne vit mieux qu'en lui la petitesse des personnages à qui le hasard a fait faire grand bruit dans le monde quand ils sont rapprochés. Ragotzi étoit un homme sans talents et sans esprit que des plus communs, grand homme de bien et d'honneur, d'une pénitence également austère et sincère, qui, différente de celle des Camaldules, chez qui il étoit retiré[5], n'étoit guères moins dure, qui y gardoit une solitude véritable et suivie, qui n'en sortoit que par des bienséances nécessaires, et qui, sans rien de contraint ni de déplacé, vivoit, lorsqu'il étoit parmi le monde, comme un homme qui en est, et qui toutefois se souvient bien qu'il n'y est que par emprunt. De grandes aumônes étoient jointes à sa pénitence, une grande règle dans son domestique et dans sa maison, et cependant avec toutes les décences[6] d'un fort grand seigneur. Il est inconcevable comme un homme qui, après tant de tempêtes, goûte un tel port, se

des chanceliers. C'est encore aujourd'hui l'hôtel du garde des sceaux, ministre de la justice.

1. Dangeau disait au contraire : « Le Chancelier, qui craint le bruit des carrosses et qui a beaucoup à travailler, fait faire un appartement pour lui sur le derrière de la maison, *et il le fait faire à ses dépens* » (p. 159).

2. Non pas la rue Pavée-au-Marais, qui existe encore, mais la rue Pavée-d'Andouilles, ou rue Pavée-Saint-André-des-Arts, qui est aujourd'hui la rue Séguier.

3. Il a été parlé de cette demeure du Chancelier dans notre tome XXXI, p. 20, note 3. L'hôtel de M. Daguesseau père est actuellement le n° 18 de la rue Séguier ; le fils habitait la maison voisine.

4. Ci-dessus, p. 58.

5. A Grosbois : tome XXX, p. 114, et ci-dessus, p. 58.

6. Le *Dictionnaire de l'Académie* de 1718 n'indiquait pas d'exemple de ce mot au pluriel, au sens de convenances.

rejette de nouveau à la merci des vagues, et trouve des gens de bien qui, consultés par lui de bonne foi, lui conseillent de s'y rembarquer, et mille fois plus inconcevable encore comment il s'est pu conserver dans son même genre de vie jusqu'à la mort, pendant plusieurs années, et chez les Turcs, et parmi un faste et des dissipations qu'il ne put éviter. Il sut avant son départ la défaite des Turcs, dont on parlera tout à l'heure[1], et ne laissa pas de poursuivre sa pointe[2]. Arrivé à Constantinople et à Andrinople, il y fut reçu et traité avec une grande distinction[3], mais sans avoir pu y être d'aucun usage, à cause du changement des conjonctures. Il y demeura peu, et s'en alla habiter un beau château sur la mer Noire, à quinze ou vingt lieues de Constantinople, magnifiquement meublé pour lui par le Grand-Seigneur[4], où la chasse et la prière partagèrent presque tout son temps au milieu d'une

1. Ci-après, p. 115.

2. C'est le 23 août que Dangeau annonce son départ (p. 151) : « M. le comte de Saaros est parti des Camaldules, disant qu'il s'en alloit au pays du Maine avec le maréchal de Tessé. Bien des gens croient qu'il va faire un beaucoup plus grand voyage et que, avant que de l'entreprendre, il avoit consulté beaucoup de casuistes et de gens de bien sur le parti qu'il avoit à prendre dans cette occasion, et que sur leurs avis il s'étoit déterminé à prendre ce parti-là, où il y a bien de la fatigue à essuyer, bien des inconvénients et bien des dangers. Il ne nous a point consultés sur cela, quoique nous fussions fort de ses amis, et il nous a fait grand plaisir, car peut-être aurions-nous été d'un avis différent. » Notre auteur reparlera encore à diverses reprises de Ragotzi (notamment ci-après, p. 154, 157-158, 167, 196 et 280), mais incidemment, et ne reviendra plus sur la fin de sa vie. Il quitta Paris vers le 22 août, se dirigea incognito vers Marseille, où il s'embarqua secrètement, fut retenu quelques jours à Scyros par la tempête et débarqua à Gallipoli, le 10 octobre (*Dangeau*, p. 185 et 211, et Émile Horn, *François Rakoczi II*, 1906, p. 368 et suivantes).

3. Il alla d'abord à Andrinople où était le sultan, puis revint auprès de Constantinople dans le courant de 1718 (*Dangeau*, p. 219, 284 et 400).

4. Le sultan l'interna dans le village d'Iénikéi (*Dangeau*, p. 404, et l'ouvrage de M. Horn, p. 378).

nombreuse suite. Les convenances entre l'Empereur et la Porte le tirèrent après quelques années d'un voisinage qui inquiétoit la cour de Vienne. Il fut envoyé dans une des plus agréables îles de l'Archipel[1], où il vécut comme il faisoit sur les bords de la mer Noire, avec la même splendeur, avec la même piété, et y est mort au bout de quelques années[2], laissant deux fils fort au-dessous du rien[3]. Il écrivoit rarement au comte de Toulouse, aux maréchaux de Villeroy et de Tessé[4], à Mme de Dangeau[5] et à quelques autres amis d'ici, en homme qui auroit mieux aimé y être demeuré, mais toutefois content de son sort, et tout abandonné à la Providence.

Victoire du prince Eugène sur les Turcs. Prise de Belgrade.

On apprit que le prince Eugène, ayant formé le siége de Belgrade[6], s'y étoit trouvé assiégé lui-même par une puissante armée de Turcs, commandée par le grand vizir, qui le serroit de si près entre elle et la place, qu'ils étoient à vue, et qu'elle ôtoit à celle de l'Empereur tous moyens de mouvements et de subsistance, et qui en deux jours se retrancha parfaitement et très régulièrement. Dans cette extrémité subite, le prince Eugène ne vit de ressource que dans le hasard d'une bataille. Il profita de la sécurité des Turcs, qui n'imaginèrent jamais qu'avec Belgrade derrière lui, et nulle retraite, il osât les attaquer

1. Non pas dans une île de l'Archipel, mais à Rodosto sur la rive européenne de la mer de Marmara. Son éloignement de Constantinople fut une des clauses du traité de Passarowitz entre l'Empereur et le sultan (21 juillet 1718, article xv : Du Mont, *Corps diplomatique*, tome VIII, première partie, p. 523 ; Émile Horn, *François Rakoczi II*, p. 390 et suivantes).

2. Il ne mourut que le 8 avril 1735.

3. Joseph et Georges Ragotzi : tome XXIII, p. 255.

4. Dangeau mentionne en 1717 et 1719 des lettres du prince à ce dernier maréchal : tome XVII, p. 185 et 469.

5. On a vu dans la citation de la note 2 de la page 114 qu'il était « fort des amis » du ménage Dangeau.

6. Le *Mercure* de septembre donna une relation du siège avec un plan (p. 49-62).

dans leurs retranchements. Un grand et long brouillard couvrit ses promptes dispositions. Il commença son attaque un peu avant qu'il fût dissipé, au moment que les Turcs s'y attendoient le moins, et il eut le bonheur de remporter une victoire complète le 16 août, en quatre heures de temps[1]. M. le comte de Charolois et le prince de Dombes s'y distinguèrent[2]. Estrades[3] eut une jambe emportée auprès de lui, dont il mourut peu après[4]; et Villette[5], qui s'étoit battu à Paris avec Jonzac[6], y fut tué[7]. Les Turcs y perdirent infiniment de monde, tout leur canon et tous leurs bagages. Ils se retirèrent avec assez de confusion. Belgrade capitula aussitôt[8]. Le prince Eugène perdit aussi considérablement, et plusieurs officiers distingués[9]. Il profita le reste de la campagne d'une

Mort de Villette et d'Estrades. Le fils du dernier obtient sa mairie de Bordeaux.

1. On trouve les nouvelles et les relations de cette bataille dans les gazettes : *Gazette d'Amsterdam*, Extraordinaires LXIX à LXXII et LXXIV, et nos LXXI à LXXIII ; *Mercure* d'août, p. 180-187, et de septembre, p. 157-170 ; *Gazette de France*, p. 431-436 ; voyez aussi les correspondances insérées dans *les Correspondants de la marquise de Balleroy*, tome I, p. 198-199 et 202-205 ; le *Journal de Dangeau*, p. 147, 151, 154, 156 et 157 ; celui *de Buvat*, p. 299 ; les *Mémoires de Mathieu Marais*, p. 230, et Hammer, *Histoire de l'Empire ottoman*, tome XIII, p. 328-331. Le Régent adressa à l'Empereur une lettre de félicitations : ci-après, appendice I, no 8.

2. C'est ce que disait la *Gazette*, p. 432.

3. Louis-Godefroy, comte d'Estrades : tome XX, p. 255.

4. *Dangeau*, p. 146 ; *Gazette*, p. 444 et 459. Il avait eu le pied emporté par un boulet (*les Correspondants de Balleroy*, p. 209).

5. Ferdinand-Tancrède-Frédéric : tome XXIX, p. 365.

6. Ce duel a été raconté en 1716 : *ibidem*, p. 364-366.

7. Il reçut une balle dans l'omoplate et mourut le lendemain : *Dangeau*, p. 154 et 156-157 ; Honoré Bonhomme, *Madame de Maintenon et sa famille* (p. 162-165) a donné diverses lettres relatives à sa blessure et à sa mort.

8. Le 19 août : *Gazette*, p. 436, 445-448, 457-459 ; *Gazette d'Amsterdam*, no LXXII ; *Dangeau*, p. 156 ; *Mathieu Marais*, p. 230. Les articles de la capitulation sont dans l'Extraordinaire LXXIII de la *Gazette d'Amsterdam*.

9. La liste des morts du côté des Impériaux est donnée par la *Gazette*, p. 435, et par la *Gazette d'Amsterdam*, Extraordinaire LXXIV.

victoire qui l'en laissa maître, et dans laquelle il eut divers succès, dont le plus grand pour l'Empereur fut de reculer sa frontière aussi loin, et de faire avec les Turcs une paix prompte et avantageuse[1]. La mairie de Bordeaux, de vingt mille livres de rente[2], qu'avoit d'Estrades après son père et le maréchal son grand-père, fut donnée à son fils[3], qui s'étoit trouvé à la bataille[4].

Mme de Mouchy et Rions dame d'atour et premier écuyer en second de Mme la duchesse de Berry. Changements parmi ses dames. [*Add. StS. 1457*]

J'ai expliqué en son temps quelle étoit Mme de Mouchy[5], favorite confidente de Mme la duchesse de Berry, et quel étoit Rions, son favori d'une autre sorte[6]. Elle voulut doubler en leur faveur les charges de dame d'atour et de premier écuyer[7], qu'avoient Mme de Pons[8] et le chevalier d'Hautefort[9], qui en furent fort affligés. Il y avoit longtemps que Mmes de Beauveau et de Clermont[10] s'ennuyoient des préférences et des façons de Mme de Mouchy, et qu'elles ne restoient dans la maison que par amitié et par considération pour Mme de Saint-Simon. Mme de Mouchy n'y avoit point de place[11]; elles ne purent soutenir de la voir tout à coup dame d'atour : elles vinrent trouver Mme de Saint-Simon, et lui dire que cela étoit plus fort qu'elles. Elles allèrent parler à M. le duc d'Orléans, avec lequel elles ne se contraignirent pas sur Mme de Mouchy, et quittèrent leurs places avec grand

1. La paix de Passarowitz conclue le 21 juillet de l'année suivante.
2. Tome XX, p. 255.
3. Louis-Godefroy II : tome XX, p. 255, note 5.
4. *Dangeau*, p. 156.
5. Mlle Forcadel : tome XXIII, p. 222-224.
6. Tome XXIX, p. 224 et 376-382.
7. *Dangeau*, p. 155, 29 et 30 août.
8. Marie-Guyonne de Rochefort-Théobon, marquise de Pons-Saint-Maurice : tome XXIX, p. 45.
9. Gabriel, chevalier d'Hautefort : tome XX, p. 220.
10. Marie-Thérèse de Beauvau, comtesse de Beauvau (tome XXI, p. 137) et Gabrielle-Françoise de Villers d'O, comtesse de Clermont-Gallerande (tome XX, p. 213).
11. Confidente et amie de la princesse, Mme de Mouchy n'avait en effet aucune charge dans sa maison.

éclat, dont Mme la duchesse de Berry fut vivement piquée[1]. Il en vaqua en même temps une troisième par la mort de la jeune Mme d'Aydie, sœur de Rions[2]. Mmes de Laval[3] et de Brassac[4] furent choisies pour ces places[5], dont leur peu de bien avoit besoin. C'étoient aussi des femmes de mérite et de nom, qui, en laissant regretter les autres, pouvoient aussi les remplacer. La première étoit sœur du chevalier d'Hautefort, l'autre fille du maréchal de Tourville.

Diverses grâces de M. le duc d'Orléans.

M. le duc d'Orléans donna trois mille livres de pension à un gentilhomme nommé Marcillac, dont les mains étoient fort estropiées de blessures[6]. Il y aura lieu de parler de lui dans la suite, et de voir de plus en plus que ce prince n'étoit pas toujours heureux à placer ses bienfaits[7]. Il plaça mieux l'archevêché de Besançon[8], qu'il

1. *Dangeau*, p. 156; *les Correspondants de Balleroy*, p. 209.

2. Nous avons vu en effet cette jeune femme arriver à la cour en 1716, au début de la faveur de son frère : tome XXIX, p. 381. Elle mourut le 18 septembre, à dix-neuf ans (*Dangeau*, p. 163). On verra Mme d'Arpajon lui succéder, plus loin, p. 234.

3. Marie-Thérèse d'Hautefort, mariée le 29 juin 1699 à Claude-Charles de Montmorency-Laval, de la branche de la Faigne, titré marquis de Laval, dame de la duchesse de Berry en septembre 1717, ne mourut que le 1er avril 1753, à près de quatre-vingts ans. Son mari fut nommé exempt des gardes du corps de Mme de Berry en 1719, puis chevalier d'honneur de la duchesse d'Orléans douairière en mai 1728.

4. Louise-Françoise de Costentin de Tourville : tome VIII, p. 292.

5. *Dangeau*, p. 157, 158, 160.

6. Henri-Madeleine de Crugy, comte de Marcillac, qui avait été estropié en Italie en 1705 : tome XIII, p. 91-92 ; il avait depuis lors une pension de quinze cents livres. En 1717, le Régent lui donna, non pas une pension, mais une gratification de mille écus pour le consoler de ce qu'il n'avait pu lui donner un commandement (*Dangeau*, p. 157).

7. Il passa plus tard en Espagne et se mêla à des intrigues politiques en France en 1726-1728 ; mais notre auteur ne parlera de lui qu'incidemment.

8. Ce grand diocèse, avec huit cent soixante-seize paroisses, rapportait environ quarante mille livres à son titulaire.

donna à l'abbé de Mornay[1], qui faisoit très dignement et capablement[2] l'ambassade de Portugal depuis que le feu Roi l'y avoit envoyé[3]. C'étoit[4] le frère de MM. de Grammont, franc-comtois et lieutenants généraux, qui l'avoit après son oncle, et qui étoit mort[5], et M. le duc d'Orléans, après quelques longueurs, avoit obtenu pour le Roi le même indult pour la Franche-Comté que le feu Roi avoit eu[6]. Il donna à l'abbé de Tressan, évêque de Vannes, son premier aumônier, l'évêché de Nantes[7], vacant par la

1. René, abbé de Mornay : tome XXIII, p. 384. Nommé le 14 septembre (*Dangeau*, p. 162), il ne put avoir ses bulles à cause des difficultés pendantes avec la cour de Rome et mourut à Bourges le 17 mai 1721, sans avoir été sacré, comme notre auteur le racontera dans la suite des *Mémoires*, tome XVII de 1873, p. 238-239.

2. Le *Dictionnaire de l'Académie* de 1718 disait que cet adverbe n'était guère en usage; il a en effet disparu dans les éditions postérieures.

3. En 1713 : tome XXIII, p. 384.

4. Avant *C'estoit*, Saint-Simon a biffé *l'Abbé*.

5. François-Joseph des Granges de Grammont, d'abord haut-doyen du chapitre de Besançon, puis coadjuteur de l'archevêque son oncle en 1686, avait succédé à celui-ci le 17 août 1698 et était mort le 20 août 1717. Son oncle Antoine-Pierre des Granges de Grammont, moine bénédictin à Luxeuil, puis coadjuteur de cette abbaye et haut-doyen de Besançon, avait été élu archevêque par le chapitre le 28 mars 1662; il mourut le 1er mai 1698. François-Joseph avait pour frère Jean-Ferdinand des Granges, comte de Grammont, dont il a été parlé dans le tome XVIII, p. 163, et Michel-Dorothée, marquis de Grammont, cornette de dragons en 1678, puis capitaine dans le régiment de son frère, mestre-de-camp en août 1688, brigadier de cavalerie (mars 1693), maréchal de camp (septembre 1695), enfin lieutenant-général en décembre 1702; il avait quitté le service en 1704. Sa terre de Villersexel fut érigée en marquisat sous le nom de Grammont par lettres patentes de décembre 1718, et il ne mourut que le 27 mars 1740, âgé de quatre-vingt-huit ans.

6. *Eu* est en interligne, au-dessus d'*obtenu*, biffé. — Dangeau (p. 160) parle des indults accordés à Louis XIV pour nommer aux bénéfices de Franche-Comté et à l'archevêché de Besançon ; mais il ne dit pas que le Régent en eût obtenu de pareils pour le jeune Louis XV. Il est probable au contraire qu'il n'était pas besoin de les renouveler.

7. Sa nomination à Vannes a été mentionnée en 1716 : tome XXX,

mort d'un Beauvau qui l'avoit possédé fort longtemps[1], et je lui proposai l'abbé de Caumartin[2] pour Vannes[3], à qui il le donna[4], et qui est mort depuis évêque de Blois[5]. C'est le même dont j'ai parlé à propos de Monsieur de Noyon et de sa réception à l'Académie françoise[6]. Il accorda l'abbaye de Montmartre à Mme la duchesse d'Orléans pour Mme de Montpipeau, de la maison de Rochechouart[7], et l'agrément de la charge de secrétaire du

p. 96. Le Régent lui donna en septembre 1717 l'évêché de Nantes, plus agréable et surtout d'un revenu plus élevé (*Dangeau*, p. 162) : avec deux cent trente-sept paroisses, il rapportait plus de trente mille livres, tandis que celui de Vannes n'était estimé qu'à vingt mille environ.

1. Gilles-Jean-François de Beauvau du Rivau : tome XXXI, p. 346. Lorsqu'il avait eu l'abbaye du Tréport en 1702, l'annotateur des *Mémoires de Sourches*, tome VII, p. 288, remarquait que c'était heureux pour lui, son évêché ne rapportant que six ou sept mille livres ; mais cette appréciation est sûrement erronée.

2. Jean-François-Paul Lefèvre de Caumartin : tome II, p. 193.

3. Ce diocèse, très étendu comme territoire, ne comptait cependant que cent soixante paroisses, mais avec de très nombreuses annexes ; son revenu était de dix-huit ou vingt mille livres. Mme de Sévigné le regardait comme une agréable résidence (*Lettres*, tome IX, p. 141).

4. *Dangeau*, p. 163.

5. Il mourut en 1733 à Blois, où il avait été transféré en 1719. L'évêché de Blois avait été érigé par une bulle du pape Innocent XII datée du 1er juillet 1697. Son territoire, pris en grande partie sur celui du très vaste diocèse de Chartres, comprenait deux cents paroisses et une centaine d'annexes ; il rapportait trente-six mille livres.

6. Tome II, p. 193 et suivantes.

7. Renée-Louise (selon le P. Anselme ; Marguerite selon la *Gallia christiana*) de Rochechouart-Montpipeau, née en 1665, avait été élevée à Fontevrault, auprès de la célèbre abbesse sœur de Mme de Montespan, et y avait prononcé ses vœux en novembre 1690 ; élue prieure en 1704, elle n'accepta que forcée l'abbaye de Montmartre, au refus de la fille du Régent qui avait fait récemment profession à Chelles *Dangeau*, p. 167 ; *Mercure* de septembre 1717, p. 66), et mourut dans cette abbaye le 22-23 octobre 1727, à soixante-deux ans. On trouvera des lettres du Régent relatives à cette nomination dans notre appendice I, nos 6 et 7.

cabinet[1] du président Duret[2] à Verneuil, qui a eu depuis la plume[3] et une charge d'introducteur des ambassadeurs[4]. Son père avoit été lieutenant des gardes de Monsieur[5].

1. Nous avons dit dans le tome VIII, p. 22, en quoi consistait cette charge.

2. François Duret, de la même famille parisienne que le Duret de Chevry dont il a été parlé dans le tome VII, p. 63, était président au Grand Conseil depuis 1699 ; en octobre 1703, il avait acheté quarante mille écus la charge de secrétaire du cabinet vacante par la mort du président Rose (*Dangeau,* tome IX, p. 337 ; *Sourches,* tome VIII, p. 209 ; reg. O[1]47, fol. 228). Il s'était défait de sa présidence au Grand Conseil en mai 1708 et avait obtenu le titre de président honoraire (*Sourches,* tome XI, p. 79) ; enfin il vendit à M. de Verneuil sa charge du cabinet en septembre 1717 (*Dangeau,* tome XVII, p. 164). Les entrées lui furent conservées par brevet du 29 octobre (reg. O[1]61, fol. 149).

3. Tome VIII, p. 24.

4. Eusèbe-Jacques Chaspoux, sieur puis marquis de Verneuil, né en 1695, fut « retenu » comme secrétaire du cabinet à la place du président Duret par lettres du 28 octobre (reg. O[1]61, fol. 141) et obtint le 4 novembre un brevet d'assurance de deux cent mille livres en considération des services de son père, de ceux de son grand-père maternel Eusèbe Renaudot comme premier médecin de Monseigneur, et de l'estime du Roi pour l'abbé Renaudot, son oncle (*ibidem,* fol. 150 v°). Au mois de décembre suivant, le privilège de la *Gazette* lui fut continué après l'abbé Renaudot (*ibidem,* fol. 169 v°). Il acheta en mai 1736 la charge d'introducteur des ambassadeurs, la céda à son fils en mai 1743 en s'en réservant l'exercice pendant six ans (*Mémoires de Dufort de Cheverny,* tome I, p. 170-171 ; *Mémoires de Luynes,* tome IV, p. 477 ; *Gazette,* p. 220), mais mourut le 2 janvier 1747 (ms. Franç. 13705, fol. 1), et fut inhumé aux Petits-Pères. Rigaud avait fait son portrait en 1733, moyennant six cents livres. En 1746, il avait fait ériger en marquisat sa belle terre de Verneuil-sur-Indre, près Loches, et les seigneuries voisines de Betz, Sainte-Julitte, Roullet, Chaumussay et Saint-Flovier ; le texte des lettres d'érection a été publié par Carré de Busserolle, *Dictionnaire de Touraine,* tome VI, p. 388.

5. Jacques Chaspoux, sieur de Verneuil, enseigne des gardes de Monsieur en septembre 1661, passa lieutenant en mars 1675, eut du Roi en 1681 une pension de mille livres, passa au service du duc d'Orléans en 1701 à la mort de Monsieur et mourut dans le courant de 1707. Malgré ses fonctions militaires, il avait acheté en novembre 1663 une charge de trésorier de France au bureau des finances de Tours,

Son nom est Chassepoux[1], sieur de Croquefromage[2]; celui de sa femme est Bigres[3]. Je n'ai pu retenir le ridicule de ces noms.

Retour de Hongrie des François.

Le prince de Dombes et ce qui étoit allé en Hongrie de François en revinrent, excepté M. le comte de Charolois[4].

qu'il n'exerça guère et dont il se démit en avril 1674. Il avait épousé, par contrat du 14 février 1681, Anne-Claire Renaudot, fille du premier médecin de Monseigneur, petite-fille de Théophraste, le fondateur de la *Gazette*, et sœur de l'abbé académicien.

1. Quoiqu'on rencontre la forme *Chassepoux*, il semble que le véritable nom est *Chaspoux* (qu'on trouve même orthographié *Chapoux*, ce qui indique la prononciation); c'est ainsi du moins que signent le secrétaire du cabinet et son père. Cette famille, peut-être originaire de Bretagne, figura dès le quinzième siècle dans la bourgeoisie de Loches et y acquit la noblesse par des fonctions municipales. Il y a à la Bibliothèque nationale, dans le volume 694 des Pièces originales au Cabinet des titres, divers documents intéressants. M. Dubreuil-Chambardel a publié en 1904 dans le tome XVIII de la *Revue héraldique* une notice généalogique sur les marquis de Verneuil, qui figurent aussi dans le tome IX, deuxième partie, de l'*Histoire généalogique* du P. Anselme, p. 879. Les papiers des Chaspoux sont arrivés par la marquise de Menou, héritière du dernier Verneuil, dans la famille de Becdelièvre et sont aujourd'hui conservés au château de Boussay, en Indre-et-Loire (communication du R. P. de Becdelièvre).

2. Ce nom de domaine, dont il ne reste pas trace dans les papiers terriers des Chaspoux de Verneuil, semble être une invention de notre auteur, qui est le seul à le prononcer. Son existence n'est pas cependant invraisemblable : on trouve un Croque-Châtaigne dans le Loiret, un Croquepoire dans la Mayenne, sans parler du Croquoison de la Somme.

3. M. de Verneuil épousa le 17 avril 1719 (contrat du 13) Louise-Françoise ou Marie-Louise-Françoise Bigres (Saint-Simon écrit *Bigre*), fille de Paul-François Bigres, trésorier ou payeur des gages du Grand Conseil, très riche partisan au dire de Buvat (*Journal*, tome I, p. 374). Elle mourut le 26 février 1777. Il y a quelques documents sur cette famille au Cabinet des titres, vol. 349 des Pièces originales.

4. Le prince de Dombes arriva à Paris le 20 septembre (*Dangeau*, p. 163); le comte de Charolais s'arrêta à Munich, passa en Italie, fit un long séjour à Rome, retourna à Munich en janvier 1719, voyagea en Allemagne et ne revint à Chantilly, que le 1er mai 1720 (*Ibidem*, p. 210, 351 et 449, et tome XVIII, p. 277).

Mort du duc de Ventadour. Extinction de son duché-pairie.

Le duc de Ventadour mourut[1] retiré, depuis quelques années, aux Incurables[2], séparé de sa femme depuis un grand nombre d'années[3], ne laissant qu'une très riche héritière[4] mariée au prince de Rohan, qui s'étoit chargé de tous ses biens et de ses dettes moyennant quarante mille livres de rente qu'il lui payoit par quartier. C'étoit un homme fort laid et fort contrefait, qui, avec beaucoup d'esprit et de valeur, avoit toujours mené la vie la plus obscure et la plus débauchée[5]. Par sa mort son duché-pairie fut éteint.

Mort de Moncault.

Moncault[6], soldat de fortune[7], et qui la devoit au maré-

1. Louis-Charles de Levis : tome II, p. 17. Il mourut le 27 septembre, d'après Dangeau (p. 166-167), le 28, selon la *Gazette* (p. 480) et la *Gazette d'Amsterdam* (nº LXXXI); voyez aussi le *Mercure* d'octobre, p. 190-191. Il était le frère de la duchesse de Duras dont notre auteur annoncera la mort ci-après, p. 334.

2. Tome III, p. 32. — Il laissa à cet hôpital un legs de vingt-quatre mille livres (*Dangeau*, p. 167 ; L. Brièle, *Collection de documents pour l'histoire des hôpitaux de Paris*, tome I, p. 276). Selon Buvat (*Journal*, tome I, p. 304), il légua aux Théatins sa belle maison de Charonne, et cent mille livres en deniers comptants, ce qui semble peu croyable, vu sa situation embarrassée; le 20 octobre 1710, il avait fait une fondation dans ce couvent (minutier de l'étude Crémery).

3. Nos tomes XI, p. 100, et XII, p. 42.

4. Anne-Geneviève de Levis : tome I, p. 129.

5. Voyez ci-après, appendice VI, une note sur le duc de Ventadour, où nous avons réuni divers témoignages sur son physique, sa vie débauchée et ses dettes.

6. Louis Fabri, comte de Moncault (on orthographie ainsi son nom ; nous connaissons cependant une lettre de lui du 19 mars 1711 où il signe MONTCAULT : Archives nationales, G[7]1023), capitaine d'infanterie en 1667, avait pris part à l'expédition de Candie en 1669, puis à la conquête de la Franche-Comté; il reçut en juin 1674 la lieutenance de Roi de Besançon ; nommé gouverneur de la citadelle de cette ville par provisions du 23 février 1681, il obtint le grade de brigadier en avril 1694, celui de maréchal-de-camp en décembre 1702, et eut deux ans après (octobre 1704) celui de lieutenant-général ; il mourut le 27 septembre 1717.

7. « C'étoit un Gascon, qui s'étoit poussé par l'infanterie et qui s'étoit fait par son savoir-faire une assez grosse fortune » (*Mémoires*

chal de Duras et à son esprit, mourut en même temps[1]. Il étoit lieutenant-général et gouverneur de la citadelle de Besançon[2]. Il avoit su s'enrichir[3], et marier son fils à une fille d'Armenonville[4].

J'achète pour mes enfants deux régiments de cavalerie.

Dès l'hiver dernier on me pressa de présenter mes enfants[5] au Roi et au Régent, et il est vrai qu'ils étoient en un âge où cela ne pouvoit plus se différer. Néanmoins j'y résistai, parce que je voulus leur apprendre ce qu'ils devoient à la mémoire de Louis XIII, qui nous doit être si précieuse et si sacrée, et que les prémices de leurs hommages lui fussent rendus[6]. Je les menai donc à son anniversaire à Saint-Denis, où je ne manquois jamais, à l'exemple de mon père[7], et, ce devoir si principal pour

de Sourches, tome VI, p. 261, note; voyez aussi tome VII, p. 245, note 3).

1. Frappé d'une attaque d'apoplexie le 25 septembre, il fut transporté chez M. d'Armenonville et y mourut dans la nuit (*Dangeau*, p. 166); il avait quatre-vingts ans; voyez aussi la lettre des *Correspondants de Balleroy*, tome I, p. 213.

2. Ce gouvernement valait six mille livres, et Dangeau dit qu'on pouvait y joindre le produit fructueux d'une cantine; voyez Gaston de Beauséjour, *La citadelle de Besançon et son premier gouverneur français, Louis Fabri de Moncaut.*

3. C'est ce que disent les deux passages des *Mémoires de Sourches* cités ci-dessus.

4. Henri Fabri, titré comte d'Autrey, puis de Moncault, colonel du régiment de la Sarre après son frère aîné en août 1709, mourut le 1er septembre 1730. Il avait épousé le 22 septembre 1717, cinq jours avant la mort de son père, Marie-Thérèse Fleuriau d'Armenonville, née le 19 septembre 1698, morte le 31 décembre 1754. En 1710, le bruit avait couru qu'il avait été tué en duel; mais c'était faux (*Dangeau*, tome XIII, p. 287; *Sourches*, tome XII, p. 406 et 407). Le chevalier de Quincy parle de lui dans ses *Mémoires*, sous le nom d'Autrey (tome II, p. 75, 305, 307 et 377).

5. Le vidame de Chartres et le marquis de Ruffec: tomes V, p. 317, et VI, p. 220.

6. Saint-Simon fait *prémices* du masculin, et plus tard, dans le tome XV de 1873, p. 102, il fera de même pour l'homonyme *prémisses*.

7. Voyez ce qu'il a déjà dit sur sa fidélité à cet anniversaire du 14 mai, dans le tome XXIX, p. 36-37.

nous rempli[1], je les présentai[2]. Je trouvai en ce temps-ci deux régiments à vendre, tous deux de cavalerie, et gris[3]. Le Régent m'en accorda l'agrément, et je les achetai pour eux[4] du duc de Saint-Aignan, ambassadeur en Espagne, et de Villepreux, qui se retiroit par vieillesse[5].

Abbé Dubois repasse en Angleterre. Peterborough arrêté dans l'État ecclésiastique.

L'abbé Dubois partit dans le même temps pour retourner à Londres[6], et on apprit que le comte de Peterborough avoit été arrêté voyageant en Italie, par ordre du légat de Bologne[7]. C'étoit un homme fort remuant, qui toute sa vie s'étoit mêlé de beaucoup d'affaires en Angleterre et de beaucoup d'autres au dehors, tant de guerre que de paix, et de différentes intrigues, et à qui les plus grands et les plus fréquents voyages ne coûtoient rien. Il avoit la Jarretière, tantôt bien, tantôt mal avec le gouvernement d'Angleterre, mais craint et ménagé[8].

1. *Rempli* en interligne, au-dessus de *rendu*, biffé.

2. Dangeau n'a pas noté cette présentation.

3. On a vu dans le tome I, p. 227, qu'on appelait ainsi les régiments qui, n'étant pas royaux, appartenaient à leur colonel.

4. Le *Journal de Dangeau* note l'acquisition au 23 septembre (p. 165).

5. Jean de Villepreux, entré aux mousquetaires vers 1675, puis capitaine de cavalerie dans le régiment Royal-Piémont en 1689, avait succédé à son père comme major de la ville de Bordeaux par provisions du 28 mai 1684 (Archives nationales, reg. E 1908, arrêt du 27 juillet 1699); successivement major et lieutenant-colonel de Royal-Piémont, il n'avait eu qu'en octobre 1709 ce régiment, dont le colonel avait été tué à Malplaquet; d'après les *Mémoires de Sourches*, tome XII, p. 91, note, c'était un Gascon, « homme de réputation ».

6. *Dangeau*, p. 162, 163, 166 et 168.

7. Il fut arrêté le 11 septembre et conduit au Fort-Urbain, mais d'ailleurs bien traité (*Gazette*, p. 487, 500 et 548 ; *Gazette d'Amsterdam*, n° LXXXI ; *Dangeau*, p. 166 et 168). Le *Journal de Buvat* (tome I, p. 305-306) raconte une singulière histoire sur son arrestation.

8. D'abord whig, il était ensuite passé aux tories, et s'était même rallié au Prétendant ; puis il avait fait sa soumission au roi Georges, quoique peut-être attaché secrètement aux Stuarts. Ses fréquents voyages et ses intrigues le faisaient regarder comme une sorte de chevalier errant, au caractère versatile et changeant, et par cela même fort dan-

Mépris d'Alberoni pour la détention de Molinès. Ses réflexions sur la situation de l'Europe; son dégoût de Beretti. Conduite et pensées de cet ambassadeur.

L'accommodement[1] des différends entre les cours de Rome et de Madrid avoit été conclu entre Aldrovandi et Alberoni, et signé par eux[2]. Il avoit été porté au duc de Parme par un courrier dépêché de l'Escurial le 17 juin, et les deux plénipotentiaires attendoient avec impatience l'approbation du Pape sur un ouvrage dont l'élévation de l'un et la fortune de l'autre dépendoient également. Dans cette attente Alberoni s'inquiétoit peu de la prison de Molinès[3]. Il l'accusoit d'imprudence d'avoir passé par Milan, et il disoit qu'il n'y auroit pas grand mal quand il n'arriveroit jamais en Espagne. Quelque occupé qu'il fût de se voir enfin revêtu incessamment de la pourpre, il ne laissoit pas que de tenir les yeux ouverts sur la situation de l'Europe. Il n'étoit point alarmé de la trouver pleine de semences de troubles; il mettoit le point de sagesse à savoir en profiter quand ils arriveroient. L'affaire des bâtards et celle de la Constitution étoient sur la France la matière de ses réflexions. Son dessein, depuis longtemps, étoit de fortifier le roi d'Espagne pour les événements à venir par des alliances avec l'Angleterre et la Hollande. Il s'étoit ralenti sur la première, jugeant que, les Anglois ayant un intérêt capital d'assurer leur commerce avec l'Espagne, ils feroient les premières avances,

gereux; en 1725, il reçut Voltaire pendant trois mois chez lui, et lui conta beaucoup de particularités plus ou moins exactes. Nous le verrons mis en liberté au bout de peu de temps, ci-après, p. 276 Sa correspondance avec Dubois et Law pendant les années 1717 et suivantes, datée de Bologne, Novi, etc., est au Dépôt des affaires étrangères, vol. *Parme* 6. Le duc d'Orléans lui écrivit en novembre une lettre de courtoisie : ci-après, appendice I, n° 9.

1. Saint-Simon reprend le résumé des Mémoires manuscrits de Torcy, ms. Franç. 10671, p. 477 et suivantes.

2. Les gazettes ne parlent pas de cet « accommodement » ; celle *de France* se contente de dire (p. 342) qu'Aldrovandi, après avoir séjourné quelques jours à l'Escurial et eu une audience du roi, revint à Madrid ; celle d'*Amsterdam* note seulement (n° LX) qu'il se tient incognito dans le Collège impérial.

3. Ci-dessus, p. 42.

et qu'il seroit dangereux de leur marquer trop d'empressement. Il se persuadoit que la Hollande desiroit sincèrement de faire une ligue avec l'Espagne, dont la seule crainte de l'Empereur retardoit l'accomplissement. Beretti, son homme de confiance, lui étoit devenu insupportable. Il se repentoit de l'avoir choisi pour l'ambassade d'Hollande. Il manda au duc de Parme que, depuis qu'il étoit dans cet emploi, il s'étoit fait connoître pour un homme vain, ardent, d'une vivacité dangereuse, difficile à corriger, injuste en ses demandes, importun pour les obtenir. Il ne voulut pas même laisser Beretti dans l'ignorance de tout ce qu'il pensoit de lui ; car, après lui avoir reproché souvent la prolixité de ses lettres et l'inutilité de ses raisonnements, il lui déclara franchement que le roi d'Espagne se passeroit très bien d'entretenir à grands frais un ambassadeur en Hollande, et qu'il suffiroit à son service d'avoir un bon espion à la Haye. Mais plus il[1] recevoit de ces reproches, plus il vantoit ses services d'avoir ouvert les yeux aux principaux de la République sur le danger des desseins et de la grandeur de l'Empereur, dont il prétendoit avoir fait échouer les négociations, et il étoit vrai qu'il avoit obtenu là-dessus les assurances les plus positives des membres des États les plus accrédités. Il étoit en même temps persuadé que les Anglois étoient portés à favoriser l'alliance de l'Empereur avec les Provinces-Unies. Il prétendoit que Stanhope, qui avoit été longtemps à la suite de l'Empereur[2], conservoit pour lui un attachement personnel, que Cadogan étoit dans les mêmes sentiments, et bien plus encore Bernstorff et Bothmar, ministres hanovriens du roi d'Angleterre[3]. Beretti, peu rassuré par les protestations de Châteauneuf

1. C'est Beretti, et non plus Alberoni.
2. Pendant que l'empereur Charles VI, encore archiduc, était en Espagne à la tête des troupes impériales, et Stanhope dans le corps d'expédition anglais.
3. Tome XXX, p. 248 et 249.

que la France ne concourroit jamais à l'alliance des États-Généraux avec l'Empereur, s'alarmoit d'avoir ouï dire que cet ambassadeur et l'abbé Dubois seroient chargés de traiter l'accommodement en Hollande entre l'Empereur et l'Espagne. Il croyoit cette négociation très prochaine sur ce que Whitworth, envoyé d'Angleterre à la Haye[1], lui avoit dit que Sunderland lui mandoit que Stair avoit communiqué un plan du traité au Régent, que ce prince l'avoit approuvé, et qu'il étoit prêt à contribuer efficacement au succès de ce projet. Ainsi Beretti pressoit infiniment pour qu'on lui envoyât de Madrid des instructions de la manière dont il auroit à se conduire si cette négociation s'ouvroit à la Haye. Il craignoit, ou en faisoit le semblant, que le roi d'Espagne ne fût trahi de tous côtés, peut-être davantage que cette négociation ne sortît de ses mains pour passer en celles des ministres de France.

Inquiétude et avis de Beretti.

L'Empereur avoit donné ses pouvoirs au marquis de Prié et au baron d'Heems[2], pour terminer ce qui restoit de différends avec les États-Généraux sur le traité de la Barrière, et pour traiter une alliance avec eux et avec l'Angleterre. Ces deux affaires paroissoient encore éloignées, surtout celle de l'alliance. Beretti en fit tant de plaintes et de bruit, que le Pensionnaire s'en plaignit à Whitworth. Son inquiétude étoit extrême de ne rien recevoir de Madrid. Enfin, pour forcer Alberoni à s'expliquer, il lui manda qu'il étoit souvent pressé par Whitworth de lui rendre enfin réponse des intentions de l'Espagne sur la négociation de paix qu'il s'agissoit d'entamer avec l'Empereur, et s'étendoit sur sa réponse en termes généraux et en de grands raisonnements qu'il avoit faits à ce ministre, dont il se vantoit d'avoir la confiance, et de ceux de Londres aussi, même de quelques-uns qu'il ne connoissoit pas, pour se faire croire le plus propre à conduire cette négociation, qu'il mouroit de peur de se voir enlever.

1. Ci-dessus, p. 47.
2. Tome XXXI, p. 137.

Il assura qu'il savoit du même Whitworth que les Impériaux convenoient d'assurer aux enfants de la reine d'Espagne la succession de Toscane ; qu'ils vouloient réserver le point de Mantoue à discuter lors du traité ; qu'on n'en pouvoit demander davantage sans prétendre tout mettre en préliminaires; que Whitworth lui avoit dit que le roi d'Angleterre avoit grande impatience de voir si les intentions de l'Empereur étoient sincères ou artificieuses sur cette paix ; que le Régent n'en avoit pas une moindre, et que, si l'Empereur usoit de mauvaise foi, la France, l'Angleterre et la Hollande prendroient ensemble les mesures nécessaires pour le contraindre par la force à concourir au repos de l'Europe, parce qu'il étoit de leurs intérêts de borner ses vastes desseins et sa trop grande puissance en Italie et en Allemagne.

Différents sentiments sur l'Empereur en Angleterre. Manège intérieur de cette cour ; même diversité de sentiments sur l'union établie entre le Régent et le roi d'Angleterre.

Georges avoit[1] autant lieu de craindre cette puissance démesurée, soit comme prince de l'Empire, soit comme roi d'Angleterre. Il ménageoit avec soin les bonnes grâces de l'Empereur, auquel ses ministres allemands étoient dévoués, et lui représentoient sans cesse le besoin qu'il avoit du chef de l'Empire pour conserver les États qu'il avoit enlevés à la Suède, dont il n'avoit d'autre titre que de les avoir achetés du Danemark après qu'il s'en étoit emparé. Les Anglois pensoient différemment. Ils auroient mieux aimé que leur roi fût moins puissant au dehors de leurs îles, et il n'y avoit pas lieu de se flatter qu'ils voulussent l'aider à soutenir la querelle de Bremen et de Verden aux dépens de leur commerce avec la Suède. Pour tâcher à rompre cet obstacle, Georges, étant à Hanovre la dernière fois[2], s'étoit laissé persuader par ses ministres allemands de donner la place de secrétaire d'État au comte de Sunderland[3], à condition qu'il le serviroit dans cette affaire. Mais ce comte, petit-fils de celui qui,

1. Mémoires de Torcy, p. 487 et suivantes.
2. Pendant son séjour de 1716 : tome XXX, p. 247.
3. Ci-dessus, p. 47-48.

en la même qualité, avoit si cruellement abusé de la confiance de Jacques II, qu'il trahissoit pour le prince d'Orange[1], ne fut pas plus tôt de retour en Angleterre, qu'il soutint qu'il étoit de l'intérêt de la nation[2] de presser la restitution de ces deux duchés, pour obtenir plus promptement par là le rétablissement du commerce avec la Suède. Quoique la cessation des hostilités entre cette couronne et celle d'Angleterre fût également desirée des Anglois et des Hollandois, Georges continuoit à se rendre difficile à renvoyer Gyllenborg à[3] Suède, et à consentir à la délivrance du baron de Gœrtz de sa prison en Hollande, dont les vaisseaux, arrêtés en Suède, animoient les villes de commerce, qui en souffroient considérablement, contre les délais de Georges et la lâche complaisance des chefs de la République pour lui. Whitworth n'espéroit plus d'empêcher l'élargissement de ce ministre suédois que par les offices du Régent, dont le poids en Hollande et en Angleterre faisoit faire de grandes réflexions aux ministres d'Espagne sur les mesures que le roi d'Angleterre et le Régent prenoient ensemble et sur leur intérêt de s'unir pour les événements à venir. Les Anglois mêmes en étoient peinés. Ils disoient librement que l'Angleterre n'avoit jamais été si malheureuse que dans les temps où elle s'étoit trouvée unie avec la France. Les ministres d'Angleterre pensoient tout autrement. Ils paroissoient travailler de bonne foi à rendre l'alliance plus étroite, en y faisant entrer l'Empereur. Ils pressoient le Régent d'y concourir pour ses propres intérêts, et l'assuroient que la cour de Vienne étoit disposée à suivre le plan que Stanhope y avoit donné pour assurer la tranquillité de l'Europe. Ils souhaitoient que le roi

Empressement et offres des ministres d'Angleterre au Régent pour l'unir avec l'Empereur et y faire entrer l'Espagne.

1. Charles Spencer, comte de Sunderland, était fils et non petit-fils de Robert Spencer, confident de Jacques II, mentionné dans notre tome X, p. 133.

2. Les mots *la Nation* sont en interligne, au-dessus de *l'Angl.*, biffé.

3. Il y a bien *à*, et non *en*, dans le manuscrit.

d'Espagne y voulût entrer. S'il le refusoit, ils assuroient le Régent que l'Empereur et le roi d'Angleterre prendroient avec Son Altesse Royale les mesures nécessaires pour lui garantir ses droits sur la couronne en cas d'ouverture de la succession. Ils offroient même d'insérer dans le traité la clause de laisser le roi d'Espagne jouir tranquillement des États qu'il possédoit, et la faculté d'accéder à l'alliance après qu'elle auroit été conclue, croyant que ce monarque, la voyant faite, se désabuseroit des espérances qu'il conservoit apparemment sur la couronne de France.

Saint-Saphorin employé par le roi d'Angleterre à Vienne; quel. Son avis sur les traités à faire.

Un nommé Saint-Saphorin, Suisse du canton de Berne[1], fort décrié depuis longtemps par plusieurs actions contre l'honneur et la probité, et par ses manéges encore et ses déclamations contre la France, étoit celui dont le roi d'Angleterre se servoit à Vienne, et croyoit se pouvoir confier à lui. Il s'applaudissoit d'avoir su conduire les choses au point où elles en étoient. Il conseilloit de ne pas songer au roi de Prusse, quoique la France le desirât, mais d'attendre que tout fût réglé et d'accord, parce qu'on auroit alors ce prince à bon marché. Il mandoit que la seule proposition d'y faire intervenir le roi de Prusse alarmeroit les Impériaux au point de renverser les bonnes dispositions où les offices du roi d'Angleterre avoient mis l'Empereur pour le Régent; que ces ministres avoient déjà dit que, s'ils s'apercevoient que le Régent voulût comme

1. François-Louis de Pesmes, seigneur ou baron de Saint-Sarinpho, né dans le pays de Vaud en 1668, avait servi d'abord dans les troupes de Hollande, puis dans celles de l'Empire et y était parvenu au grade de général-major; en 1709, le canton de Berne l'avait chargé d'une mission à la Haye (*Gazette d'Amsterdam*, nº LV), et il s'était mêlé de beaucoup d'intrigues en Suisse en 1712 (Zurlauben, *Histoire militaire des suisses*, tome VII, p. 502 et suivantes). En 1715, les cantons protestants lui confièrent leurs affaires à Vienne (*Gazette*, p. 303); il s'attacha l'année suivante au service d'Angleterre, pour la défense de ses intérêts en Autriche; il était encore en fonctions en 1725. Il mourut le 16 juillet 1737. Son portrait moral par le marquis de Puyzieulx est dans le volume *Suisse*, Mémoires et documents, nº 25, fol. 266, au Dépôt des affaires étrangères. — Saint-Simon écrit S. *Saphorin*.

les forcer par les alliances qu'il contracteroit dans l'Empire, ils rejetteroient toute proposition et prendroient tout autre parti plutôt que de subir la loi qu'on leur voudroit imposer, parce que enfin l'Empereur ne s'étoit rendu aux instances du roi d'Angleterre que par considération pour lui, et non par la nécessité de ses affaires; qu'il étoit même persuadé que, demeurant libre de tout engagement et attendant tranquillement les occasions favorables de faire valoir ses prétentions, il trouveroit des avantages plus grands qu'en se pressant de traiter; qu'il falloit donc suivre le sentiment de ces ministres de Vienne, achever premièrement l'alliance avec la France et convenir après, de concert, du choix des princes qu'il seroit à propos d'y faire entrer. Alors l'Empereur ne s'opposeroit pas à mettre le roi de Prusse dans ce nombre, s'il se gouvernoit bien, mais qu'il falloit compter que l'Empereur romproit toute négociation si l'Angleterre et la Hollande insistoient à comprendre quelque autre puissance dans l'alliance avant qu'elle fût signée.

Roi de Prusse suspect à Vienne et à Londres. Son caractère et sa conduite.

Les intentions[1] du roi de Prusse étoient également suspectes à Vienne et à Londres, parce que son caractère étoit également connu dans les deux cours. Ce prince, uniquement occupé de son intérêt, embrassoit tous les moyens propres à y parvenir. Souvent il se trompoit dans le choix; mais la route qu'il croyoit la plus sûre étoit d'exciter des troubles dans l'Europe. Il se flattoit d'être assez habile pour en profiter, et, dans cette confiance, il entreprenoit légèrement, et se désistoit encore plus légèrement lorsqu'il craignoit le péril ou l'engagement qu'il avoit pris. La crainte étoit ce qui agissoit le plus sur lui. Il n'étoit pas difficile, surtout à l'Empereur, d'user de ce moyen pour le contenir. Il trembloit à la moindre menace de Vienne, et la moindre apparence de faveur de cette cour auroit pu rompre les traités les plus solennels qu'il auroit faits. Ce prince, lié avec la France, ne cessoit de

1. Torcy, p. 492 et suivantes.

protester à Vienne qu'il étoit dévoué à la maison d'Autriche absolument. Détourné, comme on l'a vu[1], par ses ministres de venir en France pendant que le Czar y étoit, il avoit fait dire à l'Empereur que la crainte de lui déplaire avoit rompu son voyage. Ainsi on conseilloit au Régent d'abandonner la pensée de faire entrer le roi de Prusse dans le traité comme un projet inutile, en ce que l'accession de ce prince ne fortifieroit pas l'union qu'il s'agissoit de former avec l'Empereur, et dangereux en ce que les instances que Son Altesse Royale continueroit en faveur du roi de Prusse seroient à Vienne un sujet d'ombrage et de jalousie qu'il seroit difficile de dissiper.

Ministres hanovriens dévoués à l'Empereur, qui veut tenir le roi d'Angleterre en dépendance. Complaisance de [ce] dernier à lui payer un reste de subsides, qui excite du bruit en Angleterre et dans le Nord. Hauteur de l'Empereur sur Peterborough.

C'est ce que disoient les ministres les plus confidents du roi d'Angleterre, les Allemands surtout, qui avoient beaucoup de complaisance pour l'Empereur, lequel n'y répondoit pas avec la même franchise. Il étoit bien aise que le roi d'Angleterre, comme prince de l'Empire, eût besoin de lui, et pour conserver les États usurpés sur la Suède, et il le vouloit tenir toujours dans sa dépendance. Saint-Saphorin crut même s'apercevoir que cette cour étoit fâchée que les offices du Régent eussent contribué à la sortie des troupes moscovites du Mecklembourg[2], parce qu'elle auroit cru profiter de leur plus long séjour pour disposer encore plus aisément du roi d'Angleterre. Ce prince avoit demandé à l'Empereur de faire sortir des Pays-Bas les partisans du Prétendant. L'Empereur le lui avoit promis. Cependant il restreignit ses ordres aux principaux chefs, et il en écrivit même si foiblement au marquis de Prié, que les ministres d'Angleterre ne lui en surent nul gré, et qu'ils crurent que plus la France abandonnoit ce malheureux prince, plus l'Empereur lui étoit favorable. Cela ne refroidit pas néanmoins les ménagements du roi d'Angleterre pour l'Empereur. Ses ministres, surtout les Allemands, engagèrent la nation angloise à lui

1. Ci-dessus, p. 28-29. — 2. Ci-dessus, p. 48-49.

payer les restes des subsides dus de la guerre précédente. Le projet étoit de lui faire donner sous ce prétexte cent mille livres sterling. L'Empereur prétendoit que la dette se montoit bien plus haut. Les Anglois qui n'étoient pas dans le ministère soutenoient au contraire que la nation n'en devoit rien, et ils traitoient de fort étranges les demandes que faisoit l'Empereur d'être payé d'un reste de subsides d'une guerre dont il avoit seul profité, et que l'Angleterre avoit faite uniquement pour l'intérêt de la maison d'Autriche. Les rois de Danemarck et de Prusse se plaignoient de la complaisance que les Anglois avoient pour l'Empereur, pendant qu'ils ne recevoient aucun payement des subsides qu'ils devoient toucher pour la guerre du Nord, qu'ils soutenoient actuellement de concert avec le roi d'Angleterre. Cette complaisance n'empêchoit pas que la cour de Vienne ne se plaignît, à la moindre occasion, de tout ce qui pouvoit lui déplaire de la part des Anglois. Elle prétendit que le comte de Peterborough[1] avoit donné des conseils inconsidérés aux princes d'Italie. L'Empereur en fit porter ses plaintes à Londres, avec des menaces de le faire arrêter s'il traversoit en Italie des pays occupés par ses troupes. Peterborough reçut une réprimande et avis d'éviter d'entrer dans les États de l'Empereur. Ce prince informa ses ministres en France des propositions qu'il recevoit de l'Angleterre pour conserver, disoit-il, la paix universelle dans l'Europe, et former une amitié plus étroite avec le Régent. Mais l'avis qu'il en donna, vers le mois de juillet, au comte de Königsegg, son ambassadeur à Paris, n'étoit que général. Il lui apprenoit seulement, que la cour d'Angleterre attendoit de nouveaux avis de Paris ; qu'elle ne vouloit rien proposer que sur un fondement solide ; qu'elle avoit cependant

1. Charles Mordaunt : tome XIV, p. 115. On a vu ci-dessus, p. 125, qu'il fut arrêté en septembre à Bologne par ordre du légat pontifical, puis relâché. Les plaintes de l'Empereur dont il est question ici sont antérieures à cette aventure.

laissé entendre que, si la cour de Madrid étoit trop difficile, l'ouvrage s'achèveroit avec le Régent à l'exclusion de l'Espagne. L'Empereur ordonnoit de plus à Königsegg des assurances agréables d'entretenir avec Stair une intelligence étroite[1].

Secret profond de l'entreprise sur la Sardaigne. Conseils du duc de Parme au roi d'Espagne.

Königsegg se persuadoit assez que le Régent n'avoit nulle part à l'entreprise de Sardaigne[2], et qu'il verroit avec peine une occasion de renouveler la guerre. Cependant il ne pouvoit croire qu'il n'en eût pas été informé avant l'exécution. Il étoit vrai pourtant que le Régent n'en avoit eu nulle connoissance. On ne croyoit pas qu'aucun prince d'Italie, non pas même le duc de Parme, eût eu part au secret si bien gardé par Alberoni. Au moins l'ignoroit-il au commencement de juillet, qu'il conseilloit au roi d'Espagne de tenir parole au Pape sur l'envoi et la destination de sa flotte[3]. Il l'exhortoit en même temps à donner quelque marque de ressentiment de la détention de Molinès[4], qui étoit une telle infraction au droit des gens qu'elle ne pouvoit être passée sous silence, mais d'y employer des paroles, non les armes, de s'adresser aux garants de la neutralité de l'Italie[5], et d'exciter les autres princes de l'Europe à prendre des mesures contre les desseins de l'Empereur, qu'il montroit assez, d'usurper le souverain domaine de toute l'Italie. Ce prince s'étendoit à remontrer le danger de laisser l'Italie en proie à l'Empereur, qui rendroit même le roi d'Espagne vacil-

1. Cette phrase est incompréhensible. Voici ce qu'il y avait dans les Mémoires de Torcy, p. 498 : « L'Empereur ordonnoit de plus à son ambassadeur de donner à S. A. R. des assurances agréables et d'entretenir avec Stair une intelligence étroite. »

2. On a vu le départ de la flotte espagnole, ci-dessus, p. 56 ; mais on ne savait pas que sa destination était la Sardaigne. L'ambassadeur impérial ne pouvait avoir que des soupçons et des craintes. Saint-Simon, copiant Torcy (p. 498), anticipe sur les événements.

3. Torcy n'a pu savoir ce détail qu'en interceptant une lettre du duc à Philippe V.

4. Ci-dessus, p. 42-43. — 5. La France, l'Angleterre et la Hollande.

lant sur son trône. Il disoit savoir de bonne part que le comte de Gallasch[1] avoit des instructions et des pouvoirs fort étendus pour faire en sorte d'assurer à l'Empereur, dont il étoit ambassadeur à Rome, la succession du Grand-Duc ; qu'il devoit faire de grandes offres aux parents du Pape ; qu'il avoit pouvoir de leur promettre un État en souveraineté dans la Toscane ; qu'il se flattoit de conduire le Pape jusqu'où il voudroit par le cardinal Albane, tout Autrichien, et par plusieurs autres cardinaux ; que l'Empereur deviendroit ainsi aisément maître des États de Toscane, où Livourne étant compris il se trouveroit encore en état d'avoir des forces maritimes et de se rendre maître de la Méditerranée comme il le seroit de l'Italie ; à quoi le duc de Parme ajoutoit des raisonnements puissants, et qui marquoient qu'il n'avoit encore aucune connoissance de ce que l'Espagne méditoit sur la Sardaigne, et ensuite à l'égard de l'Italie.

Colère du Pape sur son accommodement signé en Espagne. Contretemps du Prétendant. Adresse hardie d'Acquaviva.

Le courrier[2] qui portoit de l'Escurial à Rome l'accommodement entre les deux cours arriva au commencement de juillet. Au lieu d'y causer de la joie, il mit le Pape dans une colère étrange, parce que l'Espagne n'avoit pas voulu annuler par un décret ceux qui avoient été précédemment faits, et que le Pape prétendoit blesser l'honneur du saint-siége[3]. Il s'emporta contre Aldrovandi, dit

1. Wenceslas, comte de Gallasch ou Gallatsch, grand maréchal de Bohême et grand maître de la maison de l'aînée des archiduchesses sœurs de l'Empereur, avait été désigné comme ambassadeur impérial à Rome en mars 1713, mais n'avait rejoint son poste qu'en janvier 1714. En octobre 1716, il était revenu en Autriche pour y épouser la comtesse Marie-Ernestine de Dietrichstein (*Gazette*, p. 558). Nommé vice-roi de Naples au début de 1719, il y mourut assez singulièrement le 25 juillet de la même année (*Gazette*, p. 342, 413 et 425 ; *Mercure* d'août 1719, p. 133-135). Nous allons le retrouver souvent dans la suite des *Mémoires*. — Saint-Simon écrit *Gallas* et *Galas*, peut-être en souvenir du Mathieu Gallas de la guerre de Trente ans.

2. Mémoires de Torcy, p. 501 et suivantes.

3. La *Gazette* (p. 367) annonce que, le 4 juillet le cardinal Acqua-

qu'il lui avoit menti dans le fond et dans la forme, s'expliqua en termes très vifs à Santi, envoyé de Parme[1], maintint qu'Aldrovandi lui avoit offert la satisfaction qui se trouvoit refusée, dont il lui avoit montré la minute concertée avec Alberoni et Aubenton, sur quoi lui-même avoit dressé un nouveau projet de décret, dont Aldrovandi, qui le trahissoit, avoit emporté la minute, lequel, malgré ses ordres les plus positifs là-dessus, venoit de conclure l'accommodement sans obtenir une pièce si importante et qu'il devoit regarder comme principale. Mais ceux qui connoissoient les mouvements impétueux de sa colère n'en prirent pas une grande alarme.

Le Prétendant, prêt à quitter Rome, vint prendre congé du Pape[2]. Il savoit l'accommodement signé, il crut la conjoncture heureuse, et il pressa le Pape de tenir sa parole sur Alberoni, puisque les différends étoient terminés. Le contre-temps étoit complet. Le Pape répondit froidement qu'il exécuteroit ses promesses, mais que les affaires avoient été si mal digérées, qu'il n'étoit pas encore en état de le faire. Les deux Albane[3] déclamèrent contre Aldrovandi, et parlèrent fortement contre lui à Acquaviva. Ce cardinal, ayant appris qu'il y auroit consistoire le lundi suivant, voulut avoir auparavant une audience du Pape, qui la lui donna[4]. Le Pape y parut content du roi et de la reine d'Espagne et d'Alberoni, mais outré contre Aldrovandi. Acquaviva le défendit. Il fit convenir le Pape que l'écrit signé entre son nonce et Alberoni étoit le même qu'il avoit donné à ce nonce. Les plaintes les plus vives tombèrent sur l'omission du décret. Plus le Pape montra de colère, plus Acquaviva le pressa de déclarer

viva rendit compte au pape de l'accommodement des affaires d'Espagne ; mais elle ajoute qu'il se trouve « de nouvelles difficultés ».

1. Nous ne savons rien sur cet agent.

2. Le 3 juillet, selon la *Gazette* (p. 367) ; il est probable que le Pape savait déjà la réponse d'Espagne.

3. Le cardinal Annibal et don Alexandre.

4. Celle dont il a été parlé dans la note 3 de la page précédente.

Alberoni cardinal au consistoire du lendemain. Le Pape, pressé, s'en tira par alléguer que le temps étoit trop court, et qu'il n'y auroit point de consistoire. C'étoit ce qu'Acquaviva vouloit, parce que, n'espérant pas que la promotion d'Alberoni y fût faite, son but avoit été d'éloigner le consistoire, et cependant le Pape s'engageoit à n'en point tenir sans contenter en même temps le roi d'Espagne.

Congrégation consultée favorable à Alberoni, contraire à Aldrovandi, qui excuse Alberoni sur la destination de la flotte espagnole.

Toutefois il forma une congrégation de cardinaux, pour avoir leur avis sur l'accommodement[1]. Ils conclurent que le roi d'Espagne avoit fait tout ce qui dépendoit de lui pour satisfaire le Pape, qui par conséquent ne pouvoit se dispenser d'accomplir la parole qu'il lui avoit donnée ; mais, suivant la maxime des cours de flatter le maître aux dépens du ministre absent et indéfendu, ils blâmèrent unanimement Aldrovandi. Ses amis n'en furent pas fort émus, et moins encore de la colère du Pape. Ils connoissoient la légèreté des promesses et des menaces de Sa Sainteté, et combien il les oublioit promptement et entièrement, et consolèrent le nonce sur ce principe qu'il connoissoit comme eux. Quoique persuadé de cette vérité, Aldrovandi étoit inquiet des résolutions que prendroit le Pape quand il seroit instruit que le roi d'Espagne avoit refusé de passer ce décret qu'il desiroit. Un autre sujet d'agitation étoit l'entreprise que l'escadre d'Espagne alloit faire, dont le public ignoroit encore l'objet, et dont il parloit fort diversement[2]. Le nonce, à dessein de servir Alberoni, appuyoit l'opinion de ceux qui la croyoient destinée pour Oran, et se fondoit sur une lettre mystérieuse, mais consolante, qu'il avoit reçue de lui sur l'objet

1. « Le 5, il y eut au palais une congrégation particulière de l'Immunité, à laquelle fut appelé le cardinal Zondodari, à cause qu'il y fut traité des affaires d'Espagne, où il avoit été en qualité de nonce » (*Gazette*, p. 368).

2. « Les uns disoient que l'entreprise regardoit la Sardaigne, d'autres le royaume de Naples, d'autres l'état de Milan, plusieurs la Sicile, et quelques-uns vouloient croire que le dessein étoit de recouvrer Oran » (Torcy, p. 505).

de cette escadre[1]. Ainsi trompé par ce ministre tout-puissant, ou de concert avec lui, il donnoit pour véritable tout ce qu'il paroissoit lui confier. Il assura le Pape, sur sa parole, que, si elle étoit destinée contre la Sardaigne, ou si elle pouvoit causer quelque préjudice au repos de l'Italie, l'entreprise étoit certainement formée contre le sentiment et l'avis d'Alberoni ; qu'il s'y étoit particulièrement opposé, à cause du grand préjudice qu'en recevroit le duc de Parme. Il ajoutoit que, s'en étant voulu plus éclaircir, il s'étoit adressé à Daubenton, qui lui avoit répondu qu'il ne s'étoit jamais mêlé des vaisseaux du roi d'Espagne, qu'il avoit seulement donné toute son attention à l'accommodement entre les deux cours.

L'entreprise de l'Espagne au-dessus de ses forces sans alliés; donne lieu à beaucoup de divers raisonnements.

Quoique cet armement eût coûté fort cher[2], qu'on y eût embarqué un nombre de troupes assez considérable, que dix galères l'eussent joint à Barcelone[3], ces préparatifs ne suffisoient pas pour exécuter les grands desseins qu'on attribuoit à l'Espagne sans le secours d'autres princes et la connivence de plusieurs. Cette vérité multiplioit les raisonnements des politiques. Les uns croyoient l'entreprise concertée avec la Hollande, même avec l'Angleterre, fondés sur l'intimité qui se remarquoit entre Alberoni et les ministres que ces puissances tenoient à Madrid. Avec cette supposition de leur jalousie des desseins de l'Empereur, ils jugeoient que l'Espagne, ou gagneroit un royaume, ou, ne réussissant pas, se retrouveroit au même état qu'auparavant, le ressentiment de l'Empereur inutile contre elle ne pouvant retomber que sur l'Italie. Peu de gens pensoient que la France y prît part ; on la jugeoit plus occupée de ses affaires domestiques qu'à se

1. Torcy disait seulement : « Alberoni, répondant à une de ses lettres, lui avoit écrit que ce mystère, réservé jusqu'alors, se révéleroit avec le temps. »

2. *Mémoires de Torcy*, p. 506 et suivantes.

3. Six galères et un grand nombre de bâtiments de transport (Torcy, p. 507).

mêler d'affaires qui lui étoient étrangères, et qui étoient capables de l'entraîner dans une nouvelle guerre. Enfin la plupart jugeoient que le projet étoit communiqué au roi de Sicile, qui agiroit de concert avec d'autres princes d'Italie dans la même ligue. L'ambassadeur de ce prince à Madrid[1] en pensoit bien différemment ; il étoit persuadé que l'entreprise regardoit plus la Sicile que la Sardaigne, et se fondoit sur l'impénétrable secret qui en couvroit les desseins, Patiño et don Miguel Duran, secrétaire d'État pour la guerre[2], étant les deux seuls dont Alberoni se fût servi. Lorsque l'affaire éclata, Aldrovandi et Mocenigo, destiné ambassadeur de Venise[3], allèrent trouver Alberoni au Pardo[4], à qui ils représentèrent fortement les malheurs qu'il alloit attirer sur l'Italie s'il donnoit à l'Empereur un sujet légitime de rompre la neutralité. Alberoni[5] leur répondit seulement qu'il étoit étonné de voir deux hommes aussi consommés ajouter foi aux chansons de Madrid, et les assura que l'escadre étoit destinée et seroit employée au service du Pape et de la République. Tous deux se contentèrent de cette réponse.

Alberoni se moque d'Aldrovandi et de Mocenigo.

L'entreprise généralement blâmée, colorée de

Enfin la nouvelle de l'entreprise devenue publique à n'en pouvoir plus douter, elle fut universellement blâmée et ses suites prédites comme funestes à l'Europe. Le

1. C'était l'abbé del Maro (ci-dessus, p. 4).

2. Michel Fernandez Duran (Saint-Simon et Torcy écrivent *Durand*), était secrétaire d'État pour la guerre et les Indes et très dévoué à Alberoni ; il fut fait marquis de Tolosa en Castille en novembre 1719 et remplacé en 1721 par Castelar (*Recueil des Instructions aux ambassadeurs en Espagne*, tome II, p. 354-355 ; *Mémoires du marquis de Franclieu*, p. 131).

3. Ci-dessus, p. 22.

4. Le Pardo, château royal et rendez-vous de chasse à deux lieues de Madrid, sur la route de l'Escurial. Saint-Simon en fera la description dans la suite des *Mémoires*, tome XVIII de 1873, p. 141 ; voyez aussi *la Relation de la cour d'Espagne*, par Mme d'Aulnoy, tome I, p. 507. Il ne faut pas le confondre avec le Prado, promenade de Madrid le long du Mançanarès.

5. Ce nom surcharge *d'It[alie]*, qui terminait la phrase précédente.

l'enlèvement de Molinès. Vanteries et fausseté impudente d'Alberoni.

secrétaire d'Angleterre[1] s'éleva tellement contre, à Madrid, qu'il effaça tout soupçon de concert avec l'Angleterre. Ripperda en fit autant d'abord ; mais il changea depuis. Les ministres étrangers disoient tout haut qu'Alberoni ne se soucioit pas d'allumer une nouvelle guerre, pourvu qu'il rendît son nom glorieux. Ce premier ministre auroit bien desiré que sa promotion eût précédé la publicité de son entreprise ; mais, voyant qu'elle ne pouvoit plus se différer, il tâcha d'y préparer et de gagner des suffrages en se plaignant hautement de l'arrêt[2] de la personne de Molinès. On peut se souvenir de l'indifférence qu'il avoit eue là-dessus, du mépris qu'il avoit témoigné du grand inquisiteur, qu'il n'appeloit que *solemnissima bestia*[3]. Mais il lui convenoit alors de se récrier sur cette violence, comme de la continuation des outrages que les Impériaux n'avoient cessé de faire au roi d'Espagne, dont il seroit enfin contraint de se venger, malgré sa répugnance par rapport au repos de l'Europe. Il paraphrasoit ce texte, et y ajoutoit qu'il en souffriroit en son particulier, parce qu'il prévoyoit que les mesures prises pour son chapeau en seroient rompues, sur quoi il s'expliquoit en style d'ancien Romain. Il se complaisoit d'avoir rétabli la marine d'Espagne en si bon état, n'en ayant trouvé aucune, surtout des magasins de Cadix, qu'il publioit être plus remplis que ne l'étoient ceux de Brest, Toulon et Marseille ; à quoi il ajoutoit toutes sortes d'utiles vanteries. Aldrovandi le servoit à Rome en tâchant d'y persuader que l'entreprise regardoit Oran. Il trouvoit les préparatifs trop grands pour la Sardaigne, insuffisants pour Naples

1. Quoique la *Gazette d'Amsterdam*, n° XXXVII, dise que Bubb aurait été remplacé en avril 1717, comme chargé d'affaires à Madrid, par Bladen, les correspondances diplomatiques prouvent qu'il resta encore en fonctions jusque dans les premiers mois de 1718. Saint-Simon va d'ailleurs le nommer plus loin, p. 251.

2. Au sens d'arrestation : tome II, p. 331.

3. Ci-dessus, p. 45.

et Sicile. Il en concluoit pour Alger, et se rabattre après sur Oran, et, n'osant plus amuser le Pape que cette escadre iroit au Levant, il le flattoit au moins qu'elle alloit tomber sur les Barbaresques.

Inquiétude pour la Sicile.

Del Maro, de plus en plus persuadé par la profondeur du secret que cet orage regardoit la Sicile, cherchoit des voies détournées pour en avertir son maître, persuadé que toutes ses lettres étoient interceptées, et que sa maison étoit environnée d'espions. Il fit passer un courrier à Turin, qui lui revint à Madrid malgré toutes les précautions dont la nature, qui alloit à la violence, confirma tous ses soupçons[1].

Le secret confié au seul duc de Parme. Ses avis et ses conseils.

Le duc de Parme[2] méritoit d'être distingué des autres princes, par ce qu'il étoit à la reine d'Espagne et par ce qu'Alberoni lui devoit, qui étoit encore son ministre à Madrid. Il sut donc enfin sous le dernier secret la véritable destination de l'escadre d'Espagne. Il donna tous les avis qu'il put pour en faciliter les desseins. Il avertit que les préparatifs de Barcelone avoient jeté les ministres impériaux à Naples dans la consternation ; qu'ils connoissoient parfaitement leur foiblesse si le royaume étoit attaqué, et le vœu général des grands et des peuples d'être délivrés du joug des Allemands ; qu'un de ces ministres avoit avoué que l'enlèvement de Molinès étoit insoutenable, que c'étoit une infraction manifeste de la

1. Torcy raconte ainsi cet incident (p. 514) : « Il (del Maro) avoit dépêché secrètement un courrier le 10 du mois de juillet, et, pour fournir aux frais du voyage, il avoit pris de l'argent d'un banquier piémontois établi à Madrid. A peine le courrier étoit-il parti que le banquier fut arrêté par ordre du roi d'Espagne et ses effets mis en séquestre.... On dépêcha en même temps un courrier pour faire arrêter celui du roi de Sicile, s'il se trouvoit encore en Espagne, et, s'il en étoit sorti, le roi Catholique demandoit aux commandants et aux intendants des provinces de France de s'en assurer et de le remettre entre ses mains. Le courrier continua son voyage jusqu'à Turin et retourna peu de jours après à Madrid ; mais ces démarches confirmèrent l'ambassadeur dans ses soupçons. »

2. Torcy, p. 515 et suivantes.

neutralité d'Italie, et qu'elle auroit de fâcheuses suites. Le vice-roi[1], qui ne vouloit pas montrer leur agitation commune, avoit donné des ordres secrets de fortifier plusieurs places, et redoubla de soins pour la sûreté du royaume. La justice y étoit abolie, le négoce cessé, l'administration et les gouvernements en vente au plus offrant. Le désespoir y étoit, et les vœux peu retenus de voir paroître l'escadre espagnole, et le roi d'Espagne étoit fortement exhorté de profiter de cette conjoncture pendant la campagne d'Hongrie. Le duc de Parme appuyoit de toutes ses forces l'avis de la conquête de Naples, par la crainte qu'il avoit de la puissance et des desseins de l'Empereur. Il prétendoit qu'elle étoit facile, et n'avoir qu'à s'y présenter pour opérer une révolution subite ; qu'une fois faite, elle se conserveroit aisément parce que les princes d'Italie, gémissants et tremblants sous l'autorité de l'Empereur, concourroient tous à la défense quand ils se verroient soutenus, surtout le roi de Sicile, certain de la haine que l'Empereur lui avoit jurée, et les Vénitiens, enveloppés de tous côtés par les États de l'Empereur ; que le Pape seroit le premier à s'engager, auquel il exhortoit le roi d'Espagne de donner promptement la satisfaction à laquelle il se bornoit. Ce n'étoit plus ce décret refusé par l'Espagne, mais une simple lettre secrète du roi d'Espagne à lui, par laquelle il désavoueroit, non pas le livre que le duc d'Uceda avoit fait imprimer il y avoit quelques années[2], mais la partie seulement de ce livre qui contenoit des choses injurieuses à sa personne ; et, comme le duc de Parme cherchoit à plaire au Pape et à lui faire voir son crédit à Madrid, il demandoit que

1. C'était depuis 1707 le comte de Thaun : tome XV, p. 233.

2. Le duc d'Uceda, Jean-François Acuña y Pacheco (tome VIII, p. 187) avait été ambassadeur d'Espagne à Rome de 1702 à 1709, et avait dû quitter cette ville en 1709, lorsque le Pape avait été contraint par les violences des Impériaux à reconnaître l'Archiduc comme roi d'Espagne. C'est sans doute alors qu'il avait fait paraître le livre auquel Saint-Simon, copiant Torcy, fait allusion.

cette lettre lui fût adressée pour la faire passer entre les mains de Sa Sainteté.

Alberoni fait cardinal dans le consistoire du 12 juillet. Cris sur sa promotion. Giudice s'y distingue.

Enfin le Pape[1], ne pouvant plus résister aux menaces du roi d'Espagne et à la frayeur de la vengeance d'Alberoni, le fit cardinal le 12 juillet[2]. Cette promotion ne fut approuvée de personne lorsqu'elle fut déclarée au consistoire. Aucun cardinal ne loua le nouveau confrère. Quelques-uns la désapprouvèrent ouvertement, entre autres d'Adda[3], Barberin[4], Borromée, Marini[5]. Giudice y dit qu'il ne pouvoit y consentir en sûreté de conscience, et le cardinal de Schrottenbach, ministre de l'Empereur, ne se trouva pas au consistoire. Toutes ces choses furent interprétées diversement. Ce qui est vrai, c'est que Giudice avoit dressé une partie d'opposition qui dans la crise lui manqua tout net, et qu'Acquaviva, qui ne l'aimoit pas et qui vouloit plaire en Espagne, n'y laissa pas ignorer[6].

1. Saint-Simon passe plusieurs pages des Mémoires de Torcy relatives à la Constitution, et reprend son résumé à la page 542.

2. *Gazette*, p. 380 ; *Gazette d'Amsterdam*, n° LXIII ; *Journal de Dangeau*, tome XVII, p. 137.

3. Ferdinand d'Adda, né à Milan le 27 août 1650, avait été auditeur de la rote, puis nonce en Angleterre sous le règne du roi Jacques II avec le titre d'archevêque d'Amasie ; créé cardinal en février 1690, il eut la légation de Ferrare en septembre 1696, devint préfet de la congrégation des rites, fut nommé évêque d'Albano en janvier 1715, et mourut le 27 janvier 1719. Il y a des notices sur lui dans le ms. Clairambault 303, p. 269-274, à la Bibliothèque nationale, et aussi dans le ms. Italien 368 du même dépôt, fol. 113-114. — Saint-Simon écrit *Dadda*.

4. François Barberini, fils du prince de Palestrina, né le 13 novembre 1662, était auditeur général de la chambre apostolique lorsque le pape Alexandre VIII le nomma cardinal en novembre 1690. Légat de Romagne en décembre 1693, préfet de la Propagande en 1698, il devint évêque de Palestrina en mars 1721, passa à l'évêché d'Ostie en 1726 et fut mis à la tête de la congrégation du saint-office ; il mourut le 17 août 1738.

5. Charles, cardinal Marini : tome XXVI, p. 229.

6. Le Régent écrivit le 30 août à Alberoni une lettre de félicitations : ci-après, appendice I, n° 5.

Malaise du roi d'Angleterre dans sa cour et dans sa famille. Comte d'Oxford absous en Parlement.

Le[1] roi d'Angleterre étoit fort mal à son aise au milieu de sa cour. Parmi tous ses ménagements pour l'Empereur, on prétendoit qu'il avoit personnellement plus d'éloignement que d'amitié pour lui ; qu'il étoit entraîné par ses ministres allemands, dévoués à la cour de Vienne pour en obtenir des grâces pour eux et pour leurs familles, et en opposition fréquente avec les ministres anglois, qui ne se contraignoient à leur égard sur l'aversion et le mépris que lorsque quelque intérêt particulier les engageoit à vouloir plaire au roi leur maître. Ce prince venoit d'avoir le dégoût, malgré ses efforts, de voir sortir avec honneur et justice le comte d'Oxford de l'accusation capitale intentée contre lui[2], et la division s'accroître[3] entre les gens qui lui étoient les plus attachés. Elle augmentoit sans cesse entre lui et le prince de Galles, et, s'il ne le pouvoit ramener à lui par la douceur, il avoit résolu d'user de rigueur, et d'éloigner de lui ceux qui, dans le Parlement, avoient voté contre le général Cadogan. C'étoit là un autre point de discorde qui intéressoit la nation, laquelle, aussi bien que le prince, prétendoit que la prérogative royale ne s'étendoit pas jusque-là.

Éclat entre le roi d'Angleterre et le prince de Galles.

La haine entre le père et le fils éclatoit jusque dans les moindres choses. Elle devint tout à fait publique à l'occasion d'une revue d'un régiment qui portoit le nom du prince, dont le roi ne voulut pas s'approcher que le prince, qui étoit à la tête en habit uniforme, ne se fût retiré. Il obéit, et dit en s'en allant que ce coquin de Cadogan en étoit cause[4].

Inquiétude sur

Parmi ces inquiétudes[5], Georges en avoit beaucoup de

1. Mémoires de Torcy, p. 555-557.

2. Sur le procès et l'acquittement du comte d'Oxford, voyez la *Gazette*, p. 333, 346-347 et 357-359, et la *Gazette d'Amsterdam*, nos LIII-LVIII ; Dangeau enregistre la nouvelle le 18 juillet (p. 131).

3. *Accroistre* est en interligne au-dessus d'*augmenter*, biffé.

4. Les gazettes ne mentionnent pas ces incidents.

5. Torcy, p. 557 et suivantes.

l'entreprise d'Espagne, moindre en Hollande qu'à Londres.

l'entreprise de l'escadre d'Espagne, dont il n'avoit aucune connoissance, et dont il en cherchoit vainement par Monteleon, qui en étoit lui-même en parfaite ignorance. On y étoit aussi très attentif en Hollande, mais avec moins d'intérêt qu'en Angleterre, parce que la République n'en avoit rien à craindre et n'étoit obligée par aucun traité de secourir l'Empereur[1], et qu'il ne lui étoit pas inutile qu'il survînt des embarras à ce prince qui le rendissent plus traitable et plus facile à terminer ce qui restoit de différends à régler sur la Barrière. On s'y apercevoit même déjà d'un grand et prompt changement de ton là-dessus du baron de Heems, envoyé de l'Empereur à la Haye.

Applaudissements et avis de Beretti ; son intérêt personnel.

Beretti s'applaudissoit de cette douceur nouvelle. Il l'attribuoit aux soins qu'il avoit pris d'ouvrir les yeux aux Hollandois sur le danger des desseins et de la puissance de l'Empereur, et de seconder, au contraire, ceux du roi d'Espagne. Il assuroit ce prince que la moitié de l'Angleterre lui desiroit un bon succès, moins à la vérité par affection que pour le plaisir de voir l'embarras du gouvernement d'Angleterre sur le parti qu'il auroit à prendre, et Beretti se persuadoit toute bonne volonté de la part des États-Généraux; il les croyoit même peu contents de remarquer tant d'attachement du roi d'Angleterre pour l'Empereur, et il comptoit que les plaintes qu'il s'attendoit de recevoir de leur part sur l'entreprise de l'Espagne ne seroient qu'accordées à la bienséance et aux clameurs des Impériaux. Cet ambassadeur d'Espagne n'oublioit rien pour donner à sa cour de la confiance aux dispositions des Hollandois pour elle, et tout ce qu'il pouvoit de défiance de celle de la cour d'Angleterre, pour détourner la négociation d'être portée à Londres, où il craignoit qu'elle tombât entre les mains de Monteleon, et pour la faire ouvrir au contraire à la Haye, dans l'espérance qu'elle n'y sortiroit pas des siennes. Il conseilloit aussi

1. Après *l'Emp*r, Saint-Simon a biffé *en Italie*.

de faire quelque réponse aux propositions que l'Angleterre lui avoit faites, pour éviter le reproche de ne vouloir point de paix avec l'Empereur, dont il étoit persuadé que les prétentions paroîtroient si déraisonnables qu'il seroit très facile de faire tomber sur lui ce même reproche. Le silence de Madrid étoit mal interprété à Paris, à la Haye, à Londres. L'envoyé d'Angleterre à la Haye[1] s'en plaignit à Beretti, et Duyvenwoorden aussi. Il pressoit donc Alberoni de lui prescrire quelque réponse à Stanhope, non plus en espérance de négocier, mais pour faire cesser le démérite du refus de s'expliquer. Il ne comptoit nullement sur le succès de la négociation ; il représentoit, au contraire, que l'objet principal de tout l'ouvrage étoit de travailler pour les intérêts du Régent, de l'Angleterre et de l'Empereur, sous le nom du roi d'Espagne et sous prétexte d'agir en sa faveur. Il étoit aussi très embarrassé des questions sur la véritable destination de l'escadre espagnole, dont il ne savoit rien. Monteleon n'étoit pas à Londres dans une moindre presse, ni dans une moindre ignorance là-dessus. Il apprit par les ministres d'Angleterre que le Régent avoit dit à Stair et à Königsegg que l'entreprise regardoit Naples, et que, la France étant garante de la neutralité d'Italie, Son Altesse Royale avoit dépêché à Madrid pour savoir les intentions de Sa Majesté Catholique.

Les Impériaux somment le roi d'Angleterre de secours avec peu de succès.

Wolkra, envoyé de l'Empereur à Londres, et Hoffmann, qui y étoit depuis longtemps de sa part en qualité de résident[2], demandèrent tous deux l'assistance du roi d'Angleterre comme garant de la neutralité d'Italie, et comme engagé par le dernier traité à secourir l'Empereur s'il étoit attaqué dans ses États ; mais les ministres d'Angleterre suspendirent la réponse.

Caractère

Peterborough se disposoit alors à passer en Italie[3].

1. Lord Whitworth.
2. Cet agent était à Londres depuis 1688, et il y mourut le 4 mars 1724 (*Gazette*, p. 130).
3. C'était le même voyage dont il a été question plus haut, p. 134.

du comte de Peterborough.

Quelques-uns crurent que ce voyage cachoit quelque mystère; mais ni le roi d'Angleterre ni pas un de ses ministres ne se fioient en lui ; pas un des partis n'avoit pour lui ni estime ni confiance. Bien des gens crurent que son but étoit de se faire considérer par les cours de l'Empereur et de France, en les informant de ce qu'il pourroit pénétrer réciproquement de chacune. On lui rendoit justice sur l'esprit et le courage, dont il avoit beaucoup, même trop, et que toutes ses idées alloient à le mettre dans l'embarras, lui et ceux qu'il pouvoit engager dans ses vues[1].

Secret profond de la destination de l'entreprise de l'Espagne. Double hardiesse d'Alberoni.

Cependant on ignoroit également à Paris, à Londres et à Vienne, le véritable dessein du roi d'Espagne. Patiño étoit seul dans le secret du cardinal Alberoni, et le marquis de Lede[2], chef des troupes embarquées, ne devoit ouvrir ses ordres qu'en mer. Ainsi les raisonnements étoient infinis sur le but de cette expédition. Outre les propos généraux que tenoit Alberoni, et fort obscurs, il fit dire précisément au Pensionnaire qu'il falloit que la Hollande choisît ou d'unir ses forces à celles de l'Empereur contre l'Espagne, ou au roi d'Espagne pour donner l'équilibre à l'Europe, en commençant par l'Italie. Il

1. Copie presque textuelle des Mémoires de Torcy, p. 563.

2. Jean-François-Nicolas Bette, marquis de Lede, d'une des plus anciennes familles de Gand, né en 1667, était depuis sa jeunesse au service d'Espagne et avait eu la Toison d'or en 1703. Capitaine des mousquetaires de la garde en 1704, puis lieutenant général, il avait été nommé gouverneur de Barcelone en septembre 1714, puis capitaine général et gouverneur de Majorque en août 1715. Chargé en 1717 de commander les troupes qui s'emparèrent de la Sardaigne, il fut encore, en 1718, mis à la tête de l'expédition de Sicile et eut le titre de vice-roi de cette île. Fait grand d'Espagne en septembre 1720, il devint capitaine général d'Andalousie en juillet 1721, président du conseil de guerre en 1724, et mourut à Madrid le 11 janvier 1725. Lede est une baronnie de la châtellenie d'Alost, érigée en marquisat en 1653. Dans la suite des *Mémoires*, tome XVIII, de 1873, p. 75, Saint-Simon reviendra sur ce personnage et fera de lui un portrait curieux, mais se trompera grandement sur sa famille.

avouoit à ses amis que, si sa promotion au cardinalat n'avoit pas été déclarée le jour même qu'elle la fut[1], il auroit lieu de la regarder comme fort éloignée; mais que, ayant obtenu ce qu'il desiroit, les considérations particulières ne l'empêcheroient plus d'agir pour la gloire et les intérêts du roi son maître (vérité digne de servir de leçon aux rois). Acquaviva et d'autres encore l'exhortoient à profiter de la conjoncture pour venger l'Espagne du mépris et de la mauvaise foi de la maison d'Autriche, et de l'enlèvement de Molinès.

Plaintes et menaces de Gallasch, qui font trembler le Pape*.

Gallasch, ambassadeur de l'Empereur à Rome[2], ne tarda pas à se plaindre fortement au Pape que le roi d'Espagne employoit l'indult qu'il lui avoit accordé sur le clergé, non contre les Turcs, mais pour faire la guerre à l'Empereur, et s'étendit sur des projets qui attentoient à la neutralité de l'Italie. Le Pape répondit qu'il n'avoit point encore à se plaindre du roi d'Espagne, qui lui avoit promis un secours maritime contre les Turcs; qu'il n'étoit pas en droit de trouver mauvais que, après avoir exécuté sa promesse, l'escadre s'employât à quelque chose d'utile à son service; et que, à l'égard de la neutralité d'Italie, il n'en pouvoit rien dire, parce que jamais on ne lui avoit fait part du traité pour l'établir; qu'il étoit vrai que le roi d'Espagne lui avoit offert de ne point inquiéter l'Empereur pendant la guerre d'Hongrie, mais avec une condition réciproque, que l'Empereur avoit refusée. Gallasch, court de raisons, mais qui connoissoit le terrain, répondit par des menaces que l'Empereur feroit incessamment une trêve avec les Turcs, et qu'il enverroit quarante mille hommes en Italie, dont l'État ecclésiastique et celui de

1. Ci-dessus, p. 144.

2. Ci-dessus, p. 136. Saint-Simon reprend à la page 590 des Mémoires de Torcy.

* A la suite de cette manchette, Saint-Simon a biffé : « Il écrit au Roy d'Esp., revocque les Indults qu'il luy avoit accordés; desire au fonds qu'il reussisse contre l'Emp^r. »

Parme entendroient parler les premiers. Il n'en falloit pas tant pour effrayer le Pape. Aussitôt après l'audience, il manda l'envoyé de Parme[1], et le conjura de dépêcher à l'instant un courrier à Madrid, d'y représenter vivement le péril imminent où le duc de Parme se trouvoit exposé, et de n'y rien oublier pour détourner toute entreprise capable de troubler le repos de l'Italie.

Frayeur de toute l'Italie.

Outre ces menaces, les projets de la cour de Vienne inquiétoient cruellement les princes d'Italie, et faisoient trembler les Vénitiens, environnés en terre ferme par les États et les troupes de l'Empereur, qui vouloit encore se rendre maître de leurs mers par de nouveaux ports dans le golfe Adriatique, et les assujettir par les forces maritimes qu'il se proposoit d'y établir. On disoit de plus qu'il prétendoit mettre dans Livourne une garnison allemande, et qu'il avoit fait demander des subsides au Grand-Duc en des termes de la dernière hauteur. D'autre part, les ministres du roi d'Espagne l'avertissoient que l'Empereur persistoit toujours dans la maladie de retourner en Espagne, par conséquent de la nécessité de le prévenir.

Hauteur et sécurité d'Alberoni.

Au contraire, Rome redoubloit ses instances pour détourner le roi d'Espagne de toute entreprise sur l'Italie, et n'oublioit aucune raison d'honneur, d'intérêt ni de conscience. Mais le Pape parloit à un sourd qui, ne craignant plus rien de sa part depuis qu'il en avoit reçu le chapeau, s'inquiétoit peu de ses exhortations et de ses menaces.

Stair[2] s'étoit déchaîné à Paris contre Alberoni à l'occasion de l'entreprise, quoique encore ignorée pour le lieu. Alberoni lui rendoit la pareille, et disoit que le roi d'Espagne demanderoit justice au roi d'Angleterre de cet homme vendu à l'Empereur. Alberoni ne vouloit plus écouter les sollicitations de l'Angleterre d'envoyer un ministre à Londres travailler à la paix avec l'Empereur,

1. Ce Santi, dont il a été parlé, p. 137.
2. Torcy, p. 597 et suivantes.

par la médiation de la France et de l'Angleterre. Il trouvoit que cette démarche ne se pouvoit faire avec honneur, que l'affaire étoit sans lueur ni apparence de succès, vision ou piège de la cour de Vienne. Il disoit que l'offre d'assurer la succession de Parme aux enfants de la reine, tandis que le duc de Parme et son frère n'étoient ni vieux, ni hors d'espérance d'avoir des enfants, troubleroit plutôt l'Italie qu'elle n'apporteroit d'avantage à ces princes collatéraux. On étoit à la fin d'août sans être plus éclairci; mais on ne doutoit plus qu'il ne s'agît de la Sardaigne.

Aldrovandi veut persuader que l'entreprise se fait malgré Alberoni. Mouvements partout contre cette entreprise* et opinions diverses.

Aldrovandi, pour faire sa cour au cardinal Alberoni, publioit que l'entreprise se faisoit contre son avis, qu'il s'y étoit opposé en vain, qu'il avoit eu la sage précaution d'en conserver les preuves; que, voyant enfin qu'il ne la pouvoit empêcher, il avoit au moins détourné le plus grand mal, et fait résoudre la Sardaigne pour préserver l'Italie. Il falloit nommer l'auteur d'un conseil dont Alberoni vouloit se défendre. Sur sa parole, Aldrovandi répandit que c'étoit le conseil d'État, dont l'emportement avoit été extrême. Sur la même foi, que ce nonce prétendoit très sincère, il donnoit les Hollandois pour favoriser sous main l'entreprise, pour occuper l'Empereur loin des Pays-Bas. L'Angleterre ne laissoit pas seulement soupçonner ses intentions. Ses embarras domestiques faisoient juger que son intérêt la portoit à voir avec beaucoup de peine l'Europe prête à s'embraser de nouveau. Pour la France, elle s'étoit expliquée. Le duc de Saint-Aignan avoit représenté que le Roi, garant de la neutralité d'Italie, ne pouvoit approuver une entreprise qui y contrevenoit[1]. Il avoit excité le nonce de solliciter le Pape d'em-

1. Voyez au sujet de la conduite du duc de Saint-Aignan *Philippe V et la cour de France*, par Mgr Baudrillart, tome II, p. 277-279. Louville (*Mémoires*, tome II, p. 243) estime que l'ambassadeur manqua de clairvoyance.

* Après *entreprise*, Saint-Simon a biffé *sur la Sardaigne*.

ployer les offices de père commun; enfin il avoit essayé de toucher par la fâcheuse situation du duc de Parme, à qui l'Empereur demandoit hautement de fortes contributions. Ce prince manquoit d'argent. Il avoit inutilement recours à l'Espagne, qu'il exhortoit toujours, et avec aussi peu de succès, de donner au Pape la dernière satisfaction qu'il desiroit, sur le livre du duc d'Uceda dont on a parlé[1]. Del Maro ne cessoit d'avertir son maître que l'entreprise regardoit la Sicile, et les ministres d'Angleterre, d'Hollande et de Venise à Madrid s'épuisoient en inquiétudes et en raisonnements.

L'Espagne publie un manifeste contre l'Empereur.

Enfin[2] le moment arriva d'éclaircir l'Europe. L'Espagne fit publier par ses ministres dans les cours étrangères un manifeste contenant les raisons qui l'engageoient d'attaquer l'Empereur et de tourner ses armes sur la Sardaigne[3], au lieu de joindre sa flotte à l'armée chrétienne, comme elle avoit fait l'année précédente, et comme elle l'avoit promis et résolu encore pour cette année. Ce manifeste rappeloit tous les manquements de parole, les déclamations injurieuses, le détail de tout ce qui s'étoit passé depuis le traité d'Utrecht jusqu'à l'enlèvement du grand inquisiteur par les Impériaux[4]. Il finissoit en montrant la nécessité où l'honneur et toutes sortes de raisons obligeoient le roi d'Espagne de se venger. Cellamare, avec ce manifeste, reçut ordre de déclarer au

Déclaration vague de

1. Ci-dessus, p. 143. — 2. Mémoires de Torcy, p. 602 et suivantes.

3. Le texte français de ce manifeste, signé du marquis Grimaldo, secrétaire d'État, est donné par la *Gazette d'Amsterdam*, n° LXXX ; on le trouve aussi dans le tome X des *Mémoires de Lamberty*, p. 226, avec deux mémoires de Beretti-Landi, ambassadeur d'Espagne à la Haye, pour le présenter aux États-Généraux et pour l'expliquer, datés des 18 et 21 septembre (p. 225 et 228). Les États-Généraux y répondirent seulement le 13 novembre (p. 232). Dans le même recueil (p. 233-253), il y a d'assez longues « Considérations » sur ce manifeste et la lettre adressée par Cellamare au maréchal d'Huxelles, en lui transmettant le même texte.

4. Molinès : ci-dessus, p. 42.

Cellamare au Régent. Efforts d'Alberoni pour exciter toutes les puissances contre l'Empereur ; veut acheter des vaisseaux dont il manque ; on est refusé. Ses bassesses pour l'Angleterre inutiles.

Régent que la conquête de la Sardaigne n'empêcheroit pas le roi d'Espagne de donner l'équilibre à l'Europe nécessaire à sa sûreté[1], lequel étoit impossible tant que l'Empereur conserveroit la supériorité qu'il avoit en Italie. Alberoni n'oublioit rien pour faire peur à toutes les puissances de celle de l'Empereur, qui vouloit tout envahir, et qui n'avoit ni règle, ni parole, ni justice, et qui n'entreroit jamais sincèrement dans aucune négociation de paix, quoiqu'il en voulût amuser l'Espagne par artifice, par l'intervention de la Hollande et de l'Angleterre, et avec lequel il n'y avoit plus d'autre parti que celui de se bien préparer à faire la guerre. La Sardaigne, en effet, n'étoit qu'un essai. Alberoni prétendoit bien avoir une armée plus considérable l'année suivante, et plus de forces sur mer. Mais le temps étoit court; sa marine ne répondoit pas à ses desseins : il voulut acheter des navires en Hollande et en Angleterre, et il en fut refusé. Néanmoins il la ménageoit beaucoup[2]. Il lui offrit de cesser tout commerce avec le Prétendant, et de faire incessamment avec les Anglois un traité de commerce à leur satisfaction[3].

Singulières informations d'Alberoni sur Ripperda. Cet ambassadeur cru vendu à Alberoni et soupçonné de vouloir s'attacher au service du roi

On le croyoit sûr de la Hollande. Ripperda eut la sotte vanité de laisser croire qu'il avoit eu part au secret de l'entreprise. Les traitements qu'il recevoit du roi d'Espagne confirmoient cette opinion. On savoit encore qu'Alberoni s'étoit exactement informé en Hollande du caractère de cet ambassadeur, quoiqu'il le connût par lui-même, de son bien, de ses charges, des distinctions dont il jouissoit dans sa province, et on en soupçonnoit que, s'il[4] agissoit par ordre de ses maîtres, il agissoit

1. La déclaration fut verbale; car il n'en est rien dit dans la lettre de l'ambassadeur à M. d'Huxelles.

2. Il ménageait l'Angleterre. Le texte de Torcy est plus clair.

3. Le traité de commerce était fait depuis longtemps : tome XXX, p. 18; Alberoni offrait seulement de régler au gré de l'Angleterre certaines affaires particulières alors en suspens.

4. Si Ripperda agissait; le texte de Torcy ne laisse pas de doute.

d'Espagne. Aldrovandi cru, à Rome et ailleurs, vendu à Alberoni. Artifice de ce dernier sur son manque d'alliés; ses offres à Ragotzi.

encore plus pour son intérêt et dans la vue de s'attacher au service du roi d'Espagne. Le nonce n'étoit pas moins soupçonné que lui d'être vendu à Alberoni. Tout ce qui s'étoit passé de publiquement intime entre eux, depuis son arrivée à l'Escurial, jusqu'à le faire loger dans son appartement, ces circonstances faisoient croire à quelques-uns que le Pape étoit d'intelligence avec l'Espagne, à la plupart que son nonce étoit livré à Alberoni. Cette dernière opinion régnoit à Rome, d'où le nonce recevoit les reproches les plus durs. Il étoit trop difficile au premier ministre d'imposer au monde sur les sentiments de l'Angleterre et de la Hollande à l'égard de son entreprise. Quoique sans alliés, il vouloit pallier cette vérité. Espérant que [ce que] le roi de Suède pensoit là-dessus étoit moins démêlé, il essaya d'en profiter pour laisser croire que ce prince étoit de concert avec l'Espagne. Pour la France, il étoit évident qu'elle ne vouloit point de guerre, et qu'elle ne prendroit point de part à celle que l'Espagne alloit faire. Mais on laissoit entendre avec succès qu'elle ne seroit pas fâchée de voir les principales puissances en guerre entre elles, pour avoir le temps de remédier à ses désordres domestiques. Alberoni fut ravi du passage de Ragotzi en Turquie[1]. Il lui promit un vaisseau pour en faire le trajet, s'il n'en pouvoit obtenir un en France, et lui fit espérer des secours s'il en avoit besoin dans la suite.

Fureur d'Alberoni contre Giudice. Crainte et bassesse de ses neveux. Le roi d'Espagne défend à ses sujets de voir Giudice

Cette négociation passa fort secrètement par Cellamare, qui étoit d'autant plus attentif à plaire à Alberoni que ce cardinal étoit irrité au dernier [point] de la manière dont Giudice avoit parlé au consistoire de sa promotion. Il faisoit de son ressentiment celui de Leurs Majestés Catholiques, vouloit persuader que la conduite de ce cardinal étoit également offensante pour elles et pour le Pape même, protestoit qu'elle auroit perdu Cellamare si son amitié personnelle pour lui n'en avoit détourné le coup.

1. Ci-dessus, p. 113.

Le prélat Giudice, frère de Cellamare[1], avoit écrit avec toute la bassesse possible à Alberoni, qui résolut de faire tomber toute sa colère sur le cardinal leur oncle. Le roi d'Espagne manda donc à Acquaviva qu'il regardoit désormais ce cardinal comme livré à l'Empereur, et travaillant à la négociation pour assurer la possession de la Toscane à l'Empereur et un État souverain en Toscane aux neveux du Pape; qu'il lui défendoit de le voir, et tout commerce direct ou indirect avec lui, et lui ordonnoit d'intimer la même défense à tous ses sujets et affectionnés à Rome.

à Rome, et tout commerce avec lui.

Point de la succession de Toscane. Manèges des ministres hanovriens pour engager le Régent à s'unir à l'Empereur.

Cette succession de Toscane[2] faisoit alors un grand point dans les négociations entamées pour assurer le repos de l'Europe. Les ministres hanovriens du roi d'Angleterre étoient parvenus à faire exclure le roi de Prusse dans le traité[3], jusqu'à ce que la négociation fût achevée. Ce point gagné sur le Régent, comme on l'a déjà vu[4], ces mêmes ministres, dévoués à l'Empereur pour leurs intérêts particuliers de famille, firent entendre au Régent, pour l'intimider, que, si la campagne d'Hongrie étoit heureuse, la négociation qu'il avoit commencée seroit bien plus difficile; qu'il ne devoit donc pas laisser échapper l'occasion de s'assurer l'appui de l'Empereur, parce que, étant uni avec lui et avec le roi d'Angleterre, il se mettroit à couvert des entreprises des malintentionnés de France. Ils lui rendoient suspects ceux qui le détournoient de suivre cette route, comme étant des créatures de l'Espagne. Ils vouloient persuader au Régent que plus ces gens-là s'acharnoient à traverser la négociation, plus il devoit avoir d'empressement de la conclure; qu'il pouvoit aisément le faire jusqu'à la signature, sans leur en donner connoissance, après quoi, sûr qu'il seroit des

1. Nicolas del Giudice : tome ci-dessus, 2
2. Mémoires de Torcy, p. 609 et suivantes.
3. Dans le traité de la Quadruple alliance, qu'on négociait alors.
4. Ci-dessus, p. 133.

principales puissances de l'Europe, rien ne l'empêcheroit d'envoyer promener des ministres si opposés à une négociation si avantageuse.

L'Angleterre desire la paix de l'Empereur et de l'Espagne et veut envoyer faire des efforts à Madrid. Ruses à Londres avec Monteleon.

Dans le desir de l'avancer, l'Angleterre pressoit la cour de Vienne d'envoyer à Londres le secrétaire Pentenrieder, comme le seul capable de la conduire à une bonne fin[1]. Mais il ne suffisoit pas de traiter seulement avec l'Empereur; il falloit obtenir le consentement de l'Espagne, puisqu'il ne s'agissoit pas d'exciter une nouvelle guerre, mais d'assurer le repos de l'Europe. Le roi d'Angleterre résolut donc d'envoyer à Madrid un homme de confiance et de poids, pour représenter au roi d'Espagne que l'Angleterre, engagée par son dernier traité avec l'Empereur de lui garantir généralement tous les domaines dont il étoit en possession, à l'exception seulement de la Hongrie, ne pouvoit s'empêcher de le secourir lorsque les armes espagnoles l'attaqueroient en Italie. On proposa pour cette commission le général Cadogan, en qui le roi d'Angleterre avoit une confiance particulière, et de faire passer en même temps une escadre dans la Méditerranée, pour donner plus de force à ses discours, ou pour contenir les Espagnols, s'ils vouloient faire quelque entreprise en Italie[2]. Stanhope, alors secrétaire d'État, feignoit d'être ami particulier de Monteleon, et, sous couleur d'amitié, tous ses propos ne tendoient qu'à l'intimider sur les résolutions que le roi d'Angleterre seroit obligé de prendre, et par l'engagement du traité, et par les ménagements qu'il devoit comme prince de l'Empire, auxquels ses ministres allemands étoient fort attentifs; que quelques Anglois, des principaux même, s'y laissoient entraîner, se souciant peu du préjudice que le commerce de la nation pourroit souffrir de la rupture avec l'Espagne. Tandis

1. Voyez la *Gazette d'Amsterdam,* n° LXXXII, correspondance de la Haye.

2. Les ministres anglais renoncèrent bientôt à cet envoi de Cadogan: ci-après, p. 159.

qu'il lui parloit comme ami, Sunderland lui disoit les mêmes choses avec la hauteur naturelle aux Anglois. Il reprochoit en termes durs à l'Espagne de vouloir allumer une guerre générale. Il l'assura qu'elle ne seroit suivie de personne; que le Régent déclaroit vouloir maintenir la neutralité d'Italie; que l'Angleterre étoit dans les mêmes sentiments, et particulièrement obligée par son traité de garantie avec l'Empereur; que la Hollande suivroit les traces de l'Angleterre; que, si l'Espagne comptoit sur des mouvements à Naples, elle devoit savoir qu'on y voudroit changer de gouvernement toutes les semaines, et que, si le roi de Sicile avoit quelque part aux desseins de l'entreprise de l'Espagne, il auroit bientôt lieu de s'en repentir. On soupçonnoit beaucoup en effet cette prétendue intelligence, parce qu'il n'entroit dans la tête de personne que l'Espagne seule et sans alliés entreprît d'attaquer l'Empereur.

Soupçons et vigilance de Königsegg à Paris. Entreprise sur Ragotzi sans effet. Les Impériaux lui enlèvent des officiers à Hambourg.

Les Impériaux[1], plus persuadés que personne du mauvais état de l'Espagne, travailloient de tous côtés à en pénétrer les intelligences secrètes. La France leur étoit toujours suspecte. Königsegg y redoubloit d'attention pour découvrir s'il se faisoit dans le royaume quelques mouvements de troupes, quelques préparatifs capables d'augmenter les soupçons. Ne trouvant rien, il se réduisoit à veiller sur la conduite de Ragotzi et sur les secours qu'il pouvoit espérer. Un coquin, nommé Vetès[2], qui avoit été envoyé de Ragotzi en France, s'offrit à Königsegg. Son maître l'avoit disgracié. Il promit à l'ambassadeur de l'Empereur de l'informer de tout ce qu'il

1. Torcy, p. 614 et suivantes.

2. Saint-Simon l'appelle *Welez*. — Torcy disait seulement : « un malheureux » ; mais il le nomme plus tard. Un passage des Mémoires du baron de Breteuil (ms. Arsenal 3864, p. 81) cite un baron de Vetès ou Velès, agent du prince Ragotzi en France, remplacé en 1712 par l'abbé Brenner, dont il sera parlé plus loin p. 197. C'est Ladislas Vetésy, dit le baron de Vetès, allié aux Karolyi. M. Horn ne parle pas de sa trahison.

pourroit découvrir. Il lui donna une lettre de la princesse Ragotzi[1] à ce prince, qu'il prétendit avoir interceptée. Il l'assura qu'il y avoit un traité fait, à Paris, entre le Czar et Ragotzi, où les rois de Suède et de Pologne étoient compris, et que le moyen le plus sûr d'en empêcher l'effet étoit d'assassiner Ragotzi passant dans l'État d'Avignon, parce qu'il n'y avoit rien à craindre dans la souveraineté du Pape. Il l'avertit aussi de faire arrêter à Hambourg un officier appelé Chavigny, que Ragotzi envoyait en Pologne, et cela fut exécuté de l'autorité de l'Empereur[2].

Baron de Gœrtz mis en liberté. Le Czar plus que froid aux propositions du roi d'Angleterre, lequel rappelle ses vaisseaux de la mer Baltique.

Les États de Gueldre, sans consulter les États-Généraux, rendirent, au commencement[3] d'août, la liberté au baron de Gœrtz[4], lassés d'être les geôliers du roi d'Angleterre, qui en fut très fâché, et encore plus d'une course que le Czar, encore en Hollande, fit alors au Texel, qu'on crut moins de curiosité que pour conférer avec Gœrtz[5]. Ce soupçon fut confirmé par la froideur que Whitworth, envoyé d'Angleterre, trouva dans ce monarque. L'amiral

1. Charlotte-Amélie de Hesse-Rheinfels : tome VIII, p. 311. Elle s'était réfugiée au couvent de la Visitation de la rue Saint-Jacques.

2. Les correspondances de Hambourg insérées dans les gazettes ne parlent pas de l'arrestation de ce Chavigny, dont nous ignorons l'identité.

3. Les mots *au com^t* sont en interligne, au-dessus de *sur la fin*, biffé.

4. C'est Torcy qui met cette libération sur le compte des États de Gueldre. La *Gazette* (p. 407) dit que le baron de Gœrtz fut mis en liberté le 1er août selon la résolution prise, le 27 juillet, par les États-Généraux ; voyez aussi la *Gazette d'Amsterdam*, n° LXIII. Il faut remarquer que le roi Georges avait fait relâcher Gyllenborg dès le 23 juillet (*Gazette*, p. 383) ; il ne put donc être « très fâché » de la même mesure prise pour Gœrtz ; cependant il fit présenter une protestation par son ministre en Hollande (*Mémoires de Lamberty*, tome X, p. 84 ; voyez aussi les pièces insérées dans le même recueil, p. 81-89).

5. C'était pour y voir les vingt-cinq vaisseaux de la Compagnie des Indes orientales, qui venaient d'y arriver, disent la *Gazette*, p. 395, et la *Gazette d'Amsterdam*, n° LXIII.

Norris[1], que le roi d'Angleterre lui crut agréable, et par lequel il lui fit proposer un traité de commerce et quelques projets pour la paix du Nord[2], ne fut pas mieux reçu. Les vaisseaux anglois qui se trouvoient dans la mer Baltique eurent ordre de revenir dans les ports d'Angleterre. Georges vouloit se trouver en état de les employer comme il le jugeroit à propos, suivant les mouvements de ceux d'Espagne, en continuant néanmoins d'assurer le roi d'Espagne de la correspondance parfaite qu'il vouloit entretenir avec lui.

Situation personnelle du roi d'Angleterre avec les Anglois; il choisit le colonel Stanhope, cousin du secrétaire d'État, pour aller en Espagne.

Quelques ménagements[3] qu'il eût pour l'Empereur, ses plaintes contre l'Espagne étoient froidement écoutées à Londres, d'où néanmoins, pour apaiser un peu les Impériaux, on fit partir le colonel Guillaume Stanhope, cousin du secrétaire d'État[4], pour aller en Espagne. Il devoit d'abord passer en Hollande avec Cadogan, et le mener peut-être en Espagne[5]; mais, outre que ce général y étoit fort suspect, le ministère anglois crut en avoir besoin à Londres pour manéger dans le Parlement, qui devoit bientôt se rassembler. Georges n'avoit pu parvenir à se concilier l'affection des Anglois depuis qu'il étoit monté sur le trône. Ils le croyoient dévoué à l'Empereur; eux l'étoient à leur commerce, et on parloit haut à Londres, à la Bourse[6], contre la rupture avec l'Espagne.

Visite et singulier conseil de

Châteauneuf, ambassadeur de France à la Haye, alla un soir trouver Beretti[7]. Il lui dit, sous le plus grand

1. Jean Norris: tome XII, p. 39.
2. *Gazette*, p. 383; *Gazette d'Amsterdam*, n° LXIV.
3. Mémoires de Torcy, p. 618.
4. Il a déjà été parlé de lui dans le tome XVIII, p. 49.
5. La *Gazette d'Amsterdam*, Extraordinaire LXXXV, annonce l'arrivée à Madrid du seul colonel Stanhope à la fin de septembre.
6. « *Bourse* se dit dans plusieurs villes du lieu où s'assemblent les marchands et les banquiers pour traiter de leur affaires » (*Académie*, 1718). Sur la Bourse de Londres, voyez aux Additions et Corrections.
7. Saint-Simon prend tout le récit qui va suivre dans les Mémoires de Torcy, p. 621 et suivantes.

Châteauneuf à Beretti.

secret, qu'il avoit un conseil à lui donner, dont il étoit moins l'auteur que le canal. Ce conseil fut que l'Espagne ne devoit pas s'alarmer des raisons ni des menaces de l'Angleterre pour l'engager à se désister de son entreprise, mais témoigner son étonnement de voir que cette couronne, après avoir si tranquillement souffert tant d'infractions de l'Empereur au traité dont elle étoit garante, tant pour la sortie des troupes allemandes de la Catalogne que pour la neutralité d'Italie, rompît aujourd'hui le silence, et prît un ton si différent de celui dont elle avoit usé à l'égard de l'Empereur. Il ajouta que le roi d'Espagne devoit dire que, n'ayant jamais fait de paix avec la maison d'Autriche, il se lassoit enfin d'en recevoir tant d'insultes; qu'il s'étonnoit de la protection qu'il sembloit que le roi d'Angleterre vouloit donner à la conduite de la cour de Vienne, après tous les avantages obtenus par les Anglois de Sa Majesté Catholique pour leur commerce; mais qu'il étoit aisé de l'interdire, et de donner des marques de ressentiment, si cette nation continuoit à favoriser les seuls ennemis de l'Espagne, qui étoit un argument bien fort pour les contenir. Cela fut dit avec un air si naturel et si sincère que Beretti ne fut embarrassé que sur l'auteur du conseil, entre des membres principaux des États-Généraux, ou par ordre du Régent. En ce dernier cas, Beretti conclut que la France seroit bien aise de voir l'Italie délivrée du joug de la maison d'Autriche, dont la puissance devenoit formidable, et la devenoit encore davantage alors par les victoires que le prince Eugène venoit de remporter sur les Turcs et la prise de Belgrade[1].

Sentiment des ministres d'Angleterre sur l'entreprise de l'Espagne en soi.

Néanmoins les ministres d'Angleterre craignoient que l'Empereur ne fût attaqué en Italie. Ils dirent même à Monteleon que, si l'entreprise regardoit la Toscane, même de mettre garnison dans Livourne du consentement du Grand-Duc, la conséquence en seroit bien moins grande

1. Ci-dessus, p. 115-116.

pour l'Angleterre que si elle se faisoit à Naples ou en d'autres États appartenant à l'Empereur. Les ministres de ce monarque à Londres ne cessoient de presser l'exécution de la garantie par des secours effectifs, avec peu de succès, soit qu'on y voulût voir celui de l'entreprise d'Espagne, ou que leurs personnes ne fussent pas agréables.

Wolkra rappelé à Vienne. Pentenrieder attendu à Londres en sa place pour y traiter la paix entre l'Empereur et l'Espagne avec l'abbé Dubois.

Wolkra fut en ce temps-là rappelé à Vienne pour faire place à Pentenrieder[1] pour traiter la paix de l'Empereur avec le roi d'Espagne, par la médiation de la France, de l'Angleterre et de la Hollande, sur le fondement des propositions faites l'année précédente à Hanovre, concertées avec l'abbé Dubois, qui depuis avoit toujours suivi cette négociation, et qui devoit la venir reprendre jusqu'à son entière décision.

Artifices de Saint-Saphorin auprès du Régent de concert avec Stair.

Saint-Saphorin, qui la conduisoit à Vienne pour le roi d'Angleterre, cherchoit plus à se faire valoir qu'à la mener au gré du Régent. Il ne chercha dans les commencements qu'à lui inspirer des défiances des personnes qui l'environnoient et qu'il pouvoit consulter. Il disoit que le comte de Sinzendorf[2] lui avoit souvent parlé des cabales qui se formoient contre lui, et vouloit, sur ce qu'il avoit tiré de ce ministre et de quelques autres à Vienne, qu'il étoit de l'intérêt de l'Empereur de soutenir ceux du Régent, dont les ennemis attachés aux maximes du gouvernement précédent vouloient exciter des brouilleries dans l'Europe, et réunir ensemble les deux monarchies de France et d'Espagne ; que l'unique moyen de s'y opposer étoit une union étroite entre l'Empereur et le Régent, qui lui donnât courage et force nécessaire d'anéantir ses ennemis, qui étoient aussi ceux de l'Empereur, et c'étoit, disoit-il, l'avis de Sinzendorf. Stair, sous une apparente affection, avoit souvent tenu les mêmes

1. Wolkra partit au commencement de novembre, et Pentenrieder arriva en même temps (*Gazette*, p. 550 et 562).
2. Philippe-Louis-Wenceslas : tome VI, p. 245.

langages. Il s'étonnoit de la douceur et de la patience du Régent, qui à son avis, s'il avoit un procès devant le conseil de régence, ne l'y gagneroit pas. Lui et Saint-Saphorin, par qui la négociation passoit, tâchoient d'inspirer, à Vienne, l'opinion du peu d'autorité du Régent, en quoi ils ne pouvoient se déguiser leur mensonge, surtout Stair, qui étoit sur les lieux. Königsegg n'étoit chargé de rien que du cérémonial. L'Empereur vouloit qu'il obtînt les mêmes distinctions dont jouissoit le nonce[1], mais avec un ordre secret de s'en désister s'il ne pouvoit soutenir cette prétention sans se mettre hors d'état de traiter les affaires dont il pourroit être chargé. La cour de Vienne, embarrassée dans la guerre d'Hongrie, avoit une grande inquiétude que l'entreprise d'Espagne ne se bornât pas à la Sardaigne. L'Angleterre, qui lui trouvoit trop d'ennemis, ne se pouvoit persuader que le roi de Sicile ne fût du nombre par son intérêt et par celui de l'Espagne, qu'on n'imaginoit pas pouvoir s'en passer, et les ministres du roi d'Angleterre ne se pouvoient rassurer sur les réponses constantes que la Pérouse, ministre de ce prince à Londres[2], faisoit à leurs questions. Les ministres allemands de Georges, aussi ardents que ceux de l'Empereur, ne cessoient de le presser d'aider ce prince et[3] de hâter le départ du colonel Stanhope[4]. Bothmar étoit le plus ardent; mais Bernstorff, plus modéré, concouroit en tout avec lui.

Vaine tentative de l'Empereur pour de nouveaux honneurs à son ambassadeur en France. Inquiétude de l'Angleterre; ses soupçons du roi de Sicile.

Misérables flatteries à Alberoni.

Les flatteurs d'Alberoni[5] le louoient particulièrement de son impénétrable secret, inconnu depuis tant d'années

1. Sur les distinctions que les nonces pouvoient avoir sur les ambassadeurs des têtes couronnées, voyez le Cérémonial de Godefroy dans le tome IV du Supplément au *Corps diplomatique* de Du Mont, p. 2 et suivantes, 36 et suivantes.

2. Tome XXXI, p. 323.

3. Les mots *ce Prince et* sont en interligne, au-dessus de *l'Empr*, biffé.

4. Ci-dessus, p. 159.

5. Mémoires de Torcy, p. 629 et suivantes.

Cellamare excuse et confie le secret de l'entreprise de l'Espagne au Régent, dont la réponse nette ne le satisfait pas.

en Espagne ; mais il avoit été trop poussé à l'égard de la France ; elle s'en plaignoit. Enfin, vers la fin d'août, Cellamare reçut ordre du roi d'Espagne de rompre le silence, et de dire au Régent[1], que, s'il ne lui avoit pas communiqué plus tôt son projet, il ne le devoit pas attribuer à manque de confiance, mais à égard et à considération, pour ne l'exposer à aucun embarras à l'égard de l'Empereur, et, ajouta Cellamare de lui-même, à celui de mécontenter le conseil de régence en ne lui en faisant point part, ou, en la lui faisant, d'en exposer le secret. Il n'oublia rien pour faire goûter ce long mystère ; mais il n'eut pas lieu d'être content de trouver le Régent persuadé de l'intérêt de la France à conserver la paix, et que, loin d'entrer dans les vues du roi d'Espagne, il ne devoit rien oublier pour empêcher la moindre altération dans la tranquillité publique. Cellamare attribua cette disposition à des vues futures et personnelles. Cet ambassadeur, qui vouloit faire sa cour, regardoit comme le point capital l'établissement des droits de sa reine sur la succession de Toscane, et comme celle qui devoit être soutenue avec le plus de force, l'épée et la plume à la main. Mais il se plaignoit du peu de prévoyance qu'il trouvoit en France, où le présent seul faisoit impression sur les esprits. En même temps des émissaires de l'Empereur tâchoient de lui faire accroire que la France agissoit de concert avec l'Espagne pour le dépouiller[2] de ce qu'il possédoit en Italie, ainsi que le roi de Sicile.

Nouveau complot des Impériaux pour se défaire de Ragotzi inutile.

Supposant aussi les mouvements des Mécontents d'Hongrie comme une branche du projet, ils firent arrêter à Hambourg des officiers attachés à Ragotzi[3], et prirent des mesures pour le faire enlever ou tuer lui-même, soit qu'il voulût passer en Hongrie, ou joindre les Espagnols

1. Ni Dangeau, ni les gazettes ne mentionnent l'audience de l'ambassadeur.
2. Pour dépouiller l'Empereur.
3. Notamment ce Chavigny dont il a été parlé ci-dessus, p. 158.

en Italie, et on sut que l'un d'eux devoit recevoir six livres par jour, outre les dédommagements des frais de la suite[1] de ce prince, auquel on détacha aussi d'autres espions. L'inquiétude des Impériaux étoit tellement étendue qu'une espèce d'agent du Czar, nommé le Fort[2], étant parti alors de Paris pour Turin, ils en inférèrent des liaisons secrètes de ce prince avec le roi de Sicile. Le Czar étoit très suspect aux Anglois. On a vu que Whitworth et l'amiral Norris l'avoient inutilement caressé en Hollande sur le commerce et sur les vues de la paix du Nord, et sur l'amitié du roi d'Angleterre[3]. Les Moscovites, pour toute réponse, avoient insisté sur le projet agité l'hiver précédent; que c'étoit uniquement sur ce pied-là, et d'une garantie mutuelle, qu'ils traiteroient avec le roi d'Angleterre; qu'ils ne s'engageroient pas à former un concert pour la paix, non plus qu'à tenter aucune entreprise, quand l'engagement ne seroit que pour un an. Les Anglois, dans ce mécontentement du Czar, s'en consolèrent sur l'espérance, qu'ils commencèrent à prendre, que les dispositions du Régent étoient sincères, qu'il observeroit la Triple alliance, qu'il agiroit de bonne foi avec eux pour empêcher le renouvellement de la guerre.

Sèche réponse des ministres russiens aux propositions de l'Angleterre.

La flotte espagnole en Sardaigne.

On sut enfin[4] que, la flotte d'Espagne ayant fait voile de Barcelone le 15 juillet, une partie étoit arrivée devant

1. Des frais qu'il ferait pour suivre.

2. Cet agent était un neveu du général François le Fort, mort en 1699, dont il a été parlé dans notre tome V, p. 53. Il s'était d'abord attaché au prince Mentchikoff (*Gazette d'Amsterdam*, 1713, n° LVII), et fut conseiller de commerce en Russie (*Recueil des instructions aux ambassadeurs de France en Russie*, tome I, p. 131); en 1721, on le retrouve au service du roi de Pologne, après avoir été chambellan du roi de Prusse, et Auguste le charge en avril de cette année d'une mission auprès du Czar (*Gazette*, 1721, p. 257). Une lettre que lui écrivit le Régent le 21 janvier 1717 est en copie dans le registre KK 1324 des Archives nationales, fol. 44 v°.

3. Ci-dessus, p. 158-159.

4. Torcy, p. 635.

Cagliari[1] le 10, l'autre le 21 août[2]; que le marquis de Lede, général des troupes, ayant fait toutes les dispositions nécessaires pour la descente, avoit fait sommer le marquis de Rubi, vice-roi pour l'Empereur[3]; que, sur son refus, sept mille huit cents[4] hommes avoient mis pied à terre; que le vice-roi, sommé une seconde fois, avoit répondu comme à la première; qu'il n'avoit que cinq cents hommes de garnison, et qu'on doutoit qu'[il] pût se défendre six ou sept jours au plus. Ce commencement de guerre conduisoit à un embrasement général de l'Europe, selon les raisonnements des politiques[5].

Le Pape, effrayé des menaces de Gallasch, révoque les indults accordés au roi d'Espagne, lui écrit une lettre à la satisfaction

Le vice-roi de Naples, craignant d'avoir bientôt les Espagnols sur les bras, prenoit toutes les mesures qui lui étoient possibles[6], et Gallasch, soupçonnant le Pape d'être d'intelligence avec l'Espagne, ne se contentoit d'aucunes raisons. Il le menaçoit, et demandoit qu'il se justifiât par des déclarations publiques, en répandant dans Rome les grands et imminents secours des princes engagés dans la Triple alliance et à la garantie de la neutralité de

1. Capitale de la Sardaigne : tome XVI, p. 170. — Saint-Simon écrit tantôt *Caillery*, tantôt *Caillari*.

2. Sur l'arrivée de la flotte espagnole en Sardaigne, le siège de Cagliari et la conquête temporaire de l'île par les Espagnols, on peut voir les correspondances de la *Gazette*, p. 462, 474-475, 487, 490, 501, 510, 513, 534, 539-540, etc., le *Mercure* d'octobre, p. 112-123; la *Gazette d'Amsterdam*, n°s LXXV et suivants; le *Journal de Dangeau*, p. 161, 164, 169, 171, 173, 174, 176. Il y a une relation du siège de Cagliari dans l'Extraordinaire XCIII de la *Gazette d'Amsterdam*.

3. Le marquis de Rubi était ce chef catalan que nous avons vu en 1715 défendre l'île de Majorque contre les troupes françaises et espagnoles (tome XXVI, p. 236). Il avait une réputation méritée d'énergie et de courage, et avait été nommé tout récemment à la vice-royauté de Sardaigne (*Gazette*, p. 343).

4. Le manuscrit de Saint-Simon porte *78000* ; mais Torcy dit nettement « sept mille huit cents », et les gazettes parlent de huit mille hommes.

5. Torcy, p. 635-636, développe ces raisonnements.

6. *Gazette*, p. 474-475, 486, 498, 522, etc.

des Impériaux, desire au fond succès à l'Espagne, offre sa médiation.

l'Italie[1]. Le Pape, épouvanté, résolut d'apaiser l'Empereur. Il rassembla devant lui la congrégation qui avoit examiné l'accommodement des cours de Rome et de Madrid[2]. Il y résolut de révoquer les concessions qu'il avoit faites au roi d'Espagne pour lui donner moyen d'équiper la flotte destinée contre les Turcs, qu'il employoit contre l'Empereur, et d'écrire au roi d'Espagne une lettre dont les Impériaux fussent contents ; cela fait, d'offrir sa médiation à l'Empereur pour calmer ces mouvements de guerre. Ces mesures, et la nouvelle que reçut le Pape en même temps d'Aldrovandi qu'il étoit en pleine possession de la nonciature, le rendirent plus traitable dans l'audience qu'il donna à Acquaviva. Ce cardinal crut même s'apercevoir qu'il craignoit que l'entreprise de Sardaigne ne réussît pas, ou que, si elle étoit heureuse, l'Espagne ne s'en tînt là. Le Pape voyoit qu'il y en avoit assez pour faire venir les Impériaux en Italie, et pas assez pour les en chasser, parce qu'il commençoit à paroître clair que l'Espagne étoit seule, et s'étoit embarquée sans aucuns alliés.

Misérables flatteries à Alberoni ; il fait ordonner à Giudice d'ôter les armes d'Espagne de dessus la porte de son palais à Rome ; sa conduite

Les flatteurs d'Alberoni le berçoient de la jonction du Pape, des Vénitiens et du roi de Sicile, dès que les Espagnols auroient mis le pied en Italie. Il étoit pourtant difficile que ces mêmes gens-là en crussent rien. Il sembloit que, dans cette conjoncture critique, il eût été du service du roi d'Espagne de réparer par des attentions et des grâces l'avantage, qu'il avoit perdu avec l'Italie, d'avoir, comme ses prédécesseurs, beaucoup de cardinaux dépendants, attachés et affectionnés. Au contraire

1. « Gallasch... vouloit obliger le pape à se justifier par des déclarations publiques, et, pour les obtenir de S. S., il faisoit répandre dans Rome que l'Empereur étoit sûr de recevoir incessamment un puissant secours de l'Angleterre, que le roi Georges étoit obligé à l'envoyer, s'étant engagé par le traité de la Triple alliance faite avec la France et la république d'Hollande à garantir les États que l'Empereur possédoit en Italie » (Torcy, p. 637).

2. Ci-dessus, p. 138.

d'y travailler, l'animosité d'Alberoni et d'Acquaviva contre Giudice lui attirèrent des désagréments publics. Le roi d'Espagne lui fit ordonner d'ôter de dessus sa porte à Rome les armes d'Espagne. Ses représentations furent inutiles, ainsi que les offices du Régent, qu'il réclama et que ce prince lui accorda. Il protesta de son attachement pour la France, de son empressement à le marquer. Il chercha à se lier au cardinal de la Trémoïlle, son ancien ami, malgré tout ce qui s'étoit passé entre la princesse des Ursins et lui. Il étoit de la congrégation du Saint-Office ; la Trémoïlle le ménagea par cette raison pour les affaires de France, que Bentivoglio et ses adhérents embrasoient plus que jamais[1].

et celle de ses neveux.

Victoire du prince Eugène sur les Turcs ; il prend Belgrade, etc. Soupçons de l'Empereur à l'égard de la France. Entreprise inutile sur la vie du prince Ragotzi. Deux François à lui arrêtés à Stade. Scélératesse de Vetès.

Ce fut en ce temps-ci que la position dangereuse de l'armée impériale, enfermée entre celle du grand vizir, qui venoit secourir Belgrade, et cette place assiégée, tenoit les amis et les ennemis de la maison d'Autriche dans une merveilleuse attente. Elle ne dura pas, et la victoire complète que le prince Eugène remporta sur les Turcs, la prise de Belgrade[2] et tous les succès qui la suivirent rapidement, fut une nouvelle incontinent répandue partout. Le Régent, livré à l'Angleterre, s'étoit rendu à ses instances sur son union avec l'Empereur ; mais ce prince, malgré la situation heureuse dans laquelle il se trouvoit, et les propositions qu'il recevoit de la part du Régent, se défioit de ses desseins cachés, qui est le caractère le plus facile, et en même temps le plus de celui de la cour de Vienne.

On a vu les desseins de cette cour sur Ragotzi[3]. Ses ministres n'oublioient rien pour veiller ses actions, et pour l'exécution de leurs ordres. Son séjour étoit encore matière d'un continuel soupçon à l'égard de la France.

1. Saint-Simon passe ici une dizaine de pages du manuscrit de Torcy relatives aux affaires de la bulle *Unigenitus* en France, et reprend son résumé à la page 653.

2. Ci-dessus, p. 115-116. — 3. Ci-dessus, p. 157-158.

Vetès, espion de l'Empereur dont on a déjà parlé[1], étoit chargé de le défaire de cet ancien chef des Mécontents d'Hongrie, à condition des plus grandes récompenses. Il avoit ordre de communiquer à Königsegg tout ce qui regardoit cette importante affaire. Sur les avis qu'il donna, l'Empereur fit arrêter à Stade[2] deux François qui étoient à Ragotzi : Charrier, son écuyer[3] ; l'autre avoit pris le nom de comte de l'Hospital[4]. Vetès informa Königsegg du départ de Ragotzi, de la route qu'il avoit prise, et des détails les plus précis, avec des réflexions qui donnoient au Régent toute la part de ce dessein, et tous les secours pour l'exécution. Ses preuves étoient que, Ragotzi ayant permis au jeune Berzini[5] d'aller joindre son père dans l'armée des Turcs, son rang de colonel et

1. Ci-dessus, p. 157.

2. Stade (Saint-Simon écrit *Staden*, contrairement à Torcy) est une ville du Hanovre, voisine de la rive gauche de l'Elbe, à l'ouest de Hambourg. — A cette arrestation doit se rapporter ce que dit la correspondance de Hambourg du 15 octobre dans la *Gazette*, p. 518 : « Plusieurs officiers de divers princes et États avoient commencé à faire faire ici des levées de soldats et de matelots ;... depuis quelques jours les magistrats ont reçu un mandement de l'Empereur, par lequel il leur est ordonné de ne plus permettre ces levées. »

3. Nous ne savons qui était ce Charrier. Peut-être était-il de la même famille que l'abbé Guillaume Charrier, si dévoué au cardinal de Retz, et que Gaspard Charrier, prévôt des marchands de Lyon en 1664-1665.

4. Nous ignorons quel aventurier se cachait sous ce pseudonyme.

5. Ladislas-Ignace, fils du Nicolas Berzini dont il a été parlé dans le tome XI, p. 264, et dont on francisa le nom en Bercheny, était né en Hongrie le 3 août 1689 ; il entra au service de France dès 1712 et eut le grade de colonel ; passé en 1717 en Hongrie, il y leva un régiment de hussards, qu'il ramena en France en 1719 et qui fut, jusqu'à la Révolution, commandé par un Bercheny. Maréchal de camp en 1738, il fut nommé inspecteur général des hussards en 1743 et lieutenant-général en 1744. Le duc de Lorraine Stanislas le fit son grand écuyer en 1738 et lui donna en 1748 le gouvernement de Commercy. Louis XV l'éleva en mars 1758 à la dignité de maréchal de France. Il mourut en 1778 ; aucune généalogie ne donne la date exacte de sa mort.

ses appointements lui étoient conservés au service de France. Vetès sut positivement le jour que Ragotzi arriva à Marseille, la maison où il logeoit, ses conférences avec l'envoyé turc, le vaisseau qu'il devoit monter, et qu'il lui avoit été préparé par ordre du comte de Toulouse, d'où il concluoit qu'il n'y avoit pas lieu de douter des secours et des intentions de la France contre l'Empereur. Cet homme se persuada que le prince Ragotzi ne continueroit pas son voyage à Constantinople lorsqu'il apprendroit la victoire et les conquêtes des Impériaux en Hongrie, et se flatta bien à son retour de ne pas manquer son coup pour en délivrer l'Empereur et se procurer les grâces sans nombre qui lui étoient promises. Il crut en même temps que l'Empereur voudroit que le coup fût précédé ou suivi de quelques plaintes au Régent. Il offrit de fournir telles preuves qu'on pourroit desirer pour justifier que le Régent étoit pleinement informé des desseins de ce prince, et par conséquent qu'il avoit manqué à la parole qu'il avoit donnée là-dessus à Pentenrieder, pendant que ce secrétaire étoit à Paris.

Cependant[1] l'Empereur écoutoit les propositions faites par l'Angleterre, et avoit promis de faire partir dans un mois Pentenrieder, pourvu que l'abbé Dubois se rendît en même temps à Londres. Il doutoit néanmoins toujours des véritables intentions du Régent. Il se proposoit de les examiner de près, par la conduite qu'il tiendroit sur le mouvement des Espagnols vers l'Italie. Il ne prétendoit s'engager qu'autant qu'il trouveroit ses avantages, et ne se pas contenter de peu.

Artifices de l'Angleterre et de Saint-Saphorin pour lier le Régent à l'Empereur et

Le roi d'Angleterre, bien plus enclin à l'Empereur qu'au Régent, n'oublioit rien pour se donner le mérite de ses services à la France, et Saint-Saphorin vantoit ses soins, qui valoient au Régent la considération personnelle de l'Empereur, qui, à cause de lui, vouloit bien laisser

1. Torcy, p. 657 et suivantes.

en tirer des subsides contre les rois d'Espagne et de Sicile.

un terme à l'Espagne pour accepter le traité, et qu'il consentoit en cas de refus qu'il fût libre à la France d'assister Sa Majesté Impériale d'argent sans être obligée à prendre les armes contre le roi d'Espagne. La même complaisance étoit accordée en cas qu'il fût question de faire la guerre au roi de Sicile, pour l'obliger à céder cette île. Saint-Saphorin relevoit beaucoup cette modération de l'Empereur, et les soins et l'habileté qu'il avoit mis en usage pour l'y conduire. Il louoit ce prince de donner cette marque du desir sincère qu'il avoit de concourir à l'affermissement du repos public. En même temps le roi d'Angleterre avertissoit le Régent d'être fort sur ses gardes contre le parti du roi d'Espagne en France, appuyé de toute l'ancienne cour, lequel, suivant tous les avis d'Hollande, étoit persuadé que, s'il arrivoit malheur au Roi, le Régent n'auroit pas assez d'amis pour le porter sur le trône. Enfin on ajoutoit que le Czar offroit ses secours au roi d'Espagne dans la vue de se conserver toujours une part considérable dans les affaires de l'Europe, et un prétexte de renvoyer et tenir de ses troupes en Allemagne. De tout cela Georges concluoit que, s'il s'élevoit une guerre civile en France, le Régent avoit grand intérêt d'acquérir, à quelque prix que ce fût, des amis assez puissants pour maintenir ses droits contre ses ennemis. Mais[1], pour une guerre civile, il faut des chefs en premier et en divers ordres, une subordination, des têtes et de l'argent. Il n'y avoit rien de tout cela en France. L'inanition étoit son grand mal ; elle n'avoit rien à craindre de la réplétion. Nulle harmonie, nulle audace qu'au coin du feu, une habitude servile qui dominoit partout, et qui au moindre froncement de sourcil faisoit tout trembler, ceux qui pouvoient figurer en premier et en second encore plus que les autres.

Artifices

Chaque prince se croit habile de couvrir ses intérêts

1. Tout ce qui suit, jusqu'à la fin du paragraphe, ne vient pas de Torcy ; ce sont des réflexions personnelles de notre auteur.

du prétexte de zèle pour ceux de son allié. Ainsi dans ce même temps le roi de Prusse, sous le même prétexte de l'intérêt de la France, la pressoit d'agir vivement pour la paix du Nord, de peur que l'Empereur n'en eût[1] le mérite à l'exclusion de la France, parce que depuis sa victoire d'Hongrie, les princes du Nord paroissoient portés à recourir à sa médiation préférablement à toute autre. Ensuite il se plaignoit du peu de secret gardé sur le traité que la France avoit conclu avec lui. Il prioit le Régent de lui faire savoir ce qu'il devoit répondre aux questions fréquentes des ministres de l'Empereur, de l'Angleterre et du Czar, lequel il attendoit à Berlin vers le 15 de septembre, avec lequel il espéroit décider alors de la paix ou de la continuation de la guerre avec la Suède.

du roi de Prusse auprès du Régent sur la paix du Nord.

Gœrtz, sorti des prisons de Hollande[2], retournant en Suède toujours honoré de la confiance de son maître, s'étoit arrêté à Berlin[3], où il avoit promis d'attendre le Czar[4], et en l'attendant avoit agité avec les ministres de Prusse quelques projets pour parvenir à la paix. Ils auroient voulu le trouver plus facile. C'étoit selon eux une espèce d'impossibilité de prétendre la restitution des États envahis par l'Angleterre et le Danemark sur la Suède, dureté ou défiance à Gœrtz de refuser, comme il faisoit, de se contenter pour cela des simples offices du roi de Prusse. Ce prince vouloit traiter avec lui et le préféroit à Spaar, son ennemi, qui n'avoit pas la même

Gœrtz à Berlin; y attend le Czar. Propositions de ce ministre* pour faire la paix de la Suède.

1. Le manuscrit portait d'abord : *parce que l'Emp^r en auroit le mérite,* que Saint-Simon a corrigé en interligne en *de peur que l'Emp^r n'en eust.*

2. Ci-dessus, p. 158.

3. La *Gazette* ne mentionne pas ce séjour de Gœrtz à Berlin, mais une lettre de Danzig, du 25 octobre (p. 543), annonce qu'il était passé à Varsovie pour gagner Reval et de là Stockholm.

4. Pierre-le-Grand arriva à Berlin le 18 septembre et y resta jusqu'au 23 (*Gazette,* p. 484 ; *Gazette d'Amsterdam,* n° LXXVIII).

* Les mots *ce ministre* sont en interligne, au-dessus de *la Prusse,* biffé.

confiance du roi de Suède. Le point capital du roi de Prusse étoit d'obtenir la cession de Stettin[1] et de son district. Gœrtz demandoit pour conditions :

La restitution des provinces et des places conquises sur la Suède par le Czar, à l'exception de Riga[2] ;

Celle de Stralsund, Rugen, et du reste de la Poméranie ;

Celle de Bremen et de Verden ;

Que le roi de Prusse s'engageât par un traité particulier avec le roi de Suède à faire rétablir le duc d'Holstein dans son État ;

Enfin, que le roi Stanislas fût appelé au trône de Pologne, et assuré d'y monter après la mort du roi Auguste, et qu'il jouît en attendant d'un revenu sûr et convenable à son rang.

Soupçons du roi de Prusse à l'égard de la France, à qui il cache les propositions de Gœrtz. Hasard à Paris qui le découvre.

Quelque difficiles que fussent ces conditions, le roi de Prusse craignoit de laisser échapper un commencement de négociation directe avec la Suède. La France lui devenoit très suspecte, parce qu'il la croyoit toute à l'Angleterre. Il trouvoit les instances du comte de la Marck lentes et froides auprès du roi de Suède. Il se tenoit pour bien averti que le landgrave de Hesse[3] agissoit pour obtenir de la Suède que le roi d'Angleterre conservât Bremen et Verden ; qu'en ce cas les intérêts de la Prusse seroient sacrifiés, et que le landgrave seroit, en récompense du succès de cette négociation, porté à la tête des Provinces-Unies en qualité de stathouder. Ainsi le roi de Prusse[4] se contentoit de continuer à solliciter les offices du Roi auprès de la Suède ; mais il ordonna à Knyphausen, son ministre à Paris, d'y cacher avec grand soin les propositions de Gœrtz et l'état de la négociation commencée à

1. Il écrit ici *Stetin* et plus haut *Stéttin*.

2. Capitale de la Livonie et port important sur la Duna ; Pierre le Grand s'en était emparé en juillet 1710.

3. Charles, landgrave de Hesse-Cassel : tome II, p. 166.

4. *Prusse* est en interligne, au-dessus de *Suède*, biffé.

Berlin. Ce ministre en avoit entamé une à Paris pour faciliter le payement des subsides dus à la Suède en vertu du traité qu'elle avoit fait avec le feu Roi. Gœrtz s'étoit figuré un prompt et facile payement s'il pouvoit gagner le sieur Law, et lui avoit fait offrir une gratification de six pour cent[1]. Le négociateur étoit un secrétaire que Gœrtz avoit envoyé exprès à Paris. Comme il agissoit indépendamment de l'envoyé de Suède[2], celui-ci se plaignit du préjudice que cette négociation indépendante pouvoit causer aux affaires dont il étoit chargé, et de plus Law n'étoit pas homme à se prêter à des choses de cette nature, et à n'en pas avertir. Les plaintes de cet envoyé ne nuisirent pas aussi à découvrir la tentative infructueuse de Gœrtz. Ce fut en ce temps-là que les Suédois découvrirent si à propos l'entreprise d'enlever le roi Stanislas aux Deux-Ponts, et qui fut sur le point de réussir, comme on l'a déjà dit[3].

L'Angleterre, liée avec l'Empereur par des traités précis et craignant pour son commerce de se brouiller avec l'Espagne, y envoie par Paris le colonel Stanhope. Objet de cet envoi, et par Paris*. Artifices de l'Angleterre

L'Angleterre[4], garante de la neutralité d'Italie, et de plus engagée avec l'Empereur, par leur traité de l'année précédente, à lui garantir les États dont il étoit en possession, se plaignit vivement de l'infraction de l'Espagne ; mais, comme il n'étoit pas de l'intérêt des Anglois de rompre avec elle, ils protestèrent que leur roi maintiendroit toujours une intelligence et une amitié constante avec le roi d'Espagne, et, pour confirmer ces assurances, il fut résolu de faire partir incessamment le colonel Stanhope pour Madrid, qui y étoit destiné depuis longtemps[5]. L'objet de cet envoi étoit de préparer de loin la cour d'Espagne de concourir au traité que le roi d'Angleterre se proposoit de faire entre l'Empereur et cette couronne. Georges pressoit l'arrivée de Pentenrieder à Londres, et pria en même

1. Torcy disait : « dix pour cent » ; Saint-Simon copie mal son texte.
2. C'était le baron de Cronström : tome XIV, p. 112.
3. Ci-dessus, p. 82. — 4. Torcy, p. 666 et suivantes.
5. Ainsi qu'il a été dit ci-dessus, p. 159.

* Les trois mots *et par Paris* ont été ajoutés après coup.

pour unir le Régent à l'Empereur. Georges et ses ministres en crainte du Czar et de la Prusse, en soupçon sur la France. Leur haine pour Châteauneuf.

temps le Régent de ne point faire partir l'abbé Dubois pour s'y rendre, qu'il n'eût appris que Pentenrieder étoit en chemin. Ce prince ne cessoit de représenter au Régent l'intérêt pressant qu'il avoit de s'unir étroitement avec l'Empereur, et d'avoir de puissants amis qui maintinssent son autorité, qu'il croyoit fort ébranlée par les mouvements du parlement de Paris et des cabales qui, selon lui, s'étendoient jusque dans le Nord, et qui avoient engagé le Czar d'envoyer un ministre à Madrid et un autre à Turin. Stair eut ordre de lui tenir le même langage, et de l'avertir que le baron de Schleinitz[1], qui venoit en France de la part du Czar, s'attacheroit à la même cabale, surtout à d'Antin et aux maréchaux de Tessé et d'Huxelles. Il n'y avoit qu'à connoître les personnages pour n'en avoir pas grand peur.

Le ministère de Londres en avoit beaucoup du Czar, qui ne cachoit point ses mauvaises dispositions pour Georges. Ce dernier monarque et ses ministres, sur tous les Allemands, haïssoient le roi de Prusse et ses ministres, Ilgen[2] et son gendre Knyphausen[3], lequel ils croyoient avoir fabriqué une ligue avec le vice-chancelier du Czar[4],

1. Le baron de Schleinitz (Torcy écrivait *Schelmitz* et Saint-Simon met ici *Schemnitz*, et dans la suite des *Mémoires*, tome XV, p. 27, il écrira *Schelnitz* ; on trouve aussi son nom orthographié *Slenitz* et *Sleinitz*) était d'origine allemande, mais s'était attaché au service du Czar ; il avait séjourné pour ce prince à Brunswick de 1714 à 1717, et fut envoyé en France en août 1717 ; il y resta jusqu'en 1721 ; voyez le *Recueil des instructions aux ambassadeurs de France en Russie*, tome I, p. 197 et 218.

2. Henri-Rüdiger Ilgen, dit le baron d'Ilgen (Saint-Simon écrit *Ilghen*, comme Torcy), né à Minden, était déjà venu en France comme secrétaire en 1678 (*Relation de Spanheim*, édition Bourgeois, p. 373), et devint secrétaire de l'électeur de Brandebourg en 1683, puis conseiller d'État en 1693, président du district de Minden en 1706 ; il mourut le 6 décembre 1728.

3. Saint-Simon avait d'abord écrit *Kniphausen gendre d'Ilghen* ; il a biffé ces derniers mots et ajouté auparavant *son gendre* en interligne.

4. Chafirof : ci-dessus, p. 32.

fort contraire à l'Angleterre, qu'ils nioient depuis la victoire d'Hongrie, mais qui leur faisoient craindre des mouvements du Prétendant, qui avoit des gens à lui à Dantzig, peut-être même le duc d'Ormond. Ils crurent avoir trouvé plus de froid dans le Czar depuis que ses ministres avoient conféré avec ceux de France et de Prusse. Leur inquiétude sur la France ne put être rassurée par les assurances que Châteauneuf leur donna de n'avoir été à Amsterdam que pour marquer son respect au Czar[1], sans avoir eu la moindre affaire à traiter avec lui. Châteauneuf avoit été employé par le feu Roi, et c'en étoit assez pour mériter toute la haine du ministère de Georges. Aussi n'oublièrent-ils rien pour le faire rappeler, et pour engager le Régent d'envoyer un autre ambassadeur en Hollande.

Bolingbroke secrètement reçu en grâce par le roi d'Angleterre.

Ce fut en ce temps-ci[2] que le vicomte de Bolingbroke fut reçu, mais secrètement, en grâce, et que Stair eut ordre de le dire au Régent, et de le prier de le regarder désormais comme un sujet que le roi d'Angleterre honoroit de sa protection[3]. Stanhope, passant en France pour aller en Espagne, eut ordre aussi de faire voir au Régent les instructions dont il étoit chargé. Le Régent ne les ayant pas trouvées assez fortes, le colonel offrit de recevoir celles qu'il lui voudroit dicter, ayant ordre de se conformer et d'agir avec un parfait concert en Espagne avec l'ambassadeur de France. Stair et lui eurent de longues conférences avec l'abbé Dubois, et tous deux en parurent très contents[4]. Ils dirent même que le duc de Noailles et le maréchal d'Huxelles sembloient se disputer à qui secon-

1. Lors de son passage dans cette ville : ci-dessus, p. 158.
2. Saint-Simon passe à la page 678 du manuscrit de Torcy.
3. Ceci se passa en effet fort secrètement, car ni les gazettes ni Dangeau n'en parlent ; Bolingbroke ne fut amnistié officiellement qu'en 1723 (*Gazette*, p. 298).
4. L'envoi de l'abbé Dubois en mission à Londres était alors décidé ; la lettre qui l'accrédita est du 14 septembre (L. Wiesener, *Le Régent, l'abbé Dubois et les Anglais*, tome II, p. 63).

deroit le mieux les vues du roi d'Angleterre. C'est un éloge que je n'ai jamais mérité.

Opiniâtreté d'Alberoni. Leurres sur la Hollande. État et suite de la vie de Ripperda.

Alberoni, se flattant du succès immanquable de son entreprise et plus encore des suites qu'il s'en promettoit, éloignoit toutes propositions de traités et de négociations, et, s'il étoit forcé de les entendre, les vouloit remettre à l'hiver. Il comptoit beaucoup sur la Hollande. Beretti, pour le flatter et faire valoir ses services, ne doutoit point de l'en assurer. L'intimité avec lequelle Alberoni vivoit avec Ripperda le faisoit croire aussi au dehors. Cet ambassadeur[1] étoit d'une maison illustre de la province d'Over-Yssel, mais sans biens[2]. Il ne subsistoit que des appointements de l'ambassade. Il avoit été catholique; mais il s'étoit perverti pour entrer dans les charges de son pays[3]. Il n'avoit pu néanmoins en obtenir aucune, et, comme il n'étoit nullement estimé, son choix avoit étonné tous ses compatriotes.

Venise se déclare pour l'Empereur. Colère d'Alberoni; ses étranges vanteries et ses artifices pour se faire un mérite de se borner à la Sardaigne cette année, sentant l'impossibilité de faire

La république de Venise ne laissa pas le monde dans une si longue incertitude. Le noble Mocenigo étoit, sans caractère à Madrid, chargé de ses ordres[4]; on y fut bien étonné de lui entendre dire que sa république étoit obligée par son traité avec l'Empereur de lui fournir dix mille hommes, en cas d'infraction à la neutralité de l'Italie. Alberoni entra dans une furieuse colère, qu'il ne prit pas le soin de lui déguiser. Ses vanteries étoient sans mesure sur les ressources et la puissance que l'Espagne montreroit dans peu, et qui n'étoient dues qu'à ses soins. L'entreprise de Sardaigne n'étoit qu'un coup d'essai. Il promettoit, pour l'année suivante, une telle irruption en

1. Pour ces renseignements sur Ripperda, Saint-Simon revient à la page 675 de Torcy.

2. La maison Ripperda appartenait à la province de Groningue, et non à celle d'Over-Yssel; plusieurs de ses membres avaient joué un rôle au dix-septième siècle dans les affaires de la République.

3. Ses convictions n'étaient pas très fortes, puisque, après sa disgrâce d'Espagne, il se retira au Maroc et se fit musulman.

4. Tome XXXI, p. 142, et ci-dessus, p. 22 et 140.

davantage. Sa fausseté insigne à Rome.

Italie, où il vouloit engager tout le monde de l'aider à en chasser les barbares, que l'Empereur occupé en Hongrie, dont il falloit profiter, n'auroit pas le temps d'y envoyer des troupes, et le tout pour mettre l'équilibre dans l'Europe. Il n'étoit point touché de la conquête de Naples, qu'il ne pouvoit soutenir que par mer, tandis que l'Empereur y pouvoit envoyer des secours de plain pied, outre que ce royaume tomberoit de soi-même, si les succès étoient heureux en Italie. Il étoit résolu à se borner cette année à la Sardaigne ; mais il voulut se faire en France, surtout à Rome, un mérite de cette modération forcée par la saison, qui n'en permettoit pas davantage. Cellamare eut ordre de la faire valoir comme une complaisance pour les instances du Régent et du Pape, et la suspension de l'embarquement pour l'Italie comme une marque de disposition à la paix ; que le roi d'Espagne espéroit aussi que cette complaisance engageroit le Régent et le Pape de se joindre à lui pour donner l'équilibre à l'Italie, et le repos, par conséquent, à l'Europe. En même temps il eut l'audace d'écrire au Pape qu'il se représentoit la joie qu'il auroit d'apprendre, par une lettre de la main du premier ministre d'Espagne, que ses instances avoient eu le pouvoir d'arrêter l'embarquement prêt à passer en Italie, satisfaction qu'il n'auroit pas obtenue s'il n'avoit pas eu en Espagne un cardinal sa créature. Cette feinte complaisance n'abusa personne ; elle fut attribuée à Rome et à Paris, non à déférence, mais à nécessité.

Embarras et conduite artificieuse et opiniâtre d'Alberoni. Sa réponse à l'envoyé d'Angleterre.

Alberoni, qui, comme on l'a vu[1], s'étoit déjà servi d'Aldrovandi pour faire accroire à Rome que l'entreprise étoit entièrement contre son avis et sa volonté, persévéroit si bien à vouloir persuader cette fausseté insigne que peu s'en fallut qu'il n'obtînt une lettre de la main du roi d'Espagne pour la lui certifier[2]. Le premier ministre voyoit et sentoit les suites que pouvoit avoir l'engagement où il

1. Ci-dessus, p. 151.
2. Mémoires de Torcy, p. 685.

venoit de se mettre, et son propre péril si l'Espagne venoit à lui reprocher les conséquences fatales de ses conseils. Il desiroit donc ménager le Pape, et faire en sorte qu'il s'interposât pour concilier l'Empereur et le roi d'Espagne, et qu'il procurât une paix utile et nécessaire à l'Europe. La partie étoit trop inégale : la paix du Turc paroissoit prochaine ; les Allemands menaçoient déjà l'Italie, et parloient hautement de mettre des garnisons impériales dans Parme et dans Plaisance. Dans cette situation, Alberoni, sans nul allié, se montroit aussi opiniâtre aux représentations des princes amis de l'Espagne que si toute l'Europe se fût déclarée pour elle.

Le roi d'Angleterre lui fit dire l'embarras où le mettoit l'engagement qu'il avoit pris avec la France et avec l'Empereur, si ce prince lui demandoit en conséquence la garantie des États qu'il possédoit en Italie, ne voulant d'ailleurs rien faire qui pût troubler la bonne intelligence qu'il avoit, lui Georges, avec le roi d'Espagne, et qu'il prétendoit entretenir fidèlement. Sur ce fondement, l'envoyé d'Angleterre à Madrid[1] demanda l'explication précise des desseins du roi d'Espagne, en sorte que le roi d'Angleterre pût juger certainement du parti qu'il avoit à prendre. Alberoni répondit que l'expédition de Sardaigne n'avoit d'autre motif que la juste vengeance des insultes continuelles et des infractions des traités ; qu'il ne vouloit mettre aucun trouble en Europe ; qu'il étoit particulièrement éloigné de tout ce qui pouvoit altérer le repos et la tranquillité de l'Italie ; qu'il contribueroit de toutes ses forces à maintenir la paix, qui ne pouvoit être solidement établie que par un juste équilibre, qu'il étoit impossible de former, tant que la puissance de l'Empereur seroit prédominante en Italie.

Alberoni se fait un bouclier d'un équilibre

Cet équilibre étoit le bouclier dont il couvroit les entreprises qu'il méditoit. Comme il croyoit le roi d'Angleterre trop[2] étroitement lié avec l'Empereur pour en rien espé-

1. C'était toujours le secrétaire Bubb. — 2. Après *trop*, il a biffé *uni*.

rer, il se tournoit tout entier vers la Hollande, à qui, par Ripperda, il faisoit entrevoir les avantages qu'elle pouvoit attendre d'une amitié et d'une alliance particulière avec l'Espagne, laquelle étoit disposée à faire ce qu'une aussi sage république jugeroit nécessaire pour le repos de l'Europe. En même temps, il essayoit de leur indiquer la route que lui-même y jugeoit la meilleure[1]. Il avoit enfin confié à Beretti le plan[2] qu'il s'étoit proposé de suivre, qu'il falloit ménager adroitement, sans laisser entendre que ce fût un projet véritablement formé en Espagne, en parler à propos et dans les occasions, ne le pas expliquer d'abord entièrement, mais suivant les conjonctures en découvrir une partie, ensuite une autre, exciter le desir d'en savoir davantage et d'être admis à une plus grande confiance. C'étoit par ces manéges que Beretti devoit marquer les talents qu'il prétendoit avoir pour les négociations.

en Europe, flatte bassement la Hollande, n'espère rien de l'Angleterre. Plan qu'il se propose pour objet en Italie; il le confie à Beretti et lui donne ses ordres en conséquence

L'objet d'Alberoni étoit de sauver l'honneur du roi d'Espagne; 2° d'établir et confirmer le repos de l'Italie; 3° d'assurer les successions de Toscane et de Parme aux fils de la reine d'Espagne. Le projet dressé sur ce fondement étoit de partager les États d'Italie:

Obtenir pour le roi d'Espagne Naples et Sicile, et les ports de Toscane, et l'assurance réelle des États du Grand-Duc et du duc de Parme pour un des fils de la reine, si ces princes mouroient sans héritiers;

Diviser l'État de Mantoue en donnant une partie du Mantouan au duc de Guastalle, et l'autre partie, avec la ville de Mantoue, aux Vénitiens;

Le Milanois entier, avec le Montferrat, à l'Empereur, et la Sardaigne au duc de Savoie, pour le dédommager de

1. Torcy ajoutait, non sans ironie: « pour établir dans l'Europe cette balance dont l'idée exerce depuis si longtemps les spéculations et les raisonnements des politiques. »

2. L'exposé de ce « plan » doit avoir été pris dans une dépêche d'Alberoni à Beretti; Mgr Baudrillart n'en a pas fait état dans son *Philippe V*, le regardant sans doute comme un leurre.

la Sicile, et lui conserver le titre de roi, qu'il auroit perdu avec la Sicile;

Enfin la restitution de Comacchio[1] au Pape, pour faire acte de sa créature;

A l'égard des Pays-Bas catholiques, il les partageoit entre la France et la Hollande.

Propos d'Alberoni. Vanteries et fourberies insignes et contradictoires. Conduite d'Aubenton et d'Aldrovandi, qui lui sont vendus pour leur intérêt personnel.

Tel étoit le plan qu'Alberoni s'étoit fait[2]. Il rejetoit toute autre proposition, principalement la simple assurance des successions de Toscane et de Parme à un fils de la reine, qu'il appeloit un appât trompeur, un leurre des amis de l'Empereur pour lui laisser loisir et liberté de s'emparer de toute l'Italie en moins de deux mois. Il représentoit soigneusement ce prince comme en état d'imposer des lois à toute la terre après ses victoires d'Hongrie, mais dont il n'étoit pas impossible d'arrêter les vastes desseins par de justes bornes, si toute la terre ne se laissoit pas saisir d'une terreur panique. Il vouloit persuader que les troupes impériales étoient fort diminuées par les maladies, et que les Turcs reparoîtroient en Hongrie plus en force que jamais. De tout cela on concluoit que ce cardinal vouloit allumer un incendie en Italie qui embrasât toute l'Europe, et qui obligeât les puissances les plus éloignées à s'unir pour donner des bornes à celle de l'Empereur, persuadé que, si le succès étoit heureux, la gloire et l'avantage en demeureroient à l'Espagne, sinon qu'elle ne recevroit aucun préjudice d'avoir fait une tentative inutile. De là, il disoit que l'Espagne se contenteroit pour cette année de ce qu'elle n'avoit pu refuser à

1. Comacchio (Saint-Simon écrit *Commachio*), avec les lagunes qui entourent cette petite ville, était un fief des États de l'Eglise dans le duché de Ferrare. Les Impériaux, pendant la guerre de succession d'Espagne, s'en étaient emparés pour punir le Pape de son attitude à l'égard de Philippe V, et refusaient de le lui rendre, sous le prétexte que c'était un fief d'Empire. Sous le pontificat de Benoît XIII, l'empereur Charles VI consentit enfin à restituer ce territoire au saint-siège.

2. Torcy, p. 694 et suivantes.

son honneur blessé, donneroit le temps de l'hiver aux puissances de l'Europe de chercher à mettre l'Italie à couvert; que, si cela n'étoit pas au printemps, il y allumeroit un tel incendie qu'elles seroient forcées d'y accourir et de le venir éteindre. Il s'emportoit ensuite contre chacune d'elles, surtout contre l'Angleterre, en plaintes, en reproches, en menaces. Ainsi, il s'avouait partout l'auteur de la guerre, excepté à Rome, où il vouloit persuader au Pape qu'il verroit clair quelque jour à tout ce qu'il avoit fait pour empêcher le mal; lui promettoit de susciter tant d'embarras au second convoi qu'il l'empêcheroit de partir de Barcelone, d'où en effet il ne pouvoit ni ne vouloit le faire partir[1]; proposoit, comme un expédient glorieux au Pape, d'offrir sa médiation; faisoit l'embarrassé de parler au roi d'Espagne contre son goût et sa volonté; se faisoit valoir de s'occuper à en[2] chercher et à en saisir les moments favorables. comme si tout n'eût pas dépendu de lui uniquement, comme il l'avoit tant de fois fait dire au Pape par toutes sortes de voies, lorsqu'il s'agissoit de presser sa promotion, comme il étoit vrai aussi, et comme personne n'en doutoit en Europe. Il donnoit pour témoins de sa conduite contraire à cette entreprise le P. Daubenton et le nonce Aldrovandi, tous deux en esclavage sous lui pour conserver leurs postes, qui répétoient ce qu'il leur dictoit, jusqu'aux particularités les plus imaginaires, pour prouver que le conseil d'État l'avoit emporté sur lui, ce conseil qu'il avoit anéanti, et de la destruction duquel il s'étoit vanté à Rome et dans les autres cours. En un mot, selon eux, la capture de Molinès avoit tellement irrité le roi et le conseil d'État qu'Alberoni n'avoit pu faire que des efforts inutiles. Ainsi, Aldrovandi[3], avouant que l'Espagne avoit manqué de parole, en détour-

1. Cette réflexion est de Saint-Simon.

2. Cet *en* a été surchargé après coup par un *de*, par erreur.

3. Avant *Aldovrandi* (sic), Saint-Simon a biffé *Alberoni*, et, plus loin, avant *l'Esp.* il a biffé *le Pape*.

noit la faute sur le conseil d'État, exhortoit le Pape à ne pas prendre des conseils violents, qui, par la rupture avec l'Espagne, seroient d'un grand préjudice à la cour de Rome, et n'obtiendroient pas grande reconnoissance de l'Empereur, appuyoit sur l'offre de sa médiation, surtout à ménager Leurs Majestés Catholiques et leur premier ministre, l'unique qui pût obtenir quelque chose d'elles. Ce même homme, qui ne pouvoit rien sur cette grande affaire, étoit pourtant le seul qui pût tout, et cela dans la même bouche et dans les mêmes dépêches d'Aldrovandi. C'est ainsi que l'artifice et l'imposture se trahissent, même avec grossièreté.

Les Impériaux demandent qu'Aldrovandi soit puni, effrayent le Pape; il révoque ses indults au roi d'Espagne, lui écrit au gré des Impériaux, en même temps le fait ménager et adoucir par Aldrovandi, à qui il écrit, et à Daubenton, de sa main.

Les Impériaux[1] n'ignoroient pas la conduite de ce nonce. Maîtres de l'Italie, rien n'étoit secret pour eux à Rome. Le Pape, effrayé de leurs menaces, n'étoit occupé qu'à se laver auprès d'eux de toute intelligence avec l'Espagne; et eux répliquoient qu'il ne le pouvoit que par le châtiment d'un ministre ignorant, s'il n'avoit rien découvert de cette entreprise, infidèle si, l'ayant sue, il n'en avoit pas averti le Pape. Ce pontife, qui croyait déjà voir l'État ecclésiastique en proie aux Allemands, chercha à les apaiser par des brefs qu'il écrivit en Espagne[2], et à en adoucir la dureté des expressions par le moyen d'Aldrovandi. Celui qu'il adressa au roi d'Espagne étoit rempli de plaintes et de reproches vifs de son entreprise. Il en attribuoit le projet à ses ministres; il lui demandoit de réparer au plus tôt le mal qu'il faisoit à la chrétienneté, par la diversion des troupes de l'Empereur, occupées avec gloire

1. Torcy, p. 701 et suivantes.

2. Au roi d'Espagne, à Alberoni et au P. Daubenton, disaient les Mémoires de Torcy. Dès le 25 août, Clément XI avait envoyé ce bref à Philippe V pour le détourner de son entreprise et révoquer les indults accordés précédemment, et le cardinal Paulucci, secrétaire d'État, avait, le 4 septembre, adressé une circulaire à tous les nonces pour exposer la conduite du Pape (*Mémoires de Lamberty*, tome X, p. 253-257). On verra plus loin, p. 275, qu'il fit imprimer plus tard ce bref en Hollande.

et succès contre les infidèles. Ceux qui furent adressées au premier ministre et au confesseur étoient de la main du Pape. Il faisoit au premier l'exhortation la plus pathétique du côté de Dieu et des hommes, pour employer tout son crédit à obtenir sur le repos de l'Italie ce qu'Aldrovandi lui diroit, et les instances étoient d'autant plus pressantes, que l'agitation étoit extrême à Rome sur la prochaine paix du Turc, et une guerre imminente en Italie, où l'Empereur ne desiroit qu'un prétexte de porter ses armes.

Frayeurs du duc de Parme, qui implore vainement la protection du Pape et le secours du roi d'Espagne.

Le duc de Parme, qui comptoit bien être exposé tout le premier à la vengeance de ce prince, imploroit vainement la protection du Pape, comme de son seigneur suzerain, pour mettre Parme et Plaisance à couvert à l'ombre d'une garnison des troupes de l'Église, et celle d'Espagne en représentant à Alberoni le triste état de sa situation. Ce n'étoit plus le temps où ce premier ministre étoit le sien, et son sujet en Espagne ; il n'avoit plus besoin de lui pour hâter sa promotion : elle étoit faite, et désormais il n'avoit plus rien qui le pût détourner de suivre ses vues et[1] son entreprise, ni d'écouter aucune représentation, encore moins aux reproches[2] qu'il ne devoit la pourpre qu'aux promesses d'envoyer la flotte d'Espagne contre les Turcs, qui l'irritèrent[3] et qu'il crut devoir l'affranchir de toute reconnoissance.

Plaisant mot du cardinal del Giudice au Pape.

Le Pape, outré de ne pouvoir rien gagner sur lui, eut la foiblesse de dire au cardinal del Giudice qu'il savoit bien qu'il se damnoit en élevant un tel sujet à la pourpre, mais qu'il s'étoit trouvé engagé si fortement au roi et à la reine d'Espagne, qu'il n'y avoit pas eu moyen de les refuser ; sur quoi Giudice lui répondit plaisamment qu'il se feroit toujours honneur de suivre Sa Sainteté partout où elle iroit, hors à la maison du diable[4].

1. Cette conjonction est en interligne au-dessus d'un second *de suivre*, biffé à cause de la répétition.

2. Tel est bien le texte du manuscrit. — 3. Reproches qui l'irritèrent.

4. Cette anecdote est prise textuellement dans Torcy, p. 706.

Le Pape dépêche à Vienne sur des propositions sauvages d'Acquaviva, comptant sur le crédit de Stella, qui vouloit un chapeau pour son frère.

Dans ces détresses[1], Acquaviva lui dit que l'Espagne borneroit ses conquêtes à la Sardaigne, s'il pouvoit promettre que l'Empereur observeroit exactement la neutralité d'Italie, qu'il n'y enverroit point de troupes au delà du nombre stipulé par les traités, qu'il n'y lèveroit point de contributions, qu'enfin il ne mettroit point de garnisons dans les places de Toscane. Le Pape fit mine de sacrifier avec peine son ressentiment du manque de parole de l'Espagne au bien public. Il en parla à Gallasch, et tous deux dépêchèrent à Vienne en conséquence. Le Pape y comptoit peu sur son crédit. Rien n'égaloit le mépris où il étoit dans cette cour, persuadée qu'il ne cherchoit que les avantages de sa maison, et d'envoyer, à l'occasion de cette négociation, son neveu Alexandre à la cour impériale. Le Pape en sentoit le mépris ; mais il comptoit aussi que le crédit de Stella[2] sur l'esprit de l'Empereur lui obtiendroit ce qu'il n'osoit espérer par lui-même, et qu'il disposeroit aisément de ce favori moyennant un chapeau pour son frère[3].

Molinès transféré du château de Milan dans un des collèges de la ville.

Molinès étoit sorti du château de Milan, et avoit été conduit dans un collége de la ville, où il étoit gardé par des soldats de l'Église[4]. Cela pouvoit satisfaire les vastes prétentions de l'immunité ecclésiastique, mais non pas

1. Saint-Simon passe à la page 742 du manuscrit de Torcy.

2. Le comte Stella, napolitain de basse origine qui s'était élevé par le métier des armes, avait été mis par l'Empereur dans le conseil d'Italie, formé d'Espagnols et d'Italiens partisans des Impériaux. Il est parlé de lui comme d'un homme influent dans les instructions données au comte du Luc en 1715 et à Du Bourg en 1717 (*Recueil des instructions aux ambassadeurs en Autriche*, p. 161, 162 et 193). Le comte du Luc faisait de son caractère un portrait peu flatteur (*Ibidem*, p. 161 note).

3. Le comte Stella avait sans doute un frère ecclésiastique ; mais nous ne savons rien sur lui.

4. « On écrit de Milan que M. Molinès avoit été conduit du château dans le collège helvétique, et qu'il avoit eu le 14 une attaque d'apoplexie, qui faisoit craindre pour sa vie » (*Gazette d'Amsterdam*, n° LXXXI, correspondance de Venise du 25 septembre).

l'Espagne, ni la violation en sa personne de la neutralité de l'Italie. Son âge et sa santé le rendoient incapable de pouvoir plus rendre aucun service; sa captivité étoit le dernier qu'il avoit rendu pour servir de prétextes aux vues et aux projets d'Alberoni, après l'avoir d'abord si publiquement méprisée[1].

Vastes projets d'Alberoni, qui en même temps sent et avoue sa foiblesse.

Il travailloit avec grand soin à la marine d'Espagne. Il se flattoit pour le printemps prochain de mettre en mer trente navires, tant grands que petits, chargés de douze mille hommes. Mais il avouoit en même temps que, s'ils n'étoient pas soutenus des secours de France, d'Angleterre et de Hollande, l'Espagne ne se pouvoit rien promettre de ses efforts en Italie. Il y falloit transporter non seulement les troupes et les vivres par mer, mais généralement toutes les provisions nécessaires pour une armée. C'étoient des frais immenses. Ceux de la Sardaigne, jusqu'au temps du débarquement, alloient déjà à un million de piastres[2]. L'Empereur, au contraire, envoyoit des troupes en Italie de plain pied; il y trouvoit partout des vivres; il en tiroit de l'argent, de gré ou de force, tout autant qu'il en vouloit, des princes d'Italie. L'Espagne ne pouvoit les garantir de ces vexations, ni même d'une invasion totale, et elle étoit obligée de l'avouer au duc de Parme. Alberoni, qui ne se pouvoit flatter de réussir lui tout seul en Italie par la force, lui faisoit espérer le secours de la négociation.

Propos trompeurs entre del Maro et Alberoni; ses divers artifices.

Le[3] seul allié considérable à envisager étoit le roi de Sicile, intéressé autant que nul autre à borner la puissance de l'Empereur; mais Alberoni ne l'avoit pas ménagé. Del Maro, son ambassadeur, lui avoit déplu par son application à pénétrer ses desseins, et par ses avis réitérés à son maître qu'on en vouloit à la Sicile. Albe-

1. Après avoir si publiquement méprisé la captivité du grand inquisiteur : ci-dessus, p. 126.

2. Il a été parlé de cette monnaie dans le tome XXIII, p. 106.

3. Torcy, p. 747 et suivantes.

roni s'en étoit grièvement offensé. Le roi de Sicile s'étoit tenu dans une grande réserve, et del Maro ne s'étoit pas montré au palais depuis l'expédition de Sardaigne. On ne peut s'empêcher d'admirer jusqu'où les faux raisonnements d'Alberoni l'emportèrent, en s'engageant seul dans une guerre insoutenable, et l'ensorcellement des monarques abandonnés à un premier ministre. Del Maro eut pourtant ordre de voir Alberoni après le débarquement en Sardaigne, de l'assurer des vœux de son maître en faveur de l'Espagne, mais de lui dire que tout étoit à craindre, surtout après les victoires de Hongrie, s'il n'étoit assuré de la France, dont il n'y avoit que le secours qui pût arriver de plain pied[1] en Italie. Alberoni répondit que le dessein de l'Espagne n'étoit pas de faire des conquêtes en Italie, mais de réprimer les infractions et les violences des Allemands contre les traités, et de montrer en même temps sa sincérité, en se bornant à la conquête de la Sardaigne ; que l'Espagne ne craignoit ni les desseins ni la puissance de l'Empereur ; que, si les princes d'Italie vouloient traiter de concert avec elle, elle y contribueroit de ses soins et de ses forces. Il ajouta des vanteries sur la modération et la puissance de l'Espagne, et ne laissa pas d'appuyer sur le droit des enfants de la reine sur la succession de Toscane. Son prétexte étoit toujours l'équilibre en Italie, et de ne travailler que pour le repos public. Il promit au Régent et au roi d'Angleterre, comme il avoit fait au Pape, de leur laisser tout l'hiver à travailler à un accommodement convenable à tous les partis. Il ne leur donnoit rien en cela que la saison avancée ne lui prescrivît aussi bien que l'impuissance actuelle. En attendant, il travailla sans relâche à ramasser l'argent et toutes les choses nécessaires à une grande expédition. Il reçut très mal un mémoire que le roi d'Angleterre lui fit donner par son ministre, contenant des

1. Saint-Simon, qui écrit toujours *plein pied*, a mis ici *plain pied*.

représentations très vives. Il se plaignit avec emportement à Londres et à Paris des discours que Stair y avoit tenus. Il ne comptoit plus sur la cour de Londres, trop dévouée à celle de Vienne; toute sa ressource étoit la Hollande, à qui il n'oublioit rien pour rendre l'Empereur odieux, et pour la persuader de prendre des mesures avec lui pendant l'hiver, pour établir un juste équilibre en Italie. Il étoit principalement touché de diviser ce que l'Empereur et le roi de Sicile y possédoient, et de partager cette partie de l'Europe comme il a déjà été dit[1]. Il promettoit aux Hollandois que l'Espagne doubleroit ses forces l'année prochaine, sans avoir besoin d'aucun emprunt, et il donnoit des commissions d'acheter des vaisseaux de guerre en Angleterre et en Hollande. Ripperda, tout dévoué au cardinal, y écrivoit ce qu'il lui dictoit. Beretti mandoit que la proposition de prendre cette république pour médiatrice de la paix y avoit beaucoup plu, et, dans le dessein peut-être de s'attirer la négociation, il soutenoit qu'il la falloit traiter à la Haye, parce que le ministère du roi d'Angleterre étoit tellement impérial qu'on se défioit de lui en Hollande, jusque-là que le Pensionnaire, quoique si autrichien de tout temps, lui avoit dit qu'on ne songeoit à Londres qu'à entraîner la Hollande en des engagements dont l'Angleterre auroit tout l'honneur, et dont la dépense retomberoit toute sur les Provinces-Unies. Ainsi Beretti croyoit que la seule démarche que feroient les Hollandois seroit d'employer leurs offices pour la paix. On pensoit de même à la Haye du Régent. Il étoit vrai qu'on avoit été fort touché en Hollande de la confiance du roi d'Espagne sur la médiation.

La Hollande inquiète, est touchée de l'offre de l'Espagne de reconnoître* sa médiation.

Cadogan[2], arrivé depuis peu à la Haye de la part du roi d'Angleterre[3], étoit d'un caractère à ne ménager per-

Cadogan à la Haye; son caractère,

1. Ci-dessus, p. 179.
2. Mémoires de Torcy, p. 765 et suivantes.
3. Cadogan était arrivé à la Haye le 17 septembre; mais, en octobre

* Le mot *reconoistre* a été ajouté en interligne.

ses plaintes, sa conduite. Inquiétude de l'Angleterre sur le Nord; ses ministres, détrompés sur le Régent, reprennent confiance en lui; font les derniers efforts pour faire rappeler Châteauneuf.

sonne. Il avoit eu, la guerre passée[1], toute la confiance du duc de Marlborough, et par lui du prince Eugène et du Pensionnaire, et comme eux haïssoit parfaitement la France, surtout le gouvernement du feu Roi et tous ceux dont il s'étoit servi. Il parla à Beretti de l'entreprise de l'Espagne avec toute la fureur autrichienne. Inquiet du traité fait depuis peu entre le Régent, le Czar et le roi de Prusse[2], il se plaignit aigrement de n'en avoir point de connoissance. Là-dessus Châteauneuf eut ordre de le lui communiquer. Il prétendit qu'il ne l'avoit fait qu'en termes généraux, et que, depuis la Triple alliance, le Pensionnaire et plusieurs autres membres des États-Généraux s'étoient attendus qu'il le communiqueroit en forme. Cela fit courir le bruit que le roi d'Angleterre avoit demandé le rappel de Châteauneuf, pour avoir négocié et signé ce traité. Le fond étoit la mésintelligence de Georges avec son gendre et le Czar, son chagrin et celui de ses ministres de les voir unis avec la France, et leur inquiétude de leur voir faire une paix séparée avec la Suède, en se détachant de la ligue du Nord.

Gœrtz, principal ministre de Suède, étoit à Berlin[3]. Le Czar, plus animé que jamais contre Georges et contre la personne de ses deux ministres allemands, se trouvoit aussi à Berlin, et il s'y étoit dressé un plan de paix particulière avec la Suède, à l'exclusion des rois d'Angleterre et de Danemark. Ce projet passoit en Hollande

et en novembre, il fit deux voyages à Amsterdam et à Londres (*Gazette d'Amsterdam*, nos LXXVI, LXXX, LXXXI et LXXXIX; *Gazette*, p. 563).

1. Pendant la dernière guerre.

2. Saint-Simon n'a pas encore parlé de ce traité, qui avait été signé le 4 août à Amsterdam entre les ministres des trois puissances; il contenait six articles et une convention secrète en trois articles. Le texte s'en trouve dans le *Corps diplomatique* de Du Mont, tome VIII, première partie, p. 490, et dans le tome X des *Mémoires de Lamberty*, p. 109-112. Il avait le caractère d'une véritable alliance défensive, sous certaines conditions, et visait aussi la paix avec la Suède.

3. Ci-dessus, p. 171.

pour être concerté avec la France et le Régent pour en presser l'exécution. Cadogan et quelques autres assuroient que le Régent n'y avoit point de part, mais un autre parti en France, qui empêchoit souvent l'exécution des volontés de ce prince, qui vouloit borner son autorité, et pour cela embraser l'Europe, pour y embarrasser la France et encore plus le Régent, dont l'intérêt personnel étoit de concourir avec l'Angleterre à rétablir le repos du Nord et à prévenir les troubles de l'Italie, et que la Hollande étoit disposée à prendre les mesures nécessaires pour cela contre l'opinion de Beretti. La haine des Anglois pour Châteauneuf étoit extrême. Ils voulurent lui faire un crime personnel auprès du Régent sur une insolence de la *Gazette de Rotterdam*[1], dont ils prétendirent avoir découvert la trame venue de la vieille cour et du parti contraire au Régent[2]. Ils ignoroient, même Stair, que ce traité avec le Czar et la Prusse eût été communiqué par le Régent au roi d'Angleterre[3]. Ils commencèrent à compter sur la sincérité de la conduite de Son Altesse Royale avec leur roi; mais ils ne purent revenir sur Châteauneuf, quoiqu'il eût enfin communiqué ce traité aux États-Généraux, où on vit qu'il n'y avoit que de simples assurances et liaisons d'amitié,

Substance et but du traité entre la France, le Czar et la Prusse.

1. Cette Gazette, rédigée en français, de format petit in-4, avec un supplément plus grand, dut commencer vers 1683. Les exemplaires, tous incomplets, qu'on en connaît sont extrêmement rares. Hatin (*Les Gazettes de Hollande*, p. 165) dit avoir pu la suivre jusqu'en 1716. L'exemplaire que possèdent les Archives nationales comprend, avec quelques lacunes, les années 1709 à 1720.

2. L'« insolence » à laquelle Saint-Simon, à la suite de Torcy, fait allusion, est une lettre anonyme parue dans le numéro du 13 septembre, où, après quelques remarques désobligeantes pour le Régent sur la cause d'une petite indisposition de Louis XV, on discutait la validité des Renonciations pour arriver à proclamer le droit irréfragable de Philippe V à la couronne de France.

3. Probablement par l'entremise de l'abbé Dubois, qui venait d'arriver à Londres à la fin de septembre, comme Saint-Simon va le dire quelques lignes plus loin.

et que l'objet n'en étoit que d'engager les puissances engagées dans la guerre du Nord de reconnoître la France pour médiatrice de cette paix[1].

Abbé Dubois à Londres et le colonel Stanhope à Madrid.

L'abbé Dubois étoit parti pour Londres le 20 septembre[2], et, deux jours auparavant, le colonel Stanhope, que le roi d'Angleterre envoyoit à Madrid[3] par Paris, en étoit parti pour s'y rendre[4]. Pentenrieder étoit sur le point de partir de Vienne pour l'Angleterre[5]. Ainsi la scène des grandes négociations s'alloit ouvrir de tous côtés.

Le Czar parti de Berlin sans y avoir rien fait ni voulu écouter sur la paix du Nord. Le roi de Prusse, réconcilié avec le roi d'Angleterre, cherche à le tromper

On commençoit aussi à parler de négociations secrètes prêtes à s'ouvrir à Abo[6], entre les ministres de Suède, de Russie et de Prusse; mais le Czar étoit parti de Berlin sur la fin de septembre[7], sans avoir pris de nouvel engagement, et ses ministres disoient que, à l'exception de la Finlande, il ne vouloit rien rendre à la Suède; ainsi les choses étoient encore peu disposées à la paix. Le roi de Prusse ne le paroissoit pas plus par les protestations d'union à ses alliés du Nord qu'il faisoit au roi d'Angleterre, avec lequel il s'étoit réconcilié, et dont

1. Châteauneuf ne dut pas communiquer les articles secrets, qui formaient une véritable alliance défensive.

2. M. d'Iberville avait quitté Londres le 19 (*Gazette d'Amsterdam*, n° LXXVIII). Dubois, désigné pour le remplacer dès le 10, avait été retenu à Calais par le mauvais temps et n'arriva à Londres que le 28 (*ibidem*, n° LXXX; *Dangeau*, p. 160, 162, 163, 166, etc.; L. Wiesener, *Le Régent, l'abbé Dubois et les Anglais*, tome II, p. 61-64 et 107).

3. Les mots *à Madrid* ont été mis ici en interligne, après avoir été biffés après *par Paris*.

4. Il arriva à Madrid le 7 octobre et fut mal reçu d'abord par Alberoni (voyez l'ouvrage de Wiesener, p. 109).

5. Son arrivée fut retardée jusqu'au 1er novembre. Le comte de Wolkra, qu'il remplaçait, s'embarqua dès le 3 pour la Flandre (*Gazette d'Amsterdam*, n° XC).

6. Abo, avec un port important sur le golfe de Bothnie, était alors la capitale de la Finlande. Elle possédait une université qui fut plus tard transférée à Helsingfors.

7. Il arriva à Dantzig, venant de Berlin, le 29 septembre (*Gazette*, p. 508; voyez ci-dessus, p. 171, note 4).

il ne se départiroit point, pour forcer la Suède à une paix raisonnable, pourvu qu'il n'eût pas lieu de croire par des démarches qu'on voulût traiter sans lui, et le laisser dans l'embarras. Pour preuve de sa sincérité, il assura le roi d'Angleterre de ce qui vient d'être dit du Czar à son départ de Berlin, qu'on n'y étoit convenu d'aucun projet avec Gœrtz, et que, dans la vérité, il auroit été difficile à ce Suédois de traiter avec ce prince, qui s'étoit expliqué avec tant de hauteur sur les conditions de la paix, qu'on ne les pouvoit entendre sans indignation. Cette confiance en son beau-père ne l'empêchoit pas de se plaindre que la France lui eût communiqué [le traité] fait entre elle, le Czar et lui sans concert[1]. On lui répondit qu'il avoit [été[2]] impossible de le tenir caché plus longtemps; l'article séparé en étoit demeuré fort secret[3]. Le roi de Prusse voulut aussi savoir de quel œil on voyoit en France les prospérités de l'Empereur en Hongrie. Le maréchal d'Huxelles dit à son envoyé qu'elles méritoient de sérieuses réflexions, dont on lui feroit bientôt part, ainsi que du motif du voyage de l'abbé Dubois à Londres.

sur la paix du Nord, se plaint de la France, qui le contente.

Nonobstant[4] de si beaux propos et si clairs du roi de Prusse au roi d'Angleterre son beau-père, il ne perdoit point de vue sa paix particulière avec la Suède. Knyphausen, son envoyé à Paris, reçut ordre de s'informer du général Poniatowski[5], qui s'y trouvoit aussi et qui

Poniatowski à Paris; confident du roi de Suède; consulté par Knyphausen, lui trace

1. Ci-dessus, p. 189.

2. Le mot *esté* a été omis par Saint-Simon en passant de la page 2092 de son manuscrit à la page 2093. A la ligne précédente il a oublié aussi les mots *le traité*.

3. On a vu ci-dessus, p. 188, qu'il y avait trois articles secrets.

4. Mémoires de Torcy, p. 777 et suivantes.

5. Stanislas Poniatowski, né en 1677, était fils naturel d'un prince Sapieha; il s'attacha d'abord au roi Stanislas Leczinski et, quand celui-ci dut céder à Auguste, il entra au service de Charles XII. Il accompagna ce prince dans sa retraite de Bender et négocia très heureusement pour lui à Constantinople. En 1716, Charles XII lui confia le gouvernement du duché de Deux-Ponts et l'envoya en 1717 en mis-

le chemin de la paix du Nord.

avoit la confiance du roi de Suède, si le landgrave d'Hesse-Cassel étoit un bon canal pour ménager cette paix particulière, et si le roi de Prusse pouvoit prendre confiance en lui. Poniatowski lui répondit que cette voie n'étoit pas bonne; que le landgrave avoit perdu son crédit depuis que le roi de Suède s'étoit aperçu qu'il avoit des liaisons trop étroites avec le roi d'Angleterre; que la maison d'Holstein avoit plus d'amis en Suède que celle de Hesse, et Gœrtz beaucoup plus de part en la confiance de son maître que le landgrave; que, si le roi de Prusse vouloit conduire sûrement une négociation particulière avec succès, il falloit premièrement qu'il fît en sorte de suspendre la démolition des fortifications de Wismar[1]; hâter ensuite le retour du baron de Gœrtz en Suède; enfin que, s'il étoit possible de trouver quelque expédient au sujet de Revel[2], la paix seroit bientôt conclue entre la Suède, la Russie et la Prusse. Il s'en falloit bien qu'il y eût une égale disposition à la paix entre les rois d'Angleterre et de Suède. Malgré les instances de la France, les Suédois assuroient que jamais le roi de Suède ne consentiroit à la cession de Bremen et de Verden. Ce prince, dont les sujets étoient épuisés, sollicitoit vivement en France le payement de ses subsides, cherchoit dans Paris, sous de bonnes conditions, deux millions d'espèces

sion à Paris. Après la mort du roi de Suède, Poniatowski retourna en Pologne et se rallia au roi Auguste, qui le fit successivement grand veneur de Lithuanie (1722), grand trésorier de cette province (1724), palatin de Mazovie (1731), staroste de Lublin (1740), enfin le prit pour grand chambellan (1744) et le nomma en 1752 castellan de Cracovie; il ne mourut que le 3 août 1762.

1. Les correspondances de Hambourg du 8 octobre disaient que cette démolition était poursuivie « avec beaucoup de chaleur » par les Danois et les Prussiens, et était presque achevée (*Gazette*, p. 509).

2. Revel ou Reval, capitale de l'Esthonie, port sur la mer Baltique au fond du golfe qui porte son nom, appartenait à la Suède depuis le seizième siècle; mais les Moscovites s'en étaient emparés pendant la dernière guerre.

réelles, et autorisa son envoyé en France de donner des commissions à des armateurs qui voudroient faire la course sous le pavillon de Suède[1].

Ardeur du roi d'Angleterre, et sa cause, pour pacifier l'Empereur et l'Espagne, qui ne s'en éloigne pas.

Plus il y avoit d'agitation dans le Nord, plus le roi d'Angleterre se croyoit intéressé à pacifier l'Empereur et l'Espagne. En procurant des avantages à l'Empereur, il comptoit s'en faire un puissant protecteur pour conserver les États usurpés sur la Suède, et que néanmoins le roi d'Espagne lui auroit obligation de l'avoir délivré du seul ennemi qu'il eût, et de lui assurer ainsi la possession tranquille de ses États. Lui et ses ministres redoubloient donc d'empressement, et l'Espagne alors ne paroissoit pas s'en éloigner. Monteleon eut ordre d'assurer Stanhope que son cousin seroit bien reçu à Madrid. Monteleon se persuadoit que l'extrême répugnance que[2] la nation angloise avoit à se brouiller avec l'Espagne à cause de son commerce retiendroit Georges et ses ministres sur la partialité, et les borneroit aux offices pour ménager la paix. Il paroissoit que cet ambassadeur avoit regagné la confiance du roi d'Angleterre et de ses principaux ministres, et qu'il avoit eu en même [temps] l'adresse de se conserver celle des principaux personnages opposés à la cour. Stanhope l'employoit comme son ami en des affaires particulières, et il[3] mena, en même temps, dans son carrosse à Hampton-Court[4] le duc de Buckingham[5], qui n'avoit

Sentiment de Monteleon sur les Anglais. Sa situation redevenue agréable avec eux.

1. Tous ces renseignements viennent de Torcy, p. 779.

2. Il y a *de*, et non *que*, dans le manuscrit.

3. C'est Monteleon.

4. Ce château, bâti au seizième siècle par le cardinal Wolsey et reconstruit par le roi Guillaume, est situé à une vingtaine de kilomètres de Londres sur la rive droite de la Tamise. Georges Ier y séjourna en 1717 jusqu'au 24 novembre (*Gazette*, p. 598). L'abbé Dubois fut invité à Hampton-Court à la table royale, ainsi qu'il l'écrivait au Régent dans une lettre qu'a publiée Ch. Aubertin, *L'Esprit public au dix-huitième siècle*, p. 98-99.

5. Jean Sheffield, d'abord titré comte Mulgrave, né le 7 avril 1648, eut en 1673 un régiment d'infanterie, et alla servir comme volon-

pas vu le roi d'Angleterre depuis qu'il lui avoit ôté la place de président du conseil. Monteleon avoit toujours été attaché à la France, et fidèle dans ses principes et dans sa conduite à l'union intime entre la France et l'Espagne, qu'il croyoit avec raison absolument nécessaire aux deux couronnes. Cette maxime, qui n'étoit pas dans les vues ni dans les intérêts de la cour d'Angleterre, y avoit déplu. Elle en étoit moins choquée depuis qu'elle ne pouvoit plus douter des plaies que cette union recevoit, ni de celle que le Régent vouloit avoir avec elle, pour ne pas dire même dépendance entière fondée sur les vues, l'intérêt et l'étrange crédit de l'abbé Dubois.

Caractère du roi d'Angleterre et de ses ministres.

Cette confiance néanmoins de la cour d'Angleterre en un ministre étranger étoit d'autant plus marquée que le roi d'Angleterre étoit défiant et parloit peu. Ce silence étoit moins attribué à politique qu'à la crainte de parler mal à propos ou de parler contre le sentiment de ses ministres, desquels le public prétendoit que la principale application étoit de se conserver dans leurs places, et d'être si appliqués à leur intérêt particulier qu'ils n'écoutoient qu'avec répugnance et dégoût ce qui pouvoit regarder les intérêts étrangers[1].

Bassesse du roi de Sicile pour

C'étoit à ces dispositions que l'envoyé du roi de Sicile[2] attribuoit le peu d'égard et d'effet de ses représentations

taire sous Turenne. Favori du duc d'York, qui lui fit obtenir la Jarretière, il encourut la disgrâce de Charles II, qui l'exila en 1682. Il revint en faveur sous Jacques II, qui le fit conseiller privé, puis lord chambellan en 1685. Cela ne l'empêcha pas de se rallier à Guillaume ; mais il fit d'abord de l'opposition à son gouvernement. En 1694, il rentra au conseil privé et fut créé marquis de Normanby. La reine Anne le nomma lord du sceau privé (1702), le créa duc de Buckingham (1703), et il prit en 1710 la présidence du conseil. Mais, à l'avènement de Georges Ier, il dut démissionner, et mourut le 7 mars 1721. Voyez ci-après aux Additions et Corrections.

1. Copie presque textuelle d'un paragraphe des Mémoires de Torcy, p. 783.

2. Le comte de la Pérouse : tome XXXI, p. 121.

et de ses protestations, que son maître n'avoit nulle part aux projets de l'Espagne, qu'il observeroit fidèlement les traités, surtout qu'il s'attacheroit constamment aux sentiments de l'Angleterre quand il s'agiroit de prendre parti ; mais le ministère connoissoit le caractère du roi de Sicile ; il croyoit lui faire honneur d'écouter les propos de son ministre, et de lui laisser croire par leur silence, s'il vouloit, qu'il les avoit persuadés. Cet envoyé se défioit de l'union de la France et de l'Angleterre, et que, plus attentives[1] à leurs intérêts qu'à ceux du roi de Sicile, elles ne traversassent même sa réunion avec l'Empereur. Il chercha donc à y travailler lui-même sans la participation des ministres d'Angleterre. Il se servit pour cela de l'envoyé de Modène à Londres, dont le frère étoit à Vienne[2], lequel prétendoit traiter directement avec l'Empereur, indépendamment de ses ministres, et qui assuroit avoir bonne opinion de cette négociation. L'envoyé, son frère, fondoit ses espérances sur ce que l'Empereur savoit que le roi de Sicile avoit constamment refusé toute ligue nouvelle avec le Régent, qu'il avoit répondu que les engagements déjà pris suffisoient, et que cette réponse lui avoit attiré la haine et les soupçons du Régent ; que de là l'Empereur inféroit que le Régent lui seroit toujours contraire, et que, si ce prince témoignoit tant d'empressement pour empêcher le renouvellement de la guerre dans l'Europe, ce n'étoit pas par aucun attachement pour lui, qu'il craignoit et n'aimoit point, mais pour empêcher la réunion que cette guerre produiroit infailliblement entre lui Empereur et le roi de Sicile ; que c'étoit le motif du voyage de l'abbé Dubois à Londres ; que l'intelligence étoit parfaite entre le roi d'Angleterre et le Régent ; qu'on savoit que le projet du roi d'Espagne, qui venoit de la

l'Angleterre inutile. Son envoyé à Londres forme une intrigue à Vienne pour y réconcilier son maître. Opinion prétendue de l'Empereur sur le Régent et sur le roi de Sicile.

1. *Attentifs* corrigé en *attentives* ; Torcy disait : « le roi d'Angleterre et M. le duc d'Orléans ».

2. Torcy ne nomme pas ces deux diplomates ; mais nous savons que c'était les deux comtes Guicciardi.

reine, étoit, pour assurer la Toscane à la maison de Parme, d'y joindre le royaume de Sardaigne, et d'en tirer un titre pour faire porter au duc de Parme celui de roi de Sardaigne.

Crainte publique des princes d'Italie. Sages pensées de Cellamare. Avis envenimés contre la France de Vetès à l'Empereur.

Quel que fût le projet, tous les princes d'Italie craignoient également d'être soupçonnés d'y participer. Leurs ministres en France le désapprouvoient publiquement, et ne cessoient de dire que leurs maîtres étoient bien éloignés d'entrer dans aucun projet capable de porter le moindre préjudice à l'Empereur. Cellamare étoit témoin de ces apologies continuelles, et très inquiet du voyage de l'abbé Dubois à Londres[1]. Mais c'étoit un homme sage, qui espéroit peu de l'entreprise d'Espagne, et qui croyoit que le mieux, pour le roi son maître, seroit de suivre la voie que la France et l'Angleterre lui ouvroient pour entrer en négociation avec l'Empereur. Une guerre sans alliés lui paroissoit téméraire, et c'étoit, à son sens, un foible fondement que de compter uniquement sur la diversion des Turcs. Ragotzi étoit le seul qui assurât qu'ils feroient la campagne suivante, et dans cette confiance avoit fait voile de Marseille à Constantinople. Vetès, cet espion de l'Empereur[2], l'avoit exactement informé de son départ, des circonstances de son voyage, des voies dont ses amis se servoient pour lui envoyer des lettres. Il prétendoit avoir découvert que quelques-unes passoient par

1. Pour combattre les négociations de Dubois, Cellamare parla au Régent d'une alliance étroite avec l'Espagne. Dubois en fut informé, et il écrivait au prince : « C'est un point bien délicat que les nouvelles ouvertures que l'on a faites à Votre Altesse Royale. J'ai frémi à la vue de ce qu'on lui propose. Quand je serai instruit du détail de ce projet, je consulterai mon sixième sens, qui me donne quelque instinct pour ce qui regarde Votre Altesse Royale, et je lui dirai pour lors mon sentiment. Quand on a affaire à des fous, des fripons, des ennemis personnels et des concurrents, la prudence veut qu'on ne prenne aucun engagement avec eux sans de grandes précautions » (Ch. Aubertin, *L'Esprit public au dix-huitième siècle*, p. 100).

2. Ci-dessus, p. 157 et 168.

le comte de Toulouse[1], d'autres par le bureau des affaires étrangères, et nommoit ses banquiers à Paris et à Vienne. Vetès offrit encore à l'Empereur de faire enlever l'abbé Brenner[2] avec tous ses papiers. Il concluoit que, si Ragotzi n'avoit eu d'autre protection que celle des Turcs, il n'auroit pas trouvé en France toutes les facilités qu'il y avoit

1. Le comte de Toulouse s'occupait certainement des affaires de Ragotzi ; car c'est lui qui en 1721 sollicita l'arrestation de l'abbé Brenner (note suivante) et eut soin que les papiers du prince fussent remis à son nouvel agent, le sieur Lebon (Archives de la Bastille, dossier 10728, fol. 157-159).

2. Dominique-Antoine Brenner, baron de Wangen, dit l'abbé Brenner, né à « Nisidiès » en Hongrie, servit jusqu'en 1696 dans les troupes impériales, devint alors chanoine, puis prévôt du chapitre de la cathédrale de Veszprim et abbé de Saint-Michel de Hanta (1704), fut nommé conseiller d'État de la confédération de Hongrie et envoyé à l'automne de 1711 à Paris comme chargé d'affaires de son « cousin » le prince de Transylvanie, après avoir été pour le compte de ce prince à Rome, en Pologne et en Russie. En France il obtint, en mai 1712, des lettres de naturalité, dans lesquelles sont relatés tous les détails qui précèdent (Archives nationales, reg. X1A 8710, fol. 284). Il eut une audience officielle de Louis XIV le 18 mars 1712 comme envoyé du prince Ragotzi (Mémoires du baron de Breteuil, tome VI, ms. Arsenal 3864, p. 81), et la *Gazette* de 1713 en mentionne une autre le 3 février (p. 60). La même année, le Roi lui donna une pension de six mille livres (*Gazette d'Amsterdam,* 1713, n° xxxviii), ce qui ne l'empêcha pas d'emprunter le 15 mai 1715 soixante mille livres au notaire Claude Richer ; il demeurait à l'hôtel de Transylvanie (voyez l'article de Léo Mouton sur cet hôtel dans le *Bulletin de la Société historique du sixième arrondissement de Paris,* 1905). L'abbé Brenner resta chargé des affaires de Ragotzi jusqu'en 1721 ; à cette époque le prince s'aperçut de graves dilapidations commises par l'abbé dans les fonds dont il avait la gestion ; il adressa une plainte au Régent. L'abbé fut arrêté le 18 août, et conduit à la Bastille le 26. Un mois après, le 25 septembre, il se coupa la gorge dans sa prison ; on l'enterra dans le jardin de la forteresse (Bibliothèque de l'Arsenal, dossiers Bastille 10728, 12479 et 12482 ; Funck-Brentano, *Les Lettres de cachet, etc.,* p. 198). Le duc de Luynes, à propos de Ragotzi, raconte dans ses *Mémoires* (tome XII, p. 478-479) l'aventure de l'abbé Brenner ; il prétend qu'il avait fait son séminaire à l'Oratoire de Nantes, et que sa faute consista à avoir mis en actions (de la banque de Law probablement) tout l'argent du prince, qui fut perdu dans la déconfiture de cette entreprise.

eues pour son départ et son embarquement; qu'il étoit donc certain que la France et l'Espagne étoient d'intelligence pour susciter à Sa Majesté Impériale un ennemi qu'elles croyoient dangereux et redoutable.

Conseils enragés de Bentivoglio au Pape, qui fait entendre qu'il ne donnera plus de bulles sans conditions et précautions.

Bentivoglio, toujours le plus violent ennemi de la France, où il étoit nonce, avoit fait tous ses efforts pour empêcher le Pape d'accorder l'indult pour la nomination à l'archevêché de Besançon[1], duquel au fond on pouvoit très bien se passer, et nommer; et, outre les difficultés que l'indécision du Pape y apporta, il le persuada de faire entendre qu'il n'accorderoit plus de bulles sans des précautions et des conditions à l'égard de ceux que le Roi nommeroit aux évêchés et aux autres bénéfices. Bentivoglio reprit ses anciennes exhortations, et les plus vives, pour engager le Pape à se rendre le maître en France, par faire avec l'Empereur cette ligue dont le baron d'Hohendorff[2] lui avoit, quelque temps auparavant, communiqué le projet. Il assuroit le Pape, avec ses mensonges et sa hardiesse accoutumée, que tous les bons catholiques de France desiroient cette union. Il ajoutoit que ce seroit la preuve la plus forte pour dissiper les soupçons de l'Empereur, et le meilleur et le plus sûr moyen de s'attirer un respect nouveau de la part de tous les princes. Mais il vouloit attirer la république de Venise dans cette ligue, qui, selon lui, ne la refuseroit pas. Mais sa politique raffinée vouloit que le Pape gardât un juste milieu entre l'Empereur et l'Espagne, sans pencher de côté ni d'autre, pour être toujours en état d'offrir sa médiation; et de là ce digne ministre de paix pressoit le Pape, avec les plus étranges efforts, de prendre et d'effectuer les plus violentes résolutions contre la France.

Saint-Albin coadjuteur de Saint-Martin des Champs;

Rome venoit pourtant d'approuver, en faveur de M. le duc d'Orléans, la coadjutorerie du riche prieuré de Saint-Martin-des-Champs dans Paris[3], et qui a beaucoup de

1. Ci-dessus, p. 118-119. — 2. Tome XXX, p. 278.
3. Tome XXVI, p. 94.

Infamie de l'abbé d'Auvergne.

collations[1], pour l'abbé de Saint-Albin[2], bâtard non reconnu de ce prince et de la comédienne Florence[3]. Le cardinal de Bouillon, comme abbé de Cluny, avoit donné autrefois ce prieuré à l'abbé de Lionne, fils du célèbre ministre et secrétaire d'État des affaires étrangères. Cet abbé de Lionne, dont j'ai parlé ailleurs[4], étoit un homme de mœurs, de vie, d'obscurité, de régime même fort extraordinaire, gouverné par un fripon que lui avoient donné les jésuites, qui s'y enrichit au trafic de ses collations et à la régie de son bien, connu du feu Roi pour si scélérat, et de tout le monde, que le P. Tellier et Pontchartrain, comme on l'a vu ailleurs, échouèrent à le faire évêque, et qui l'est, depuis ceci, devenu de Boulogne[5]. L'abbé de Lionne fut donc tonnelé[6] pour cette coadjutorerie, qui au fond ne lui faisoit aucun tort, et l'abbé d'Auvergne[7], comme abbé de Cluny, se fit un mérite auprès du Régent, non-seulement d'y consentir, mais d'y contribuer de tout son pouvoir. Il est vrai que ce prince n'eut pas plus tôt les yeux fermés, que l'abbé d'Auvergne ne rougit point d'attaquer son bâtard, devenu archevêque de Cambray, et qui, depuis deux ans, étoit en possession

1. Le prieur de Saint-Martin nommait à vingt-neuf prieurés secondaires, à une soixantaine de cures, tant dans le diocèse de Paris qu'en dehors, et à un certain nombre de vicariats et de chapellenies.

2. Charles de Saint-Albin : tome XV, p. 343 et 613. Nous l'avons vu recevoir déjà en 1716 (tome XXIX, p. 333) la riche abbaye de Saint-Ouen de Rouen. Dangeau annonce cette nouvelle grâce le 8 octobre : p. 169 et 171. Le texte des bulles papales datées du 22 octobre est dans les papiers du greffier Delisle, reg. U 361, au 7 février 1718.

3. Tome XV, p. 343-345.

4. Jules-Paul, abbé de Lionne : tome XII, p. 41 et 594. Saint-Simon a annoncé sa mort par erreur en 1715 et a fait alors son portrait : tome XXVI, p. 92-95.

5. Il veut parler de Jean-Marie Henriau, devenu évêque de Boulogne en 1724 : voyez *ibidem*, p. 93-94, où il a déjà dit tout cela.

6. Verbe déjà rencontré plusieurs fois ; voyez nos tomes V, p. 104, et XVII, p. 147.

7. Henri-Oswald de la Tour : tome IV, p. 75.

paisible du prieuré, sans réclamation quelconque, par la mort de l'abbé de Lionne[1]. L'abbé d'Auvergne, lors archevêque de Vienne, cria à la violence, contre la notoriété publique, intenta un procès et le perdit avec infamie[2]. La vérité est qu'il n'y laissa point son honneur, parce qu'il y avoit longues années que, de ce côté-là, il n'avoit plus rien à perdre; ce qui n'a pas empêché que le cardinal Fleury ne l'ait fait cardinal pour n'avoir point de similitude importune[3].

Disputes encore entre le grand et le premier écuyer. [Add. S^tS. 1458]

Monsieur le Grand, qui, comme on l'a vu en son lieu[4], avoit perdu contradictoirement toutes ses prétentions contre le premier écuyer, et à qui M. le duc d'Orléans avoit eu la foiblesse de permettre des protestations, n'avoit presque point cessé depuis de faire des tentatives et des entreprises de fait, qui devinrent si fortes qu'il fallut encore que M. le duc d'Orléans en fût importuné[5]. Ce fut en vain. Les *mezzo-termine* lui plaisoient trop pour rien finir. Ce harcelage[6] dura longtemps encore et abrégea la vie du premier écuyer par le chagrin et le dépit; mais sa charge n'y perdit pas un pouce de ter-

1. En 1721 : suite des *Mémoires*, tome XVII de 1873, p. 239.

2. Après la mort du Régent, l'abbé d'Auvergne prétendit en effet avoir été forcé de donner la coadjutorerie de Saint-Martin-des-Champs à l'abbé de Saint-Albin, et pourvut du prieuré son frère le prince Frédéric. Celui-ci intenta au possesseur un procès, qui fut tranché par arrêt du Conseil du 20 octobre 1725 (*Mémoires de Mathieu Marais*, tome III, p. 291-292, 302, 329 et 346; *Mémoires du maréchal de Villars*, tome IV, p. 341). Il y a diverses pièces indiquées dans le *Catalogue des factums de la Bibliothèque nationale*, tome I, p. 81.

3. « Longtemps depuis cardinal au scandale public le plus éclatant et le plus éclaté », avait-il dit déjà dans le tome XIV, p. 243. On ne comprend pas bien le sens des derniers mots de la phrase.

4. Tome XXIX, p. 159-184.

5. *Dangeau*, 11 octobre, p. 172 : « M. le duc d'Orléans travailla longtemps le matin pour accommoder le différend qu'il y a entre Monsieur le Grand et Monsieur le Premier sur leurs charges..... La conférence fut longue; cependant l'affaire n'est pas encore terminée. »

6. Ce mot n'est donné par aucun lexique, et le *Littré* n'en cite que ce seul exemple de notre auteur.

rain, jusqu'à ce qu'enfin le cardinal Fleury, qui avoit été de ses amis, se trouvant le maître, décida si nettement en faveur de son fils, que le grand écuyer cessa pour toujours de le troubler et d'entreprendre sur la petite écurie [1].

Le duc de Noailles et Law, brouillés, se raccommodent en apparence. Noailles obtient le gouvernement et capitainerie de Saint-Germain par la mort de Mornay.

Le duc de Noailles, jaloux de la confiance du Régent pour Law et du succès de sa banque, la troubloit tant qu'il pouvoit. Law couloit, et quelquefois se plaignoit modestement. Noailles, qui le vouloit perdre pour être pleinement maître de toutes les parties des finances, redoubla de machines pour le culbuter. Cette banque étoit lors une des principales ressources pour rouler [2]. Le Régent voulut qu'ils se raccommodassent. Law s'y présenta de bonne foi ; le duc de Noailles ne [put] [3] pas reculer ; il fit le plus beau semblant du monde [4]. Précisément en ce moment heureux, Mornay mourut fort promptement [5]. Il étoit lieutenant général, et il étoit aussi gouverneur et capitaine de Saint-Germain après Montchevreuil, son père [6]. Le duc de Noailles, alerte sur tout, l'apprit à son réveil et courut sur-le-champ demander cet emploi à M. le duc d'Orléans, qui le lui donna à l'instant [7]. Mon père l'avoit eu [8]. Je ne sus la mort de Mornay que l'après-dînée, et en même temps la diligence du duc de Noailles ; il n'étoit

1. Tout cela a déjà été dit dans le tome XXIX, p. 184.

2. « *Rouler* signifie figurément trouver moyen de subsister » (*Académie*, 1718). Saint-Simon veut dire que la banque de Law était nécessaire au roulement des finances de l'Etat.

3. Le verbe a été oublié en passant de la page 2094 du manuscrit à la page 2095.

4. *Dangeau*, p. 172, 12 octobre.

5. Léonor de Mornay-Montchevreuil, comte de Mornay (tome III, p. 57) mourut le 18 octobre (*Gazette*, p. 516 ; *Gazette d'Amsterdam*, n° LXXXVII ; *Dangeau*, p. 174).

6. Il avait succédé en 1706 à son père, dont il avait la survivance depuis 1685. Le 26 juin 1716, la jouissance du domaine lui avait été confirmée : reg. O¹ 60, fol. 92 v° et 127.

7. *Dangeau*, p. 174 ; les lettres de provisions, du 27 octobre, sont dans le registre O¹ 61, fol. 146 v°.

8. Notre tome I, p. 151.

pas aisé de se lever plus matin que lui[1]. Il y avoit cent mille francs de brevet de retenue à payer[2]. M. de Noailles, grand politique et grand serviteur du Parlement, demanda aussitôt la distraction de Maisons et de Poissy de la capitainerie de Saint-Germain, et s'en fit un grand mérite[3]. La situation des lieux en montre l'absurdité. Aussi y ont-ils été remis, à l'instance du même duc de Noailles, à la mort du dernier président de Maisons[4].

Pléneuf, relaissé à Turin de peur de la chambre de justice,

Mme la duchesse d'Orléans me chargea vers ce temps-ci d'un commerce fort peu de mon goût, et dans lequel M. le duc d'Orléans me pria aussi d'entrer. Pléneuf[5], dont la femme[6] et la fille, Mme de Prye[7], ont fait depuis,

1. *Le Dictionnaire de l'Académie* de 1718 ne donnait pas cette locution, au figuré, au sens de devancer.

2. Le duc en obtint, le 4 novembre, un de cent cinquante mille livres : reg. O^1 61, fol. 152.

3. Claude de Saint-Simon s'était défait de la capitainerie de Saint-Germain en mars 1645 au profit de son ami le président de Maisons ; mais, la Fronde finie, on trouva que ces fonctions n'étaient pas compatibles avec une charge de président à mortier, et, en juin 1653, on fit à Maisons des offres de remboursement. Sur son refus, une commission fut donnée, le 28 juin 1653, pour exercer à sa place, à Louis le Normand de Beaumont, premier tranchant et porte cornette blanche (Archives nationales, reg. O^1 10, fol. 44 v°). De cette situation naquit un différend qui fut renvoyé aux maréchaux de France le 26 octobre 1658 (reg. O^1 12, fol. 476) ; mais, en même temps des lettres patentes du même mois, qui érigeaient en marquisat la terre de Maisons, séparèrent de la capitainerie de Saint-Germain les domaines de Poissy et Maisons (Archives nationales, reg. X^{1A} 8661, fol. 45). Ils y avaient été rattachés plus tard, peut-être en faveur de M. de Montchevreuil ; les lettres de provisions de M. de Noailles, indiquées ci-dessus, les en distraient formellement. D'après un texte qu'on trouvera ci-après, aux Additions et Corrections, il semble bien que cette distraction, loin d'être demandée par M. de Noailles, ne fut nullement de son goût.

4. En 1731, lorsque mourut Jean-René de Longueil.

5. Jean-Étienne Berthelot : tome XIII, p. 426.

6. Pléneuf avait épousé en janvier 1696 Agnès Rioult de Douilly de Curzay, fille de Pierre, receveur général des finances à Paris, et dont la sœur Marie était mariée à Berthelot de Séchelles, frère de Pléneuf. Elle mourut le 15 mai 1758, à près de quatre-vingts ans.

7. Tomes XV, p. 198, et XXIV, p. 122-123.

par leur jalousie de beauté et leurs querelles, tant de fracas dans le monde[1], avoit gagné des monts d'or[2] dans les partis[3], et depuis dans les vivres. La Chambre de justice l'avoit mis en fuite, et il s'étoit retiré à Turin[4]. Je n'avois jamais eu aucun commerce avec pas un de ces sortes de gens[5]; de celui-là en particulier, j'en étois mécontent, parce que, étant devenu un des principaux commis du bureau de la guerre sous Voysin[6], dans les derniers temps du feu Roi, la majorité de Blaye vaqua, et sur-le-champ il la fit donner à un de ses parents[7]. Le Roi m'avoit toujours conservé la distinction, après mon père, de ne remplir les places de l'état-major de Blaye que de ceux que je demandois, et c'étoit la première fois qu'on en remplissoit une sans moi[8]. Voysin en ce temps-là étoit dans la plus haute faveur, et insolent à propor-

imagine d'y traiter le mariage d'une fille de M. le duc d'Orléans avec le prince de Piémont pour se faire de fête. Je suis chargé de ce commerce malgré moi, et je m'en décharge sur l'abbé Dubois à son retour d'Angleterre.

1. Notre auteur fera le portrait de Mme de Pléneuf dans la suite des *Mémoires*, tomes XVI de 1873, p. 316, et XIX, p. 50-51. Sur sa conduite et sa rivalité avec sa fille, on peut voir le *Journal de Barbier*, édition Charpentier, tome I, p. 261; les *Mémoires du président Hénault*, édition Rousseau, p. 78 et 236; les *Rapports de police de René d'Argenson*, p. 259-263, à propos d'un libelle infâme fait contre elle par son beau-frère; Lucien Perey, *le Président Hénault*, p. 137-141; Bertin, *Les mariages dans l'ancienne société*, p. 576 et suivantes; et le Chansonnier, ms. Franç. 12694, p. 497-502.

2. « On dit figurément *promettre des monts d'or à quelqu'un*, pour dire lui promettre de grandes richesses, de grands avantages » (*Académie*, 1718).

3. Dans les affaires de finances : tome VI, p. 40.

4. Tome XXIX, p. 157.

5. Cependant les Berthelot étaient, par un double mariage avec les Rioult, les alliés des Frémont, grands-parents de Mme de Saint-Simon.

6. Dès mai 1707, sous Chamillart, Pléneuf avait remplacé Fumeron comme premier commis à la direction des vivres, habillements, armes, etc., et on remarqua qu'il était singulier qu'il fût chargé d'arrêter la comptabilité des fournitures qu'il venait de faire (*Mémoires de Sourches*, tome X, p. 334 et note 2).

7. D'après la liste établie dans notre tome I, p. 540, note 4, le major de Blaye nommé en 1712 s'appelait M. de Saint-Dizier.

8. *Ibidem*, p. 541.

tion. C'étoit lors, comme on l'a vu[1], l'homme de Mme de Maintenon et de M. du Maine, et le directeur et le rédacteur de l'apothéose des bâtards et du testament du Roi. Je compris donc que je ne gagnerois que du dégoût à résister à contre-temps, et que bientôt les choses changeroient de face. En effet, la première chose que je fis aussitôt après la mort du Roi fut de chasser ce major et d'en mettre un autre[2].

Pléneuf avoit de l'esprit et de l'intrigue ; il vouloit ne rien perdre à sa déconfiture, et revenir à Paris riche et employé, s'il pouvoit. Il se fourra donc dans le subalterne de la cour de Turin, par là eut quelque accès auprès des ministres, imagina de travailler au mariage d'une fille de M. le duc d'Orléans avec le prince de Piémont[3]. Sa femme, fort intrigante et de beaucoup d'esprit, manégea si bien qu'elle vit Mme la duchesse d'Orléans plusieurs fois en particulier, et lui donna tant d'espérance que, la négociation ne pouvant demeurer entre les mains du mari et de la femme avec décence aux yeux des ministres de la cour de Turin, Mme la duchesse d'Orléans proposa de m'en charger. Mme de Pléneuf ne me connoissoit point[4] ; elle dit seulement à Mme la duchesse d'Orléans que je n'aimois pas son mari, et lui conta ce qui vient d'être expliqué. Cela ne rebuta point Mme la duchesse d'Orléans : elle me pria de passer pour l'amour d'elle sur ce mécontentement d'un homme de plus si infime, et de vouloir recevoir Mme de Pléneuf et entrer en commerce direct avec Pléneuf sur ce mariage. Par ce qu'on a vu de la situation du Régent et du roi de Sicile, l'un à l'égard de

1. Tomes XXIV, p. 339-340, et XXV, p. 12-13.

2. En effet on trouve dès 1718 le sieur Mortin comme major de Blaye.

3. C'était Charlotte-Aglaé, Mlle de Valois, dont il était question, et qui devint plus tard duchesse de Modène.

4. Cela est étonnant, étant donnée l'alliance dont il a été parlé dans une note précédente.

l'autre, cette négociation de mariage étoit fort déplacée. C'étoit ce qu'il ne m'étoit pas permis de dire à Mme la duchesse d'Orléans; mais, quand M. le duc d'Orléans m'en parla, deux jours après, je ne lui cachai pas ce que j'en pensois, et ma surprise de sa complaisance. Il en convint: « Mais, après tout, me dit-il, c'est un coup d'épée dans l'eau[1], et, quoique sans apparence, il est des choses bizarres qui réussissent quelquefois : ce ne sont que quelques lettres perdues qu'il vous en coûtera à tout hasard. » Je ne pus donc m'en défendre. Mme de Pléneuf vint chez moi bien parée, bien polie, bien louangeuse, bien éloquente, et bien pleine de son affaire; force soumissions sur son mari, et tout aussitôt les lettres mouchèrent[2]. De réalité, je n'en vis jamais ombre; mais force langages d'un homme qui vouloit plaire et se faire valoir. Ce commerce dura quelques mois; mais, sitôt que l'abbé Dubois fut revenu d'Angleterre, je priai M. le duc d'Orléans de m'en décharger sur lui, et Mme la duchesse d'Orléans de le trouver bon, sous prétexte que je [ne] voulois point choquer un homme si jaloux d'affaires, qui traverseroit celle-là entre mes mains, et qui pouvoit réussir entre les siennes. Je la lui remis donc, et il convint avec moi que c'étoit une vision en la situation où étoient les choses entre les deux princes. Aussi n'eut-elle point de suite, et je n'en entendis plus parler depuis[3].

Querelle entre le maréchal de Villeroy et le duc de Mortemart,

Un amusement de l'âge du Roi fit une querelle sérieuse. On lui avoit tendu une tente sur la terrasse des Tuileries, devant son appartement et de plain pied. Les jeux des rois sentent toujours la distinction. Il imagina des mé-

1. « On dit d'une chose qui n'a point de suite, qui n'a point d'effet, c'est *un coup d'épée dans l'eau* » (*Académie*, 1718, au mot ESPÉE), et au mot COUP : « On appelle *coup dans l'eau, coup d'épée dans l'eau*, une action, un effort inutile. »

2. Tomes II, p. 127, et IX, p. 51.

3. Il y reviendra cependant à diverses reprises dans la suite des *Mémoires*, tomes XIV de 1873, p. 424-425, XV, p. 269, 287, 389 411, et XVI, p. 317-319.

premier gentilhomme de la chambre en année, qui la perd. Autres disputes des premiers gentilshommes de la chambre. [*Add. StS. 1459* et *1460*]

dailles pour les donner aux courtisans de son âge qu'il voudroit distinguer, et ces médailles, qu'ils devoient porter, leur donnoient le droit d'entrer dans cette tente sans y être appelés : cela s'appela l'ordre du Pavillon[1]. Le maréchal de Villeroy donna ordre à le Febvre[2] de les faire faire. Il obéit, et les apporta au maréchal, qui les présenta au Roi. Le Febvre étoit argentier de la maison du Roi, et comme tel sous la charge des premiers gentilshommes de la chambre. Le duc de Mortemart étoit en année. Il avoit déjà eu des démêlés sur le[3] maréchal de Villeroy[4]. Il prétendit que ç'avoit été à lui à commander les médailles, et à lui de les présenter au Roi. Il se fâcha que le tout se fût fait à son insu, et le voilà aux champs[5] et en plaintes à M. le duc d'Orléans. C'étoit une bagatelle qui ne valoit pas la relever, et à laquelle aussi les trois autres premiers gentilshommes de la chambre ne prirent point de part. Ainsi seul vis-à-vis du maréchal de Villeroy, la partie ne fut pas égale. M. le duc d'Orléans, avec ses *mezzo-termine* ordinaires, dit que le Febvre ne les avoit point fait faire ni portées au maréchal comme argentier, mais comme ayant reçu par lui l'ordre du Roi, et qu'il n'en falloit pas parler davantage[6]. Le duc de Mortemart fut outré, et ne s'en contraignit pas sur le maréchal. Une autre querelle combla celle-ci. Le duc de Mortemart prétendit une place derrière le Roi, et l'ôter à un

1. *Journal de Dangeau*, article du 20 octobre, p. 175, avec l'article du *Mercure* de novembre mis en note, qui donne la description des médailles, et la *Gazette d'Amsterdam*, n° XC.

2. Philippe le Febvre (tome XXII, p. 403), contrôleur général de l'argenterie depuis 1685.

3. Ces deux mots terminent la page 2095 du manuscrit ; au commencement de la page 2096, Saint-Simon avait écrit *avec le* ; puis il a biffé ces deux derniers mots.

4. Tome XXX, p. 318-319.

5. « On dit figurément d'une personne qui se met en colère qu'*elle se met aux champs* » (*Académie*, 1718).

6. *Dangeau*, p. 175-176.

chef de brigade des gardes du corps qui la prenoit. Les capitaines des gardes soutinrent leur officier, et M. de Mortemart ôta des entrées qu'avoient les officiers des gardes du corps. Les trois autres gentilshommes de la chambre se joignirent au duc de Mortemart. Ils plaidèrent tous huit devant M. le duc d'Orléans plusieurs fois, à cause de la pièce du trône différemment placée qu'à Versailles, où M. de Mortemart renouvela la défense aux huissiers de laisser entrer les officiers des gardes du corps. Là-dessus, autre *mezzo-termine*. M. le duc d'Orléans fit ôter le trône, pour ôter ce sujet de contestation[1]. M. de Mortemart, piqué de cette décision, cessa d'aller chez le Roi, quoique en année, et les premiers gentilshommes de la chambre firent un mémoire, et le présentèrent à M. le duc d'Orléans[2]. L'affaire en demeura là jusqu'à une autre, qui arriva un mois après, entre le duc de Mortemart et le maréchal de Villeroy, pour des bagatelles de service. Les autres premiers gentilshommes de la chambre prirent fait et cause, et pas un d'eux ne se présenta plus chez le Roi. Cela dura huit ou dix jours, après lesquels ils y retournèrent[3]. Le Régent ne put se résoudre à prononcer; mais le maréchal, battu de l'oiseau[4],

1. *Dangeau*, p. 177-178 et 180-81. C'est sans doute à cette dispute que fait allusion cette correspondance de Paris du 22 octobre dans la *Gazette d'Amsterdam*, n° LXXXVII : « Le Roi, qui jouit d'une parfaite santé, continue à prendre le divertissement du jeu qu'on appelle *Optique*, dont les perspectives ont été placées dans une salle où les officiers des gardes du corps mangeoient, ce qui a causé quelque différend entre ces officiers et le duc de Mortemart. Les premiers vouloient passer par un autre endroit pour avoir entrée chez le Roi, ce que le duc leur disputoit; mais M. le duc d'Orléans a décidé en faveur de ce seigneur. »

2. *Dangeau*, p. 185 et 186, 7 et 9 novembre.

3. Le *Journal de Dangeau* mentionne l'affaire le 24 novembre et le 4 décembre (p. 201 et 205); voyez aussi les *Correspondants de Balleroy*, p. 228.

4. Locution déjà rencontrée dans nos tomes VI, p. 88, et XII, p. 133.

s'abstint depuis d'entreprises pour quelque temps. Néanmoins, M. de Mortemart piqué voulut envoyer la démission de sa charge. M. le duc d'Orléans m'en parla fort en colère, et en effet c'étoit tous les jours quelque chose de nouveau avec lui. J'apaisai le Régent comme je pus par le souvenir de M. de Beauvillier et je détournai l'orage.

Les premiers gentilshommes de la chambre eurent encore une dispute avec les maîtres d'hôtel du Roi, à qui l'avertiroit que sa viande étoit servie, et, comme les maîtres d'hôtel sont sous le grand maître, Monsieur le Duc les soutenoit[1]; car tout étoit en prétention et en entreprises. Au dîner du feu Roi, j'ai vu toute ma vie le maître d'hôtel avertir le premier gentilhomme de la chambre, et celui-ci entrer dans le cabinet du Roi seul, et l'avertir, et, le soir, que le Roi étoit chez Mme de Maintenon, le maître d'hôtel avertir le capitaine des gardes, qui entroit seul dans la pièce où le Roi étoit, et l'avertissoit que son souper étoit servi[2].

Le maréchal de Villeroy refuse la prolongation du don de 50 000[#]* de rente

Le maréchal de Villeroy, mal dans ses affaires par une magnificence sans règle ni mesure, avoit obtenu du feu Roi cinquante mille livres par an sur la ville de Lyon, pendant six ans[3], et une continuation encore pendant autres six années, qui se renouvela de six en six ans.

1. *Dangeau*, 4 décembre, p. 205. Une lettre adressée à la marquise de Balleroy et restée inédite parlait ainsi de ces diverses contestations : « L'affaire des officiers des gardes du corps et du régiment des gardes pour entrer avec le bâton et le hausse-col dans la chambre du Roi, non plus que celle des maîtres d'hôtel pour l'aller avertir de venir dîner, ne se terminent point. On n'y a trouvé d'autre tempérament que d'ôter le dais de la chambre où il étoit et dans laquelle les premiers gentilshommes ne vouloient pas que ces Messieurs entrassent, prétendant qu'il marquoit la chambre où ils veulent être maîtres absolus. »

2. Voyez ce qu'il a dit à ce sujet dans l'exposé de la vie journalière du roi : tome XXVIII, p. 345 et 358.

3. Notre auteur a mentionné ce don en 1699 (tome VI, p. 322-323), en faisant une erreur qui a été rectifiée en note.

*Il a écrit *500 000[#]* au lieu de *50 000*.

sur Lyon. Son motif, sa conduite. Explication de ce qu'il n'y perd rien. [*Add. St-S. 1461*]

Jamais le feu Roi ne pensa à les lui accorder pour toujours, et on ne lui a vu donner de tout son règne cinquante mille livres de rente à personne à prendre sur lui pour toujours, excepté des appointements de gouvernements ou de charges dont le taux y étoit attaché[1]; et à l'égard des pensions, personne, hors le premier prince du sang et ses bâtardes en les mariant, n'eut jamais de pensions approchantes[2], sinon, comme on l'a remarqué, Chamillart qui en eut une de soixante mille livres en le renvoyant[3], ce qui fut une chose unique en tout son règne. C'étoit en cette année et dans ce temps-ci que les six années du don au maréchal de Villeroy finissoient; M. le duc d'Orléans le voulut renouveler, même pour toute sa vie. Le maréchal fit le généreux, s'excusa de l'accepter pour toujours, ni même par aucun renouvellement, dit qu'il étoit riche par les successions et les bienfaits qui lui étoient arrivés, et qu'il n'étoit pas juste que, dans un temps où tant de gens souffroient, il abusât des bontés qui lui étoient offertes. Il fut pressé, résista constamment, mais pour s'en vanter publiquement, et se parer dans le monde de la faveur, de la considération et du désintéressement[4]. Le bout de cela est que lui personnellement est mort ruiné, et que son fils a été obligé de payer ses dettes, qui étoient grandes, et sur les fins de le faire subsister. Ce n'est pas qu'avec de l'économie[5] du fils et du petit-fils il ne leur soit demeuré des biens immenses

1. C'est-à-dire, qui montaient à ce taux. — Saint-Simon écrit ici *taud*.

2. Saint-Simon fait erreur : on a vu en 1699 le duc d'Enghien enfant en recevoir une de cent mille livres (tome VI, p. 323-324); il est vrai qu'il était le fils de la bâtarde du Roi.

3. Tome XVII, p. 439.

4. Cette action du maréchal est appréciée différemment par Dangeau, et ç'a été pour Saint-Simon l'occasion de l'Addition indiquée ci-contre, qu'il va reproduire en grande partie quelques lignes plus loin.

5. Tel est bien le texte du manuscrit.

des successions de Lesdiguières et de Retz[1]; mais ce n'a pas été la faute des désordres du maréchal.

C'étoit un homme qui n'avoit point de sens[2], et qui n'avoit d'esprit que celui que lui en avoit donné l'usage du grand monde, au milieu duquel il étoit né et avoit passé une très longue vie. On a eu si souvent occasion de parler de lui, qu'il suffit ici de faire souvenir de ce caractère, de l'orgueil dont il étoit pétri, que ses fréquentes et cruelles déconvenues, toutes arrivées par faute de sens, n'avoient pu émousser, et de l'éclat où les passions et l'intérêt de Mme de Maintenon et de M. du Maine l'avoient mis dans les derniers temps de la vie du feu Roi, surtout à sa mort, qui avoit porté cet orgueil à son comble. Depuis qu'il se vit dans les places où cette mort l'établit et dans la considération qui en étoit une suite, la tête lui tourna : il se crut le père, le protecteur du Roi, l'ange tutélaire de la France, et l'homme unique en devoir et en situation de faire en tout contre au Régent. Sa fatuité lui avoit fabriqué un autre devoir, qui fut d'épouser contre ce prince toute la haine de la Maintenon, sa patronne, et toute la mauvaise volonté qu'elle avoit arrachée contre lui du Roi mourant. Il s'applaudit sans cesse des démarches infatigables que le Régent faisoit vers lui, qui ne faisoient que rehausser son courage à lui nuire ; il abusoit continuellement de la confiance et de la facilité à condescendre à tout ce qu'il vouloit d'un régent doux, timide, qui redoutoit les éclats, à qui ses grands airs avec feu Monsieur, et en commandant les armées où M. le duc d'Orléans avoit commencé à servir, lui avoient imposé au point qu'il lui imposoit toujours. Ainsi ce prince vouloit et croyoit le gagner à force de flatter son incroyable vanité, et d'aller au-devant

1. Par la mort de la dernière Gondi, duchesse de Lesdiguières, dont le maréchal avait hérité en 1716 : tome XXIX, p. 339-340.

2. Il a déjà fait le portrait du maréchal dans le tome XXVI, p. 341-345.

de tout ce qui lui pouvoit plaire, sans jamais lui rien refuser pour les siens ni pour personne, tandis que, déterminé à figurer en grand aux dépens du Régent, ce qu'il ne croyoit pas possible autrement, il s'unissoit à tous ses ennemis, à ceux que l'ambition ou l'amour des nouveautés rendoient tels, les excitoit, les encourageoit, les grossissoit pour se former un parti, et pour cela très attentif à un apparent désintéressement qui augmentât sa réputation et la confiance, tellement que, par principes, il étoit incapable d'être arrêté par les grâces et les bienfaits de M. le duc d'Orléans. En le refusant des cinquante mille [livres] de rente sur Lyon, il ne refusoit rien en effet ; mais il suivoit son plan : il se donnoit un éclat propre à éblouir la multitude, surtout le Parlement en particulier et la robe en général, qu'il cultivoit soigneusement, à s'attacher des partisans, à augmenter la confiance de ceux qu'il vouloit capter, à blâmer avec l'autorité de ce refus et de la manière la plus publique, et en apparence la plus innocente, la facile prodigalité du Régent, et sans en demeurer plus pauvre. De tout temps ses pères, son oncle[1] et lui étoient maîtres absolus et uniques à Lyon[2]. Dès les temps du feu Roi les intendants n'y avoient pas la plus légère inspection. L'autorité du maréchal y étoit encore plus devenue sans bornes dans une régence qui ne songeoit qu'à lui plaire, et à aller au-devant de tout à son égard. De tout temps il étoit, après ses pères et son oncle, en possession de nommer seul le prévôt des marchands de Lyon[3], qui avoit tout le pouvoir bursal[4] dans la ville, sans inspecteur ni conseiller. Il disposoit seul sous le maréchal de Villeroy des immenses revenus

1. L'archevêque Camille de Neufville : tome I, p. 286.
2. Déjà dit plusieurs fois, notamment tome XIII, p. 256.
3. Tome VI, p. 323.
4. Le *Dictionnaire de l'Académie* de 1718 disait que cet adjectif ne s'employait guère que dans les phrases *édit bursal* ou *édits bursaux*.

de la ville, d'en diriger de même tout le commerce, et d'y être le maître des commerçants. Il ne comptoit de la recette et de la dépense de ces immenses revenus qu'avec le maréchal de Villeroy seul, et les comptes ainsi arrêtés entre eux deux seuls, où le maréchal étoit de droit le maître, ne se trouvoient plus et ne se voyoient jamais plus, tellement que c'est parler exactement que dire que le maréchal de Villeroy étoit le seul roi de Lyon, que le prévôt des marchands y étoit son vice-roi *ad nutum,* et qu'ils mettoient en poche tout ce qu'il leur plaisoit de prendre, sans le moindre embarras, sans formalité aucune, et sans la moindre crainte d'aucune suite pour l'avenir, ni même qu'on pût jamais savoir ce qu'il se passoit là-dessus entre eux deux[1]. Il est donc clair que, maître tous les ans de ces prodigieux revenus et de tout le commerce de la plus florissante place du royaume en ce genre, le maréchal de Villeroy prenoit en toute liberté tout ce qu'il vouloit, et que, en refusant le don que le Régent lui vouloit continuer, il ne refusa rien en effet. Aussi ceux de Lyon savoient bien qu'en dire, malgré toute la protection qu'il leur donnoit à tous. Mais pas un d'eux n'osa jamais se plaindre ni branler devant lui sous le dernier règne ; combien moins pendant cette régence, à la posture où se trouvoit leur gouverneur ! Son fils, qui l'a peu survécu, soutint encore cette puissance, mais plus foiblement. Enfin le duc de Villeroy d'aujourd'hui[2] en a sauvé de grandes bribes[3] ; mais les finances y ont mis la

1. Est-il nécessaire de dire que, si les Villeroy étaient puissants à Lyon, leur pouvoir et celui du prévôt des marchands ne s'exerçaient pas sans contrôle, surtout au point de vue financier ? Les principaux revenus de la ville, qui ont été sommairement énumérés dans le tome VI, p. 323, note 1, suffisaient aux charges ; mais celles-ci les dépassaient, dès que les recettes des droits ou des octrois fléchissaient. Saint-Simon s'est encore laissé entraîner par son antipathie.

2. Louis-François-Anne de Neufville : tome XVII, p. 196.

3. *Bribe* signifie originairement un gros morceau de pain ; les lexiques lui attribuent le sens de restes d'un repas, et, au figuré, de

main, et ont fort borné ce pouvoir si pécunieux[1] et si fort illimité.

80 000# au duc de Tresmes.

Le duc de Tresmes ne fut pas si délicat que le maréchal de Villeroy : aussi étoit-ce un honnête homme qui étoit bien éloigné des mêmes projets. Il eut quatre-vingt mille livres en dédommageant du deuil, dont il devoit et n'avoit pas profité à la mort du Roi, où il étoit en année de premier gentilhomme de la chambre[2].

Le prince électoral de Saxe se déclare catholique à Vienne.

Le prince électoral de Saxe[3], catholique dès qu'il étoit à Rome, avec une permission du Pape de le demeurer caché[4], le déclara en ce temps-ci à Vienne[5], où il étoit allé voyager et voir l'Empereur. Le roi de Pologne son père étoit du secret et avoit fort contribué à le faire catholique, pour lui frayer le chemin à lui succéder en Pologne. Mais la mère et l'épouse de ce roi[6], qui étoient des piliers

fragments choisis au hasard. La signification réelle, au propre comme au figuré, est morceau.

1. Nous avons rencontré ce mot, s'appliquant à une personne, au sens de « qui a beaucoup d'argent comptant », dans le tome XV, p. 74. Ici Saint-Simon lui donne, en l'appliquant à une chose, la signification de « qui rapporte beaucoup d'argent ».

2. Dangeau disait (p. 177) : « On a donné au duc de Tresmes quatre-vingt mille francs, parce qu'à la mort du Roi il n'a pas profité du deuil, comme il en devoit profiter en suivant l'exemple de ce que le premier gentilhomme de la chambre avoit fait à la mort de Louis XIII. M. de Tresmes avoit voulu épargner cet argent-là au Roi. » Saint-Simon avait déjà dit par avance en 1715 (tome XXIX, p. 125) que le duc avait bénéficié de l'ameublement de la chambre mortuaire de Louis XIV ; c'est en échange de cet ameublement qu'on lui donna les quatre-vingt mille francs dont il est parlé ici.

3. Frédéric-Auguste : tome XVII, p. 93.

4. Tome XXV, p. 112-113.

5. *Gazette*, p. 532 ; *Dangeau*, p. 176 et 177 ; *Les Correspondants de la marquise de Balleroy*, p. 222. La *Gazette d'Amsterdam* (n° LXXXVI) se contente de dire que le nonce du Pape célébra la messe devant le prince, mais sans parler de conversion. On trouvera ci-après, appendice I, n° 10, la lettre de compliment que le Régent écrivit au roi de Pologne.

6. La mère du roi Auguste était Anne-Sophie, fille de Frédéric III, roi de Danemark, mariée à l'électeur Jean-Georges III le 16 octobre

de leur religion, y étoient si opposées, que le roi de Pologne ne put, depuis qu'il fut catholique, avoir presque de commerce avec l'électrice sa femme que des moments rares quand il alloit en Saxe, ou même ce n'étoit qu'en visite, sans qu'elle voulût demeurer dans le même lieu que lui, ni qu'elle voulut ouïr parler d'aller en Pologne, ni souffrir le titre, ni aucun des honneurs, ni des traitements de reine[1]. Le roi son mari supportoit cela avec toujours beaucoup de considération pour elle; mais il s'en consoloit avec ses maîtresses[2]. L'électrice sa mère étant morte, il ne fit plus difficulté de laisser déclarer son fils catholique[3].

Abbé de Louvois refuse l'évêché de Clermont; quel. [Add. S^tS. 1462]

L'abbé de Louvois[4] refusa l'évêché de Clermont[5], sous prétexte de sa santé, en effet parce qu'il s'étoit attendu longtemps aux plus grands postes, et qu'il se trouvoit vieux pour en accepter un si médiocre[6]. Il n'étoit pas sans mérite, il avoit de l'esprit, du monde et du savoir, et remplissoit, par lui-même et avec réputation, la belle place dans les lettres de bibliothécaire du Roi[7]. A peine commençoit-il à poindre lors de la mort de son père, qui étoit

1666; elle venait de mourir le 1er juillet 1717; sa femme était Christine-Éberhardine de Brandebourg-Bareith: tome IV, p. 188.

1. Déjà dit dans nos tomes IV, p. 188-189, XIV, p. 107, et XXV, p. 111.

2. Le *Moréri* énumère plusieurs enfants naturels du roi Auguste, dont le seul qui ait marqué est le maréchal de Saxe.

3. Il publia même le 23 octobre une déclaration à ses peuples de Saxe pour leur annoncer cette conversion et les rassurer sur la liberté de conscience (*Gazette*, p. 556).

4. Camille le Tellier: tome XIX, p. 47.

5. On a vu dans le tome XXIX, p. 332, que cet évêché avait été donné en 1716 à l'abbé d'Entragues; mais, Rome lui ayant refusé ses bulles, le Régent le transféra à Lodève.

6. *Dangeau*, p. 178 et 181; *Les Correspondants de Balleroy*, p. 218 et 220; *Journal de Buvat*, p. 307.

7. Il venait d'obtenir le 10 octobre un arrêt du Conseil pour le transport des livres de la bibliothèque du Roi dans l'hôtel de Nevers, rue de Richelieu (*Buvat*, p. 306).

perdu bien auparavant. Barbezieux, crossé[1] par le Roi comme un jeune homme des débauches et des disparades duquel il étoit très souvent mécontent, n'eut pas loisir de mûrir et de s'accréditer assez pour vaincre auprès du Roi les soupçons que les jésuites et Mme de Maintenon, par Saint-Sulpice, lui donnoient sans cesse de l'éducation ecclésiastique du neveu de l'archevêque de Reims, que les jésuites avoient toujours regardé comme leur ennemi, et donné, par conséquent, pour un dangereux janséniste[2]. Ce manège avoit perdu l'abbé de Louvois dans l'esprit du Roi, et quelques bagatelles de première jeunesse, qu'en ce genre il ne pardonnoit jamais. Ainsi l'abbé de Louvois avait vu les premiers postes lui échapper[3]. Mais il n'avoit pu s'accoutumer à en perdre l'espérance, depuis même que sa situation étoit devenue ordinaire par la perte du ministère de son frère, et de son oncle. Il étoit demeuré assez de crédit et d'établissements parmi ses frères et sœurs pour la nourrir, et tout attendre de la facilité du Régent. Quand il vit ses espérances trompées par l'évêché de Clermont, il ne put en digérer l'humiliation, et il aima mieux hasarder de ne sortir point du second ordre. Le P. Massillon, Père de l'Oratoire, célèbre par ses sermons[4], en profita[5]. Crozat

1. Réprimandé : tome XXIX, p. 105.
2. Tomes VII, p. 160-165, et XI, p. 121.
3. A la mort de son oncle, le Roi lui avait refusé la charge de maître de la chapelle : tome XIX, p. 48.
4. Jean-Baptiste Massillon : tome XVII, p. 150.
5. *Dangeau*, p. 187. Le fils d'Argenson raconte à ce sujet une assez vilaine histoire contre le célèbre Oratorien (*Les Correspondants de Balleroy*, tome I, p. 221-222). La duchesse de Lorraine écrivait à la marquise d'Aulède (*Correspondance*, publiée par A. de Bonneval, p. 78) : « Je suis ravie que le P. Massillon soit évêque ; je vous prie, si vous le voyez, de le lui dire de ma part » ; et Amelot, dans une lettre du 15 novembre au cardinal Gualterio (British Museum, ms. Add. 20365, fol. 258, communiquée par M. Gaucheron), disait : « Quoique sa robe soit suspecte à Rome, les jésuites conviennent que c'est un homme sage et modéré et ne paroissent pas fâchés de sa promotion. »

le cadet[1] paya pieusement et noblement ses bulles[2].

Rions gouverneur de Cognac.

Mme la duchesse de Berry fit donner au vieux Saint-Viance[3], très galand homme, qui avoit été lieutenant des gardes du corps, et lieutenant général, cinquante mille livres et deux mille livres de pension pour son gouvernement de Cognac, de douze mille livres de rente, sans obliger à résidence[4], et fit présent de ce gouvernement à Rions[5].

Mort d'Oppède, mari secret de Mme d'Argenton,

Mme d'Argenton, longtemps depuis que M. le duc d'Orléans l'eut quittée[6], avoit vécu avec le chevalier d'Oppède, jeune et bien fait, qui étoit dans les gardes du corps[7], et

1. Pierre Crozat, frère d'Antoine, après avoir été avocat au parlement de Bordeaux, puis procureur principal et garde des sceaux de la vicomté de Turenne, se mit dans la finance et participa à la recette générale du clergé ; il mourut le 24 mai 1740. Très ami de l'Oratoire, il contribua pour cinq mille livres à la construction de l'église de la rue Saint-Honoré. Sa maison de la rue de Richelieu, dont le jardin allait jusqu'au boulevard, renfermait de belles collections d'objets d'art.

2. *Dangeau*, p. 188 ; *Les Correspondants de Balleroy*, p. 223.

3. Louis de Philip ou Philippi de Saint-Viance, d'une famille du Limousin, était entré aux gardes du corps comme cadet en 1663, et eut une charge d'exempt dès 1667 ; enseigne (1681), puis lieutenant (1687), il eut le grade de brigadier de cavalerie en avril 1691, et passa maréchal de camp en janvier 1696, ayant depuis 1689 une pension de deux mille livres. Il acheta de M. de la Caze le gouvernement de Cognac en janvier 1702, parce qu'il n'était plus capable d'un service actif, donna sa démission en octobre 1717, moyennant les avantages que Saint-Simon va énumérer, et ne mourut que le 17 février 1726, à quatre-vingt-quatre ans.

4. Charles d'Aubigné, le frère de Mme de Maintenon, avait longtemps possédé ce gouvernement.

5. *Dangeau*, p. 182 ; *Les Correspondants de Balleroy*, p. 219.

6. On a vu cette séparation en 1710 : tome XVIII, p. 302.

7. Charles-Rodrigue-Gonzague de Forbin, dit le chevalier d'Oppède, d'abord capitaine de cavalerie, avait accompagné Philippe V dans son voyage d'Italie en 1702 (*Diario* d'Ubilla, p. 523) ; il entra aux gardes du corps comme exempt dans la compagnie de Boufflers en décembre 1705, fut blessé à Ramillies et à Malplaquet, quitta le service en 1713, et mourut à la fin d'octobre 1717 à trente-trois ans.

dont le nom étoit Janson [1], fort proche du feu cardinal de Janson [2]. Ensuite elle pensa à accommoder ses plaisirs à sa conscience, lui fit des avantages pour un cadet qui n'avoit rien, l'obligea à quitter le service, et l'épousa ; mais tous deux, par honneur, voulurent que ce fut secrètement [3]. Elle n'en eut point d'enfants, et le perdit en ce temps-ci [4]. Il la traitoit avec grande rudesse, et lui donna tout lieu de se consoler.

et de l'abbé de Langlée.

L'abbé de Langlée [5], singulier ecclésiastique [6], frère de

1. Ou plutôt Forbin, Janson n'étant que le nom d'une branche de cette nombreuse et illustre maison de Provence, dont la généalogie remonte au milieu du XIVe siècle. Une tradition non prouvée la faisait descendre des Forbes écossais. Voyez Artefeuil, *Noblesse de Provence*, tome I, p. 400-412, l'ouvrage de Pithon-Curt, tome I, p. 426-453, le *Cabinet historique*, tome V, première partie, p. 187-188 et 243, le dossier bleu 7179 au Cabinet des titres de la Bibliothèque nationale, et Francisque Michel, *Les Écossais en France*, tome I, p. 53-54. Le chanoine Albanès a publié en 1902 un *Inventaire analytique des titres de la maison de Forbin*.

2. La maison de Forbin eut de très nombreux rameaux : Janson, La Roque, La Barben, Oppède, Soliers, Sainte-Croix, Gardanne, etc. En réalité, la parenté entre le chevalier d'Oppède et le cardinal de Janson était très éloignée ; c'est Dangeau qui trompe notre auteur en en faisant le neveu du cardinal.

3. Voyez *Les Maîtresses du Régent*, par M. de Lescure, p. 137-139. Lorsque Mme d'Argenton mourut en 1748, le duc de Luynes dit qu'elle n'avait jamais été mariée (*Mémoires*, tome VIII, p. 467). On lit dans une lettre inédite adressée à la marquise de Balleroy du 27 novembre 1717 : « Mme d'Argenton, vacante par la mort du chevalier d'Oppède, a choisi pour consolation le chevalier des Alleurs, jeune homme d'une discrétion au-dessus de son âge. »

4. Dangeau annonce sa mort le 28 octobre : p. 178 ; on parla à cette occasion d'un duel avec le chevalier de Bavière (*Les Correspondants de Balleroy*, p. 223).

5. François de Langlée, qui avait passé ses thèses de philosophie en février 1665 (*Gazette*, p. 184), avait eu en 1670 l'abbaye de Saint-Ferréol d'Essommes, au diocèse de Soissons, puis le prieuré de Saint-Jean d'Ulmoy ; il se démit de ces deux bénéfices en février 1709, et mourut à la fin d'octobre 1717.

6. Saint-Simon met cette qualification, parce qu'il lit dans Dangeau

Langlée dont il a été quelquefois parlé[1], mourut aussi[2]. Il n'avoit presque rien qu'une pension de six mille livres que lui donnoit Mme de Villequier, fille de sa sœur, Mme de Guiscard[3].

Mort et famille de la comtesse de Soissons. [*Add. S^tS. 1463*]

La comtesse de Soissons[4] mourut en même temps, à Paris, point vieille, et belle encore comme le jour[5]. On n'a rien à en dire de plus que ce qui s'en trouve pp. 353 et 655[6]. Elle fut depuis pauvre, malheureuse, errante; de fois à autre M. le duc d'Orléans lui faisoit donner quelque gratification[7]. Elle laissa deux fils[8], qui moururent jeunes,

que l'abbé avoua dans son testament n'avoir pas fait « un bon usage » des revenus de ses bénéfices.

1. Tomes VII, p. 70-76, et XV, 391-392.

2. *Dangeau*, p. 182; *Gazette d'Amsterdam*, n° XCIV. Son frère lui avait fait un don important en 1702 (notre tome XV, p. 392, note 3), et lui avait laissé la rente viagère de six mille livres dont il va être parlé.

3. Angélique de Langlée, comtesse de Guiscard (tome VII, p. 75) et sa fille Catherine de Guiscard, marquise de Villequier (tomes VI, p. 438, et XVI, p. 153).

4. Uranie de la Cropte de Beauvais : tomes I, p. 127, et X, p. 261-262, et appendice XXI du même volume.

5. Elle mourut le 14 novembre au couvent de Bellechasse (*Dangeau*, p. 194, qui l'annonce dès le 13; *Gazette*, p. 564; *Gazette d'Amsterdam*, n° XCV; *Les Correspondants de Balleroy*, p. 226). Les scellés furent mis une heure après son décès dans son appartement (notre tome X, p. 567).

6. Ces pages du manuscrit correspondent aux pages 261-262 de notre tome X, et 276 du tome XV.

7. Il est certain que, depuis l'époque (1707) où elle revint en France et habita par ordre du Roi dans le couvent de Saint-Pierre de Lyon, sa situation devait être fort embarrassée, si l'on en juge par les lettres suppliantes qu'elle adressa aux contrôleurs généraux de 1707 à 1711. Cependant des documents possédés par M. le marquis de Chantérac et utilisés dans l'appendice XXI de notre tome X il résulte qu'elle posséda jusqu'à la fin de sa vie les deux terres de Marennes et de Tonnay-Boutonne, qui étaient assez importantes. Nous n'avons pas trouvé trace de secours que lui aurait donnés le Régent.

8. Thomas-Emmanuel-Amédée de Savoie, dit le comte de Soissons ou le prince Emmanuel, qui mourut en 1729 (notre tome X, p. 568-569),

sans alliance[1], dont le prince Eugène, leur oncle, prenoit soin. Il avoit destiné l'aîné à être son héritier, et avoit arrêté son mariage avec l'unique héritière de la maison Cybo[2], qui a depuis porté les petits États de Masse et Carrare[3], avec d'autres grands biens, au fils aîné du duc de Modène et d'une fille de M. le duc d'Orléans, qui l'a épousée[4]. La comtesse de Soissons laissa aussi une fille dont le roi de Sicile prenoit soin dans un couvent à Turin, que le prince Eugène, qui a survécu ses deux neveux, a fait son héritière, et qui a épousé à Vienne le prince de Saxe-Hildburghausen[5], qui[6] a tant fait parler

et dont il a été parlé incidemment dans le tome XIV, p. 7, et Eugène, chevalier de Savoie ou de Soissons, né le 4 juillet 1692, mort le 7 mars 1712 à Londres, où il avait accompagné le prince Eugène.

1. Le prince Emmanuel avait épousé en 1713 une Liechtenstein, dont il eut un fils (notre tome X, p. 569-570).

2. Ce n'était pas Emmanuel, qui fut fiancé avec une Cybo, mais son fils Eugène-Jean-François de Savoie, titré comte de Soissons, né le 23 septembre 1714 et mort le 24 novembre 1734, étant déjà général de bataille dans l'armée impériale. Sa fiancée était Marie-Thérèse-Françoise Cybo, fille du prince de Massa, née le 29 juin 1725, duchesse de Modène en 1780, morte le 26 décembre 1790.

3. Massa et Carrara, petits marquisats de Toscane, dans la Lunegiane, appartenaient aux Malaspina et entrèrent dans la maison Cybo en 1520 par le mariage de l'héritière avec Laurent Cybo. Massa fut érigée en principauté par l'empereur Maximilien II en 1568 ; Carrara resta marquisat.

4. Hercule-Renaud d'Este, fils de François-Marie, duc de Modène, et de Charlotte-Aglaé d'Orléans, naquit le 22 novembre 1727, devint duc de Modène, après son père, en février 1780, fut détrôné en 1798 par les armées françaises et mourut le 14 octobre 1803. Il avait épousé Marie-Thérèse Cybo le 29 septembre 1741.

5. Anne-Victoire de Savoie, Mlle de Soissons, née le 11 septembre 1684, hérita du prince Eugène en 1736, et épousa le 15 avril 1738, à cinquante-quatre ans, Joseph-Frédéric-Guillaume-Hollandin, prince de Saxe-Hildburghausen (Saint-Simon écrit *Heildbourghausen*), né le 5 octobre 1702, feld-maréchal des armées impériales, qui abjura le protestantisme à Naples en octobre 1727. Sa femme obtint la séparation de corps en 1752 et mourut d'apoplexie à Turin le 11 octobre 1763.

6. Il y a ici *et qui* dans le mannscrit.

de lui, plus en partisan hasardeux qu'en officier principal, dans l'armée impériale en Italie, contre les troupes unies de France, Espagne et Savoie, dont les maréchaux de Coigny et de Broglio eurent le commandement sous le roi de Sicile, après la mort du maréchal de Villars[1]. Ainsi finit la branche de Soissons de la maison de Savoie[2].

Appel du cardinal de Noailles devenu public.

L'appel[3] du cardinal[4] devint public, et fut imprimé[5] avec une instruction admirable, dont il n'a paru que la première partie par ce qui arriva depuis, dont il eut tout lieu de se repentir, ainsi que de n'avoir pas fait paroître son appel bien plus tôt, dans le temps que je l'en pressai, comme je l'ai raconté en son lieu[6]. Je n'en dis pas davantage pour ne pas effleurer une matière si étendue et qui se trouve traitée exprès.

La Parisière, évêque de Nîmes, exilé dans son diocèse. [Add. StS. 1464]

La Parisière, évêque de Nîmes[7], qui écrivoit à tous les prélats et aux universités étrangères pour avoir leur adhésion à la Constitution[8], eut ordre de se retirer dans son diocèse[9]; mais la cabale le fit rappeler au bout de huit

1. Pendant les campagnes de 1734 et 1735.

2. Le jeune Roi porta, par exception, le deuil de la comtesse de Soissons (*Dangeau*, p. 198), et c'est à cette occasion que Saint-Simon a fait l'Addition indiquée plus haut.

3. Avant *L'appel*, Saint-Simon a biffé *Le Roy d'Esp. eut une m.*

4. Du cardinal de Noailles. On a vu dans le tome XXXI, p. 148-149, qu'il avait suspendu son appel au mois d'avril précédent.

5. Il parut en plaquette in-4° et in-12 au début d'octobre sous le titre : *Acte d'appel de S. E. Mgr le cardinal de Noailles, archevêque de Paris, du 3 avril 1717, au pape mieux conseillé et au futur concile général de la Constitution de notre saint père le pape Clément XI du 8 septembre 1713.* Il est curieux de remarquer que la *Gazette d'Amsterdam*, toujours si remplie des affaires relatives à la Constitution, n'en souffla pas un mot. Voyez aux Additions et Corrections.

6. Tome XXXI, p. 148-149.

7. Jules-César Rousseau de la Parisière : tome XX, p. 80.

8. Notamment en Espagne et en Portugal, dit Dangeau, p. 188.

9. Dangeau l'annonce le 12 novembre ; voyez le *Journal de Buvat*, p. 307.

ou dix mois[1]. On a vu ailleurs[2] que, pigeon privé[3] du P. Tellier, il s'éleva en Languedoc contre la Constitution dans les commencements, gagna peu à peu la confiance des prélats, des communautés et des principaux ecclésiastiques, et, pour se l'acquérir entièrement, poussa les choses si loin, de concert avec le P. Tellier, qu'étant nommé député des États de Languedoc pour en venir apporter les cahiers, il y eut un ordre du Roi d'en choisir un autre. Quand il se fut bien instruit de tout ce qu'il vouloit découvrir, qu'il en eut rendu compte au P. Tellier, et qu'il n'eut plus rien à apprendre, il chanta la palinodie[4] dès qu'il fut retourné à Nîmes, y monta en chaire, et fit amende honorable à la Constitution. Aussitôt le Roi lui fit rendre la députation, et il vint triomphant jouir de son crime dans les caresses et les promesses du P. Tellier, qui ne l'empêcha pas de devenir l'horreur du monde. Il avoit bien d'autres choses encore sur son compte, et est mort enfin escroc et banqueroutier, et d'une façon déplorable[5].

Affaire du pays de l'Alleu, où je sers adroitement le duc de Boufflers. [*Add. S^tS. 1465*]

Il se présenta une affaire au conseil de régence qui me donna lieu à un petit trait qu'il faut que je m'amuse un moment à rapporter. M. d'Elbeuf étoit gouverneur de Picardie et d'Artois, où il ne tenoit pas ses mains dans ses poches[6], et se moquoit des intendants. M. le duc d'Or-

1. Ce qui précède, depuis *mais la cabale*, a été ajouté en interligne. — M. de la Parisière fut rappelé en février 1718 : *Dangeau*, tome XVII, p. 253.

2. Tome XXVI, p. 89-92.

3. Expression déjà rencontrée dans le tome XXVI, p. 43.

4. Tome XXVII, p. 228.

5. Tout cela a déjà été dit dans le tome XXVI.

6. « On dit proverbialement et figurément qu'*un homme n'a pas toujours eu les mains dans ses poches*, pour dire qu'il n'a pas toujours été à ne rien faire. On le dit aussi quelquefois en mauvaise part » (*Académie*, 1718). Les termes employés par Saint-Simon dans l'Addition indiquée ci-contre montrent bien que notre auteur veut dire que M. d'Elbeuf, « l'homme du monde le plus pillard », employait ses mains à « rapiner dans son gouvernement ».

léans le considéroit et le ménageoit, et il en abusa au point qu'il le força d'y mettre quelque ordre. Il y a un petit canton riche et abondant, entre l'Artois et la Flandre, qui s'appelle le pays de l'Alleu[1], qui de tout temps étoit du gouvernement de Flandres et des États de Lille. M. d'Elbeuf, qui étoit bien aise d'y allonger ses mains[2] et l'étendue aussi de son gouvernement, demanda que ce pays de l'Alleu fût incorporé aux États d'Artois, et ne fût plus de ceux de Lille[3]. Je supprime les raisons de part et d'autre, qui ne feroient qu'ennuyer. La maréchale de Boufflers[4] vint m'apprendre cette prétention qui devoit être incessamment jugée au conseil du dedans du royaume, puis rapportée par d'Antin au conseil de régence pour l'être diffinitivement. Peu importoit à la maréchale de quels États seroit ce petit pays ; mais elle sentoit que la prétention du duc d'Elbeuf étoit un chausse-pied, s'il la gagnoit pour les États d'Artois, de le prétendre après de son gou-

1. On écrivait fréquemment *Lalleu,* et c'est l'orthographe de Saint-Simon ; mais la forme vraie, conforme à l'étymologie historique est l'Alleu. — Ce petit pays, situé à la limite septentrionale de l'Artois et à moins de trois lieues de Lille, ne comprenait que quatre paroisses, qui forment aujourd'hui la majeure partie du canton de Laventie, dans l'arrondissement de Béthune ; c'était Laventie, Fleurbaix, Sailly-sur-la-Lys et la Gorgue. Absolument indépendant au point de vue législatif, exécutif et judiciaire, il était gouverné par les échevins des quatre paroisses d'après des coutumes rédigées en 1245 ; il appartenait à l'abbaye de Saint-Vaast d'Arras. Conquis par les Français en 1671 sur les Espagnols, il fut alors rattaché à la châtellenie de Lille, mais sans perdre son autonomie. En 1707, il s'y était produit une sorte de petite révolte (*Archives de la Bastille,* tome XI, p. 317-322).

2. Ceci précise le sens de ce que Saint-Simon a dit sept lignes plus haut.

3. L'affaire n'était pas nouvelle, puisque en août 1713, les échevins et habitants du pays de l'Alleu, avaient adressé à Desmaretz une supplique pour n'être pas réunis aux États d'Artois comme ceux-ci le demandaient, ce qui était contraire à d'anciennes ordonnances du roi d'Espagne (*Correspondance des contrôleurs généraux,* tome III, n° 1501).

4. Catherine-Charlotte de Gramont, tutrice de son fils mineur.

vernement, quoiqu'il ne s'en agît pas encore. Je lui conseillai d'en faire parler par son frère[1] à M. le duc d'Orléans. Mais, depuis l'affaire du régiment des gardes, il n'y avoit plus guères que de l'extérieur entre eux[2], et elle me le laissa bien sentir. Je voulus lui persuader de parler elle-même sans l'y pouvoir résoudre. Elle me dit qu'elle mettoit toute sa confiance en moi pour conserver au gouvernement de Flandres, qu'avoit son fils[3], toute son intégrité. Elle avoit raison, car j'étois fort de ses amis, et on a pu voir que je l'étois intimement de son vertueux mari[4]. Je ne lui dis point ce que je ferois, car je l'ignorois encore, et après toute réflexion faite je crus plus à propos de ne faire rien, dans la connoissance de la foiblesse de M. le duc d'Orléans, qui ne tiendroit jamais, pour un petit garçon de l'âge du duc de Boufflers, à l'audacieuse ardeur du duc d'Elbeuf, soutenue de celle de Monsieur le Grand, dont le fils avoit la survivance du gouvernement de Picardie[5]. J'attendis donc, sans dire mot à personne et sans voir depuis la maréchale de Boufflers, que l'affaire se rapportât au conseil de régence, où les chefs ou présidents des autres conseils furent appelés. Dès que nous fûmes en place, d'Antin mit les papiers sur la table et voulut commencer son rapport. « Un moment, Monsieur, » lui dis-je ; et me tournant vers le Régent, je lui dis que, s'il le trouvoit bon, il falloit, avant de commencer l'affaire, savoir si, au cas que les États d'Artois la gagnassent, M. d'Elbeuf prétendoit distraire du gouvernement de Flandres le pays de l'Alleu[6] et le joindre à celui d'Artois, parce qu'en ce cas nous étions

1. Le duc de Guiche.
2. La maréchale en voulait à son frère de ce qu'il s'était fait céder par ruse par le maréchal de Boufflers la charge de colonel du régiment des gardes françaises : tome XII, p. 302-305.
3. Joseph-Marie, duc de Boufflers : tome XX, p. 329.
4. Tomes XVI, p. 479, XVII, p. 217, 470-471, etc.
5. Tome XXIX, p. 121.
6. Les quatre mots *le pays de Lalleu* sont en interligne.

plusieurs qui étions trop proches de M. d'Elbeuf pour être ses juges, à commencer par M. d'Antin, son cousin germain[1], moi, issu de germain[2], M. le maréchal d'Estrées[3], et d'autres encore. Ce n'étoit pas que j'ignorasse qu'en ce conseil les parentés ne font rien, parce que devant le roi, qui à tout âge est censé présent, on n'a que voix consultative pour débattre et l'informer, et que sa seule voix décide, et que sur cette question, que le chancelier Daguesseau, tout au commencement qu'il le fut, avoit voulu remuer sous prétexte de l'âge et de l'absence réelle du Roi, il avoit passé en plein conseil qu'il demeureroit de la sorte et comme le Roi âgé et présent ; mais j'espérois qu'on n'y songeroit plus, et cela arriva comme je l'avois pensé, et à tout hasard tenté.

M. le duc d'Orléans dit que j'avois raison, et tout de suite demanda à d'Antin ce qui en étoit. Il répondit qu'il n'en étoit point question, que M. d'Elbeuf ne lui avoit point parlé de gouvernement, et que sûrement il ne demandoit rien là-dessus. Je repris la parole, et dis au Régent que, puisque cela étoit, la chose méritoit d'être constatée à cause de la proche parenté des juges, et que dès que M. d'Elbeuf ne songeoit point, quoi qu'il fût jugé, à demander que le pays de l'Alleu fût mis de son gouvernement, il seroit bon que Son Altesse Royale voulût bien ordonner à M. d'Antin d'écrire présentement sur son dossier que, en cas que le pays de l'Alleu fût jugé séparé des États de Lille et joint à ceux d'Artois, ce jugement n'auroit aucune influence à l'égard de l'état du gouver-

1. La duchesse d'Elbeuf, Anne-Charlotte de Rochechouart, était fille du duc de Mortemart, qui était frère de Mme de Montespan mère du duc d'Antin.

2. Le duc d'Elbeuf était fils d'Élisabeth de la Tour d'Auvergne, dont le père duc de Bouillon était frère de la duchesse de Duras grand'mère de Mme de Saint-Simon.

3. La parenté du maréchal d'Estrées s'établissait par une fille de Gabrielle d'Estrées et de Henri IV, qui avait épousé le grand-père paternel du duc d'Elbeuf.

nement du pays de l'Alleu, qui demeuroit toujours à l'avenir du gouvernement de Flandres, comme par le passé. Le Régent regarda la compagnie, disant qu'il n'y trouvoit point d'inconvénient. D'Antin dit que l'écrire ou ne l'écrire pas étoit de même, parce que M. d'Elbeuf ne demandoit rien. « Mais, Monsieur, repris-je, cela sera plus régulier, et Son Altesse Royale l'approuve. — A la bonne heure, » dit d'Antin, et se mit à l'écrire. Un moment après, tandis qu'il écrivoit, je dis au Régent qu'il me sembloit à propos aussi, puisque M. d'Antin en mettoit la note sur le dossier du procès, que M. de la Vrillière l'écrivît en même temps sur le registre du Conseil, pour que cela fût uniforme. Cela parut si simple que le Régent, sans regarder la compagnie comme la première fois, répondit : « A la bonne heure, il n'a qu'à l'écrire. » A l'instant je regardai la Vrillière, qui aussitôt prit la plume, et l'écrivit sur le registre du Conseil[1]. Dès que cela fut fait d'Antin commença le rapport. J'y reviendrai pour une anecdote singulière.

Le soir la maréchale de Boufflers vint chez moi, bien en peine de ce que les États d'Artois avoient gagné, et

1. L'affaire fut décidée en faveur des États d'Artois, et voici ce qui fut écrit sur le registre des procès-verbaux du conseil de régence (ms. Franç. 23666, fol. 10 v°, séance du 15 novembre 1717) : « M. le duc d'Antin, président du conseil du dedans du royaume, a commencé à rapporter la question mue depuis longtemps entre le pays de l'Alleu, qui demande à être désuni de la châtellenie de Lille, à laquelle il avoit été joint par lettres patentes de 1671, le pays d'Artois, qui demandoit aussi la révocation desdites lettres et la réunion du pays de l'Alleu à l'Artois, et la châtellenie de Lille, qui demandoit qu'on laissât subsister lesdites lettres patentes de 1671. Il a discuté les moyens des parties et lu une partie des pièces ; mais, comme le rapport en entier n'a pu être fait dans cette séance, le reste a été remis à l'après-midi, qu'il a continué le rapport de la même affaire. Il a été décidé que les lettres patentes de 1671 seroient rapportées, que le pays de l'Alleu seroit réuni à l'Artois pour la finance, et que, à l'égard du gouvernement, il demeureroit conformément à ce qui est porté par les provisions des gouverneurs. »

s'il n'y avoit eu rien de fait sur le gouvernement. « Pardonnez-moi, Madame, lui dis-je, il a été question du gouvernement, et on y a fait quelque chose. » Et tout de suite, après lui avoir donné la souleur[1], je lui contai ce qui s'étoit passé. Elle m'en embrassa bien, et fut ravie. Tandis qu'elle étoit chez moi, M. d'Elbeuf étoit chez la Vrillière, à qui il dit, sans seulement paroître en douter, que, puisque le pays de l'Alleu étoit adjugé membre des États d'Artois, et ne l'être plus de ceux de Lille, il étoit de son gouvernement aussi, et que l'un emportoit l'autre. Sur la mine que fit la Vrillière : « Comment, lui dit-il, Monsieur, avec l'air de[2] la plus grande surprise du monde, est-ce que vous en pouvez douter? hé! ce pays n'a été du gouvernement de Flandres que comme membre des États de Lille, et l'arrêt d'aujourd'hui, qui l'en distrait pour le faire membre des États d'Artois, décide la question et n'y laisse pas l'ombre de difficulté. » La Vrillière lui répondit modestement que le Conseil ne l'avoit pas entendu ainsi, et qu'il croyoit qu'il feroit bien de n'y pas songer. M. d'Elbeuf lui demanda, avec émotion, où il avoit pris cette intention du Conseil, qui ne pouvoit être avec l'arrêt qu'il avoit rendu et qui décidoit tout seul. Alors la Vrillière lui montra le registre, et lui dit de lire ce qu'il y avoit écrit en plein Conseil, par ordre de M. le duc d'Orléans et du Conseil. Voilà le duc d'Elbeuf en furie, qui dit qu'il alloit parler à M. le duc d'Orléans, et qu'il feroit bien changer cette belle décision. Il y fut en effet; mais, comme il s'agissoit d'effacer ce qui avoit été écrit sur le dossier et sur le registre en plein Conseil, et de l'avis de tout le Conseil, ou explicite ou tacite, sans opposition d'aucun, et en changer la disposition du blanc au noir, le Régent se défendit d'y pouvoir toucher et de pouvoir reporter au Conseil une chose qu'il avoit décidée.

1. « *Souleur,* frayeur subite qui fait tressaillir. Il ne s'emploie guère que dans le style familier » (*Académie*, 1718).

2. Les mots *l'air de* ont été ajoutés en interligne.

M. d'Elbeuf tempêta et cria ; mais ce fut tout ; l'affaire étoit bridée[1], et le pays de l'Alleu demeura du gouvernement de Flandres, et en est encore aujourd'hui. Je m'étois bien attendu au but et au vacarme de M. d'Elbeuf, contre lequel la foiblesse du Régent auroit besoin d'une barrière, et je me sus bon gré de l'avoir adroitement su introduire, et poser si forte, sans que personne se fût aperçu ni douté de mon but, qu'elle ne put[2] après recevoir d'atteinte. La maréchale de Boufflers alla le lendemain remercier le Régent.

Anecdote singulière de l'étrange indécision du Chancelier.

Je reviens maintenant à l'anecdote qui confirmera pleinement ce que j'ai marqué du caractère indécis à l'extrême du chancelier Daguesseau[3]. M. le duc d'Orléans avoit ordonné que cette affaire de l'Alleu, qui étoit longue, seroit rapportée en deux conseils, le même jour, le matin et l'après-dînée ; que le matin seroit pour le rapport uniquement, sans que d'Antin s'ouvrît en rien de son opinion ; que l'après-dînée il commenceroit par opiner ; que tout le Conseil opineroit après, et que l'arrêt seroit rendu. D'Antin[4] fit un très long rapport qui tint jusqu'à une heure après-midi. Comme on sortoit du Conseil, le Chancelier me prit auprès de la porte, et me dit tout bas qu'il mouroit d'envie de prendre avec moi une liberté qu'il ne voudroit pas prendre avec un autre, et qu'il espéroit que je ne trouverois pas mauvaise, c'étoit de me demander l'avis que j'avois pris sur le rapport, et que j'opinerois l'après-dînée. Je lui répondis qu'en effet je ne m'en ouvrirois pas à un autre, et après quelques compliments je le lui dis, et, aussi sommairement que le

1. Décidée sans rémission. « On dit figurément qu'*on a bridé un homme par un contrat* pour dire qu'on a mis dans l'acte des conditions qui l'obligent indispensablement à certaines choses » (*Académie*, 1718).

2. Ce verbe est bien à l'indicatif dans le manuscrit.

3. Tome XXXI, p. 32-33.

4. En regard de cette phrase, Saint-Simon a biffé sur la marge la manchette *Capacité singulière de d'Antin*, pour la reporter plus bas.

temps et le lieu l'exigeoient, les raisons principales qui m'y déterminoient. Il m'embrassa, et me dit plus que très obligeamment que je lui faisois le plus grand plaisir du monde d'avoir bien voulu le lui dire, parce que c'étoit le sien aussi, et que le mien l'y confirmoit, avec force compliments flatteurs. Nous nous séparâmes de la sorte.

Cette affaire, dans laquelle je n'entrerai pas ici, étoit susceptible de trois sortes d'opinions : laisser le pays de l'Alleu comme il étoit, membre des États de Lille; l'en distraire, et l'adjoindre à ceux d'Artois; enfin, laisser ce petit pays indépendant de ces deux États, et qu'il en eût pour lui tout seul. C'est ce que ce petit pays demandoit, consentant toutefois à demeurer comme il étoit, uni si on le vouloit aux États de Lille, mais se défendant d'être uni à ceux d'Artois[1]. Mon avis étoit qu'il eût des États particuliers pour lui, et qu'il ne fût membre ni de ceux de Lille ni de ceux d'Artois. C'étoit aussi celui du Chancelier, quand nous sortîmes du Conseil du matin, comme je viens de le dire.

Capacité singulière de d'Antin.

Nous n'eûmes que le temps de dîner. A trois heures le Conseil commença. Quoiqu'on y fût fort accoutumé aux beaux rapports de d'Antin[2], l'exactitude, la précision, l'explication foncière[3], la netteté, la force, l'agrément de son rapport avoit enlevé la compagnie, qui ne la fut pas moins de sa belle, longue et forte opinion l'après-dînée. Il se peut dire qu'il excelloit en ce genre sur tous les magistrats; avec cela une mémoire qui n'oublioit pas les plus petites choses, qui ramenoit tout avec ordre, justesse et clarté, qui ne se méprenoit jamais en aucun fait, cir-

1. Voyez ci-dessus la note 1 de la page 225.

2. A comparer ce qu'il a déjà dit de la « capacité singulière » du duc d'Antin dans le portrait des chefs des conseils : notre tome XXIX, p. 417.

3. Au sens de poussée à fond, qui est un peu différent de celui que nous avons déjà rencontré dans le tome XXI, p. 368.

constances, nom propre, date, et qui, à mesure qu'il en citoit, disoit à l'évêque de Troyes, devant qui d'ordinaire il mettoit la pile de ses papiers, le cahier, la liasse, la page par numéro et par chiffre, où il trouveroit ce qu'il citoit, et dans le moment même Monsieur de Troyes le trouvoit et le lisoit tout haut. D'Antin, qui n'opinoit jamais pour soi-même, et qui ne faisoit que rapporter l'avis du conseil du dedans, ainsi que tous les autres chefs des autres conseils sur les affaires qu'ils en rapportoient au conseil de régence, fut pour les États d'Artois. Presque tous le suivirent, le peu d'autres furent pour ceux de Lille. Mon rang d'opiner étoit immédiatement avant le Chancelier, après lequel il n'y avoit plus que les deux bâtards et les princes du sang. Je vis donc que j'allois ouvrir un avis, et, comme je savois que le Chancelier seroit du même, je ne voulus pas en épuiser les raisons pour en laisser de nouvelles à dire au Chancelier, qui donnassent lieu aux préopinants de s'y accrocher pour revenir à son avis avec moins de répugnance qu'ils n'en auroient eu à revenir au mien, et de couvrir leur petite vanité du poids de la place, de l'état et de la capacité du premier magistrat. Néanmoins, comme il falloit des raisons pour soutenir un avis tout neuf, je ne laissai pas de parler assez longtemps, tant [pour] le faire bien entendre et valoir, que pour affoiblir et réfuter les deux autres avis. Je fus surpris d'y être souvent interrompu par des voix qui disoient tout haut : « Mais M. de Saint-Simon a raison. » Cela arriva si souvent et par tant de personnes, que je me tournai à la fin vers le Conseil, car on opinoit un peu tourné vers le Régent, et je dis que, puisqu'on trouvoit que j'avois raison, rien n'empêchoit de revenir à mon avis ceux qui le trouvoient le meilleur, puisque l'arrêt n'étoit point fait. Des voix dirent : « Cela est vrai, » et encore pendant le reste de mon opinion, que j'avois raison; cependant elles s'en tinrent là, et personne ne prit la parole pour se rendre à mon avis. Je compris la petite foiblesse, et je m'en sus plus de gré de laisser quelques raisons nouvelles au Chancelier à dire et à appuyer, qui donneroient lieu aux préopinants de revenir à son avis avec moins de peine qu'au mien[1]. Le Chancelier, quand j'eus fini, débuta par l'éloge de mon avis, dont il loua en détail la justice, les raisons et la force. Il balança ensuite les trois avis en avocat général[2]; puis, se rabattant sur la politique et les événements fâcheux de la dernière guerre du feu Roi en Flandres, il s'étendit sur son regret d'être obligé de faire taire le droit, la raison, l'équité devant les motifs majeurs et pressants de l'intérêt de l'État, paraphrasa longtemps et gauchement, quoique éloquemment, cette politique, protesta encore de sa répugnance et de son regret d'être entraîné par des considérations si fortes, nonobstant le droit et l'équité, et conclut pour les États d'Artois. Je l'écoutois avec une attention extrême. Je ne pouvois comprendre d'abord qu'il eût changé d'avis depuis qu'il m'avoit parlé en sortant du Conseil deux heures auparavant, et ma surprise fut extrême quand à la fin je n'en pus douter. J'oublie de dire qu'en finissant il loua encore mon avis, et me fit un petit compliment direct sur la peine où il étoit de n'en pouvoir être par la seule raison d'État. Dès que je m'aperçus qu'il avoit tourné, je dis tout bas au comte de Toulouse que je ne pouvois revenir d'un étonnement dont je lui dirois la cause en sortant, mais que je le priois de ne pas prendre la parole après le Chancelier, parce que je voulois parler encore. Ce n'étoit pas que j'espérasse faire revenir personne à ce que je voyois; mais je ne crus pas juste de taire les raisons que je n'avois retenues que pour les laisser neuves dans la bouche du Chancelier, par la raison que j'en ai dite.

1. Il y a au Dépôt des affaires étrangères, vol. *France* 1570, une note de Saint-Simon sur cette affaire du pays de l'Alleu.

2. Il avait occupé longtemps cette place, et il en avait conservé les habitudes : tome XXXI, p. 32.

Ainsi, quand il eut fini, je priai le Régent de me permettre d'ajouter un mot à mon opinion. Je le fis donc avec étendue et avec les mêmes applaudissements que j'avois raison, mais sans autre succès. Le surplus des opinions se conforma au Chancelier, et l'arrêt suivit de même[1]. En sortant du Conseil, le comte de Toulouse me prit à part, curieux de savoir la cause de mon extrême surprise, et fut étonné au dernier point, lorsque je la lui dis. Le Chancelier et moi ne nous cherchâmes point en sortant de ce second conseil, et jamais depuis nous ne nous en sommes parlé.

Reconnoissance des députés du pays de l'Alleu.

Le pays de l'Alleu, qui est riche, mais qui n'a que de gros laboureurs, mais gens de bon sens et de bon gros raisonnement, en avoit député à la suite de cette affaire qui les intéressoit beaucoup. On me les annonça pour la première fois comme j'allois sortir pour le Conseil du matin, où leur affaire fut rapportée. Ils voulurent me parler et me présenter leur mémoire; je l'avois eu d'ailleurs avec ceux des États, et je les avois tous fort étudiés. Je voyois que ces paysans avoient raison, et j'étois fâché qu'ils vissent et instruisissent si tard leurs juges. Je n'avois pas alors le temps de les entendre : c'étoit l'heure du Conseil. Je les rabrouai[2] donc au lieu de les écouter, et

1. En conséquence de l'arrêt du Conseil, des lettres patentes furent expédiées le 15 novembre 1717, qui furent enregistrées au Parlement le 7 février 1718 (reg. X[1A] 8719, fol. 224-229). En voici le dispositif : « Nous avons réuni et réunissons ledit pays de l'Alleu à notre province et comté d'Artois, pour être régi et gouverné par les États d'Artois comme le reste de ladite province, sans néanmoins que notre dit arrêt puisse nuire ni préjudicier au gouverneur de notre ville de Lille, qui continuera d'exercer la même autorité que par le passé dans ledit pays de l'Alleu, comme étant compris dans ses provisions. Voulons que le bourg de la Gorgue soit censé et réputé de la province de Flandre, comme il l'a toujours été, maintenant les abbé et religieux de l'abbaye de Saint-Vaast d'Arras dans tous les droits, privilèges et jurisdictions qui leur appartiennent sur ledit pays de l'Alleu, pour en jouir par eux de la même manière qu'ils en ont joui avant l'année 1671. »

2. Tome VII, p. 27.

je montai devant eux en carrosse. Je fus tout étonné de les voir revenir le surlendemain matin, avec deux prodigieuses mannes[1] du plus beau linge de table que j'aie jamais vu, et en la plus grande quantité. Ils avoient su que j'avois été seul pour eux au Conseil, et que j'avois longuement opiné. Ils venoient avec ce présent me témoigner leur reconnoissance. J'eus beau leur dire ce que je devois là-dessus; je ne pus les empêcher de déployer quelques nappes et quelques serviettes; mais, quand ils virent qu'il leur falloit les remporter, ils se mirent à pleurer et à dire que je les méprisois, quoique je leur eusse parlé avec toute l'honnêteté possible. Je fus si touché de leur douleur de si bonne foi, que je leur dis enfin que pour leur montrer combien j'étois éloigné de mépris et touché de leurs sentiments pour moi, ils me feroient faire ce que je n'avois jamais fait et ne ferois jamais pour personne. Je pris donc une nappe et une douzaine de serviettes; cela les consola un peu. Ils remportèrent tout le reste en me comblant de bénédictions. Je le dis à M. le duc d'Orléans. Pour l'histoire du Chancelier, je n'en parlai qu'au comte de Toulouse[2].

Les ducs de la Force

Il y eut une assez forte brouillerie entre les ducs de Noailles et de la Force sur quelques affaires de finances[3].

1. « *Manne,* espèce de pannier d'osier plus long que large, où l'on met ordinairement le linge, la vaisselle qu'on porte sur la table » (*Académie,* 1718).

2. A la suite de ce paragraphe, Saint-Simon a biffé un très long article qui occupe les douze dernières lignes de la page 2100 du manuscrit, toute la page 2101 et les huit premières lignes de la page 2102, et qui était précédé de la manchette suivante : « Le Duc de Lorraine obtient aux despends de la Fr. un vaste arrondissement de domaine et de souveraineté avec l'Altesse Royale. Je m'abstiens du Conseil où cela fut accordé. » En marge de la page 2100, Saint-Simon a écrit : « Na. Tout cet article est icy prématuré et se trouvera mieux detaillé et en son ordre cy apres pp. 2140, 2141 et 2142. » Lorsqu'il sera parlé de cette affaire dans notre prochain volume, nous donnerons en appendice le texte de cette première rédaction ici biffée.

3. Dès le 26 novembre, Dangeau mentionne qu'on pense à donner

La Force avoit été mis dans le conseil de finances à l'insu, puis malgré le duc de Noailles, contre tout ce que j'avois pu lui dire d'une place en troisième, après le maréchal de Villeroy et le duc de Noailles[1], dont il étoit si fort l'ancien en dignité, sans compter la naissance, et place subalterne encore pour le travail et le détail, et qui, sous le nom personnel de vice-président, n'étoit pas supérieure en effet aux emplois des autres de ce conseil, qui, plus rompus aux affaires de finances que lui et appuyés du duc de Noailles, lui feroient passer sans cesse la plume par le bec[2], et avec force révérences se moqueroient de lui. Il fut en effet exposé à toutes les niches que le duc de Noailles ne lui épargna pas. L'esprit et la capacité, joints à sa qualité, le soutinrent, mais n'empêchèrent pas tous les effets de la jalousie du duc de Noailles contre un seigneur qui pour le moins le valoit et lui étoit égal, et qu'il voyoit lié avec Law, qui étoit sa bête[3]. Ces démêlés finirent, après beaucoup d'autres qui avoient moins éclaté, mais ce ne fut qu'en apparence, par un département fort étendu qui fut donné à M. de la Force, avec assez d'autorité[4]; mais, à quelque sauce que cela pût se mettre[5], ce n'étoit être, en bon françois, qu'intendant des

et de Noailles brouillés. [*Add. St-S. 1466*]

au duc de la Force la direction des affaires de finances qui regardent les pays d'État et le clergé ; mais il signale de l'opposition. Il y revient encore le 28, et ne parle de brouille légère avec le duc de Noailles que le 30 (p. 202 et 203).

1. Tome XXX, p. 310-312.

2. Locution rencontrée dans le tome XXII, p. 115.

3. De même pour celle-ci : tome XVII, p. 342.

4. Le 4 décembre le conseil de régence renvoya l'affaire à huitaine, et le 10 approuva un règlement général pour les départements du conseil des finances, qui fut publié et imprimé ; la *Gazette d'Amsterdam* l'inséra dans son n° CV. M. de la Force avait tout ce qui regardait les affaires de finances des pays d'États, moins la Provence (*Dangeau*, p. 205, 211 (10 et 11 décembre) et 212 (13 décembre). Ses attributions nouvelles diminuaient beaucoup celles de M. des Forts (*Les Correspondants de Balleroy*, tome I, p. 229).

5. Tome XXII, p. 153.

finances un peu renforcé, et par conséquent être fort déplacé, comme il n'en pouvoit être autrement, dès qu'il avoit bien voulu se fourrer si bassement dans le conseil des finances.

Mme d'Arpajon dame de Mme la duchesse de Berry, et Bonnivet maître de sa garde-robe.

J'avois oublié deux bagatelles sur Mme la duchesse de Berry. Elle choisit Mme d'Arpajon[1] pour la place d'une de ses dames qui vaquoit par la mort de Mme d'Aydie[2], sœur de Rions. Arpajon[3], un des plus sots hommes de France, sans contredit, et des plus avares, avoit acheté le gouvernement de Berry du duc de Noailles[4], et obtenu assez légèrement la Toison en Espagne[5], où il avoit servi longtemps avec les troupes de France. Il étoit lieutenant général[6], et petit-fils du bonhomme Arpajon, duc à brevet, chevalier de l'Ordre[7], et distingué en son temps par son mérite et ses emplois; la naissance ancienne et fort bonne[8]. Mme d'Arpajon avoit une figure extrêmement noble et agréable, peu d'esprit, beaucoup de douceur et de

1. Anne-Charlotte le Bas de Montargis, dont on a vu le mariage en 1715 : tome XXVI, p. 125.

2. La mort de cette jeune femme a été mentionnée ci-dessus, p. 118. La nomination de Mme d'Arpajon est annoncée par Dangeau le 7 octobre (p. 170). On prétendait qu'elle avait donné deux mille pistoles à Mme de Mouchy pour obtenir cette place (*Les Correspondants de Balleroy*, p. 215-216).

3. Louis, marquis d'Arpajon : tome II, p. 146.

4. Il y employa une partie de la dot de sa femme. Les provisions du 12 août 1715 sont dans le registre X^{1A} 8714, fol. 729 v° ; voyez aussi le *Mercure* de juillet 1715, p. 261-263.

5. En 1711: tome XXII, p. 144.

6. Pas encore : il n'obtiendra ce grade qu'à la promotion de 1718.

7. Louis, duc d'Arpajon : tome III, p. 177.

8. Maison de Rouergue sur laquelle il y a des notices dans les *Mémoires de la Société de l'Aveyron*, tome I, p. 139, et II, p. 175 ; voir aussi Barrau, *Documents sur les familles du Rouergue*, tome I, p. 361-421. On en trouve des généalogies à la Bibliothèque nationale, Cabinet des titres, dossiers bleus, n° 752 bis, et aux Archives nationales, carton M 266, et il y a des titres de diverses époques dans les manuscrits Lancelot 20 (Nouv. acq. franç. 9651), fol. 127-169, et Clairambault 1139, fol. 94-138.

politesse ; très vertueuse, et d'une piété qui n'a toujours fait qu'augmenter[1]. Elle étoit fille de le Bas de Montargis, un des trésoriers de l'extraordinaire des guerres[2], et d'une fille de Mansart qui avoit les Bâtiments[3]. Elle étoit extrêmement riche, et peu heureuse avec un mari qui ne la méritoit pas ; mais elle le cachoit avec grand soin, et lui rendoit des devoirs infinis[4]. Ils n'ont eu qu'une fille, qu'a épousée, avec de grands biens, le second fils du duc de Noailles[5]. Mme la duchesse de Berry la choisissoit volontiers, avec la marquise[6] de la Rochefoucauld, fille de Prondre[7], pour aller avec elle coucher aux Carmélites[8], et leur disoit toujours : « Je vous amène mes deux bourgeoises. » Cette princesse si haute et si fière, avec qui les seuls princes du sang pouvoient manger, et encore point à l'ordinaire ni en public, hors à des mariages, mais à la campagne ou en particulier, mangeoit avec tous les roués de M. le duc d'Orléans, et chez elle avec des hommes de peu de choses[9], et avec un jésuite d'esprit et de

1. Peu après son entrée en fonctions, le Régent eut un grand mal d'yeux, et l'on prétendit qu'il venait d'un coup d'éventail qu'il aurait reçu de Mme d'Arpajon, avec laquelle il avait voulu prendre des libertés un peu osées (*Mémoires secrets de Duclos,* édition Michaud et Poujoulat, p. 526).

2. Charles le Bas de Montargis : tome XI, p. 206.

3. Andrée-Julie-Anne Mansart, mariée dès 1693, et non « avant 1699 », comme il a été dit dans le tome XXVI, p. 125.

4. Il avait d'abord écrit *et luy en rendoit d'infinis* ; il a ajouté *des devoirs* en interligne, mais oublié de biffer *en*.

5. Anne-Claude d'Arpajon, née le 4 mars 1729, après la mort de deux frères aînés encore jeunes, épousa le 27 novembre 1741 Philippe, comte de Noailles, plus tard duc et maréchal de Mouchy (tome IX, p. 277), et mourut avec son mari sur l'échafaud révolutionnaire le 27 juin 1794. Par un privilège spécial elle était grand croix de l'ordre de Malte, et avait été dame d'honneur de la dauphine Marie-Antoinette.

6. Avant *M^ise*, il y a *fille,* biffé, dans le manuscrit.

7. Marguerite-Pauline Prondre : tome XXIX, p. 222.

8. On a vu dans le même tome, p. 380-381, que la princesse y allait volontiers aux « bonnes fêtes ».

9. Il y a bien *choses* au pluriel dans le manuscrit.

manége, qui s'appeloit le P. Riglet, qu'elle avoit connu de jeunesse par ses femmes, et qui en disoit des meilleures[1].

Elle imagina aussi d'avoir un maître de la garde-robe[2]. C'est une charge de valet. Joyeux, mort premier valet de chambre de Monseigneur, l'avoit été de la Reine[3]. Ceux de la Reine mère et des deux Dauphines ne valoient pas mieux[4]. Elle trouva une manière de chevalier d'industrie[5], grand spadassin de son métier, bâtard d'un Gouffier, qui se faisoit appeler Bonnivet, qui ne vouloit point être bâtard, et qui pourtant n'a pu être autre chose, ni reconnu comme légitime de pas un de la maison de Gouffier[6].

1. Tout cela a déjà été dit dans le tome XXIX, p. 379, où il a été fait mention aussi du P. Riglet.

2. En annonçant cette nouvelle le correspondant de Mme de Balleroy disait (p. 234) : « Les gens qui ont trouvé cela nouveau ne savent pas que les deux reines... ont eu des maîtres de la garde-robe, et Madame aussi. » Celui de Madame était en effet en 1712 (*État de la France*) Claude Feydeau de Marville, le père du futur lieutenant-général de police. Si Madame, femme d'un fils de France, en avait un, la duchesse de Berry, veuve d'un petit-fils de France, le pouvait aussi.

3. Michel Thomassin, dit Joyeux : tomes II, p. 138, et XIII, p. 319-320.

4. Le maître de la garde-robe d'Anne d'Autriche était en 1675 François le Charron de Saint-Ange ; la Dauphine-Bavière eut Joyeux, qui l'était aussi de la reine Marie-Thérèse ; celui de la duchesse de Bourgogne était en 1712 Jacques-Eusèbe Faultrier d'Alpin (*État de la France*).

5. « On appelle figurément *chevalier de l'industrie* un homme qui vit d'adresse, et ce mot se prend en mauvaise part » (*Académie*, 1718).

6. Le *Dictionnaire de la noblesse* de la Chenaye des Bois le nomme Louis II Gouffier, marquis de Bonnivet, et le fait fils légitime d'un Louis Ier et de Charlotte-Marie Gouffier de Caravas, dame de Doué, sa parente ; mais l'*Histoire généalogique* ne connaît pas ce Louis Ier, et note Charlotte Gouffier comme vivant encore en 1729, sans marquer d'alliance. Il y a lieu de croire que l'assertion de Saint-Simon (répétée par Duclos, *Mémoires secrets*, p. 526) est exacte ; l'*État de la France* de 1722, tome II, p. 181, l'inscrit comme second cornette des mousquetaires noirs sous le nom de « M. Anonyme de Gouffier de Bonni-

Il trouva là quelques petits gages dont il avoit besoin[1], et y espéra quelque fortune par son manége. Mme la duchesse de Berry le prit, et dit en confidence à Mme de Saint-Simon, qui ne lui en parloit point, que c'étoit une espèce de nom qu'elle mettoit dans sa maison, de plus un homme de main qu'elle étoit bien aise d'avoir[2], parce que, bien aujourd'hui avec M. le duc d'Orléans, cela pouvoit changer, et qu'il falloit avoir chez soi de quoi se faire compter. Tel étoit la tête et le cœur de cette princesse.

Mort du cardinal Arias, archevêque de Séville. [*Add. St-S. 1467*]

On apprit la mort du cardinal Arias, archevêque de Séville[3], un des plus honnêtes hommes et des meilleures têtes d'Espagne, et qui avoit le plus contribué au testament de Charles II, étant conseiller d'État et commandeur dans l'ordre de Malte. On a vu quel il étoit lorsqu'on a parlé ici de l'avénement de Philippe V à la couronne, la part qu'Arias eut au gouvernement, et comme la princesse des Ursins sut s'en défaire[4], ainsi que du cardinal Portocarrero et de tous les autres, pour demeurer seule maîtresse du gouvernement. Arias fut aussi bon prêtre et évêque qu'il avoit été bon ministre d'État, ravi de n'avoir plus à se mêler de rien, uniquement appliqué à son diocèse, d'où il ne sortit plus, et à s'occuper de son salut sous la pourpre romaine, qu'il n'avoit point briguée, mais que la pudeur lui fit donner par le roi d'Espagne,

vet. » Il était mestre-de-camp de dragons à la suite du régiment Colonel-général, lorsque Mme de Berry le prit pour maître de sa garde-robe; c'est en septembre 1718 qu'il acheta la charge de cornette de la seconde compagnie des mousquetaires (*Dangeau,* tome XVII, p. 349 et 382). — Saint-Simon écrit *Bonivet.*

1. Cinq cents écus d'appointements, dit Dangeau.

2. Une lettre de Mme de Simiane de juillet 1733 (*Lettres de Mme de Sévigné,* tome XI, p. 153) dit que les « hauts faits » de ce Bonnivet désolent M. de Rouannez.

3. Manuel Arias : tome VII, p. 252. Il mourut le 16 novembre, à soixante-dix-neuf ans ; la *Gazette* fait son éloge (p. 594).

4. Nos tomes VII, p. 286-287, VIII, p. 216, X, p. 179, XI, p. 226, 247, et XII, p. 58.

pour une marque de son estime et de sa satisfaction de ses services, qui fut universellement applaudie[1]. Arias méprisa le monde et la cour, et se trouva mieux à Séville qu'il n'avoit fait à Madrid, quoique ce grand archevêché ne lui eût été donné que comme un exil honorable et pour se défaire de lui. Il étoit assez vieux, et fut regretté de toute l'Espagne, et infiniment dans son diocèse.

Mort de Mme de Montjeu et de Richard Hamilton; caractère de ce dernier. [Add. SᵗS. 1468]

La comtesse d'Harcourt, qui se fit appeler depuis comtesse de Guise, comme on l'a vu ailleurs[2], perdit Mme de Montjeu sa mère, qui étoit Dauvet des Marets[3]. En même temps mourut aussi Richard Hamilton[4]. C'étoit un homme de beaucoup d'esprit, qui savoit, qui amusoit, qui avoit des grâces et beaucoup d'ornement dans l'esprit, qui avoit eu une très aimable figure et beaucoup de bonnes fortunes en Angleterre et en France, où la catastrophe du roi Jacques II l'avoit ramené. Il avoit servi avec distinction, et la comtesse de Gramont, sa sœur[5], l'avoit initié dans les compagnies de la cour les plus choisies ; mais elles ne lui procurèrent aucune fortune, pas même le moindre abri à la pauvreté. Il étoit catholique, et sa sœur l'avoit mis dans une grande piété, qui l'avoit fait renoncer aux dames, pour qui il avoit souvent fait de très jolis vers et des historiettes élégantes[6]. Sa demeure étoit Saint-Germain[7]. Il alla mourir à Poussay[8], chez sa nièce, qui en

1. Il ne fut cardinal qu'en 1713 : notre tome XXIII, p. 268.

2. Marie-Louise-Chrétienne de Castille : tomes XIII, p. 3, et XXIX, p. 142.

3. Louise-Diane Dauvet des Marets : tome XIII, p. 6 ; elle mourut le 7 décembre (*Gazette*, p. 612 ; *Dangeau*, p. 210).

4. Tome XIV, p. 264 et 562. Il mourut à Poussay, chez sa nièce Gramont, qui en était abbesse, dit Dangeau (p. 216), comme Saint-Simon va le répéter plus loin.

5. Élisabeth Hamilton : tomes VI, p. 215, et XIV, p. 264.

6. Saint-Simon confond ici Richard avec son frère Antoine, l'auteur des *Mémoires de Gramont* et de petites œuvres littéraires encore appréciées ; Richard ne semble pas avoir jamais rien écrit.

7. Près de la cour anglaise.

8. Saint-Simon écrit *Poussé*. — Voyez notre tome II, p. 41.

étoit abbesse[1], pauvre elle-même, mais moins pauvre que lui, pour ne pas mourir de faim.

Assassinats et vols. Teneurs de jeux de hasard mis en prison.

Vers le milieu de décembre, l'abbé de Bonneuil[2] fut trouvé tué dans sa chambre de coups de bâton sur la tête, et de coups d'épée dans le corps par devant et par derrière, et son valet de chambre, qui étoit son seul domestique, au même état près de lui, son épée nue auprès de lui, et un couteau de chasse nu auprès de l'abbé. Il étoit grand joueur, avoit beaucoup gagné depuis peu et voyoit assez bonne compagnie[3]. On le trouva volé. La femme du valet de chambre fut arrêtée sur quelques indices. Elle avoua qu'elle étoit en commerce avec un soldat aux gardes, qui entra dans la maison pour tuer le valet de chambre et voler le maître, qui, pour son malheur, rentra chez lui bien plus tôt qu'à l'ordinaire, comme l'expédition s'achevoit[4]. Le soldat fut arrêté à Bar un matin dans son lit, qui, se voyant pris, se tua tout roide d'un poi-

1. Marie-Élisabeth de Gramont (tome XVI, p. 75), que les généalogies indiquent comme morte en 1706, ne dut en réalité mourir que plus tard. Cependant, comme la *Gallia Christiana*, tome XIII, col. 1099, dit qu'Anne-Claude de Jouffroy de Novillars fut faite abbesse de Poussay en 1714, elle serait donc morte avant son oncle Hamilton.

2. Il s'appelait N. de Vernon, abbé de Bonneuil, et était frère de Charles-Gabriel de Vernon, dit le marquis de Bonneuil ; on n'a aucun renseignement ni sur l'un ni sur l'autre. Il demeurait rue des Petits-Champs, près l'hôtel de Toulouse.

3. C'était « un grand diable d'abbé que l'on voyoit par tous les spectacles et qui se mêloit des femmes » (*Les Correspondants de Balleroy*, tome I, p. 230). Il fréquentait beaucoup la maison du marquis de la Carte (notre tome V, p. 300).

4. Cette affaire est longuement racontée dans le *Mercure* de décembre, p. 207-209 et 294, et fit grand bruit à l'époque : voyez le *Journal de Dangeau*, p. 213, 218 et 221, la *Correspondance de Madame*, recueil Brunet, tome I, p. 358 et 368, *les Correspondants de Balleroy*, p. 230, 234 et 262-264, et la *Gazette d'Amsterdam*, n^os^ CIII-CV. L'assassin se nommait Ruel ou Ruelle et étoit soldat aux gardes françaises, compagnie de Mergeret. Les pièces de l'information, faite par le commissaire au Châtelet Martin Marrier, sont aux Archives nationales, liasse Y 14929.

gnard qu'il avoit sous son chevet[1]. On prit aussi un laquais de Mme du Guesclin, chanoinesse[2], qui voulut tuer sa maîtresse. Elle eut le courage de lui arracher son épée et la charité de lui dire de se sauver. Sa femme de chambre, qui étoit du complot, fut prise aussi[3]. Ces tragiques aventures firent redoubler les défenses des jeux de hasard[4], et mettre en prison une trentaine de tailleurs au pharaon, qui continuoient leur métier malgré les premières défenses.

États de Bretagne orageux et rompus. [*Add. St-S. 1469*]

Les États de Bretagne[5] s'ouvrirent de façon à ne pas laisser douter qu'il n'y eût du bruit, et qu'on ne s'y fût préparé dans la province[6]. La noblesse qui vint[7] au-devant

1. La femme du valet de chambre fut pendue comme complice le 9 avril 1718 (*Journal de Buvat*, tome I, p. 310-311).

2. Ce mot a été ajouté en interligne. — Marie-Madeleine du Guesclin, de la branche de Beaucé, née le 5 décembre 1656, avait été reçue dans le chapitre noble de Poussay en mars 1687; elle vivait encore en 1725.

3. Le *Journal de Dangeau*, p. 221, le *Mercure* de décembre, p. 293, et *les Correspondants de Mme de Balleroy*, p. 234-235, donnent quelques détails sur cette tentative d'assassinat. Le procès des assassins, qui s'appelaient Joseph-Gabriel Petit et Marie-Madeleine Pichenot, fut jugé au Châtelet le 14 janvier 1718 (Archives nationales, Y 10027); le valet de chambre fut condamné à la roue.

4. Nouvelle ordonnance du 7 décembre, imprimée, affichée et annoncée à son de trompe dans tous les carrefours, défendant toute assemblée de jeux. Voyez sur la licence des jeux publics les détails donnés dans les *Correspondants de Balleroy*, p. 231-232 et 238, le *Journal de Buvat*, p. 310, et *Dangeau*, p. 210, 211, 213-215 et 217.

5. Sur cette affaire de 1717 on peut consulter A. de Carné, *Les États de Bretagne*, tome II, p. 4-14, *Histoire de Bretagne* par A. de la Borderie et B. Pocquet, tome VI, p. 1 et suivantes, *L'Administration des États de Bretagne*, par Narcisse Caron (1872), et *Recherches sur les États de Bretagne*, par A. Du Bouëtiez de Kerorguen (1875, 2 vol. in-8°); une copie des procès-verbaux de 1717 est à la Bibliothèque nationale, dans le ms. Franç. 8280.

6. C'est ce que disait Dangeau, le 7 décembre (p. 210). Une lettre de Morlaix à la *Gazette d'Amsterdam*, Extraordinaire CIV, énumère les présidents des trois ordres.

7. *Vint* surcharge *all*[*a*]; on avait imprimé *alla* jusqu'à présent.

du maréchal de Montesquiou arrivant à Rennes[1] pour les tenir, se formalisa de ce qu'il ne sortit point de sa chaise de poste pour monter à cheval avec elle, et de ce qu'au lieu d'aller aux États de son logis à pied, avec une foule de noblesse venue chez lui pour l'y accompagner, il s'y fit porter en chaise[2]. En ces deux points la noblesse n'avoit pas tort; mais elle en prit occasion de traiter fort mal le maréchal de Montesquiou, à qui ils disputèrent tout, et de là, non contents de refuser le don gratuit par acclamation, comme ils l'avoient toujours fait depuis 1672, et peu satisfaits d'un million de diminution qui leur avoit été accordé dessus, ils ne parlèrent que de leurs priviléges du temps de leurs ducs, et voulurent changer une infinité de choses, sans que le prince de Léon[3], qui présidoit à la noblesse, et qui y étoit considéré, pût rien gagner. On y envoya neuf bataillons, outre deux qui y étoient déjà, et on y fit marcher en même temps dix-huit escadrons. On s'attendoit depuis quelque temps à y voir arriver du désordre. Le maréchal de Montesquiou avoit été chargé de séparer les États s'il les voyoit disposés à ne pas obéir à la volonté du Roi. Il différa quelques jours; mais, les États ayant déclaré qu'ils ne changeroient point d'avis, il congédia l'assemblée[4]. Ce fut le commencement

1. Les États se tinrent à Dinan, et non à Rennes.

2. Tout ceci n'est pas dans Dangeau.

3. Ce n'était pas le prince de Léon qui présidait l'ordre de la noblesse, mais le duc de la Trémoïlle (*Dangeau*, p. 219).

4. Voyez sur cette affaire, qui s'apaisa un moment pour reprendre dès le début de l'année suivante, le *Journal de Dangeau*, p. 216, 217, 219 et 220, *les Correspondants de Balleroy*, p. 234, et une correspondance de la *Gazette de Leyde*, 1718, n° 1, qui contient un extrait de la résolution prise par la noblesse. Voici le passage du procès-verbal du conseil de régence du 24 décembre où il fut question de cette affaire (ms. Franç. 23673, fol. 67 v°) : « M. le duc de Noailles, président du conseil de finance, a rapporté le procès-verbal de ce qui s'est passé aux États de Bretagne, et du refus que l'ordre de la noblesse desdits États a fait d'accorder par acclamation le don gratuit demandé, quoiqu'il fût d'un million moindre que celui de l'année der-

des troubles de ce pays-là, et le fruit des pratiques de M. et de Mme du Maine.

Mme d'Alègre entre avec moi en mystérieux commerce, qui dure plus d'un an*.

Il y avoit quelque temps que j'étois dans un commerce secret et encore plus obscur, qui, en voulant me mettre le doigt sur la lettre[1], m'en montroit assez pour me faire voir en gros[2] de dangereuses cabales, et me faisoit une énigme suivie de tout ce qui m'en pouvoit éclaircir. Mme d'Alègre[3], dont le mari a été longtemps depuis maréchal de France, m'envoya un prêtre un matin me demander chez moi une audience fort secrète, et me prier surtout de ne point aller chez elle. Je ne la connoissois en façon du monde, et je n'avois jamais été en aucun commerce avec son mari. L'aventure me parut fort singulière; aussi cette femme l'étoit-elle beaucoup. J'en ai parlé assez pour la faire connoître, à l'occasion du mariage de sa fille Mme de Barbezieux[4], et des suites de ce ma-

nière. Il a été expliqué que, en conséquence des ordres secrets donnés à M. de Montesquiou, il avoit fait séparer les États et qu'il étoit question de pourvoir au moyen de faire la levée des impositions. Il a été décidé de donner un arrêt qui mette toutes choses en règle et pourvoie même au paiement des intérêts des rentes, et que, sur cet arrêt, il sera expédié des lettres patentes adressées au parlement de Rennes comme cour des aides. Et, comme on a dit qu'il pourroit arriver que le Parlement feroit peut-être quelque difficulté d'enregistrer l'arrêt, ou peut-être dans les cas ne rendroit pas la justice qu'on en doit attendre, il a été dit qu'il seroit expédié une commission à M. de Montesquiou et à M. l'intendant, auxquels on joindroit quelques autres commissaires qui ne seroient point du pays, et que toutefois cette commission ne paroîtroit qu'en cas que le Parlement ne se conduisît pas comme on a lieu de l'espérer. Il a été décidé aussi que l'on feroit marcher des troupes en Bretagne. » Voyez ci-après à l'appendice I, diverses lettres du Régent au sujet de cette affaire.

1. Tome XI, p. 285.

2. Les mots *faire voir en gros* sont en interligne, au-dessus de *monstrer*, biffé.

3. Jeanne-Françoise de Garaud de Donneville : tome VI, p. 57.

4. Marie-Thérèse-Delphine-Eustachie d'Alègre : tome III, p. 8. Notre auteur n'a pas parlé alors du caractère de la mère, non plus

* Saint-Simon avait d'abord écrit *plusieurs mois*; il a biffé *ieurs mois* et écrit *d'un an* à la suite.

riage. Mme d'Alègre vint donc chez moi à l'heure marquée. Ce fut d'abord des compliments sans fin et des louanges merveilleuses ; je répondois courtement et voulois venir au fait; mais je reconnus bientôt que l'embarras d'y entrer multiplioit la préface. De là elle vint aux louanges de M. le duc d'Orléans, à celles de mon attachement pour lui, à la Constitution, au gouvernement. Elle épuisa tous les entours et les environs, avec une impatience de ma part inexprimable. Enfin elle se mit sur le ton des oracles, serrant la bouche, tournant les yeux, accommodant sa coiffe, frottant son manchon, tantôt me regardant à me pénétrer, puis baissant les yeux et jouant de l'éventail, disant deux mots coupés et laissant le sens suspendu, tombant dans un morne silence. Ce manége fut constant dans toutes les visites que j'en reçus depuis, et qui furent assez fréquentes pendant quatre ou cinq mois. Enfin elle me fit entendre qu'il se brassoit beaucoup de choses très importantes contre M. le duc d'Orléans et contre son gouvernement, qu'elle n'en pouvoit douter, et, sans rien spécifier ni nommer lieux ou gens, elle ne cessoit d'appuyer sur la certitude de ses connoissances, et de m'exhorter d'y prendre garde, et d'avertir M. le duc d'Orléans, pour qui elle me dit merveilles de son attachement et de l'obligation qu'elle se croyoit en conscience de venir à moi par mon attachement pour lui, et la confiance qu'il avoit en moi. J'eus beau lui dire que, dans les avis qu'elle avoit la bonté de me donner, je ne voyois qu'une inquiétude inutile à prendre, sans aucune lumière qui pût conduire aux précautions nécessaires; je n'en pus jamais tirer davantage, sinon qu'elle me reverroit quelquefois avec le même mystère, qu'elle verroit quand et comment elle m'en pourroit dire davantage, revint à appuyer la certitude de ses connoissances, revint aux compliments et aux protestations, et surtout exigea le plus entier secret

que dans aucun autre endroit des *Mémoires* ; on peut voir à ce sujet les références indiquées dans le tome VI, p. 57, note 4.

de M. le duc d'Orléans et de moi, et que je n'allasse jamais chez elle, parce [que] le moindre soupçon qu'on auroit d'elle la perdroit. Tout ce verbiage dura près de deux heures, et le mystère fut poussé jusqu'à exiger que je fermerois la porte de mon cabinet sur elle sans la con-
[Add. StS. 1470] duire un pas. Je savois bien qu'il se brassoit quelque chose en Bretagne, où les États n'étoient point encore assemblés. Mais Mme d'Alègre étoit de Toulouse[1], son mari d'Auvergne[2]; je ne leur voyois point d'entours bretons. Sa singularité, sa vie dévote et assez retirée, son esprit, car elle en avoit, qui passoit pour tourné à la chimère, me fit soupçonner qu'elle cherchoit à s'intriguer. Je ne fis donc pas grand cas de tout ce qu'elle me dit, et comme il n'y eut rien que de fort vague, je ne crus pas en devoir alarmer le Régent. Après l'éclat des États de Bretagne[3], elle revint, me dit qu'elle étoit bien informée d'avance de ce qui venoit d'arriver, et encore par quels ressorts; que le Régent se trompoit s'il pensoit que l'affaire fût finie, ou que les prétentions des États en fussent l'objet, et me prenant les mains et les appuyant sur mes genoux avec des roulis d'yeux[4] : « Tout cela, Monsieur, assurez-vous-en bien et ne le laissez pas ignorer au Régent, n'est que le chausse-pied ; vous en verrez bien d'autres ; mais..., hé!.., car... ; » et d'autres mots coupés, comme une femme qui sait et qui se retient; et tout de suite se lève pour s'en aller. J'eus beau faire, je n'en pus rien tirer de plus. En passant la porte : « Il n'est pas temps encore, me dit-elle ; mais je vous reverrai; mais ne vous endormez pas ni M. le duc d'Orléans. » En disant

1. Son père était président au parlement de cette ville.

2. Voyez la généalogie de la maison d'Alègre donnée dans le tome VII de l'*Histoire généalogique*, p. 702-715, les documents qui se trouvent à la Bibliothèque nationale, ms. De Camps 88 (Nouv. acq. franç. 7418), fol. 211-219, et le Mémoire de l'intendant de la généralité d'Auvergne en 1698.

3. Ci-dessus, p. 241.

4. Aucun lexique ne donne le mot *roulis* au sens de *roulement*.

cela, elle ferme la porte et s'en va. Quelque obscure que fût cette seconde visite, je crus devoir pourtant en rendre compte à M. le duc d'Orléans. Quoiqu'il connût bien ce que c'étoit que Mme d'Alègre, et qu'il ne vît pas plus clair dans ses langages que moi, il me parut en faire plus de cas que je n'aurois pensé. Il voulut que je suivisse ce commerce, c'est-à-dire que je me tinsse toujours prêt à la recevoir et à l'entendre, puisque sa maison m'étoit interdite[1], que je lui témoignasse reconnoissance de sa part, et que je fisse de mon mieux pour en tirer tout qu'il seroit possible. J'aurai à revenir à ce commerce plus d'une fois[2].

Abbé Dubois revient pour peu de jours d'Angleterre à Paris, y laisse sa correspondance à Nancré, trouve le roi d'Angleterre et le prince de Galles fort brouillés.

L'abbé Dubois revint d'Angleterre les premiers jours de décembre, et y retourna avant la fin du même mois[3]. C'étoit Nancré qu'il avoit établi son correspondant, et par qui ses lettres passoient au Régent et du Régent à lui. Par ce qu'on a vu ici en quelques endroits de Nancré[4], on comprend qu'il étoit très propre à vouloir être et à devenir en effet l'homme de confiance de l'abbé Dubois. Nocé l'avoit été un temps; mais il étoit trop singulier et trop roide pour que cette liaison pût durer[5]; elle se tourna depuis en froideur, et puis en haine ouverte[6]. Nancré

1. Elle lui avait recommandé de ne pas venir chez elle : ci-dessus, p. 244.

2. Il y reviendra seulement une fois : suite des *Mémoires*, tome XVI de 1873, p. 88-89.

3. Dangeau inscrivait dans son *Journal* le 5 décembre (p. 246) : « M. l'abbé Dubois est arrivé; il a été enfermé deux heures ce soir avec M. le duc d'Orléans, et on croit qu'il repartira incessamment pour retourner en Angleterre. » Le 26, il annonce qu'il est parti la veille (p. 249). Le but de ce voyage était d'empêcher le Régent de se laisser séduire par les propositions de l'Espagne et de rompre la négociation commencée avec l'Angleterre; voyez ci-après p. 300.

4. Notamment dans le tome XVIII, p. 404-405.

5. Dans le tome XXVII, p. 117, Saint-Simon a déjà parlé de la « brusquerie » de M. de Nocé.

6. Nous verrons Nocé servir encore d'intermédiaire entre Dubois et le Régent en 1718, puis devenir suspect à l'abbé, qui finalement le fit exiler à Blois (suite des *Mémoires*, tomes XV de 1873, p. 310, et XVIII, p. 388 et 443).

Cause originelle de leur éloignement. [Add. SᵗS. 1471]

avoit tout le liant, le ployant, la patience, l'intelligence et la conformité d'âme, qui l'y rendoit merveilleusement propre. Il étoit souple et flatteur avec Canillac, et admirateur avec Noailles, valet à tout faire avec Law pour en tirer et pour plaire, et grand courtisan de Stair. J'ai parlé de lui ailleurs plus en détail[1]. En un mot, il vouloit être et surtout s'enrichir et faire encore fortune.

[Add. SᵗS. 1472]

L'abbé Dubois trouva le prince de Galles en arrêt[2] dans son appartement, sans pouvoir être vu que de son plus nécessaire service[3]. Il écrivit de là deux lettres au roi son père, qui l'irritèrent encore plus[4]. Il eut ordre ensuite de sortir du palais. Il fut loger chez le lord Lumley à Londres[5], puis s'établit à une lieue de Londres au village de Richmond[6]. Toute l'Europe a su l'horrible catastrophe du comte de Königsmarck[7], que Georges, n'étant

1. Voyez particulièrement l'Addition indiquée ci-contre, nº 1471.

2. *Arrêt* au sens d'arrestation a déjà été employé plusieurs fois par notre auteur, notamment ci-dessus p. 141. On dirait maintenant : aux arrêts.

3. Saint-Simon reviendra sur cette punition du prince, ci-après, p. 303, et il en expliquera alors la cause immédiate. Les détails qu'il va donner viennent de Dangeau, p. 215 et 219; voyez aussi la *Gazette*, p. 623, et la *Gazette d'Amsterdam*, Extraordinaire CIII. Le motif de cette disgrâce était des paroles injurieuses adressées par le prince de Galles au duc de Newcastle désigné par le roi Georges pour être le second parrain du jeune prince nouvellement né.

4. Le texte de ces deux lettres, cependant très soumises, est dans les *Mémoires de Lamberty*, tome X, p. 160.

5. Richard Lumley, fils du comte de Scarborough, était entré à la Chambre des lords en 1714 ; par la suite il devint lieutenant général des armées, et mourut sans alliance le 27 janvier 1740. Nous croyons qu'il s'agit plutôt de lui que de son père, qui ne mourut qu'en 1721, mais qu'on appelait le comte de Scarborough. C'est Dangeau qui dit lord Lumley; les gazettes et la circulaire officielle dont il sera parlé plus loin (p. 247, note 2) disent que le prince se retira dans la maison du comte de Grantham, son grand chambellan.

6. Tome XXVI, p. 258.

7. Tout cela a été raconté dans nos tomes II, p. 252-253, et XXX, p. 136, et reviendra encore : voyez aux Additions et Corrections.

que duc d'Hanovre, fit jeter dans un four chaud, et mit la duchesse sa femme dans un château, bien gardée, où elle n'a eu un peu de liberté que depuis que Georges a été roi d'Angleterre. Ce prince ne pouvoit souffrir son fils, dans la persuasion qu'il n'étoit pas de lui, et le fils ne pouvoit souffrir le père, dans le dépit de cette persuasion continuellement marquée et des mauvais traitements faits à sa mère. Charlotte de Brandebourg-Anspach, sa femme[1], étoit une princesse d'esprit, liante, sage, aimée extrêmement en Angleterre, fort bien avec son mari et son beau-père, qui se mettoit sans cesse entre-deux. Le roi d'Angleterre lui offrit de demeurer au palais avec ses enfants ; mais elle voulut suivre son mari[2].

Idées et précautions d'Alberoni ; état embarrassant du roi d'Espagne. Capacité del Maro odieuse à Alberoni, qui le décrie partout ; ses exhortations

Alberoni[3] ne vouloit ouïr parler d'aucun accommodement avec l'Empereur. Il se forgeoit des chimères que lui-même n'espéroit pas, et qu'il ne laissoit pas de faire proposer pour attaquer l'Italie et les Pays-Bas à la fois par la France, d'un côté avec les Hollandois, et de l'autre avec le roi de Sicile, tandis que l'Espagne attaqueroit le royaume de Naples, et en chasser ainsi l'Empereur. Mais, se voyant seul, il n'oublioit rien pour avoir de grandes forces pour faire craindre l'Espagne, et obtenir de meilleures conditions quand il faudroit traiter. Il comptoit tellement sur la mauvaise disposition de l'Angleterre, qu'il

1. Tome XXX, p. 139. Saint-Simon écrit *Ansbach*.

2. Le roi Georges crut devoir faire envoyer par ses secrétaires d'État une circulaire aux ministres étrangers pour leur exposer la cause de la disgrâce de son fils. La *Gazette d'Amsterdam* publia ce document dans son Extraordinaire CIV, et on le trouve aussi dans les *Mémoires de Lamberty*, tome X, p. 159, qui disent (p. 161), que la mésintelligence entre le roi et le prince était entretenue, pour des raisons de politique et d'ambition personnelles, par le baron de Bernstorff, ministre hanovrien que le prince et tous les Anglais détestaient. La *Gazette* de France parla très sommairement de l'affaire, p. 623.

3. Saint-Simon reprend son abrégé des Mémoires de Torcy, au début du quatrième trimestre de 1717, p. 789 et suivantes du tome II (ms. Franç. 10671). Il revient par conséquent beaucoup en arrière sur les événements dont il vient de faire le récit.

et ses menaces au Pape en faveur d'Aldrovandi.

vouloit, pour premier point préliminaire, que la négociation ne se traitât point à Londres. Il se flattoit qu'il y auroit bientôt des mouvements considérables en ce pays-là. Il se mit à caresser le Prétendant, sans toutefois lui donner le plus petit secours, et il lui fit passer par le cardinal Gualterio l'avis de se marier, comme étant celui de tous les Anglois, même les plus opposés à son rétablissement, et la chose la plus agréable à toute l'Angleterre, comme le sachant d'un homme principal et fort mêlé dans le gouvernement.

Alberoni n'avoit laissé que le nom et les places aux conseillers d'État, qui est ce que nous appelons ici les ministres. Il ne leur communiquoit que des choses indifférentes ; les secrétaires d'État n'avoient même aucune part à rien de son entreprise. Il en avoit écrit et signé de sa main tous les ordres. Patiño seul en conduisoit l'exécution sous lui [1]. Il vouloit le même secret dans toutes les affaires, et que les ministres d'Espagne dans les cours étrangères ne rendissent compte qu'à lui tout seul. Il avoit de plus la raison de l'état du roi d'Espagne, accablé de vapeurs qui le faisoient juger plus mal qu'il n'étoit. Sa mélancolie étoit extrême, et quoique extérieurement soumis à la reine et aux volontés du cardinal, qui disposoit seul en effet de toutes les affaires, il y en avoit néanmoins de particulières, où la mauvaise humeur du roi éclatoit au dehors assez pour y être connue et remarquée par les ministres étrangers [2]. L'abbé del Maro, ambassadeur du roi de Sicile

1. Déjà dit plus haut (p. 140 et 148).

2. « La santé du roi d'Espagne étoit chancelante ; les vapeurs dont il étoit fréquemment attaqué le jetoient dans une mélancolie si profonde, que son mal paroissoit souvent beaucoup plus dangereux qu'il n'étoit en effet. Quoique ce prince parut extérieurement soumis aux volontés de la reine et du cardinal Alberoni et qu'en effet le cardinal décidât dans les affaires principales, il y en avoit cependant de particulières, où la mauvaise humeur du roi éclatoit assez pour être connue au dehors et remarquée par les ministres étrangers qui résidoient alors à Madrid » (Torcy, p. 796-797). Voyez ci-après, p. 267.

à Madrid, étoit celui dont la vigilance à être des mieux informés et la pénétration, qu'Alberoni ne pouvoit tromper, lui étoit le plus odieux, comme un surveillant insupportable[1]. Il prit aussi un soin particulier de le décrier dans sa cour et dans les autres où cet abbé pouvoit avoir quelque relation, et à le faire passer à Rome pour le plus grand fourbe du monde et le plus grand ennemi du Pape.

Il en tiroit avantage pour exhorter le Pape à la patience, à la dissimulation, et à se mesurer en sorte qu'il ne le mît pas hors d'état de lui rendre le moindre service. Il consentoit qu'il criât, qu'il se plaignît de l'Espagne pour contenter les Impériaux, mais à condition qu'il ne laisseroit jamais imprimer le bref qu'il avoit écrit au roi d'Espagne[2], parce que, s'il le permettoit, on ne pourroit plus répondre d'empêcher les grands désordres qui en arriveroient ; que c'étoit pour les prévenir qu'il avoit empêché Aldrovandi de le présenter au roi d'Espagne, déférence et prudence dont il vouloit que le Pape louât son nonce et lui en sût gré. Comme le cardinal jugeoit que cette complaisance d'Aldrovandi exciteroit puissamment les Allemands à le perdre, il protestoit au Pape que, s'il le rappeloit, il pouvoit assurer de voir la nonciature fermée pour longtemps, et le roi d'Espagne marcher sans mesure avec la hauteur et la dignité qui lui convenoit. Il lui disoit que le seul moyen de travailler utilement pour l'un et pour l'autre étoit que le roi d'Espagne fût puissamment armé par mer et par terre. Aussi le cardinal y travailloit-il de toutes ses forces.

Il trouvoit inutile d'acquérir pour l'Espagne des partisans à Rome par des grâces pécuniaires, dont elle ne tireroit nul service, si les affaires demeuroient en l'état où elles étoient, qui venant à changer, on verroit bien des gens principaux de cette cour briguer à genoux la pro-

1. Phrase tout à fait irrégulière.
2. Ci-dessus, p. 182.

tection de cette couronne. Il menaçoit ceux de cette cour qui recevoient des grâces de celle de Vienne. Il prétendoit que le cardinal Albane en touchoit vingt mille écus de pension, que l'Empereur l'avoit menacé de lui ôter sur le soupçon du concert du Pape avec l'Espagne depuis le mouvement de ses troupes. Là-dessus, il déclamoit contre ce cardinal neveu, qui vendoit son honneur et son oncle. Il avertissoit le Pape de tenir la balance égale entre le roi d'Espagne et l'Empereur, de l'indignité de se rendre l'esclave des Allemands, en consentant de retirer qui leur déplairoit des emplois, et Acquaviva fut chargé de déclarer de la part du roi et de la reine d'Espagne que, si le mauvais office qu'à l'instigation de Gallasch Albane rendoit continuellement à Aldrovandi faisoit rappeler ce nonce, on n'en recevroit point d'autre en sa place, et que la nonciature demeureroit fermée pendant tout ce pontificat, aussi bien qu'une bonne partie de la daterie[1].

Manèges d'Aldrovandi.

Alberoni en effet[2] ne pouvoit avoir un nonce plus à sa main, ni plus souple à ses volontés qu'Aldrovandi. Celui-ci étoit persuadé de la nécessité de l'union des deux cours; qu'elle ne pouvoit subsister qu'autant qu'il se rendroit agréable à celle où il étoit envoyé. C'est ce qui l'avoit rendu si docile à remettre les brefs d'indults avant l'accommodement, et à ne les point retirer contre les ordres positifs du Pape. Le desir de profiter de sa nonciature le fit insister auprès du Pape à ne plus parler de ces deux griefs. Les brefs en dépôts[3] entre les mains d'Alberoni et du confesseur y étoient en sûreté ; on n'en pouvoit de plus faire usage que de l'autorité de la nonciature, par conséquent sans la permission du Pape ; et de plus le roi

1. A Rome, la Daterie était le tribunal ou le bureau où l'on s'adressait pour les expéditions de bulles qui regardaient les bénéfices et les dispenses de mariage. Il y avait à la nonciature de Madrid un bureau analogue pour les mêmes objets, relativement à l'Espagne.

2. Mémoires de Torcy, p. 802.

3. Il y a bien *deposts*, au pluriel, dans le manuscrit.

s'en pouvoit passer, en demandant à son clergé le même don gratuit, qui aimeroit mieux se faire un mérite de l'accorder que d'y être forcé par les bulles. Ce nonce tâchoit de persuader au Pape que la conquête de la Sardaigne pouvoit devenir un moyen de paix par les offices commencés de la France et de l'Angleterre. Il reconnoissoit que le roi de Sicile y pouvoit contribuer ; mais il ne jugeoit pas qu'on pût se fier à un prince aussi capable que lui de faire les mêmes manèges à Vienne et à Madrid.

Sagacité del Maro.

L'abbé del Maro y paroissoit, depuis quelque temps, plus souvent à la cour, et Alberoni moins aigre à son égard. Ce changement, qui mal à propos fit soupçonner quelque négociation entre les deux cours, n'en fit aucun dans l'esprit de cet abbé. Il crut toujours que le projet d'Alberoni avoit été la Sicile, que le roi d'Espagne s'y étoit opposé, que la Sardaigne n'avoit été qu'un amusement pour occuper et ne pas laisser la flotte et les troupes inutiles.

Première audience du colonel Stanhope d'Alberoni peu satisfaisante.

Le colonel Stanhope arriva cependant à Madrid, où il trouva Bubb, secrétaire, chargé jusqu'alors des affaires d'Angleterre. Tous deux virent ensemble Alberoni[1]. Ils l'assurèrent d'abord de l'amitié du roi d'Angleterre pour le roi d'Espagne, motivèrent après ses plaintes de l'infraction de la neutralité d'Italie, dirent qu'il espéroit que le roi d'Espagne, acceptant sa médiation, enverroit incessamment un ministre à Londres pour y travailler à un bon accommodement pour prévenir un embrasement en Europe ; ils ajoutèrent qu'en ce cas le roi d'Angleterre avoit les pouvoirs nécessaires pour entamer un traité à des conditions avantageuses et honorables à l'Espagne et utiles pour assurer le repos de l'Europe. Alberoni s'emporta d'abord, invectiva contre le traité d'Utrecht, qui, en

1. Une correspondance de Madrid du 18 octobre (*Gazette d'Amsterdam*, Extraordinaire xc) dit que Stanhope et Bubb sont allés à l'Escurial, mais qu'on ignore si le premier a eu audience du roi.

donnant tant à l'Empereur, avoit ôté la balance, dit qu'il étoit contre toute politique et contre l'intérêt général de permettre que l'Empereur se rendît maître de l'Italie, et conclut que le roi d'Espagne n'entreroit en aucune négociation et n'enverroit personne à Londres, s'il n'étoit auparavant informé des conditions qu'on proposoit pour l'accommodement. Les Anglois répondirent qu'il s'expliquoit d'une manière bien opposée à l'avis du Régent, qui, de concert avec le roi d'Angleterre, avoit déjà envoyé l'abbé Dubois à Londres ; que, à l'égard des conditions de l'accommodement, ils étoient prêts de les lui expliquer. Le cardinal les interrompit, et dit que, si leurs propositions regardoient les successions de Toscane et de Parme, il en étoit suffisamment instruit ; que le roi d'Espagne ne faisoit nul cas de pareilles offres ; que, si on prenoit de telles mesures, il faudroit que le roi d'Espagne mît une garnison dans Livourne dans le moment que le traité seroit conclu ; en un mot, qu'il étoit impossible de rien déterminer, si les puissances de l'Europe ne s'accordoient à diminuer et à borner le pouvoir excessif de l'Empereur. Les Anglois représentèrent que l'Europe ne s'armeroit pas pour dépouiller l'Empereur des États qu'il possédoit, que les principales puissances s'étoient obligées à lui garantir ; que l'unique moyen d'empêcher qu'il fît de nouveaux progrès seroit de s'obliger nouvellement par un traité à se déclarer contre ce prince s'il vouloit faire quelque entreprise. Ils soutinrent que rien ne seroit plus désagréable au Grand-Duc que de mettre une garnison dans Livourne, mais que cette difficulté ne devoit pas rompre un traité si nécessaire à la tranquillité publique. Malgré ces facilités, les Anglois ne trouvèrent qu'emportements et fureurs. Alberoni protesta que le roi d'Espagne n'auroit jamais l'infamie de faire à sa postérité le tort de céder pour rien ses justes prétentions en Italie ; qu'il n'y avoit ni confiance ni sûreté à prendre en toutes les garanties du monde, qui n'empêcheroient pas l'Empereur de se saisir de ce qu'il voudroit envahir. La conférence finit ainsi sans se persuader.

Chimères d'Alberoni.

Alberoni néanmoins[1], assez satisfait de la modestie des Anglois, en conclut que le roi d'Angleterre se trouvoit embarrassé de s'être trop engagé, et que l'intérêt du commerce ne permettroit pas à son parlement de lui fournir de quoi faire la guerre à l'Espagne pour l'Empereur. Il ne doutoit pas d'une autre campagne encore en Hongrie ; il comptoit sur une grande diminution des troupes impériales en ce pays-là, et sur un grand désordre dans ses finances. Sur ce ruineux fondement il résolut de répondre, en général, que le roi d'Espagne seroit toujours disposé à la paix, quand le traité produiroit la sûreté de l'Italie et un juste équilibre en Europe, et qu'il ne pouvoit envoyer à Londres que de concert avec le Régent, qui avoit offert ses offices, dont il falloit savoir les sentiments avant de répondre positivement. Le cardinal avoit déjà laissé pénétrer ses mauvaises intentions à l'égard du roi de Sicile. Del Maro avoit remarqué son affectation à retarder l'accommodement de quelques différends de peu de conséquence avec ce prince. Il jugea qu'il les réservoit peut-être pour servir un jour de prétextes aux projets qu'il méditoit.

Le mauvais état de la santé du roi d'Espagne et sa mélancolie profonde n'arrêtoit point Alberoni. Il insista toujours sur l'impossibilité de compter sur aucunes garanties par l'exemple de Majorque et de l'évacuation de la Catalogne[2]. Il en concluoit que l'Empereur, maître de l'Italie, le seroit de s'emparer des successions de Toscane

1. Mémoires de Torcy, p. 810 et suivantes.

2. En 1714, les Impériaux, en évacuant la Catalogne, avaient laissé tous les postes aux rebelles catalans, qu'ils avaient bien fournis d'armes et de munitions, et ils avaient refusé de se retirer de Majorque. Nous avons vu Berwick et Asfeld, à la tête des troupes espagnoles et françaises, faire la conquête de ces deux provinces : tomes XXIV, p. 282-283, XXV, p. 103-109, et XXVI, 235-237.

et de Parme, et de fomenter encore des troubles dans l'intérieur de l'Espagne. Enfin il déclara que le roi d'Espagne ne consentiroit à aucun accommodement, si l'Empereur n'étoit auparavant dépouillé d'une partie des États qu'il possédoit en Italie, seul moyen d'assurer la balance absolument nécessaire au bien public de l'Europe. Quand les Anglois opposoient la parole et la garantie de leur maître, il répondoit que la parole des princes n'avoit lieu qu'autant qu'elle n'étoit pas contraire au bien public et au bien particulier de leurs peuples, et prétendoit faire voir que rien n'étoit plus préjudiciable aux intérêts de l'Angleterre que de faire la guerre à l'Espagne, même que toute alliance avec l'Empereur. Si les Anglois lui représentoient que l'intention de leur maître n'étoit pas de porter la guerre en Espagne, mais d'accorder à l'Empereur un secours de vaisseaux pour garder les côtes d'Italie, il répondoit qu'il seroit bien singulier de voir l'Angleterre tenir une armée navale dans la Méditerranée, uniquement pour le service de l'Empereur, et que, si les puissances souffroient l'usurpation de Parme et de Ferrare, que l'Empereur projetoit, elles commettroient une indignité dont elles auroient tout lieu de se repentir. Les ministres d'Espagne au dehors eurent ordre de s'expliquer dans les mêmes sentiments du premier ministre.

Craintes d'Alberoni parmi sa fermeté. Son espérance en la Hollande fomentée par Beretti. Découverte de ce dernier sur le roi de Sicile. Faux raisonnements

Avec toute la confiance qu'il faisoit paroître dans les forces de l'Espagne, il craignoit les desseins de l'Angleterre et les effets de sa partialité pour l'Empereur. Les discours que Stair tint là-dessus à Paris lui déplurent tellement, qu'il voulut que les ambassadeurs d'Espagne en France et en Angleterre s'en plaignissent formellement. Celui d'Hollande à Madrid tenoit une conduite très opposée à celle des Anglois. Il fut le seul des ministres étrangers qui illumina sa maison pour la prise de Cagliari. Ses démonstrations différentes de joie firent soupçonner faussement que sa république avoit approuvé cette entreprise sur la Sardaigne. Beretti se flattoit d'y trouver beaucoup de penchant pour l'Espagne, et l'Espagne affectoit une grande confiance pour la République. Cadogan même en marqua obligeamment sa jalousie à Beretti. Ce dernier prétendoit avoir appris du baron de Renswoude[1], que, en même temps que la flotte espagnole mit à la voile pour la Sardaigne, le roi de Sicile envoya secrètement déclarer à Vienne qu'il n'avoit point de part à l'entreprise ; qu'il avoit ordonné à tous les ports de Sicile de tout refuser aux Espagnols, et qu'il prendroit avec l'Empereur tous les engagements qu'il pourroit desirer, s'il vouloit le reconnoître comme roi de Sicile, et approuver le traité fait et ratifié avec l'empereur Léopold en 1703[2]. Beretti se faisoit un mérite de ces avis, et se paroit de la confiance intime qu'avoient en lui les principaux membres des États-Généraux. Il assuroit qu'ils ne permettroient point que l'Empereur se rendît maître de Livourne, et que l'Angleterre même concourroit à l'empêcher. Il se fondoit en raisonnements pour persuader en Espagne que les Hollandois craignoient qu'on traitât à Londres, et vouloient que ce fût dans une ville de leur État. Il inféroit de la route que Pentenrieder devoit prendre pour se rendre à Londres en évitant la Haye, malgré les instances de la République, que l'Empereur craignoit la partialité des Hollandois, et que les Anglois vouloient se réserver à eux seuls la négociation, et n'en donner connoissance aux Hollandois que lorsque toutes choses seroient absolument réglées. Il se trompoit en tous points. Ceux qui étoient au timon de la République étoient dépendants de l'Angleterre et n'osoient s'écarter de ses intérêts. Il étoit donc nécessaire qu'elle agît de concert avec l'Angleterre. Cadogan

de Beretti sur les Hollandois.

1. Ci-dessus, p. 11.

2. Ce traité, conclu lorsque Victor-Amédée avait trahi la cause franco-espagnole pour se rapprocher de l'Empereur, était resté secret, et Du Mont ne l'a pas inséré dans son *Corps universel diplomatique* Il en a été parlé dans notre tome XI, p. 272, note 6.

en étoit bien persuadé, et il attendoit Pentenrieder à la Haye[1], qu'il avoit prié d'y passer.

Abbé Dubois à Londres. Monteleon y est leurré, cherche à pénétrer et à se faire valoir.

L'abbé[2] Dubois prévint par son arrivée à Londres celle de Pentenrieder. Il y guérit les ministres de la crainte qu'ils avoient conçue que le maréchal d'Huxelles ne fût contraire à la négociation qui s'alloit commencer. Le roi d'Angleterre et ses ministres ne cessoient d'assurer Monteleon d'une amitié et d'une correspondance entière avec le roi d'Espagne, et que la négociation tourneroit à sa satisfaction, et cet ambassadeur s'en flatta plus encore sur la réponse du roi d'Angleterre à l'envoyé de l'Empereur[3]. Ce ministre, en prenant congé de lui, insista sur la garantie, et lui demanda pressamment et avec hauteur s'il vouloit ou non satisfaire aux traités, et donner à l'Empereur les secours de troupes et de vaisseaux nécessaires pour conserver les États qu'il possédoit en Italie. A quoi le roi d'Angleterre répondit que, en l'état où se trouvoient les affaires générales de l'Europe, il avoit besoin de plus de temps pour faire ses réflexions, avant de prendre une résolution. D'autre part, l'abbé Dubois assuroit Monteleon, d'une manière qui lui paroissoit sincère, que ses ordres du Régent étoient très positifs en faveur de l'Espagne[4], dont il regardoit les intérêts comme inséparables de ceux de la France, et l'avoit expressément chargé d'y veiller avec une égale attention. Néanmoins Monteleon cherchoit à pénétrer s'il disoit bien vrai, et si sa mission ne regardoit que la négociation qui paroissoit, et peut-être en même temps pacifier les troubles du Nord, ou s'il y avoit quelque cause secrète et quelque mystère

1. Ce diplomate y arriva en effet le 22 octobre : *Gazette d'Amsterdam*, n° LXXXVI.
2. Mémoires de Torcy, p. 820 et suivantes.
3. Le comte de Wolkra, qui retournait à Vienne, remplacé par Pentenrieder.
4. Sur les détails et le véritable caractère des négociations de Dubois à Londres, il faut voir les ouvrages de L. Wiesener et du P. Bliard, et aussi celui d'Émile Bourgeois, *Le Secret du Régent*.

plus profond. La confiance qui paroissoit entre Stanhope et lui lui donnoit celle de pénétrer ce qu'il en étoit, parce que Stanhope étoit le principal acteur. Mais, jusqu'à l'arrivée de Pentenrieder, il ne se pouvoit agir que de propos généraux. En attendant, Monteleon vantoit en Espagne ses services et ses soins, et au duc de Parme, qu'il y croyoit tout-puissant, l'attention qu'il apportoit à ses intérêts, les conseils qu'il donnoit en sa faveur à l'abbé Dubois, et les démarches qu'il continueroit de faire en sa faveur, sans que l'Espagne fût instruite de tout ce qu'il faisoit à cet égard. On croyoit à Londres que le duc de Parme et les autres princes d'Italie desiroient la conclusion du traité qui alloit s'y négocier, pour éviter la guerre dont ils étoient menacés ; mais quelques-uns d'eux, qui étoient dans la confiance d'Angleterre[1], doutoient de la sincère intention de la France, non du Régent, dont ils croyoient l'intérêt d'être uni au roi d'Angleterre, mais d'une puissante cabale, fort contraire au Régent, et fort attachée au roi d'Espagne.

Audacieux avis des Anglois au Régent sur son gouvernement

Bernstorff, celui des ministres hanovriens qui avoit le plus de crédit auprès du roi d'Angleterre, et Robethon, réfugié françois[2], imaginèrent et prièrent Stair de conseiller au Régent de choisir[3] cinq ou six bonnes têtes

1. Saint-Simon, en parlant ainsi des princes d'Italie, doit faire une erreur. Le texte de Torcy est : « Mais quelques-uns de ceux que le roi de la Grande-Bretagne admettoit dans sa confiance, etc. », et il semble bien qu'il s'agit des ministres anglais et des confidents du roi Georges.

2. Jean Robethon (Saint-Simon écrit *Robeton*), avocat au parlement de Paris, quitta la France à la révocation de l'édit de Nantes et se réfugia en Hollande, où le prince d'Orange le prit comme secrétaire ; il suivit le prince en Angleterre, et celui-ci le chargea spécialement des affaires de sa principauté d'Orange. A la mort de Guillaume III, il passa au service de l'électeur de Hanovre, et, quand Georges devint roi d'Angleterre, Robethon l'accompagna à Londres comme secrétaire de son cabinet. Il mourut le 14 avril 1722 (Agnew, *Protestant exiles from France,* tome II, p. 70-78).

3. Torcy disait (p. 824) : « de changer de ministres et de choisir », ce qui est plus explicite.

intérieur, qu'ils voudroient changer à leur gré. Réflexions.

dévouées[1] à ses intérêts, de se conduire par leur conseil, de les prendre parmi les évêques et les ecclésiastiques réputés jansénistes, où il y avoit des gens habiles; qu'étant sans famille, ils seroient plus hardis que les laïques, et qu'ennemis des jésuites, ils tiendroient tête à cette canaille, auteurs de libelles répandus contre lui, en dernier lieu de celui de la *Gazette de Rotterdam*, très-certainement sorti de leur boutique[2]. Ces deux hommes attribuoient à cette cabale d'avoir mis et de soutenir en place Châteauneuf en Hollande, Rottembourg en Prusse, Poussin à Hambourg[3], le comte de la Marck en Suède, Bonnac à Constantinople. Ce dernier, disoient-ils, instruit par la cabale, avoit proposé une alliance entre la Suède et la Porte pour continuer la guerre d'Hongrie, et averti Ragotzi de ce qu'il devoit faire pour détourner les Turcs de faire la paix. Châteauneuf menaçoit les Hollandois du ressentiment de la France, s'ils accordoient à leurs sujets des lettres de représailles contre les Suédois[4]. La Marck travailloit à une paix particulière entre le Czar et la Suède, avec un zèle et une partialité extrême pour celle-ci, tandis qu'elle se plaignoit amèrement de l'engagement pris par la France de lui refuser tout subside et tout autre secours après le terme expiré porté par le dernier traité d'alliance. Rottembourg étoit l'entremetteur d'une[5] négociation secrète entre Ilgen, ministre du roi de Prusse[6], et Gœrtz, ministre de Suède, auquel il avoit offert de le tenir caché dans sa maison.

1. Il y a *dévoués* dans le manuscrit, plutôt par inadvertance que par accord avec l'idée.
2. C'est celui dont il a été parlé ci-devant, p. 189.
3. Jean-Baptiste Poussin : notre tome VIII, p. 253.
4. On trouve dans le tome X du recueil *de Lamberty*, p. 93 et suivantes, divers documents relatifs au dommage que le commerce hollandais subissait dans la mer Baltique de la part des Suédois et aux demandes des négociants des provinces de Hollande et de Westfrise à ce sujet.
5. Avant *d'une*, il a biffé *secret*. — 6. Ci-dessus, p. 174.

On voit[1] avec surprise, et avec quelque chose de plus, jusqu'à quel point l'intérêt et le crédit de l'abbé Dubois et celui de ses croupiers pour le leur à lui plaire, jusqu'à quel point, dis-je, se portoit la hardiesse des Anglois dans l'intérieur du Régent, d'essayer de lui donner un nouveau conseil à leur gré, et de lui faire changer tous les ministres au dehors, c'est-à-dire de faire de ce prince leur vice-roi en France, et d'y montrer à tous les François qu'aucun ne pouvoit espérer aucune de toutes les places du gouvernement au dedans, ni au dehors, ni de se conserver dans aucune que par leur choix ou par leur permission. Les imputations faites à ceux du dehors portoient encore cette hardiesse au delà de tout ce qui se pouvoit comprendre. Quelque insensée que fût l'entreprise d'Alberoni sans alliés, le fourreau étoit jeté[2], et il étoit véritable que si, contre toute apparence, elle eût pu réussir, il étoit de l'intérêt de la France que l'Empereur devînt moins puissant en Italie, et que l'Espagne s'y accrût de partie de ce qu'elle y avoit perdu. Bonnac servoit donc utilement de chercher les moyens de prolonger la guerre d'Hongrie, de laquelle uniquement l'Espagne pouvoit espérer des succès en Italie, et d'obliger l'Empereur à se prêter à des conditions de paix desirables. A l'égard de la Suède, il n'y avoit que le désespoir de la pouvoir rétablir, aussi démontré qu'il l'étoit alors, qui pût faire cesser les efforts de la France en faveur d'un ancien allié, dont la descente en Allemagne avoit été la première borne de l'énorme vol que la puissance de la maison d'Autriche avoit pris en Europe, et que les possessions demeurées en Allemagne à la Suède avoient sans cesse

1. Tout ce qui va suivre, jusqu'à la prochaine manchette marginale, ne vient plus de Torcy; ce sont les « Réflexions » de notre auteur annoncées plus haut à la fin de la dernière manchette.

2. Le *Dictionnaire de l'Académie* de 1718 ne donnait pas cette locution; le *Littré* dit qu'elle signifie une guerre à outrance, mais ne cite pas d'autre exemple que celui-ci.

empêché de reprendre. Le rétablissement de cette couronne devoit donc être infiniment cher à la France, si, dans la ruine des malheurs de Charles XII, elle avoit pu la procurer. A ce défaut, l'intérêt de la France, qui l'empêchoit de se commettre seule avec toutes les puissances conjurées contre la Suède, étoit de procurer avec adresse et sagesse une paix qui sauvât à la Suède tout ce qu'il seroit possible de ses débris, pour la laisser respirer, et en situation d'oser songer à[1] se rétablir un jour dans l'état d'où elle étoit déchue. C'est ce qui ne se pouvoit espérer qu'en travaillant à des paix particulières qui rompissent la ligue qui l'accabloit, qui en missent[2], s'il étoit possible, les membres aux mains les uns contre les autres, qui intéressassent contre les opiniâtres ceux qui auroient fait leur paix particulière à soutenir la Suède contre eux, et par ce moyen lui sauver enfin des provinces en Allemagne qui lui laissassent un pied dans l'Empire, une voix dans les diètes, et les occasions d'y contracter des alliances et d'y figurer encore, de cheminer vers son rétablissement, et d'y balancer à la fin la puissance de la maison d'Autriche, et la grandeur naissante de la maison d'Hanovre. Ainsi le comte de la Marck et Rottembourg servoient très utilement l'État de travailler à séparer et à brouiller cette ligue du Nord, si utile aux vues et à la puissance de l'Empereur et de la maison d'Hanovre, qui étoit si occupée de se conserver ses usurpations de Bremen et de Verden sur la Suède, et ces ministres ne pouvoient mieux s'y prendre qu'en procurant à la Suède des paix particulières. Châteauneuf aussi avoit grande raison d'empêcher, tant qu'il pouvoit, la Hollande de se joindre aux ennemis de la Suède, en troublant et infestant le peu de commerce qui lui

1. Les mots *d'oser songer à* sont en interligne, au-dessus de *d'esperer de*, biffé.

2. Dans le manuscrit, il y a *mist* et à la ligne suivante *interessast*, au singulier par inadvertance.

restoit. On ne peut donc assez admirer que l'Angleterre osât vouloir, à visage découvert et sous prétexte d'avis d'amitié, tourner la France à un intérêt si contradictoire à ceux de cette couronne, tonneler[1] le Régent en l'effrayant de cabales, et l'obliger à se défaire de ceux qui servoient le mieux les vrais intérêts de leur maître, pour leur en substituer d'autres qui ne prendroient ordres ni instructions que des ministres de Georges, comme on l'a vu depuis pratiquer à découvert après que l'abbé Dubois eut totalement subjugué le Régent, et par lui tout le royaume.

Projet du Czar à l'égard de la Suède et ceux du roi de Prusse. Offres de la Suède.

La paix du Nord[2], sans l'intervention de Georges, auroit été l'événement qui l'auroit le plus sensiblement touché. Il comptoit les intérêts[3] et son établissement sur le trône d'Angleterre, sujet aux caprices et aux révolutions, pour rien en comparaison de ses États d'Allemagne et de leur agrandissement. Le Czar desiroit sa paix particulière avec la Suède par les avantages qu'il y trouvoit, et par la difficulté pécuniaire d'en soutenir plus longtemps la guerre. La base du traité étoit le rétablissement de Stanislas, de s'emparer de Dantzig, d'y mettre des troupes moscovites et de l'y faire régner pendant la vie de l'électeur de Saxe, dont il auroit été le successeur à la couronne de Pologne[4], moyennant quoi le Czar espéroit faire beaucoup relâcher le roi de Suède sur les conditions de sa paix. Le roi de Prusse entroit dans ce projet ; mais, se défiant du Czar, il traitoit séparément avec la Suède. Il y eut divers projets proposés à Berlin pendant le séjour

1. Tome V, p. 104.
2. Saint-Simon revient aux Mémoires de Torcy, p. 826 et suivantes.
3. Il veut dire : les intérêts de l'Angleterre.
4. Ceci n'est pas tout à fait conforme au texte de Torcy : « La base du traité devoit être le rétablissement du roi Stanislas sur le trône de Pologne. Le Czar flattoit le roi de Suède d'y contribuer. On prétend que le projet étoit de faire entrer des troupes moscovites dans la ville de Dantzig, de s'en emparer et d'y fixer le siège de la royauté de ce prince. »

que le baron de Gœrtz, ministre confident du roi de Suède, fit en cette ville. Quoique le traité ne fût qu'entre la Suède et la Prusse, ce dernier prince affectoit de veiller aux intérêts du Czar, son allié. Gœrtz offrit de laisser au Czar Pétersbourg, une lisière des deux côtés du golfe de Finlande, avec tous les ports et havres qui en dépendoient en l'état qu'ils se trouvoient alors, et promettoit sur Revel qu'on trouveroit des expédients pour aplanir la difficulté de cet article. La cession de Stettin et de son district étoit ce qui touchoit le plus le roi de Prusse. Gœrtz disoit qu'il n'avoit pouvoir d'y consentir qu'à condition que le roi de Prusse promettroit en même temps la restitution de toutes les conquêtes de ses alliés, excepté Pétersbourg. C'étoit un engagement qu'il étoit impossible que le roi de Prusse pût prendre. Le Czar avoit déclaré positivement que, à l'exception de la Finlande, il ne restitueroit absolument rien. Il avoit particulièrement dit qu'il vouloit la Livonie, et qu'il feroit la guerre plutôt vingt ans encore[1] que de changer quoi que ce soit à la résolution qu'il avoit prise. Gœrtz augmenta les difficultés en déclarant qu'il ne feroit pas un seul pas dans la négociation si la démolition des fortifications de Wismar n'étoit suspendue[2]. Le roi de Prusse, qui le connoissoit bien, lui fit offrir cent mille écus ; mais pour cette fois ce moyen si sûr avec lui ne réussit pas, et on jugea que Gœrtz avoit pris ailleurs des engagements dont il croyoit tirer davantage ; le soupçon fut que c'étoit avec le roi de Pologne.

Conduite suspecte de Gœrtz, et celle du Czar et du roi de Prusse en conséquence.

En effet[3], Gœrtz demeuroit en Pologne pendant la négociation ; il refusa de se trouver à une conférence avec les ministres de Russie et de Prusse, qui devoit se tenir près de Berlin. Il partit brusquement sans dire adieu, sans avertir, sans déclarer où il vouloit aller, se

1. Il y a ici un second *plustot,* inutile.
2. Ci-dessus, p. 192.
3. Mémoires de Torcy, p. 829 et suivantes.

Avis de ce dernier au Régent; ses chimères.

rendit à Breslau[1], terre fort suspecte dans ces conjonctures pour le roi de Prusse et pour ses alliés, parce que le roi d'Angleterre avoit averti l'Empereur que le Czar avoit offert à la France d'attaquer les États héréditaires de la maison d'Autriche, si le Régent vouloit donner des subsides pour entreprendre et pour soutenir cette guerre, qui auroient été bien mieux employés que ceux que l'abbé Dubois lui fit donner bientôt après contre l'Espagne[2]. L'avis ajoutoit que la proposition s'étoit faite avant la prise de Belgrade[3], qui avoit fait changer de ton au Czar. Mais c'en étoit bien plus qu'il ne falloit pour le rendre suspect à Vienne, et pour faire craindre à ce prince et à ses alliés que cette cour ne fût informée de l'état de la négociation entamée pour la paix du Nord. Le roi de Prusse, irrité de l'infidélité de Gœrtz, ne songea plus qu'à se lier plus intimement avec le Czar. Il résolut d'envoyer un ministre aux conférences qu'on parloit de tenir aux environs de Pétersbourg[4], où le Czar et lui souhaitèrent également qu'il n'y vînt personne de la part de la France, qui traverseroit sûrement le traité si le roi d'Angleterre n'y étoit compris, avec lequel elle s'étoit si étroitement liée, et qu'ils accusoient sans doute de l'avoir averti des propositions que le Czar lui avoit faites, qu'on vient de voir être allées par Georges jusqu'à l'Empereur: autre ouvrage de l'abbé Dubois, si le fait étoit vrai[5]. Toutefois, il n'y avoit pas lors un mois que le roi de Prusse avoit exhorté le Régent à penser sérieusement à former un parti dans l'Empire capable de borner l'autorité de l'Empereur; il

1. La *Gazette* ne parle pas de ce voyage de Gœrtz à Breslau; elle signale seulement à la fin d'octobre son passage à Varsovie, se dirigeant sur Revel, puis un séjour à Pétersbourg en novembre et son arrivée à Stockholm au début de décembre (p. 543, 581, 605 et 632 pour 628).

2. Cette réflexion est de Saint-Simon.

3. Il écrit ici *Bellegrade.*

4. Celles où Gœrtz assista aussi (note 1 ci-dessus).

5. Nouvelle réflexion propre à notre auteur.

avoit offert d'y donner ses soins et ses offices ; il se disoit sûr du landgrave de Hesse et du duc de Würtemberg[1] ; il travailloit à s'unir plus étroitement au duc de Mecklembourg[2], qui avoit dix ou douze mille hommes ; il espéroit d'y attirer les Hollandois, qui vouloient traiter avec lui ; il demandoit à la France de travailler à une harmonie parfaite entre le roi d'Angleterre et lui, chose bien contradictoire à tout le reste. Le landgrave étoit fort lié avec Georges, de l'appui duquel, en Hollande, il espéroit procurer au prince de Nassau, gouverneur de Frise, son petit-fils[3], la charge de stathouder des Sept-Provinces, et celle de capitaine général au prince Guillaume, son fils[4]. Le roi de Prusse attribuoit le défaut d'intelligence entre le roi son beau-père et lui à l'intérêt particulier de Bernstorff, et croyoit que l'abbé Dubois pourroit terminer ces difficultés particulières ; mais la base de tout ce projet étoit la fin de la guerre du Nord ou de celle en particulier du roi de Prusse, pendant la durée de laquelle il ne pouvoit rien entreprendre, et se trouvoit obligé de ménager l'Empereur.

Objet du roi d'Angleterre dans son desir de moyenner la paix entre l'Empereur et l'Espagne à Londres. Pentenrieder y arrive.

Il n'étoit[5] pas aisé de faire revenir la cour de Londres sur le roi de Prusse, dont la légèreté et le peu de fidélité ne permettoient pas de compter sur lui avant que les mesures projetées entre l'Empereur et la France fussent réglées, et les Anglois même se plaignoient de Rottembourg comme dévoué à Ilgen et à la cour de Berlin. Ils étoient fort attentifs à la négociation commencée entre la

1. Charles-Alexandre : tome X, p. 304.

2. Charles-Léopold : ci-dessus, p. 34.

3. Guillaume-Charles-Henri-Frison, prince de Nassau-Dietz, né le 1er septembre 1711, était fils de Marie-Louise de Hesse-Cassel, fille du landgrave Charles, et de Jean-Guillaume-Frison, prince de Nassau-Dietz (nos tomes X, p. 136, et XXII, p. 83) ; il était stathouder héréditaire de Frise et Groningue.

4. Guillaume de Hesse-Cassel, qui devint landgrave en 1751 (notre tome XVII, p. 19, note 7).

5. Mémoires de Torcy, p. 832 et suivantes.

Suède et le Czar, qu'ils croyoient en desir d'une paix avantageuse en abandonnant ses alliés, et qui, haïssant le roi Georges et parlant de lui sans mesure, pourroit former une liaison intime avec la Suède, et faire dans leur traité une condition principale de soutenir les droits du Prétendant et de concourir à son rétablissement. Ces considérations, vivement imprimées dans l'esprit des ministres anglois attachés à Georges, leur faisoient sentir la nécessité de lui attacher les principales puissances de l'Europe, pour s'en assurer contre de nouvelles entreprises de ce malheureux prince, et pour cela même l'importance de procurer par sa médiation la paix entre l'Espagne et l'Empereur, que, comme chef de l'Empire, où Georges avoit ses plus précieux États, il avoit plus besoin d'obliger et de s'acquérir. C'est ce qui avoit engagé ces ministres anglois à ne rien omettre pour engager cette négociation à Londres. Pentenrieder y arriva à la fin d'octobre[1], fort content des dispositions qu'il croyoit avoir remarquées à la Haye d'entrer sans peine dans toutes les mesures que la France et l'Angleterre jugeroient nécessaires pour affermir le repos de l'Europe.

Divers sentiments en Hollande.

Cadogan, qui connoissoit mieux que Pentenrieder les Hollandois, desquels il avoit un long usage, n'en jugeoit pas si favorablement que lui ; il comptoit bien sur leur principe d'intelligence parfaite avec l'Angleterre, et d'entrer autant qu'il seroit possible dans les mêmes alliances ; mais, quoique tous les particuliers convinssent en cela, ils différoient dans les voies pour arriver au même but. La Hollande, comme les autres pays, étoit partagée en partis, en divisions et en subdivisions, et ces différents sentiments se portoient aux États-Généraux. Cadogan remarquoit aussi que Châteauneuf, plus fidèle à ses anciens préjugés qu'à ses derniers ordres, travailloit à détruire plutôt qu'à fortifier la confiance entre l'Angleterre et la

1. Le 1er novembre (*Gazette d'Amsterdam*, n° XC), comme il a déjà été dit.

Hollande. Beretti, mal instruit des démarches de Pentenrieder à la Haye, crut qu'il n'avoit traité d'affaires qu'avec Cadogan et Whitworth, et qu'il s'étoit contenté de se plaindre aux États-Généraux de l'entreprise de l'Espagne en termes fort aigres et fort hauts, que les Anglois avoient approuvés; sur quoi il s'étendit en grands raisonnements en Espagne sur la partialité de Georges et de ses ministres pour l'Empereur, à qui Cadogan avoit un ancien attachement personnel, et sur la sagesse de la résolution de ne point traiter à Londres, mais à la Haye, où la partialité pour l'Empereur seroit infiniment moins dangereuse. Cadogan n'avoit point caché à Beretti que le roi d'Angleterre travailloit fortement à la paix de l'Empereur avec l'Espagne, ni les conditions qui en étoient le fondement.

Conditions fondamentales proposées à l'Espagne pour la paix.

Elles étoient que l'Empereur reconnoîtroit Philippe V roi des Espagnes et des Indes; qu'il donneroit à un des fils de son second mariage[1] l'investiture des États de Toscane et de Parme quand les successions en seroient ouvertes; que les mesures seroient si bien prises que la Toscane n'appartiendroit jamais à l'Empereur, ni spécialement Livourne, moyennant quoi l'Espagne y trouveroit ses avantages, les princes d'Italie leur sûreté, l'équilibre seroit conservé, et la tranquillité publique. Cadogan, loin d'en demander le secret, dit à Beretti que le Régent avoit chargé le duc de Saint-Aignan de communiquer ce projet en Espagne[2], et que, étant avantageux, il y avoit lieu d'en espérer des réponses favorables, dont dépendoit tout le succès de la négociation. Beretti en jugea de même; mais il n'osa s'en déclarer, en attendant d'être informé des sentiments d'Alberoni.

Alberoni

Ce cardinal, comme on l'a vu, s'étoit offensé des propos

1. Qu'il donnerait à l'un des fils du second mariage de Philippe V.
2. Ces conditions avaient été formulées par la France, et l'Angleterre s'y était ralliée (Baudrillart, *Philippe V et la cour de France*, tome II, p. 289-290).

que Stair avoit tenus sur l'entreprise de Sardaigne[1]. Il s'en étoit plaint en forme par un mémoire qu'il remit au secrétaire d'Angleterre. Stair, à son tour, se plaignit de la vivacité du mémoire. Cellamare, sans ordre, mais dans l'opinion du grand crédit de Stair auprès du Régent, s'entremit pour le calmer. Stanhope écrivit là-dessus à Alberoni d'une manière respectueuse pour le roi d'Espagne, tendre pour lui, par laquelle il l'assuroit que l'Angleterre ne donneroit jamais de secours à l'Empereur pour faire la guerre à l'Espagne. Le cardinal goba l'équivoque, triompha, brava[2], et s'engoua de ses idées plus que jamais[3].

aigri contre Stair, est contenté par Stanhope, qui l'amuse sur l'affaire principale par une équivoque.

Parmi tous ces soins, le roi d'Espagne tomba véritablement et dangereusement malade[4]. Alberoni avoit eu grand soin de le conserver dans l'habitude que Mme des Ursins lui avoit fait prendre d'être continuellement enfermé avec la reine et elle, et de le rendre inaccessible, non-seulement à sa cour et aux seigneurs les plus distingués, mais à ceux mêmes dont les charges étoient les plus intérieures. C'étoit par là qu'elle s'étoit mise seule en possession du gouvernement de l'État et de disposer de toutes les affaires et de toutes les grâces. Alberoni, qui en avoit été témoin du temps de M. de Vendôme et depuis sa mort, comme envoyé de Parme, et de cette sorte de prison du roi, encore plus resserrée depuis la mort de la reine, où il ne voyoit que la princesse des Ursins, avec qui il passoit sa vie perpétuellement enfermé, profita de la leçon

Grande maladie du roi d'Espagne; solitude de sa vie. [*Add. StS. 1473*]

1. Ci-dessus, p. 150. — 2. Ci-après, p. 282.

3. Torcy disait seulement : « Touché de ces assurances et de l'empressement du ministre anglois, Alberoni disoit déjà qu'il connoissoit des gens qui pourroient se trouver en telle situation qu'ils seroient plus embarrassés que la cour de Madrid. »

4. Ci-dessus, p. 248. Dangeau en parle le 12 novembre; mais il annonce de l'amélioration dès le 29 (p. 188 et 202). Toute la longue digression qui va suivre est le propre de Saint-Simon. Les Mémoires de Torcy notent simplement en quelques lignes (p. 839) la maladie du roi et l'exil de M. de Villena.

pour la nouvelle reine et pour sa propre fortune. Comme l'habitude étoit prise, il n'eut pas de peine à la faire continuer; mais il resserra le roi bien plus étroitement qu'il ne l'avoit été du temps de la première reine, dont l'habitude a duré autant que la vie de Philippe V[1]. C'est un détail que j'aurai lieu de faire à l'occasion de mon ambassade, si Dieu permet que j'achève ces *Mémoires*[2]. Je me contenterai de dire ici ce qui fait à la matière présente.

Qui que ce soit n'approchoit de l'intérieur indispensable du roi d'Espagne, c'est-à-dire lever, coucher, repas; car cet intérieur nécessaire se bornoit à trois ou quatre valets françois et deux seuls gentilshommes de la chambre[3], aucun ministre qu'Alberoni, le confesseur un quart d'heure tous les matins à la suite du lever, le duc de Popoli et les autres gouverneurs ou sous-gouverneurs des infants à leur suite, mais un quart d'heure à la toilette de la reine le matin, où le roi alloit après avoir congédié son confesseur, le cardinal Borgia, patriarche des Indes[4], rarement le marquis de Villena, majordome-major[5], les deux gentilshommes de la chambre seuls en exercice. Les mêmes, excepté les infants et leurs gouverneurs, pouvoient entrer au dîner et au souper sans y rester longtemps. Les soirs, les infants et leurs gouverneurs venoient voir le roi et la reine seuls; leur visite ne duroit qu'un moment. Les premiers médecin, chirurgien et apothicaire avoient ces mêmes entrées, dont, à l'exception du

1. Il a déjà dit cela dans le tome XXX, p. 23-24.

2. Il y reviendra en effet dans la suite des *Mémoires*, tome XVIII de 1873, p. 197 et suivantes.

3. Dans le tome XXX, p. 24, il avait nommé trois gentilshommes de la chambre admis seuls auprès du roi : c'était le duc del Arco, le marquis de Santa-Cruz et le français Valouse.

4. Charles Borgia, patriarche des Indes et grand aumônier depuis 1708, ne devint cardinal qu'en 1719 : tome IX, p. 209.

5. Jean-Emmanuel Fernandez Pacheco, marquis de Villena et duc d'Escalona : tome II, p. 153.

lever, ils usoient sobrement. De femmes, la nourrice seule[1] voyoit la reine au lit quand le roi en sortoit, et la chaussoit. C'étoit là le seul moment qu'elle eût seule avec elle, qui s'allongeoit tant qu'on pouvoit, à la mesure de l'habiller du roi, qui se faisoit dans une pièce joignante. La reine passoit à sa toilette, où elle trouvoit la camarera-mayor[2], trois ou quatre dames du palais, autant de *señoras de honor*[3], et quelques femmes de chambre. A dîner et à souper, la camarera-mayor, deux dames du palais de jour et deux *señoras de honor* de jour servoient, et les femmes de chambre apportoient de la porte les plats et à boire, et les y rendoient aux officiers. La bouche du roi[4] ne lui préparoit rien et étoit absolument inutile; il n'étoit servi que de celle de la reine. Le majordome-major[5] étoit donc exclus, ainsi que le sommelier du corps, qui est de tous les grands officiers le plus intérieur, et tous les gentilshommes de la chambre, dont il y a une vingtaine, desquels auparavant deux étoient de service par semaine tour à tour. Ainsi le service intérieur étoit réduit à ce très court nombre de valets et d'officiers de santé, aux deux gentilshommes de la chambre seuls toujours en fonction, et au majordome-major de la reine, qui étoit aussi l'un de ces deux gentilshommes de la chambre toujours en service[6], à ce peu de dames de la reine tour à tour, et à ces deux ou trois autres que j'ai nommés, qui, sans service, entroient quelquefois à la toilette ou au dîner. Le duc d'Escalone, qu'on appeloit toujours marquis de Villena, étoit majordome-major du roi, un des plus

1. La nourrice de la reine, Laura Piscatori : voyez les précédents volumes.

2. Sur cette charge, voyez notre tome VIII, p. 173-174. C'était la comtesse d'Altamira, qui avait remplacé en 1715 la princesse des Ursins : tome XXVI, p. 115.

3. Tome VIII, p. 175. — 4. *Ibidem,* p. 162.

5. Sur cette fonction et sur celle de sommelier du corps, voyez notre tome VIII, p. 158-165.

6. Le marquis de Santa-Cruz : tome XXX, p. 24.

grands seigneurs d'Espagne en tout genre, et le plus respecté et révéré de tous, avec grande raison, par sa vertu, ses emplois et ses services. J'en ai parlé p. 648 et p. 1269[1], et de son fils aîné, le comte de San-Estevan de Gormaz[2], grand d'Espagne aussi, gendre de la camarera-mayor[3], et premier capitaine des gardes du corps alors.

La maladie du roi fit réduire ce court intérieur dont je viens de parler, à la reine unique de femme et à sa nourrice, aux deux gentilshommes de la chambre toujours en service, aux officiers de santé, qui n'étoient que quatre parce que le premier médecin de la reine y fut admis[4], et aux quatre ou cinq valets intérieurs, Alberoni sur le tout. Le reste sans exception fut exclus ; le P. Daubenton même n'y étoit qu'avec discrétion.

Alberoni veut interdire toute entrée à Villena, majordome-major, qui, dans la chambre du roi d'Espagne, la reine présente, donne des coups de bâton au cardinal et est exilé pour peu

La médecine du roi est toute entière sous la charge de son majordome-major. Elle lui doit rendre compte de tout ; il doit être présent à toutes les consultations, et le roi ne doit prendre aucun remède qu'il ne sache, qu'il n'approuve et qu'il ne soit présent. Villena voulut faire sa charge. Alberoni lui fit insinuer que le roi vouloit être en liberté, et qu'il feroit mieux sa cour de se tenir chez lui, ou d'avoir la discrétion et la complaisance de ne point entrer où il étoit, et d'apprendre de ses nouvelles à la porte. Ce fut un langage que le marquis ne voulut point entendre. On avoit tendu au fond du grand cabinet des Miroirs[5] un lit en face de la porte, où on avoit mis le roi, et, comme

1. Nos tomes XV, p. 230-233, et XXIII, p. 106-107.

2. Tome VII, p. 254.

3. Il avait en effet épousé en secondes noces Catherine de Sandoval, fille de la comtesse d'Altamira (tome XXII, p. 188), qui lui avait apporté la grandesse.

4. Saint-Simon en a nommé trois ci-dessus p. 268 ; il aurait dû dire : qui étoient quatre parce que, etc.

5. Les descriptions françaises qu'on possède du palais de Madrid pour les dix-septième et dix-huitième siècles sont si sommaires que nous n'y avons trouvé aucun renseignement sur ce cabinet.

la pièce est vaste et longue, il y a loin de cette porte qui donne dans l'extérieur jusqu'au fond où étoit le lit. Alberoni fit encore avertir le marquis que ses soins importunoient, qui ne laissa pas d'entrer toujours. A la fin, de concert avec la reine, le cardinal résolut de lui fermer la porte[1]. Le marquis s'y étant présenté une après-dînée, un de ces valets intérieurs l'entre-bâilla et lui dit avec beaucoup d'embarras qu'il lui étoit défendu de le laisser entrer. « Vous êtes un insolent, répondit le marquis, cela ne peut pas être ; » pousse la porte sur le valet et entre. Il eut en face la reine, assise au chevet du lit du roi, le cardinal, debout auprès d'elle, et ce peu d'admis, qui n'y étoient pas même tous, fort éloignés du lit. Le marquis, qui étoit avec beaucoup de gloire fort mal sur ses jambes, comme on l'a vu dans ce que j'ai dit de lui, s'avance à petits pas, appuyé sur son petit bâton. La reine et le cardinal le voient et se regardent. Le roi étoit trop mal pour prendre garde à rien, et ses rideaux étoient fermés, excepté du côté où étoit la reine. Voyant approcher le marquis, le cardinal fit signe avec impatience à un des valets de lui dire de s'en aller, et tout de suite, voyant que le marquis sans répondre avançoit toujours, il alla à lui, et lui remontra que le roi vouloit être seul et le prioit de s'en aller. « Cela n'est pas vrai, lui dit le marquis, je vous ai toujours regardé ; vous ne vous êtes point approché du lit, et le roi ne vous a rien dit. » Le cardinal,

de temps.
[*Add. St S. 1474*]

1. Saint-Simon a déjà raconté l'anecdote qui va suivre dans les deux Additions à Dangeau indiquées ci-dessus et ci-contre, n°s 1473 et 1474. On la retrouve dans les *Mémoires secrets de Duclos*, édition Michaud et Poujoulat, p. 525, et dans le recueil de P.-A. de la Place, *Pièces intéressantes et peu connues pour servir à l'histoire*, 1787, tome I, p. 131-133 ; mais ces deux auteurs l'ont prise à Saint-Simon. Les Mémoires de Torcy et le *Journal de Dangeau*, p. 189, disent seulement que le marquis de Villena, ayant voulu entrer chez le roi malgré les défenses de la reine, a été exilé. Il semble que l'incident se passa à l'Escurial, où le roi fut réellement fort malade, et non pas au palais de Madrid, où il ne revint que quand il fut en convalescence.

insistant et ne réussissant pas, le prit par le bras pour le faire retourner. Le marquis lui dit qu'il étoit bien insolent de vouloir l'empêcher de voir le roi et de faire sa charge. Le cardinal, plus fort que lui, le retourna, l'entraînant vers la porte, et se disant mots nouveaux[1], toutefois le cardinal avec mesure, mais le marquis ne l'épargnant pas. Lassé d'être tiraillé de la sorte, il se débattit, lui dit qu'il n'étoit qu'un petit faquin, à qui il sauroit apprendre le respect qu'il lui devoit; et dans cette chaleur et cette pousserie[2], le marquis, qui étoit foible, tombe, heureusement dans un fauteuil qui se trouva là. De colère de sa chute il lève son petit bâton et le laisse tomber de toute sa force dru et menu sur les oreilles et sur les épaules du cardinal, en l'appelant petit coquin, petit faquin, petit impudent, qui ne méritoit que les étrivières[3]. Le cardinal, qu'il tenoit d'une main à son tour, s'en débarrassa comme il put et s'éloigna, le marquis continuant tout haut ses injures, le menaçant avec son bâton. Un des valets vint lui aider à se lever du fauteuil, à gagner la porte; car, après cette expédition, il ne songea plus qu'à s'en aller. La reine regarda de son siége toute cette aventure en plein, sans branler ni mot dire, et le peu qui étoit dans la chambre sans oser remuer. Je l'ai sue de tout le monde en Espagne, et de plus j'en ai demandé l'histoire et tout le plus exact détail au marquis de Villena, qui étoit la droiture et la vérité même, qui avoit pris de l'amitié pour moi, et qui me l'a contée avec plaisir toute telle que je l'écris. Santa Cruz[4] et l'Arco, les deux gentilshommes de la chambre, qui me l'ont aussi

1. Locution déjà rencontrée dans le tome XXIII, p. 15.

2. Mot inventé par Saint-Simon et que ne donne aucun lexique.

3. On appelle *étrivières* les courroies de cuir qui soutiennent les étriers; donner les étrivières à quelqu'un, c'est au propre le frapper avec ces courroies.

4. Avant ce nom, Saint-Simon a biffé *Un quart d'heure apres qu'il fut arrivé chez luy*, qui va se retrouver plus loin.

conté[1], rioient sous cape[2]. Le premier avoit refusé de lui aller dire de sortir, et après l'accompagnèrent à la porte. Le rare est que le cardinal, furieux, mais saisi de la dernière surprise des coups de bâton, ne se défendit point, et ne songea qu'à se dépêtrer. Le marquis lui cria de loin que, sans le respect du roi et de l'état où il étoit, il lui donneroit cent coups de pieds dans le ventre et le mettroit dehors par les oreilles. J'oubliois encore cela. Le roi étoit si mal qu'il ne s'aperçut de rien. Un quart d'heure après que le marquis fut rentré chez lui, il reçut un ordre de se rendre en une de ses terres à trente lieues de Madrid. Le reste du jour sa maison ne désemplit pas de tout ce qu'il [y] avoit de plus considérable à Madrid, à mesure qu'on apprenoit l'aventure, qui fit un furieux bruit. Il partit le lendemain avec ses enfants. Le cardinal toutefois demeura si effrayé, que content de l'exil du marquis et de s'en être défait, il n'osa passer aux censures pour en avoir été frappé. Cinq ou six mois après il lui envoya ordre de revenir, sans qu'il en eût fait la plus légère démarche. L'incroyable est que l'aventure, l'exil, le retour ont été entièrement ignorés du roi d'Espagne jusqu'à la chute du cardinal. Le marquis n'a jamais voulu le voir ni ouïr parler de lui, pour quoi que ce pût être, depuis qu'il fut revenu, quoique le cardinal fût absolument le maître, dont l'orgueil fut fort humilié de cette digne et juste hauteur, et d'autant plus piqué qu'il n'oublia rien pour se replâtrer avec lui, sans autre succès qu'en recueillir les mépris, qui accrurent beaucoup encore la considération publique où étoit ce sage et vertueux seigneur.

Le roi fut assez mal pour faire son testament, dicté par le cardinal et concerté avec la reine[3]. Personne n'en

Le roi d'Espagne

1. Cette incidente a été ajoutée en interligne.

2. « On dit *rire sous cape*, pour dire, en se moquant de quelqu'un et tâchant que les autres ne s'en aperçoivent point » (*Académie*, 1718).

3. Dangeau disait seulement (p. 188) : « il a fait son testament ». La

fait un testament*.

eut connoissance et ne douta que la régence et toute autorité ne lui fût donnée, avec le cardinal pour conseil. Tout fut en trouble, et peu de gens étoient persuadés que la régence d'une belle-mère du successeur fût reconnue si le roi venoit à mourir, et une belle-mère aussi haïe que celle-là l'étoit de toute l'Espagne, et qui n'avoit d'appui que le duc de Parme, et Alberoni si parfaitement détesté[1].

Opiniâtreté d'Alberoni contre la paix.

Au[2] milieu de ces confusions et du péril où étoit la vie du roi d'Espagne, le cardinal déclara qu'il ne trouvoit pas les propositions des Anglois suffisantes pour assurer le repos de l'Italie, et qu'il n'enverroit point de ministre à Londres. Il dit à ses amis qu'il ne se laisseroit point endormir par des négociations apparentes ; qu'il avoit tout l'hiver devant lui pour prendre ses mesures ; qu'il falloit marcher à pas lents, et voir si les nuages du Nord ne produiroient pas des tonnerres et des grêles ; que si le roi d'Espagne pouvoit armer une bonne flotte, plusieurs pourroient changer de ton[3]. Il comptoit sur les assurances que Ripperda lui donnoit que l'intérêt du commerce ne

Gazette d'Amsterdam (correspondance de Madrid du 2 novembre, Extraordinaire xcv) est plus explicite : « Le roi, voyant que sa santé s'altéroit de jour en jour, a, dit-on, jugé à propos de faire son testament à l'Escurial et a requis tous les grands d'Espagne d'en signer l'enveloppe. On assure aussi que S. M. avoit souhaité de recevoir le viatique, mais que, sur ce qu'on lui dit que sa maladie n'avoit aucun signe qui dût faire craindre, elle prit le parti de différer. » Philippe V demanda cependant à son confesseur de l'absoudre des censures qu'il pouvait avoir encourues, et le P. Daubenton, qui en avait reçu le pouvoir du pape, la lui donna : voyez ci-après, appendice VII, la lettre qu'il écrivit à ce sujet à Clément XI.

1. Sur le testament et sur les mesures que la nouvelle de l'extrémité du roi firent prendre au Régent, il faut voir *Philippe V et la cour de France,* tome II, p. 249 et suivantes.

2. Saint-Simon reprend l'analyse des Mémoires deTorcy, p. 840 et suivantes.

3. « Peut-être plus d'un seroit obligé à sauter le fossé » (Torcy).

* Saint-Simon avait d'abord écrit *Testament mystérieux du Roy d'Espagne* ; il a biffé les deux premiers mots, surchargé *du* en *le,* et ajouté *fait un testament.*

permettroit point à ses maîtres de s'opposer à l'Espagne, et, dans cette confiance, Alberoni parloit plus haut, même au Pape, dont le bref au roi d'Espagne, dont on a parlé [1], et qu'Aldrovandi n'avoit osé lui présenter, avoit été imprimé en Hollande par ordre du nonce de Cologne [2]. Aldrovandi, fort embarrassé, chercha à faire sa cour au Pape par engager les évêques d'Espagne, à qui il écrivit, d'accepter la Constitution. Je n'en dirai pas davantage ici sur cette matière. On verra, à l'occasion de mon ambassade en Espagne, ce que l'archevêque de Tolède, qui étoit lors et qui étoit le même [3], m'en dit lui-même sous le dernier secret [4]. Il est mort depuis cardinal. Le Pape, tremblant devant l'Empereur, n'en usoit pas avec lui comme il faisoit avec la France et l'Espagne [5], qui avoient une plus dommageable simplicité. Non-seulement il faisoit à l'instant tout ce qu'il plaisoit à l'Empereur, mais sans attendre qu'il le demandât, et sans que ce prince daignât même le remercier. Ainsi, l'Empereur ayant voulu la promotion de Czacki [6], archevêque de Colocza [7] et évêque

Le Pape fait imprimer son bref injurieux au roi d'Espagne, qu'Aldrovandi n'avoit osé lui présenter. Ce nonce fait recevoir la Constitution aux évêques d'Espagne. Anecdote différée. Servitude du Pape pour l'Empereur, qui le méprise et fait Czacki cardinal.

1. Ci-dessus, p. 182.

2. Le texte de ce bref est donné dans le recueil *de Lamberty*, tome X, p. 253 et suivantes, comme il a déjà été dit.

3. L'archevêque de Tolède au moment de l'ambassade de Saint-Simon était Diego d'Astorga y Cespedes, que nous avons vu nommer en 1715 à l'évêché de Barcelone (tome XXVI, p. 228) ; il ne passa à Tolède qu'en 1720. L'archevêque de Tolède en 1717 était François Valero y Lossa, nommé en juin 1715 et mort le 23 avril 1720 (tome XXVI, p. 117, note 5).

4. Saint-Simon n'attendra pas le temps de son ambassade pour raconter cette conversation ; nous la trouverons un peu plus loin, p. 316-320.

5. Mémoires de Torcy, p. 878-879.

6. Émeric Czacki (Saint-Simon écrit *Czaki*), né le 28 octobre 1672, d'une famille de magnats hongrois, eut l'évêché de Varadin en 1702, et y joignit en 1710 l'archevêché de Colocza, et la prévôté de Presbourg sous le nom d'administrateur. Créé cardinal en juillet 1717, l'Empereur lui donna en 1723 la riche abbaye de Saint-Gothard ; il mourut le 28 août 1732.

7. Colocza ou Kalocza est une ville de Haute-Hongrie, sur le Danube en aval de Buda-Pesth. — On avait imprimé jusqu'à présent *Colveza*.

de Varadin[1], et sans nomination aucune de sa part, ce prélat fut déclaré cardinal aussitôt[2], malgré tant de paroles données du premier chapeau à Gesvres, archevêque de Bourges, qui languissoit après depuis si longtemps[3], et que le Pape amusa encore de discours pathétiques.

Le Pape fait arrêter le comte de Peterborough, et, menacé par les Anglois, le relâche avec force excuses. Sa frayeur et celle du duc de Parme de l'Empereur.

Une autre affaire embarrassa davantage le Pape[4]. Il eut avis que Peterborough, se promenant en Italie, avoit de mauvais desseins sur la vie du Prétendant. Il le fit arrêter[5], et garder étroitement dans le Fort Urbain[6]. Peterborough étoit comte d'Angleterre, pair du royaume, chevalier de la Jarretière. Les Anglois prirent feu sur cet affront, et le roi d'Angleterre éclata en menaces de bombarder Civita-Vecchia. Le duc de Parme s'entremit. Le Pape eut grand peur, fit force compliments à Peterborough, le mit en liberté[7], et l'orage se dissipa. Le duc de Parme étoit encore bien plus alarmé pour lui-même : il comptoit sur l'indignation de l'Empereur qui ne demanderoit qu'un prétexte pour l'accabler. La proposition d'assurer à un fils de la reine d'Espagne la succession de Toscane, de Parme et de Plaisance lui faisoit déjà voir une garnison

1. Tome XXIII, p. 244.

2. Réservé *in petto* au consistoire du 12 juillet, il fut déclaré dans celui du 1er octobre (*Gazette*, p. 380 et 523). La *Gazette d'Amsterdam* (Extraordinaire LXXXVI) donne le texte du discours prononcé par le pape à cette occasion.

3. Tomes XV, p. 168-173, et XXVI, p. 95-96.

4. Mémoires de Torcy, p. 885.

5. Cela a déjà été raconté plus haut, p. 125.

6. Le Fort Urbain (on disait souvent à tort *Urbin*, et Saint-Simon écrit ce nom des deux façons) avait été construit vers 1653 par le pape Urbain VIII sur l'ancienne voie Flaminienne, aux frontières du pays de Bologne et du duché de Modène, pour défendre de ce côté les États de l'Église. Voyez notre tome XVII, p. 213.

7. Il ne fut relâché que dans le milieu d'octobre, quoique le bruit de sa mise en liberté ait couru peu de jours après son arrestation (*Gazette*, p. 500, 524 et 548 ; *Gazette d'Amsterdam*, n° LXXXIII ; *Dangeau*, tome XVII, p. 171).

impériale dans ces deux places, et se croire perdu sous le joug des Allemands. Il eut recours au cardinal Alberoni, et conseilla au[1] roi d'Espagne de s'armer au commencement de l'hiver, et avec éclat, pour tenir les Allemands en crainte. Cellamare donnoit les mêmes conseils, surtout depuis la prise de Cagliari[2]. Le Pape étoit dans les mêmes frayeurs. Il souhaitoit ardemment la neutralité de l'Italie ; il ne l'espéroit que de l'établissement de la paix entre l'Empereur et l'Espagne. Il ordonna à son nonce à Paris de presser le Régent d'agir pour la procurer, mais par insinuation seulement, tant il redoutoit de choquer la cour de Vienne, et d'entretenir sur cette affaire une correspondance exacte avec son nonce à Madrid.

Conseils furieux et fous contre la France de Bentivoglio au Pape ; son extrême embarras entre l'Empereur et l'Espagne ; ses tremblantes mesures.

Il se trouvoit alors en d'étranges embarras[3] entre les cours de Madrid et de Vienne, par les engagements où la frayeur de la dernière l'avoit fait entrer. Bentivoglio, tout nouvellement, n'avoit rien oublié pour l'épouvanter des alliances que la France faisoit avec les protestants, et pour le presser de se lier avec l'Empereur. Il vouloit aussi qu'il travaillât au rétablissement du Prétendant, avec son peu de sens et de jugement ordinaire, comme si ce projet avoit pu être compatible avec une alliance étroite avec l'Empereur, si lié avec le roi d'Angleterre. Les Impériaux, maîtres en Italie, et qui savoient que la frayeur étoit le seul moyen d'obtenir tout du Pape, l'effrayèrent tellement, par la persuasion et la colère qu'ils feignirent de ce qu'il étoit de concert de l'entreprise de l'Espagne, que, pour s'en laver, il avoit écrit ce bref au roi d'Espagne, dont on a parlé[4], et qu'il avoit depuis approuvé son nonce de ne l'avoir pas rendu. Mais, menacé de plus en plus, il

1. Avant ce mot, il a biffé *de s'armer*.
2. Ci-dessus, p. 165.
3. « Le Pape, dont l'étoile étoit d'être mal avec les principales puissances catholiques de l'Europe, étoit alors très embarrassé », etc. (Torcy, p. 888).
4. Ci-dessus, p. 182.

le fit imprimer, comme on l'a dit[1], en distribua des copies à tous ses nonces, exigea non-seulement de celui d'Espagne de le remettre enfin au roi, mais prétendit encore qu'il en tirât réponse, qu'il se croyoit due, pour démentir aux yeux de toute l'Europe l'énorme calomnie qu'on lui imposoit d'être de concert de son entreprise contre l'Empereur, dont il paraphrasoit la nécessité de se laver. Il écrivit[2] d'une manière pathétique et personnelle à Alberoni, dont la promotion n'avoit été faite que sur une parole à laquelle il avoit si cruellement manqué, et, comme les indults qu'il avoit accordés au roi d'Espagne sur le clergé d'Espagne et des Indes, qu'il avoit révoqués, comme on l'a dit, en même temps qu'il avoit écrit ce bref au roi d'Espagne, mais que ces indults[3] étoient entre les mains d'Alberoni et d'Aubenton, il ordonna à Aldrovandi qu'au cas qu'ils refusassent de les lui remettre, d'écrire à tous les prélats d'Espagne qu'ils étoient révoqués, de leur défendre d'en rien payer, et de montrer à Alberoni la lettre par laquelle il lui ordonnoit de le faire. Le Pape ne put tellement se couvrir et se parer du devoir d'impartialité de père commun et de l'obligation de manifester la pureté de sa conduite, qu'il n'avouât à Aldrovandi sa crainte des plaintes que l'Empereur faisoit des indults qu'il avoit accordés, et de ses menaces, qui suivoient toujours les moindres complaisances de Rome pour l'Espagne. Il étoit d'autant plus embarrassé que ses différends avec cette cour n'étoient pas terminés : il ne prétendoit rien moins que d'obliger le roi d'Espagne d'annuler par un décret tous ceux qu'il avoit faits depuis neuf ans contre les prétentions de la jurisdiction ecclésiastique, et il comptoit pour l'obtenir sur la reconnoissance d'Alberoni de sa promotion si nouvelle, sur l'atta-

1. Ci-dessus, p. 275.
2. Les mots *il ecrivit,* oubliés, sont en interligne.
3. Les quatre mots qui précèdent sont une répétition inutile ; la phrase gagnerait en clarté à leur suppression.

chement pour lui d'Aubenton, et sur le crédit de tous les deux. En même temps, il fit voir à l'Empereur, par son nonce à Vienne, ce bref si offensant qu'il avoit écrit au roi d'Espagne, et depuis fait imprimer et répandre, et il espéroit par là se laver du soupçon d'intelligence avec l'Espagne, et détourner l'orage qu'il craignoit, peut-être même faire accepter sa médiation. Mais la froideur et la sécheresse de la cour de Vienne répondoit peu et souvent point à tant de prostitution. La suspension d'armes en Italie, que le Pape lui avoit proposée de concert avec l'Espagne, ne reçut pas la moindre réponse. Les uns crurent que l'Empereur n'y consentiroit point par la médiation du Pape ; d'autres qu'il avoit dessein d'envahir l'Italie, dont il ne vouloit point perdre l'occasion. Le Pape avoua au cardinal Acquaviva que ses démarches n'avoient et n'auroient aucun succès, qu'il n'en falloit attendre que par la France et l'Angleterre, mais que l'Empereur étoit prévenu au dernier point contre tous ceux qui lui parloient de paix et qu'il protestoit tous les jours qu'il renonceroit plutôt à la couronne impériale qu'à ses prétentions sur celle d'Espagne.

Le Pape avoue son impuissance pour la paix.

Acquaviva[1], autant pour son intérêt que pour celui du roi d'Espagne, le sollicitoit de profiter du désordre et de la consternation où étoient les Allemands du royaume de Naples, de l'empressement que tous les habitants témoignoient de changer de domination[2] ; d'y accorder un pardon général, et l'abolition, non de tous impôts, mais de tous ceux que les Allemands y avoient mis, parce qu'on n'y pouvoit rien espérer de la force, mais de la seule bonne volonté des nombreux habitants ; de ne pas laisser le temps aux Impériaux de finir la guerre de

Avis à l'Espagne, et raisonnements sur Naples.

1. Mémoires de Torcy, p. 897 et suivantes.

2. Dès l'annonce de l'expédition espagnole contre la Sardaigne, il y avait eu divers mouvements dans la population napolitaine, et l'on avait dû procéder à des arrestations de suspects (*Gazette*, p. 498 et 570).

Hongrie; enfin d'envoyer au commencement du printemps une forte escadre en Italie, et une puissante armée pour y maintenir l'équilibre et protéger le duc de Parme. Mais rien n'étoit disposé pour entreprendre sur Naples, de sorte qu'Acquaviva ne voulut pas risquer[1] beaucoup de seigneurs napolitains qui s'étoient offerts à lui à exposer leur vie en se déclarant, et les maintint seulement dans les bonnes dispositions où ils étoient. Acquaviva ajoutoit à ses conseils au roi d'Espagne que, s'il n'étoit pas en état de secourir les princes d'Italie et qu'il voulût faire la paix avec l'Empereur, il ne la pouvoit obtenir que par la France et l'Angleterre, et ne point compter sur les offices du Pape, que Vienne méprisoit parfaitement.

Mesures militaires d'Alberoni, et sur la paix, qu'il* ne veut point.

Alberoni jugeoit comme Acquaviva des propositions que les Napolitains lui faisoient. Il auroit pourtant voulu que le mécontentement général se fît sentir quelquefois pour exciter le châtiment, et par conséquent aliéner encore plus les peuples. Il faisoit ses dispositions pour avoir au printemps une escadre de trente navires de guerre, vingt mille hommes de débarquement, un train d'artillerie de cent cinquante pièces de canon. Il envoya en Hollande le chef d'escadre Castañeta[2] pour acheter sept vaisseaux équipés et armés en guerre, et à Ragotzi un François nommé Boissimène[3], bien instruit de tout ce

1. *Risquer* est en interligne, au-dessus *d'exposer*, biffé.

2. Saint-Simon écrit *Castaneda*. Ce chef d'escadre, qu'il ne faut pas confondre avec le marquis de Castañeda, fils du marquis d'Aguilar-del-Campo, qui était mort au mois de novembre 1709, s'appelait Antoine Castañeta; nous ne savons rien sur sa carrière. Il est nommé *Castanneta* dans la *Gazette d'Amsterdam*, n° XCVIII.

3. Saint-Simon écrit *Boissimieux*; mais il copie mal le manuscrit de Torcy, où on lit clairement *Boissimène*. Ce personnage, qui est probablement celui dont le chevalier de Quincy (*Mémoires*, tome I, p. 71-78) raconte, sous le nom de Boissimelle, une aventure de jeunesse qui le força à s'expatrier, était passé en Espagne, où il parvint au grade

* Il y a *qui*, dans le manuscrit, sans doute par mégarde pour *qu'il*.

que le roi d'Espagne pouvoit et vouloit faire pour entretenir la guerre en Hongrie, et pour l'être lui-même en quel état elle étoit et quel fondement il y pouvoit faire. Il ne vouloit point de paix ; mais, comme il ne le pouvoit témoigner avec bienséance, il fit part aux cours étrangères de ce qui s'étoit passé en gros entre le colonel Stanhope et lui sur les propositions de paix. Il y fit entendre que le colonel Stanhope et le sieur Bubb avoient trouvé ses réponses raisonnables, et dépêché en Angleterre. Il se paroit en même temps de la suspension du second embarquement en considération des offices de la France et de l'Angleterre, insistoit sur l'équilibre, et sur être en liberté d'agir si la négociation ne réussissoit pas. Son but étoit de ne prendre aucun engagement et de conserver la liberté de prendre, suivant les conjonctures, les partis qu'il jugeroit à propos [1]. L'état dangereux du roi d'Espagne les pouvoit bientôt changer.

Mystère du testament du roi d'Espagne.

On le crut, ou on le voulut croire si mal, qu'on lui fit faire, comme on l'a dit [2], un testament sur la fin d'octobre, duquel, outre la reine et Alberoni, il n'y eut que le P. Daubenton et le duc de Popoli qui en eussent connoissance. Il fut signé par un notaire de Madrid très obscur [3]. Six grands furent appelés ensuite, qui signèrent que c'étoit la signature du roi et son testament, mais sans qu'ils sussent rien de ce qu'il contenoit. Cela renou-

de colonel. Plus tard, il se mêla de négociations et eut quelques rapports avec le duc d'Orléans (*Mémoires de Louville*, tome II, p. 243; *Mémoires de Saint-Philippe*, tome IV, p. 64; Dépôt des affaires étrangères, vol. *Espagne*, Mémoires et documents, 50). Le duc de Luynes, qui le connut à la fin de sa vie, a donné une autre version de son aventure (*Mémoires*, tome XII, p. 312-313); il mourut en 1755 (*ibidem*, tome XIV, p. 293). Nous le retrouverons dans la suite des Mémoires : tome XV de 1873, p. 223, où son nom est encore estropié.

1. Saint-Simon résume les pages 901 et 902 des Mémoires de Torcy.

2. Ces cinq mots sont en interligne. — Ci-dessus, p. 273.

3. Torcy ne disait pas que le notaire fût de Madrid, et en effet le testament fut fait à l'Escurial.

vela les bruits ci-devant remarqués sur la reine, et on fit plusieurs réflexions sur la confiance du contenu du testament, dont Popoli étoit le seul seigneur qui en eût le secret, à l'exclusion même des ministres, ce qui surprit d'autant plus[1] qu'il étoit gouverneur du prince des Asturies, et publiquement mal avec le cardinal, qu'il se piquoit de mépriser[2].

Ce triste état du roi d'Espagne servit au cardinal à éluder les nouvelles instances du Pape, dont on vient de parler[3]; mais il ne parut pas abattre le courage du premier ministre. Ses discours ne témoignèrent ni frayeur ni foiblesse. Il brava même[4], et fort en détail, sur la puissance qu'on vouloit attribuer à l'Empereur, en entretenant l'ambassadeur de Sicile. Celui d'Hollande parloit comme le cardinal, ce qui faisoit croire la Hollande unie avec l'Espagne. La même confiance ne paroissoit pas à l'égard de la France, beaucoup moins encore pour l'Angleterre. On ne doutoit pas que le cardinal ne choisît la médiation des États-Généraux.

Foiblesse d'esprit du roi d'Espagne guéri. Vanteries des forces d'Espagne et conduite d'Alberoni. Ses mesures. L'Angleterre

Vers la fin de novembre[5], la santé du roi d'Espagne fut tout à fait rétablie : le sommeil, l'appétit, les forces, l'embonpoint; mais l'esprit demeura si frappé de sa fin comme imminente qu'il vouloit sans cesse son confesseur auprès de lui. Il le retenoit souvent jusqu'au moment qu'il se mettoit au lit avec la reine. Souvent encore il l'envoyoit chercher au milieu de la

1. Les mots *ce qui surprit d'autant plus* sont en interligne, au-dessus de *parce*, biffé.

2. Toute cette phrase sur le duc de Popoli appartient à notre auteur. Torcy ne dit rien de cela, ni que Popoli fût alors mal avec le cardinal. C'est évidemment un souvenir des conversations entendues par Saint-Simon, cinq ans plus tard, lors de son ambassade d'Espagne.

3. Ci-dessus, p. 278.

4. Le *Dictionnaire de l'Académie* de 1718 ne donnait pas d'exemple du verbe *braver* pris absolument, au sens de faire des bravades ou faire le brave. Voyez ci-dessus, p. 267.

5. Mémoires de Torcy, p. 905.

nuit; mais cette foiblesse ne s'étendoit pas sur d'autres choses, et il ne paroissoit pas au dehors qu'il eût été malade.

arme une escadre.

Alberoni ne pensoit qu'à ses préparatifs de guerre. Il publioit qu'en mai suivant le roi d'Espagne auroit cinquante mille hommes de pied effectifs, et quinze mille chevaux, et trente vaisseaux de guerre bien armés, non pour faire aucunes conquêtes, mais pour maintenir ses droits et ses amis, si aucun étoit molesté en haine de cette amitié. Mais il ne persuadoit personne, parce que personne ne pouvoit croire que tant de dépense n'eût d'objet que celui qu'Alberoni publioit. Le colonel Stanhope en fut d'autant plus inquiet qu'il le pressoit souvent de lui apprendre le motif de l'armement d'une escadre qui se faisoit en Angleterre pour la Méditerranée[1]. On disoit à Vienne que c'étoit contre l'Espagne. Monteleon mandoit que c'étoit contre le Pape, sur l'affaire de Peterborough; mais Alberoni avoit si peu de confiance en ce ministre qu'on ne doutoit pas que, s'il consentoit enfin que la paix fût traitée à Londres, il n'y fît passer Beretti. C'étoit à quoi ce cardinal pensoit bien moins qu'à conserver ses conquêtes, et à en faire de nouvelles. Il fit laisser en Sardaigne neuf bataillons et huit cents chevaux[2], prit ses mesures pour faire croiser tout l'hiver des frégates depuis les côtes de Toscane jusqu'au Phare[3] de Messine, envoya de Gênes à Cagliari trente-cinq mille pistoles, pourvut toutes les places du roi d'Espagne de tout en abondance.

1. Voyez les correspondances de la *Gazette*, p. 587.

2. On écrivait de Gênes à la *Gazette*, p. 621 : « On a su que le marquis de Lede avoit laissé en Sardaigne trois mille sept cents hommes de pied et sept cents chevaux, avec quelques galères, et que le reste de la flotte avoit fait voile vers Barcelone. » Elle y arriva dans les derniers jours de novembre (p. 605).

3. Saint-Simon écrit *Fare*, conformément à l'orthographe italienne *Faro*. — C'est le nom qu'on donnait au détroit de Messine lui-même, à cause de la tour du Phare élevée sur la pointe extrême de l'île.

Forts propos entre le duc de Saint-Aignan et Alberoni. Chimères de ce cardinal.

Il refusa de traiter, en s'expliquant différemment à l'Angleterre et à la France. Il s'excusa au colonel Stanhope sur ce qu'il attendoit les réponses du Régent, sans lesquelles l'union inséparable des deux couronnes l'empêchoit de rien faire; au duc de Saint-Aignan que, si le Régent tenoit le même langage sur l'union des deux couronnes, il joueroit dans le monde un rôle différent de celui qu'il y jouoit. Il paraphrasa l'indignité de sa servitude pour l'Angleterre, la terreur panique qu'on prenoit de l'Empereur, les grandes choses qui résulteroient, à l'avantage des deux couronnes, d'une union effective et stable. Il avoit raison sans doute[1]; mais, pour cela, il auroit fallu chasser Alberoni et Dubois dans les pays les plus éloignés de la France et de l'Espagne, qui toutes les deux n'eussent jamais tant gagné. Saint-Aignan lui représenta que les choses étoient déjà bien avancées; que le Régent étoit d'accord avec l'Angleterre sur les conditions de la paix; que, si l'Espagne étoit attaquée, la France ne pourroit la secourir, l'état du royaume obligeant à conserver la paix dont il jouissoit. Alberoni répondit que le roi d'Espagne ne s'éloigneroit jamais d'un accommodement à des conditions équitables, qu'il se défendroit jusqu'à la dernière goutte de son sang si l'Empereur étoit injuste dans ses demandes, finit en disant qu'il ne pouvoit croire que, si le roi d'Espagne étoit attaqué dans le continent de son royaume, une nation qui l'avoit porté et maintenu sur ce trône le voulût voir retourner en France simple duc d'Anjou; que, si ce prodige arrivoit, il faudroit bien s'accommoder à la nécessité[2]. Ce discours fit un grand bruit, et fut interprété fort diversement. Ce qui est cer-

1. Si l'on en croit un correspondant de Dubois dont Ch. Aubertin a publié la lettre (*L'Esprit public au dix-huitième siècle*, p. 113), ce n'était pas l'avis de Saint-Simon à l'époque des négociations de Londres.

2. Voyez au Dépôt des affaires étrangères les dépêches de M. de Saint-Aignan du mois de novembre 1717.

tain, c'est qu'Alberoni éloigna toujours la négociation, qu'il avoit des motifs cachés d'espérance qu'on ne pénétra point, qu'il croyoit se faire une ressource d'une ligue qu'il formeroit entre le Czar et la Suède, qu'il comptoit qu'il pouvoit naître de jour en jour des événements favorables à l'Espagne. Il jugeoit pouvoir faire agir les armées au dehors sans avoir rien à craindre pour les provinces de l'Espagne, et se repaissoit ainsi de chimères.

Ripperda tout à Alberoni, tient à del Maro d'étranges propos.

Il desiroit sur toutes choses[1] de ménager les Hollandois, de les aigrir contre l'Empereur, et de profiter de l'occasion de se délivrer de sa crainte et de ses desseins en modérant sa puissance. Mais ses exhortations étoient vaines. Les Hollandois sentoient la nécessité du repos pour le rétablissement de leur État, et, quoiqu'il y eût différents partis dans la République, tous se réunissoient à conserver la paix. Ceux qui y avoient le plus de part aux affaires ne pouvoient sortir de leurs maximes, que l'intérêt de la République étoit de s'attacher indissolublement à suivre les résolutions de l'Angleterre, et de suivre ses mouvements, même avec dépendance. Rien n'étoit plus éloigné des sentiments de la République que le concert avec l'Espagne, que les discours de Ripperda, tout à Alberoni, faisoient plus que soupçonner. Il parla un jour à l'ambassadeur de Sicile de la formidable puissance que l'Espagne auroit la campagne suivante, supérieure aux forces délabrées de l'Empereur, qui ne pouvoit faire sa paix avec les Turcs; lui vanta le bonheur de la conjoncture pour établir un équilibre; proposa l'union du roi de Sicile avec le roi d'Espagne, pour attaquer à la fois, l'un l'État de Milan, l'autre le royaume de Naples. Del Maro, étonné d'un pareil propos de l'ambassadeur de Hollande, répondit qu'il faudroit, avant de prendre un engagement dont les suites pouvoient être si périlleuses, être bien assuré des secours que pourroient et voudroient donner la France, l'Angleterre et la Hol-

1. Mémoires de Torcy, p. 912 et suivantes.

lande. Ripperda osa l'assurer que la France favoriseroit secrètement l'exécution de ce qu'il proposoit. Sur l'Angleterre, il avoua qu'il n'y falloit pas compter; mais il assura que, outre qu'il ne convenoit pas aux Anglois, par l'intérêt de leur commerce, de se brouiller avec l'Espagne, il prévoyoit tant d'embarras à Londres, que Georges n'auroit ni le temps ni le moyen de songer ni de se mêler des affaires des autres. A l'égard de sa république, il dit que, encore qu'il ne fût pas de la bonne politique de rompre avec l'Empereur dans l'état ou elle se trouvoit alors, cette extrémité étoit encore moins fâcheuse que se brouiller avec l'Espagne, son commerce avec elle étant ce que ses maîtres avoient de plus capital à conserver. Son objet à lui étoit que la Hollande se maintînt neutre, mais en aidant l'Espagne de tout ce qu'il seroit possible sans se déclarer. Avec de tels propos de l'ambassadeur d'Hollande, il n'est pas surprenant que les soupçons d'intelligence de sa république avec l'Espagne ne grossissent; à quoi en effet beaucoup furent trompés.

Dons faits au cardinal Alberoni, qui est nommé à l'évêché de Malaga, puis à l'archevêché de Séville. Il montre à del Maro son

La mort de l'évêque de Malaga[1] donna lieu de nommer Alberoni à cet évêché de trente mille écus de rente[2], qu'il ne reçut que comme l'introduction aux plus grands et aux plus riches siéges de l'Espagne, quand ils viendroient à vaquer[3]. Le roi d'Espagne lui donna encore vingt mille ducats à prendre sur les confiscations de ceux qui avoient suivi le parti de l'Empereur, et tous les meubles qui avoient appartenu au duc d'Uceda[4]. Peu de temps après, le cardinal Arias, archevêque de Séville, étant

1. Il s'appelait Manuel de Mendoza et appartenait à l'ordre de Saint-Dominique; d'abord évêque d'Almeria en 1707, il était passé à Malaga en 1714; il mourut le 19 août 1717.

2. Malaga était un évêché suffragant de Grenade; il rapportait à son titulaire vingt mille ducats d'Espagne.

3. Sur cette nomination, faite en novembre, voyez le *Journal de Dangeau,* p. 203, et la *Gazette*, p. 582. Le pape s'empressa de préconiser le nouveau titulaire, 6 décembre (*Gazette*, p. 632).

4. Passé au parti de l'Empereur en 1711: tome XXII, p. 172-176.

mort[1], Alberoni fut nommé à ce riche archevêché[2].

Éloignement de la paix, qui en avertit le roi de Sicile.

Il s'expliqua, sur la fin de cette année, avec tant d'emportement sur la négociation de Londres pour la paix à l'abbé del Maro, que ce dernier assura le roi de Sicile qu'il n'y auroit point de paix; que l'Espagne, peu disposée à jeter tant d'argent mal à propos, et qui ne pouvoit craindre d'invasion de la part de l'Empereur, ne feroit pas des préparatifs si considérables si ce n'étoit pour entreprendre, et que ces vues étoient conformes au caractère d'esprit d'Alberoni, dont l'ambition étoit d'atteindre à la gloire des cardinaux Ximenez et de Richelieu.

Le cardinalat prédit à Alberoni.

Il prétendoit qu'un nommé Zanchini[3], qui demeuroit à Gênes, lui avoit prédit son cardinalat. Quelque temps après y être parvenu, il l'envoya chercher; mais il ne put jamais le retrouver.

Aldrovandi, pensant bien faire d'engager les prélats d'Espagne d'accepter la Constitution, est tancé avec ordre de détruire cet ouvrage comme contraire à l'infaillibilité.

Aldrovandi, croyant faire sa cour à Rome de procurer l'acceptation formelle de la Constitution par les évêques d'Espagne, y avoit souverainement déplu. La folie de l'infaillibilité étoit souverainement blessée qu'on pût imaginer qu'elle eût besoin d'autre autorité que de la sienne, ni du concours de soumission explicite des évêques[4], pour donner toute la force nécessaire aux bulles dogmatiques. La seule pensée étoit un abus si terrible qu'il ne pouvoit être compensé par aucune utilité qu'Aldrovandi eût pu en imaginer. Il eut donc ordre de détruire son propre ouvrage, et d'empêcher les évêques d'Espagne d'accepter ce qu'ils devoient adorer d'adoration de latrie[5],

1. Ci-dessus, p. 237.
2. Arias étant mort le 16 novembre, Alberoni fut nommé presque aussitôt (*Gazette*, p. 594; *Gazette d'Amsterdam*, Extraordinaire c; *Dangeau*, p. 205). Mais le pape, l'ayant préconisé évêque de Malaga, lui refusa les bulles pour Séville (ci-après, p. 323), et cela donna lieu à un conflit dont notre auteur parlera (suite des *Mémoires*, tomes XIV de 1873, p. 441, et XV, p. 70, etc.).
3. Bernardo Zanchini, qui se mêloit d'astrologie (Torcy, p. 946).
4. Les mots *des Evesques* ont été ajoutés en interligne.
5. Cette locution a déjà été notée dans le tome XXII, p. 18.

les yeux bandés et les oreilles bouchées, *provoluti ad pedes,* expression si chérie à Rome et si barbare dans l'Église[1]. Ce pauvre nonce étoit depuis quelque temps si malmené de sa cour, que le cardinal Paulucci, secrétaire d'État, en prit honte et pitié, le consoloit et lui en faisoit comme des excuses. Le manquement de parole d'Alberoni sur la flotte, celui de n'avoir pas présenté ce bref injurieux au roi d'Espagne, la complaisance d'avoir remis au premier ministre et au confesseur les brefs de révocation des indults, les soins du nonce d'excuser toujours Alberoni et les procédés de cette cour, étoient les griefs qui irritoient le Pape, dans l'extrême dépit et l'embarras où le jetoit la hauteur sans mesure de l'Empereur.

Aldrovandi fort malmené. Griefs du Pape contre lui.

Ce monarque[2], qui sentoit ses forces en Italie, et qui connoissoit bien à qui il avoit à affaire, écrivit moins une instruction d'un prince catholique à Gallasch, son ambassadeur auprès du souverain pontife, qu'une déclaration de guerre et des lois d'un vainqueur sans ménagement pour le vaincu, et parfaitement impossible. Il manda à Gallasch qu'il vouloit bien croire que le Pape n'avoit point de part à l'entreprise de l'Espagne contre lui; mais qu'il ne suffisoit pas qu'il voulût bien avoir pour lui cette complaisance, que ses actions en devoient aussi persuader le monde; que pour y réussir l'Empereur demandoit ce que le Pape prétendoit faire contre le roi d'Espagne; mais prévoyant qu'il auroit peine à se porter à des partis extrêmes, Sa Majesté Impériale vouloit bien se contenter de lui demander :

Demandes énormes de l'Empereur au Pape.

Qu'Aldrovandi fût rappelé et privé de tous ses emplois, pour avoir été l'instrument de l'intelligence secrète entre le Pape et le roi d'Espagne;

Qu'Alberoni fût cité à Rome pour y rendre compte de

1. C'est la formule des suppliques adressées au souverain pontife : « Humblement prosternés aux pieds de V. S. »

2. Mémoires de Torcy, p. 920.

sa conduite, ou que le Pape fît passer un de ses ministres en Espagne pour lui faire son procès;

Que le roi d'Espagne fût privé de toutes les grâces que le saint-siége avoit accordées non-seulement à lui, mais à tous ses prédécesseurs;

Que la croisade[1] fût levée au profit de Sa Majesté Impériale dans le royaume de Naples et le duché de Milan;

La promotion au cardinalat du comte d'Althann[2] sur-le-champ et sans aucun délai;

Des quartiers d'hiver dans l'État ecclésiastique pour ses troupes, qu'il vouloit faire passer incessamment en Italie. Véritablement on[3] voit bien qu'il étoit difficile de rien demander de plus modeste.

Hauteur incroyable de l'Empereur avec le Pape, qui tremble devant lui et qui est

Le Pape pria Gallasch de lui laisser ces demandes par écrit. Il vouloit répondre, dans le premier mouvement, que, si l'Empereur en venoit à la violence, il iroit le recevoir le crucifix à la main. Son nonce[4] en même temps n'étoit plus admis chez l'Empereur. Il eut grand peine à

1. L'impôt de la cruzade, dont il a été parlé dans le tome XXX, p. 132.

2. Michel-Frédéric, comte d'Althann (Saint-Simon écrit *Althan*), né le 20 juillet 1682, chanoine d'Olmutz et de Breslau, était depuis 1714 auditeur de rote pour la nation germanique. Revenu à Vienne au commencement de 1718, l'Empereur lui donna l'évêché de Vaccia en Hongrie. Il fut créé cardinal en novembre 1719. Nommé conseiller intime en 1720, il fut envoyé la même année à Rome comme chargé des affaires de l'Empire, devint vice-roi de Naples en 1722, quitta ce poste en 1728, et revint dans son évêché de Vaccia, où il mourut le le 20 juin 1734. — A propos de la demande de l'Empereur, voyez la *Gazette*, p. 619.

3. Les mots *on voit bien qu'*ont été ajoutés en interligne.

4. Ce nonce était Mgr Georges Spinola, archevêque de Césarée, qui avait été d'abord nonce à Barcelone auprès de l'Archiduc, et qui passa à Vienne en 1713. Créé cardinal en novembre 1719, Innocent XII le prit pour secrétaire d'État dès son exaltation (mai 1721). Il perdit cette place en juin 1726 sous Benoît XIII, qui le fit préfet de la congrégation de l'immunité et légat de Bologne de 1727 à 1731; il devint évêque de Palestrina en novembre 1738 et mourut le 17 janvier 1739, à l'âge de soixante et onze ans, étant né le 5 juin 1667.

pressé par l'Espagne.

en obtenir audience pour l'informer de la promotion de Czacki[1]. Elle ne lui fut accordée qu'à condition qu'il n'y parleroit d'aucune autre affaire. Quoique l'Empereur eût fort desiré et pressé cette promotion, il répondit dédaigneusement au nonce qu'il ne savoit encore s'il accepteroit la grâce que le Pape faisoit à cet archevêque[2]. Ainsi la cour de Vienne exigeoit avec empire les grâces qu'elle vouloit obtenir de Rome, les méprisoit après les avoir obtenues, la gouvernoit par cette politique, et la tenoit toujours tremblante devant le prince qu'elle regardoit comme le maître de l'Italie, toujours prête à suivre et à prévenir même ses desirs. Néanmoins les choses s'adoucirent de manière qu'il y eut lieu de soupçonner qu'il y avoit eu du concert.

Quoique l'Espagne, en perdant l'Italie, eût perdu en même temps son poids et son ressort principal auprès du Pape, ses ministres ne laissoient pas de s'y expliquer avec assez de hauteur pour que le Pape s'en trouvât souvent embarrassé. Dès qu'Acquaviva eut appris les demandes que Gallasch avoit faites, il écrivit au Pape pour le presser de répondre enfin au roi d'Espagne sur la médiation qu'il lui avoit offerte, de lui mander s'il y avoit quelque apparence à cette médiation, ou de lui laisser la liberté d'agir, puisque la cour de Vienne ne songeoit qu'à l'amuser pendant qu'elle prenoit ses mesures, et qu'elle faisoit les dispositions nécessaires pour envahir l'Italie.

Reproches entre le cardinal Acquaviva et

Sur ce billet, le Pape envoya Alamanni, secrétaire des chiffres[3], dire à Acquaviva qu'il n'avoit pu proposer à Vienne la suspension d'armes, parce qu'il n'avoit point

1. Ci-dessus, p. 275.

2. La *Gazette* (p. 531-532), en mentionnant l'audience du nonce, ne parle pas de cette aigreur; mais elle note cependant que l'envoi de la barrette fut retardé par le bruit qui courut que le nouveau cardinal hésitait à accepter (p. 547 et 560).

3. Ci-dessus, p. 54.

reçu de réponse du roi d'Espagne, quoiqu'il l'eût prié de lui mander ce qu'il pensoit sur cet article ; que, dans cette incertitude, il n'avoit pu donner aucun projet, d'autant plus que l'Empereur avoit demandé pour première condition la restitution de la Sardaigne, ce que le Pape ne pouvoit assurer sans savoir les intentions du roi d'Espagne. Acquaviva témoigna sa surprise que, depuis deux mois que le Pape lui faisoit accroire qu'il avoit proposé sa médiation à Vienne, fondé sur le consentement du roi d'Espagne, il n'eût encore fait aucune démarche à Vienne. Alamanni répondit à cette plainte par celle de l'offre du roi d'Espagne de la médiation aux États-Généraux, déplora la malheureuse situation du Pape. Acquaviva riposta par celle de l'impression du bref injurieux au roi d'Espagne[1], qui paroissoit même dans toutes les gazettes. Ainsi la visite se passa en reproches. Quelle que fût la foiblesse du Pape, Acquaviva ne pouvoit se persuader qu'il se laissât aller à quelque démarche violente contre le roi d'Espagne, mais bien que ce prince n'avoit rien à attendre de Sa Sainteté. Ce cardinal fut en même temps averti de l'intérieur du palais qu'on avoit vu sur la table du Pape une lettre d'Alberoni, contenant que le roi d'Espagne étoit suffisamment pourvu de troupes et de vaisseaux pour faire par mer toutes sortes de débarquements et toutes sortes d'entreprises par terre, et que le traité en question seroit bientôt conclu.

le prélat Alamanni de la part du Pape.

Acquaviva, bien servi de cet intérieur du palais[2], en apprit en même temps qu'il s'étoit trouvé sur la table du Pape une lettre du cardinal Pignatelli, archevêque de Naples[3], qui lui mandoit les mouvements de la ville et des

Mouvements inutiles dans le royaume de Naples.

1. Ci-dessus, p. 275. — 2. Mémoires de Torcy, p. 925 et suivantes.

3. François Pignatelli, de même maison que le duc de Bisaccia, avait été nommé archevêque de Tarente en septembre 1683 ; envoyé comme nonce en Pologne, il en revint en 1702, succéda en février 1703 au cardinal Cantelmi comme archevêque de Naples et fut créé cardinal en décembre de la même année. Transféré à l'évêché suburbicaire de Sabine en avril 1719 ; à celui de Frascati en juin 1724,

provinces, où les partisans d'Espagne étoient partout fort supérieurs à ceux de l'Empereur, et que tout étoit à craindre d'une subite révolution. Acquaviva recevoit lui-même souvent les mêmes avis et des sollicitations pressantes d'assistance d'Espagne. Mais, cette couronne n'étant pas en état ni préparée à en pouvoir donner, on s'en tint à l'avis déjà pris de n'exposer pas les bien intentionnés pour son service.

Soupçons sur le roi de Sicile, qui envoie le comte de Provane à Paris.

On ne pouvoit comprendre que l'Espagne pût soutenir la guerre sans alliés, ni qu'à commencer par le Pape, qu'aucun prince d'Italie eût le courage ni les forces d'entrer dans cette ligue, ni d'y apporter quelque poids. Ils étoient tous environnés des États de l'Empereur dont les derniers progrès en Hongrie fortifioient leurs chaînes. Il n'y avoit que le roi de Sicile qui pût faire pencher la balance du côté qu'il voudroit embrasser. Il envoya le comte de Provane[1] à Paris, et fit en même temps des dispositions pour prendre un corps de Suisses à son service, ce qui fit croire qu'il avoit dessein d'entrer dans une alliance avec la France et l'Espagne pour affranchir l'Italie du joug des Allemands.

Le duc de Modène

On a déjà vu les justes frayeurs du duc de Parme, à qui l'Empereur ne pardonnoit pas son inclination françoise dans la dernière guerre du feu Roi en Italie, et l'attachement naturel que lui donnoit le second mariage du roi d'Espagne. Le duc de Modène[2], qui avoit toujours

puis à celui de Porto comme doyen du sacré-collège en novembre 1725, il mourut le 5 décembre 1734. — Après *Naples*, Saint-Simon a biffé *qui fut depuis très dignem*t.

1. Joseph, comte Provana de Pralungo, était gentilhomme de la chambre du roi de Sicile; en 1717, après un séjour à Rome, il eut à Paris une mission temporaire; mais en 1720, son maître l'envoya comme plénipotentiaire au congrès de Cambray; rappelé en 1724, il occupa peu après le poste de secrétaire d'État de la guerre. Son père était venu en ambassade en France en 1690 (*Dangeau*, tome III, p. 153).

2. Renaud d'Este: tome I, p. 112.

fort ménagé la cour de Vienne et qui avoit eu l'honneur d'être beau-frère de l'empereur Joseph[1], refusa par cette considération de donner sa fille[2] au Prétendant, qu'Alberoni, le foible parti de ce prince et ses amis pressoient de se marier. Les Anglois même, et protestants, et les plus aliénés de sa maison, le desiroient aussi pour avoir toujours un droit légitime à montrer à leur roi, le faire souvenir de leur choix, et le contenir par cette perspective. Le Pape étoit entré dans ce mariage de Modène, et vouloit aller lui-même le célébrer à Lorette[3], et donner la bénédiction nuptiale, honneur peu conforme aux intérêts du Prétendant en Angleterre, et à un triste état qu'il ne cherchoit qu'à cacher.

n'ose donner sa fille au Prétendant, qui est pressé de tous côtés de se marier.

Outre[4] le pouvoir que donnoit à l'Empereur sa situation de maître de l'Italie, il y pouvoit tout encore par le moyen des neveux du Pape. On doutoit qu'il[5] fût informé de leurs engagements secrets et des grâces qu'ils en retiroient ; mais on parloit tout haut à Rome et avec le dernier scandale de la dépendance du cardinal Albane de la cour de Vienne, et des sommes considérables qu'il touchoit sur

Les neveux du Pape vendus à l'Empereur. Foiblesse entière du Pape pour le cardinal Albane, sans l'aimer

1. Il avait épousé Charlotte-Félicité de Hanovre, sœur de l'impératrice Wilhelmine-Amélie.

2. Torcy précise que c'est sa fille aînée, Bénédicte-Ernestine d'Este, née le 18 août 1697 et qui ne se maria pas.

3. Clément XI avait eu en effet le projet de faire un voyage à Notre-Dame de Lorette ; mais il y renonça à cause de la dépense (*Gazette*, p. 620). — Lorette, ville de la Marche d'Ancône, près du rivage de la mer Adriatique, est célèbre par la basilique qui renferme la maison de la Vierge à Nazareth, la *santa casa*, transportée miraculeusement par les anges, disent les traditions, d'abord en Dalmatie, puis à Lorette. Les rois de France Henri III et Louis XIII eurent une particulière dévotion à ce sanctuaire et lui firent de riches présents ; la mère du grand Condé y envoya un ex-voto en 1648 (*Gazette*, p. 673), et la reine d'Angleterre Marie d'Este lui fit don en 1687 d'un cœur d'or valant cinquante mille écus (*Gazette*, p. 615). Les richesses du trésor de la basilique sont énumérées dans les nombreuses descriptions qu'on en connaît depuis le seizième siècle.

4. Mémoires de Torcy, p. 928 et suivantes. — 5. Le Pape.

ni l'estimer. Crainte de ce neveu à l'égard d'Aldrovandi.

Naples, dont le payement étoit régulier ou interrompu, selon que Gallasch étoit satisfait ou mal content de sa conduite. Il avoit été suspendu à la promotion d'Alberoni, parce que Gallasch trouva qu'Albane ne s'y étoit pas assez opposé. Dans la suite, ils se raccommodèrent, et le robinet de Naples fut rouvert. On croyoit communément que personne n'osoit instruire le Pape de la vénalité de ses neveux ; on voyoit sa nonchalance sur un désordre dont l'évidence ne pouvoit lui être inconnue. Ceux qui étoient les plus à portée de lui parler savoient certainement qu'ils se perdroient s'ils touchoient cette corde, parce que le cardinal Albane étoit le maître de les ruiner dans l'esprit de son oncle, quoiqu'il n'eût pour lui ni estime ni tendresse[1]. Ce neveu en étoit lui-même si persuadé qu'il craignoit la vengeance d'Aldrovandi, qui, dans la persécution qu'il souffroit des neveux pour plaire à l'Empereur, et soutenu du roi d'Espagne, avoit menacé de publier bien des choses, s'il étoit pressé de faire connoître que ses ennemis étoient ceux qui trahissoient le Pape, parce qu'ils étoient vendus à l'Empereur. Le cardinal Albane, qui se reconnut aisément à ce portrait, et fort en peine des dénonciations qu'Aldrovandi pouvoit produire, fit divers manéges pour l'adoucir, sans toutefois risquer de déplaire aux Allemands, qu'il informoit des affaires les plus secrètes, que la foiblesse du Pape lui confioit sans réserve. Quand il étoit nécessaire de les instruire avec plus de détail, il ne se faisoit aucun scrupule de prendre sur les tables du Pape les mémoires qu'on lui donnoit et de les remettre à Gallasch.

Gallasch et Acquaviva également bien informés

Cet ambassadeur n'étoit pas le seul bien informé de l'intérieur du palais. Acquaviva l'étoit fort bien aussi. Il sut qu'Aldrovandi mandoit au Pape que le roi d'Espagne

1. La vénalité du cardinal Albani n'est pas contestable, au moins pour un peu plus tard : il est certain qu'il se fit payer en 1721 par le Régent pour obtenir le chapeau de Dubois (comte de Seilhac, *L'abbé Dubois*, tome II, p. 138-140).

pourroit consentir à la restitution de la Sardaigne, non comme préliminaire, mais comme acte de concorde, si d'ailleurs il recevoit les satisfactions qu'il demandoit. Malgré l'obscurité de cette expression, le Pape crut avoir beaucoup obtenu. Il s'en servit avec art auprès des Allemands; il dit à Gallasch qu'il s'excuseroit auprès du roi d'Espagne de se charger de la médiation, parce qu'il voyoit qu'on se défioit à Vienne des offices qu'il s'étoit proposés pour la pacification entre les deux cours. Gallasch, surpris de la proposition et n'ayant point d'ordre de son maître, n'osa prendre sur soi de la rejeter. Il pria le Pape de lui permettre de lui en écrire. Le Pape y consentit, et donna ses ordres en même temps à son nonce à Vienne. Mais ces propositions de paix ne suspendirent pas les instances que Gallasch faisoit au Pape de rompre ouvertement avec l'Espagne. Ceux qui connoissoient bien le Pape n'étoient pas surpris de l'entendre menacer de se porter à des résolutions extrêmes, et parler imprudemment; mais ils étoient bien persuadés qu'il n'exécuteroit rien du tout, et qu'il ne prendroit jamais d'engagements à craindre, tant qu'il seroit maître de suivre sa pente naturelle et sa propre volonté.

par l'intérieur du palais du Pape. Il veut se mêler de la paix entre l'Empereur et l'Espagne.

Hauteur et menaces des Impériaux sur la paix, qui déplaisent en Hollande.

La[1] restitution de la Sardaigne étoit en effet la condition que l'Empereur posoit pour base du traité à faire, s'il y en avoit de possible entre lui et l'Espagne. Ses ministres le disoient ainsi partout. Ils comptoient que l'intérêt personnel du roi d'Angleterre l'emporteroit sur celui du commerce des Anglois, et qu'ils ne pourroient l'empêcher d'employer la force pour procurer la restitution de la Sardaigne. Ils ne laissoient pas de craindre l'inquiétude que la nation angloise pourroit prendre de cette violence, et que les Hollandois n'eussent le bon sens de profiter de la division de l'Angleterre et de l'Espagne. Les ministres

1. Saint-Simon, après avoir passé cinquante pages des Mémoires de Torcy, relatives aux affaires de la constitution Unigenitus en France, reprend son abrégé à la page 983.

d'Angleterre tenoient un langage uniforme à celui des impériaux. Cadogan, prêt à partir de la Haye, dit à Beretti que Pentenrieder étoit à Londres uniquement pour écouter les propositions qui seroient faites à l'Empereur, non pour en faire aucune; qu'il n'entreroit point en négociation, si la restitution de la Sardaigne n'étoit accordée comme une condition préliminaire du traité, et se jeta de là en reproches mal fondés et en menaces d'invasion facile de l'Italie, où le duc de Parme seroit la première victime de l'indignation de l'Empereur.

Manèges intéressés de Beretti. Friponnerie de l'abbé Dubois.

Les propos si impériaux de Cadogan ne plurent pas à Heinsius, qui ne le cacha pas à Beretti. Celui-ci crut voir de la jalousie sur la médiation, et Duyvenwoorden, qui se flattoit de l'aller exercer à Londres pour les États-Généraux, en fut encore plus mécontent. Beretti, qui, pour que la négociation ne lui échappât pas, la souhaitoit à la Haye, n'oublia pas d'insister en Espagne sur la partialité déclarée du roi d'Angleterre et de ses ministres, et sur le danger de traiter à Londres sous leurs yeux. L'abbé Dubois écrivit de Londres à ses amis que ce seroit un grand bien, si le roi d'Espagne vouloit bien envoyer promptement Beretti en Angleterre, parce que certainement le ministère anglois travailleroit pour ses intérêts; que les ordres du Régent étoient de les soutenir; qu'il le feroit aussi de bonne sorte, et que Beretti en seroit convaincu s'il passoit la mer[1]. Ce sincère abbé en écrivit autant à Basnage, en Hollande[2], de manière que Beretti,

1. Les historiens de Dubois n'ont pas parlé de cette lettre ni de celle à Basnage.

2. Jacques Basnage, né à Rouen en août 1653, d'une famille de pasteurs protestants, alla étudier la théologie à Genève et à Sedan, puis revint à Rouen où il fut installé pasteur en 1676; en 1685, il obtint de se retirer en Hollande avec sa famille et alla s'installer à Rotterdam. Il y exerça les fonctions de ministre jusqu'en 1709, où Heinsius, qui l'avait en grand estime, le mit à la tête de l'église française de la Haye. Il se mêla aux négociations de Gertruydenberg et d'Utrecht, et il y a aux Affaires étrangères, vol. *Hollande* 235, diverses

qui avoit toujours crié en Espagne contre toute négociation qui se feroit à Londres, n'osa changer subitement d'avis; mais croyant, sur cette lettre de l'abbé Dubois, voir jour à y être employé, ce qu'il n'espéroit plus, il se contenta de s'offrir en Espagne si on vouloit s'y servir de lui, quoiqu'il fût toujours dans la même opinion sur une négociation traitée à Londres.

Manèges intéressés de Monteleon, qui compte sur Chavigny, amené par l'abbé Dubois à Londres, et en est trompé.

Monteleon, que cet emploi regardoit si naturellement comme ambassadeur d'Espagne en Angleterre depuis si longtemps, n'en vouloit pas manquer l'honneur[1]. Il fit donc entendre que, outre la confiance des ministres d'Angleterre qu'il avoit intimement, il étoit encore particulièrement instruit des sentiments des ministres de France. Il prétendoit avoir tiré des lumières de Chavigny, que l'abbé Dubois avoit amené avec lui à Londres. C'est ce même Chavignard dont j'ai raconté p. 933[2] l'impudente et célèbre imposture, et l'éclatante punition qui le déshonora à jamais, l'expatria jusqu'après la mort du Roi, et fut sue de toute l'Europe. Quoique ses aventures ne pussent être ignorées de Monteleon, il crut en pouvoir faire usage. Il l'avoit vu en Hollande; il le cajola sur ce qu'il le voyoit employé dans les affaires étrangères. Il sut de lui que le maréchal d'Huxelles étoit entièrement pour s'opposer à l'agrandissement et aux entreprises de l'Empereur, et que sur ce principe Chavigny prétendoit que le

lettres qu'il écrivit alors à l'abbé de Polignac. En 1716, pendant son séjour à la Haye, Dubois avait été en rapport avec lui, et il s'était montré très dévoué aux intérêts français. Il mourut le 22 décembre 1723, laissant de nombreux ouvrages d'histoire ecclésiastique et de controverse, dont Saint-Simon avait quelques-uns dans sa bibliothèque. Il avait été aussi en rapport avec le duc de Noailles et les lettres qu'il lui écrivit sont conservées à la bibliothèque Laurentienne, à Florence, dans un recueil provenant de lord Ashburnham. Les frères Haag lui ont consacré une longue notice dans *la France protestante,* tome I de la nouvelle édition, p. 930-942, et le président Hénault a fait son portrait dans ses *Mémoires,* édition Rousseau, p. 38.

1. Mémoires de Torcy, p. 991 et suivantes.

2. Anne-Théodore Chevignard de Chavigny: tome XIX, p. 23-28.

maréchal avoit soutenu que, si l'Empereur refusoit de contenter le roi d'Espagne, qui[1] devoit être la première condition du traité, il falloit se préparer à la guerre offensive et défensive en union avec l'Espagne et le roi de Sicile, et que c'étoit l'avis de presque tous ceux qui composoient le conseil de régence, surtout depuis l'arrivée à Paris du comte de Provane[2]. Sur cette friponnerie, Monteleon se donnoit en Espagne comme pleinement instruit des intentions de la France et de celles de l'Angleterre. Stanhope lui avoit dit en confidence que l'Empereur ne s'éloigneroit pas d'un accommodement[3], à condition de reconnoissances et de renonciations réciproques; qu'il consentiroit à donner des sûretés pour la succession de Toscane, et qu'il entreroit encore en d'autres tempéraments, mais qu'il vouloit la cession de la Sicile, et des secours pour la conquérir. Monteleon avertissoit l'Espagne que c'étoit sur ces conditions qu'elle devoit régler ses résolutions et ses mesures. Mais cet ambassadeur ne réussissoit pas à pénétrer, comme il le croyoit, le véritable état de la négociation de l'abbé Dubois et de Stanhope[4]. Elle étoit peu avancée avec Pentenrieder à la fin de novembre. L'Empereur avoit personnellement une telle répugnance à renoncer à la monarchie d'Espagne pour toujours, que ses ministres, même Espagnols, n'osoient lui en parler. A peine se laissoit-il entendre qu'il pourroit renoncer à l'Espagne et aux Indes, en faveur de Philippe V et de sa postérité; mais il ne vouloit pas aller plus loin, ni ouïr parler de la postérité d'Anne d'Autriche, quelque juste que cela fût par les traités et les Renonciations. Il vouloit bien accorder l'investiture de Parme et de Plaisance à un fils de la reine d'Espagne,

1. *Qui* est pour *ce qui*, et *devoit* surcharge *estoit*.
2. Ci-dessus, p. 292.
3. *Accomodem*t est en interligne, au-dessus de *tempéram*t, biffé.
4. Lord Stanhope, le secrétaire d'État, et non pas le colonel Stanhope, envoyé d'Angleterre en Espagne.

mais avec un refus absolu de celle de Toscane. On faisoit valoir comme une grande complaisance qu'elle ne pût tomber à la maison d'Autriche, et qu'elle fût assurée au duc de Lorraine. Toutes sortes de manéges étoient employés pour faire consentir à de si déraisonnables articles. Toutefois les Anglois assurèrent l'abbé Dubois qu'il pouvoit absolument compter sur la fermeté du roi d'Angleterre, s'il se pouvoit promettre celle du Régent, et qu'il ne se laisseroit point ébranler par la cabale du roi d'Espagne en France. C'étoit le galimatias que cet abbé écrivoit[1].

Inquiétude chimérique des Anglois d'un mariage du prince de Piémont avec une fille du Régent.

Les[2] Anglois étoient en peine du voyage du comte de Provane à Paris, et d'une liaison entre le roi de Sicile, qui prenoit confiance en ce ministre, et le Régent, dont le mariage du prince de Piémont avec une fille du Régent seroit le lien[3]. Le ministre de Sicile à Londres en prit une vive alarme. On a vu qu'il avoit lié une négociation directe avec l'Empereur même par le frère de l'envoyé de Modène à Londres, qui étoit à Vienne, et à portée de cette confiance avec l'Empereur à ce qu'il prétendoit[4]. Un des points de cette négociation étoit le mariage d'une archiduchesse avec le prince de Piémont[5], ce qui auroit été renversé si ce qu'on disoit de celle du comte de Provane se trouvoit véritable.

Même inquiétude et personnelle

La Pérouse[6] ne cessoit d'aliéner son maître du Régent; il se défioit beaucoup de l'abbé Dubois, et n'étoit pas plus

1. Contrairement à ce que dit Saint-Simon, tous les historiens de Dubois ont reconnu l'habileté et la clairvoyance dont il fit preuve dans ces négociations : voyez notamment l'ouvrage de Wiesener, tome II, p. 112 et suivantes.

2. Mémoires de Torcy, p. 996.

3. Il a déjà été question de ce projet, ci-dessus, p. 204.

4. Ci-dessus, p. 195.

5. Cette négociation matrimoniale en Autriche sera reprise plus tard, mais sans succès : tome XV de 1873, p. 57, 85, etc.

6. Jean-François Bertrand, comte de la Pérouse, envoyé de Sicile à Londres : tome XXXI, p. 121.

de la Pérouse ; il apprend de Pentenrieder que l'Empereur veut absolument la Sicile avec force propos hauts et caressants ; il l'assure de tout l'éloignement de la France pour le roi de Sicile.

content de Pentenrieder. Ce dernier parla à l'envoyé de Modène : il ne le laissa en aucun doute qu'il ne fût instruit de la négociation dont la Pérouse avoit chargé son frère à Vienne. Il ne lui déguisa point que l'Empereur vouloit avoir la Sicile de gré ou de force ; que, s'il étoit possible de convenir de cette condition par un traité, il faudroit qu'il y eût un ministre piémontois à Vienne, mais qu'il savoit qu'il n'y seroit pas reçu, s'il n'avoit le pouvoir de faire cette cession ; que l'Empereur avoit des moyens sûrs de conquérir cette île, mais qu'il aimoit mieux en avoir l'obligation au roi de Sicile, aussi instruit qu'il l'étoit de la situation des affaires de l'Europe ; qu'on prendroit après les mesures nécessaires pour lui conserver les titres d'honneur, et d'autres avantages encore dont il auroit lieu d'être content. L'envoyé de Modène eut curiosité de savoir quel seroit l'échange, et s'il se prendroit dans le Milanois. Pentenrieder répondit que l'Empereur ne pouvoit céder dans tout cet État un seul pouce de terre, mais qu'en un mot le roi de Sicile seroit satisfait. La Pérouse, fort inquiet d'une réponse si générale, pressa son ami de lui en dire davantage. Soit que l'envoyé de Modène en sût plus en effet, ou que ce ne fût qu'un soupçon, il lui fit entendre qu'on proposeroit la Sardaigne. Cela fut soutenu de tous les langages fermes, mais caressants et flatteurs, que Pentenrieder sut tenir à la Pérouse, en l'assurant bien surtout des mauvaises dispositions de la France pour le roi de Sicile, dont lui-même se citoit pour témoin lorsqu'il étoit à Paris.

Court voyage de l'abbé Dubois à Paris.

L'abbé Dubois s'étoit embarqué à la fin de novembre[1] pour aller chercher, disoit-il, de nouvelles instructions, avec promesse d'un très prompt retour. On le savoit trop instruit des intentions du Régent pour les croire le motif de son voyage. On crut donc qu'il ne le faisoit que pour concilier les différents sentiments de ceux qui compo-

1. Ce voyage a déjà été mentionné ci-dessus, p. 245.

soient le conseil de régence[1]. Comme j'en étois un, je puis assurer que ceux qui le crurent ne rencontrèrent pas mieux.

Cajoleries du roi d'Angleterre à la reine d'Espagne et à Alberoni en cas de mort du roi d'Espagne. Proposition du roi d'Espagne pour entrer en traité avec l'Empereur par l'Angleterre. Manège des ministres du roi d'Angleterre; ils n'ont point de secret pour Pentenrieder.

Pendant cet intervalle de négociation, le colonel Stanhope eut ordre de faire entendre par Alberoni à la reine d'Espagne que, si Dieu disposoit du roi d'Espagne, qu'on croyoit alors très mal, cet événement n'apporteroit aucun changement aux dispositions favorables du roi d'Angleterre pour elle et pour lui, et qu'ils devoient compter tous deux sur un appui solide et sur des assistances effectives de sa part ; qu'il maintiendroit les dispositions que le roi son mari auroit faites en sa faveur, et pour gage de cette bonne volonté, Stanhope devoit citer ce que son maître faisoit actuellement pour procurer par le traité de paix les avantages des infants du second lit. Pendant ce temps-là[2], le roi d'Espagne fit dire à Bubb et au colonel Stanhope, que, pour complaire au roi d'Angleterre, il entreroit dans la négociation qu'il proposoit, si l'Empereur promettoit par préliminaire de ne point envoyer de troupes en Italie, et de n'y point demander de contributions. Le comte Stanhope[3] tâcha de persuader à Monteleon son desir que la proposition fût acceptée à Vienne, où Pentenrieder venoit de l'envoyer par un courrier. Il le prépara aux réponses hautaines de cette cour ; mais il ajouta que, Georges étant content des bonnes intentions du roi d'Espagne, il faudroit nécessairement que la médiation d'Angleterre, soutenue de celle de France, réduisît les parties intéressées à la raison. Bernstorff, vendu à l'Empereur, dont il attendoit tout, voulut tourner

1. Sur le but de l'abbé, voyez l'ouvrage de Wiesener, tome II, p. 118-120.

2. Mémoires de Torcy, p. 1002.

3. Saint-Simon écrit ici par erreur *le colonel Stanhope* ; dans Torcy, il y a *le comte Stanhope,* c'est-à-dire, le secrétaire d'Etat à Londres et non le chargé d'affaires à Madrid. L'erreur de notre auteur vient de ce qu'il n'a pas tenu compte d'une phrase de Torcy : « La réponse du roi d'Espagne étant arrivée à Londres. »

en poison la réponse du roi d'Espagne, dit qu'elle étoit concertée avec la cabale de France opposée au Régent, laquelle vouloit traîner la négociation en longueur, en représentant à ce prince que, puisque le roi d'Espagne vouloit bien entrer en traité, Son Altesse Royale ne devoit rien conclure sans la participation et l'intervention de Sa Majesté Catholique. Bernstorff savoit peut-être que les Impériaux, peu disposés à traiter, se rendroient encore plus difficiles quand ils sauroient cette réponse, et insisteroient plus fortement sur la restitution préliminaire de la Sardaigne. Les Allemands du conseil de l'Empereur souhaitoient et lui conseilloient d'accorder la renonciation que le roi d'Angleterre lui demandoit comme base du traité. Mais le conseil destiné aux affaires d'Espagne, tout d'Espagnols et d'Italiens rebelles et réfugiés à Vienne, s'y opposoient[1] de toutes leurs forces, et entretenoient l'opiniâtreté de l'Empereur là-dessus. Le ministre d'Angleterre relevoit toutes ces circonstances, l'embarras et la difficulté de la négociation que leur maître entreprenoit, par conséquent le mérite de ses bonnes intentions et de ses peines.

Résolution du Régent sur le traité mandée par l'abbé Dubois en Angleterre.

Stanhope, dont la conduite parut toujours la plus franche dans tout le cours de cette affaire, témoigna beaucoup de joie d'apprendre, par une lettre que l'abbé Dubois lui écrivit immédiatement après son arrivée à Paris, que le Régent étoit ferme dans la résolution de conclure et de signer le traité, même sans l'intervention du roi d'Espagne, pourvu que l'Empereur fît la renonciation dans les termes convenables, et qu'il accordât la satisfaction demandée pour le roi d'Espagne sur l'article de la Toscane[2]. Le roi d'Angleterre promit d'appuyer

1. Ce verbe et le suivant sont bien au pluriel dans le manuscrit, s'accordant avec l'idée, quoique le sujet soit *conseil*.

2. Lettre du 8 décembre 1717 (Affaires étrangères, vol. *Espagne*, Mémoires et documents, 140 ; citée par Baudrillart, tome II, p. 289, et par Wiesener, tome II, p. 119).

fortement à Vienne des demandes si raisonnables. Ses ministres d'Angleterre en usoient avec tant de confiance à l'égard de Pentenrieder, qu'elle alloit à lui montrer les lettres qu'ils écrivoient et celles qui leur étoient écrites.

Inquiétude des ministres de Sicile à Londres et à Paris.

Cette union alarmoit beaucoup la Pérouse. Plus il voyoit ce ministère appliqué à plaire à l'Empereur, plus il sentoit le danger de remettre la médiation des intérêts du roi de Sicile entre des mains qui les sacrifieroient au desir qu'ils ne cachoient pas de procurer tous les avantages à la maison d'Autriche. Provane n'étoit pas moins inquiet à Paris ; il n'oublioit rien pour découvrir l'état de la négociation, voyoit souvent le Régent, hasardoit de lui faire des questions. L'arrivée de l'abbé Dubois redoubla sa vigilance. Le Régent lui promit que, lorsqu'il renverroit Dubois à Londres, il lui donneroit ordre précis de communiquer à l'envoyé de Sicile tout ce qui, dans la négociation, auroit rapport aux intérêts de ce prince. Provane n'en pouvoit pas demander davantage ; mais, sortant de la cour de Turin, il comptoit peu sur les promesses et sur la sincérité des princes.

Éclat entre le roi d'Angleterre et le prince de Galles.

Ce[1] fut en ce temps-ci qu'arriva l'éclat dont on a parlé ailleurs[2] entre le roi d'Angleterre et le prince de Galles, à qui il étoit né un fils[3], et qui, mécontent de ce que le roi son père avoit nommé le duc de Newcastle[4] pour en être le parrain, s'emporta contre ce seigneur jusqu'à le

1. Mémoires de Torcy, p. 1008.
2. Ci-dessus, p. 246.
3. Georges-Guillaume, né le 13 novembre 1717, et qui mourut le 17 février 1718. Il fut baptisé le 9 décembre (*Gazette*, p. 621).
4. Thomas Pelham-Holles, né le 21 juillet 1693, favori du roi Georges, avait été créé par lui comte de Clare dès octobre 1714, puis duc de Newcastle en août 1715, et nommé grand chambellan en avril 1717. Lié avec Sunderland par suite de son mariage, il devint secrétaire d'État en 1724. Momentanément écarté à l'avènement de Georges II, il revint bientôt aux affaires et occupa une grande place dans la politique anglaise jusqu'à sa mort, 17 novembre 1768.

traiter fort injurieusement[1]. Cette affaire, précédée de la continuelle mésintelligence entre le père et le fils, dont la cause a aussi été expliquée[2], fit augurer des troubles en Angleterre et des révolutions, qui inquiétèrent fort les étrangers sur la possibilité de prendre des liaisons solides avec cette couronne.

Manège et embarras de la Pérouse.

La Pérouse, qui le pensoit comme les autres, étoit persuadé aussi avec le public du peu de sincérité des négociateurs entre le père et le fils, conseilloit au roi de Sicile de ne pas compter sur les offices ni sur la médiation de l'Angleterre, mais de négocier directement à Vienne, et se flattoit que, persuadé de la solidité de ce conseil, il en estimeroit davantage la négociation directe qu'il y avoit entamée par le frère de l'envoyé de Modène à Londres, lequel frère étoit, comme on l'a vu, à Vienne[3]. L'envoyé son frère, qui de son côté s'entremettoit à Londres entre Pentenrieder et la Pérouse, mourut dans cette conjoncture[4]. Il fallut chercher un autre canal en attendant le retour de l'abbé Dubois, dont l'absence suspendoit toutes ces négociations.

L'Angleterre arme doucement une escadre pour la Méditerranée. Plaintes de Monteleon. Réponse honnête, mais claire, des ministres anglois.

L'opinion qu'elles auroient un bon succès engagea le gouvernement d'Angleterre à commencer doucement les dispositions nécessaires pour obliger le roi d'Espagne à souscrire au traité dont la conclusion paroissoit prochaine. On travailla donc, quoique lentement, à l'armement d'une escadre pour la Méditerranée. Monteleon, informé de cette destination, déclara à Sunderland que le roi d'Espagne regardoit avec raison cet armement comme fait contre ses intérêts. Sunderland répondit que jusqu'alors le roi d'Angleterre n'avoit nulle intention d'en-

1. Voir les documents indiqués dans nos notes des pages 246-247, ci-dessus, et *les Correspondants de la marquise de Balleroy*, tome I, p. 233-234.

2. *Ibidem*. — 3. Ci-dessus, p. 195 et 299.

4. Le comte Guicciardi mourut à Londres le 21 décembre 1717 : *Gazette d'Amsterdam*, n° CIV.

voyer cette escadre dans la Méditerranée ; qu'on ne l'armoit que pour intimider la cour de Rome et la forcer à donner une juste satisfaction sur l'arrêt du comte de Peterborough dans le Fort Urbain[1] ; que le roi d'Angleterre espéroit si bien de la négociation pour la paix qu'il n'y auroit point lieu d'employer aucunes forces maritimes, ce qu'il étoit bien résolu de ne faire que lorsqu'il verroit toutes voies fermées à la conciliation, parce qu'alors il seroit obligé de ne pas laisser allumer en Italie une guerre qui embraseroit toute l'Europe. Stanhope tint le même langage à Monteleon ; il lui dit de plus que l'abbé Dubois ne différoit son retour à Londres que pour savoir les dernières intentions de la cour d'Espagne et pour attendre aussi les réponses de la cour de Vienne. Il lui fit valoir la ferme résistance du roi d'Angleterre aux instances continuelles des Impériaux qui ne cessoient de lui demander la garantie du traité de 1716[2]. Mais le roi d'Angleterre vouloit attendre l'effet de l'offre qu'il avoit fait à Madrid de sa médiation, conjointement avec celle de la France, et qu'il souhaite[3] que l'Espagne contribue de son côté à un accommodement raisonnable et que la haine du refus retombe sur la cour de Vienne, en sorte que, par ce moyen, l'Angleterre se trouve libre et dégagée de la garantie si répétée et si sollicitée par les Impériaux. Les deux ministres firent fort valoir à Monteleon les peines infinies qu'ils avoient à obtenir de l'Empereur la renonciation qu'il avoit en horreur, dont néanmoins ils espéroient bien venir à bout, mais qu'il ne se flattoient pas d'un succès égal sur l'article de la Toscane.

1. Ci-dessus, p. 276.

2. Traité conclu le 25 mai 1716 entre la Grande-Bretagne et l'Empereur pour la garantie de leurs possessions réciproques : Du Mont, *Corps diplomatique*, tome VIII, première partie, p. 477. — Avant *1716*, Saint-Simon a biffé *161*.

3. Tel est bien le texte du manuscrit. Saint-Simon combine deux phrases de Torcy sans s'apercevoir qu'il a modifié la composition grammaticale de la première.

Chimère imaginée par les ennemis du Régent qu'il vouloit obtenir de l'Empereur la succession de la Toscane pour Monsieur son fils.

Comme les difficultés augmentoient à Vienne sur cette succession, les ennemis du Régent imaginèrent de persuader les Espagnols que ce prince les faisoit naître secrètement. Beretti fut averti que le Régent ménageoit le refus de l'expectative pour l'infant don Carlos, dans la vue de l'obtenir pour le duc de Chartres, et, comme Beretti n'avoit jamais pu tirer de Stanhope, dans tout leur commerce, sur quel prince le roi d'Angleterre jetoit les yeux pour la Toscane, il se confirmoit dans ce soupçon. Il cherchoit donc avec encore plus d'inquiétude à découvrir les véritables projets. Duyvenwoorden lui dit un jour que la cour de Vienne proposeroit bientôt un second plan, qui seroit d'ajouter, en faveur de l'Empereur, la Sicile à Naples, et Mantoue avec le petit État de Guastalle au Milanois, donner la Toscane au duc de Guastalle[1] et la Sardaigne à M. de Savoie. Soit que ce fût de bonne foi ou dans le dessein de pénétrer mieux les pensées de Beretti, il déclama contre la mauvaise volonté des Anglois, dit qu'il savoit de bon lieu que le Régent appuieroit les raisons du roi d'Espagne, que l'abbé Dubois avoit ordre de parler de manière à réussir, et que, quand ce ne seroit pas même le sentiment du Régent, il y avoit dans le conseil de régence des hommes assez courageux pour lui résister.

Beretti, trompé par de faux avis, compte avec grande complaisance sur la Hollande, dont il écrit merveilles en Espagne, et de la partialité impériale des Anglois.

Beretti[2], flatté de ces dispositions de la France, se tenoit encore plus assuré de celles de la Hollande. Il les regardoit comme son ouvrage, assuroit qu'ils[3] ne se laisseroient point entraîner par l'Angleterre contre l'Espagne, laquelle ils serviroient même s'ils pouvoient. Il vantoit le changement entier du Pensionnaire à cet égard, qui trouvoit très raisonnables les conditions que le roi d'Espagne avoit demandées, qui lors de la maladie de ce prince avoit marqué beaucoup de tendresse, et qui lui témoignoit à lui une confiance entière, au lieu qu'à Londres, où il

1. Antoine-Ferdinand de Gonzague (1687-1729).
2. *Bérétti* est en interligne, au-dessus de *Ripperda*, biffé.
3. Les Hollandais.

n'étoit pas, tout étoit partial pour l'Empereur. Beretti attribuoit à cette partialité les plaintes que l'Angleterre avoit portées aux États-Généraux du refus qu'avoit fait Ripperda de se joindre aux envoyés d'Angleterre pour faire de concert les représentations que les Anglois avoient faites seules sur l'entreprise de Sardaigne. Il ajoutoit que les principaux de la République, et qui toujours avoient été les plus Anglois, comme Duyvenwoorden et d'autres, ne pouvoient souffrir l'ingratitude de l'Angleterre, qui vouloit exclure la Hollande de la négociation. Il répondoit de l'inutilité des cabales des Impériaux, qui ne pourroient rien opérer par l'Angleterre sans le concours de la Hollande, et que sûrement Ripperda, haï à Londres et à Vienne, parce que ses relations étoient favorables à l'Espagne, n'auroit point d'ordre d'adhérer aux instances ni aux menaces des Anglois, qui, dans la bouche de Cadogan à la Haye, y avoient fort gâté les affaires de l'Angleterre. Beretti prétendoit que les Hollandois ne pardonnoient point aux Anglois la hauteur de vouloir que les ministres d'Hollande dans les pays étrangers fussent choisis, envoyés et rappelés suivant le caprice de la cour d'Angleterre, comme ils le vouloient pour Ripperda[1], et même pour Châteauneuf, ambassadeur de France à la Haye, qui ne se conduisoit pas selon leurs sentiments, et qui disoient[2] qu'il falloit savoir s'il agissoit par ceux des mécontents de France ou par ceux du Régent, pour s'éclaircir des véritables intentions de ce prince. Whitworth pourtant, qui sembloit plus modéré à Beretti, avouoit que ce qu'il y avoit de plus sensé dans la République étoit cordialement disposé[3] à maintenir le Régent suivant le

1. Avant ce mot, Saint-Simon a biffé *Cadoga[n]*.

2. Ces trois mots ont été ajoutés en interligne. Ce sont les Anglais qui disoient.

3. Saint-Simon a écrit dans son manuscrit *estoient disposés*, au pluriel, parce que Torcy disait, non pas « ce qu'il y avoit de plus sensé », mais « les gens de bon sens et d'autorité ».

traité de la Triple alliance, et persuadés que tant que ce prince agiroit avec amitié et confiance à l'égard de l'Angleterre et de la Hollande, il n'auroit rien à craindre du dedans ni du dehors.

Mouvements du roi de Prusse à divers égards; son caractère et ses embarras.

M. le duc d'Orléans[1] travailloit alors à réunir le roi de Prusse avec les États-Généraux. Il se faisoit un mérite auprès de Son Altesse Royale de presser la République, par déférence pour lui, de conclure l'alliance avec lui, où il auroit desiré d'attirer le roi d'Angleterre. Mais, Georges en paroissant éloigné, il prioit le Régent de presser la Hollande de conclure avec lui sans le roi d'Angleterre. Le roi de Prusse étoit encore plus agité des affaires du Nord. Il souhaitoit faire sa paix particulière avec la Suède, et craignoit l'abandon de ses alliés, s'ils découvroient ses démarches là-dessus. Le desir d'acquérir et la crainte de perdre ne s'accordoient en lui ni avec ses lumières, ni avec son courage. Il ne savoit ni se résoudre ni soutenir ses résolutions. Il étoit, comme on l'a déjà dit[2], léger, changeant, facile à regarder les mauvaises finesses comme un trait d'habileté, et la mauvaise foi comme la politique la plus fine. Le roi de Pologne avoit découvert et publié les propositions qu'il avoit faites[3] à l'insu de ses alliés. Lui, avoit donné de fausses interprétations à sa négociation. Il n'avoit persuadé personne; mais ses alliés ne vouloient pas le perdre, pour ne pas affoiblir le nom et l'apparence de la ligue du Nord. Eux-mêmes chacun à part se sentoit coupable du même crime. Le roi de Prusse se plaignit d'avoir été trahi par Gœrtz, ministre de Suède. Voulant faire entendre que, s'il avoit voulu traiter secrètement, il n'eût fait que suivre l'exemple du roi d'Angleterre, il fit avertir que le comte de la Marck s'étoit rendu suspect au roi de Suède, en traitant avec trop de chaleur pour les intérêts de la maison d'Hanovre, et qu'il

1. Mémoires de Torcy, p. 1018 et suivantes.
2. Ci-dessus, p. 30.
3. Au roi de Suède, disait plus explicitement Torcy.

eût mieux réussi s'il eût commencé à traiter sa paix à lui. Il demanda même que, en vertu des obligations secrètes, la France cessât de payer des subsides à la Suède. Il représentoit le danger de l'agrandissement de l'Empereur, et des alliances qu'il contractoit dans l'Empire, celle surtout avec la maison de Saxe. Il offroit de prendre des mesures contre cette énorme supériorité de l'Empereur, la nécessité d'y faire entrer la Suède, et pour cela celle de sa paix avec lui, parce qu'il protestoit qu'il ne pouvoit rien faire tant qu'il seroit occupé de la guerre du Nord. On voyoit ainsi le caractère du roi de Prusse, qui étoit tremblant devant l'Empereur, bien éloigné d'oser rien entreprendre qui lui pût déplaire, et qui, parlant à la France, déclamoit et proposoit tout contre lui.

Tentatives pleines d'illusion de Cellamare, qui découvre avec art la vraie disposition du Régent sur les affaires présentes.

Cellamare, par d'autres motifs, fit à peu près les mêmes représentations au Régent. Il le pressa d'agir de concert avec l'Angleterre, pour mettre un frein à l'ambition des Impériaux. Il se flatta de mettre l'abbé Dubois, arrivant de Londres, dans ses intérêts là-dessus. Il vouloit persuader que la France, pour trop desirer de conserver la paix, se verroit entraînée à la guerre. S'il trouva l'abbé trop dévoué au ministère d'Angleterre pour le persuader, il gagna du moins à acquérir assez de lumières dans une longue conversation qu'il eut avec lui, pour les communiquer à Madrid par un courrier exprès. Il voulut voir si les sentiments étoient uniformes entre les principaux du gouvernement. Il mit le maréchal d'Huxelles sur la matière du traité, le contredit, l'opiniâtra exprès, et en tira qu'il ne s'éloignoit point des sentiments de l'abbé Dubois. Le maréchal convint de la nécessité de borner l'ambition et l'orgueil des Allemands ; mais il soutint que la France et l'Espagne unies, mais seules ensemble, n'étoient pas bastantes[1] pour arrêter les entreprises des Impériaux ; que la France étoit trop épuisée et hors

1. Tome II, p. 158.

d'état de s'exposer au péril de faire renouveler la dernière ligue contre les deux couronnes. Cellamare combattit ce raisonnement, moins pour convaincre que pour découvrir de plus en plus. Le maréchal demeura ferme dans l'opinion que la France se tînt dans une indifférence apparente, qu'elle achevât de gagner le roi d'Angleterre et ses ministres, déjà bien disposés ; que ce seroit du même coup gagner la Hollande[1], inséparable de l'Angleterre : que le roi d'Espagne devoit marquer beaucoup de promptitude et de docilité à tout accommodement raisonnable, s'accréditer par quelque démonstration extérieure, comme d'envoyer un ministre à Londres pour assister à la négociation, avec des instructions secrètes pour faire avec adresse tomber sur les Allemands la haine de former des prétentions déraisonnables. Il n'en fallut pas davantage à Cellamare pour se convaincre des maximes présentes que le gouvernement de France se proposoit de suivre. Il conclut que son unique objet étoit d'éviter une guerre qu'on croyoit généralement que la France ne pourroit soutenir, que Cellamare traitoit de terreur panique, et que les mouvements de la Bretagne[2] imprimoient encore plus fortement. Cellamare, qui en voyoit un apparent mépris dans le gouvernement, ne les crut ni si méprisables ni si indifférents qu'on les vouloit donner. Ils n'étoient pas non plus si considérables ni si pernicieux que les malintentionnés le vouloient persuader. Le plus grand mal, selon cet ambassadeur, étoit la foiblesse du gouvernement, agité par la diversité des intérêts et des passions, manquant d'argent, et accablé par les dettes de l'État.

Mouvements en Bretagne.

Idées d'Alberoni. Il s'emporte contre

Alberoni[3], véritable roi d'Espagne, absolu et seul, étoit persuadé que les négociations de Londres seroient sans effet, que l'intérêt du roi d'Espagne étoit de les regarder

1. Avant *la Holl.*, Saint-Simon a biffé *l'Angl.*
2. Ci-dessus, p. 240-242.
3. Mémoires de Torcy, p. 1025 et suivantes.

avec grande indifférence, et d'attendre du temps les avantages qui seroient refusés par un traité. Il croyoit avoir beaucoup fait que d'accepter la médiation du Régent et d'y persister ; il se faisoit un grand mérite, à son égard, d'avoir suspendu le second embarquement[1], ce qu'il n'avoit fait que par impuissance ; il comptoit que l'Italie ne seroit jamais tranquille tant que l'Empereur y posséderoit un pouce de terre ; il se flattoit que la conquête de la Sardaigne encourageroit les Turcs à continuer la guerre ; il se moquoit et se plaignoit de la foiblesse du Pape, qui étoit une des sources de la fierté des Allemands et de l'insupportable hauteur de leurs demandes, surtout de celle d'envoyer un commissaire pour lui faire son procès à Madrid[2] ; il s'exhala en injures et en épithètes, dit qu'il ne conseilleroit pas au Pape de l'hasarder, parce qu'il ne seroit pas sûr que son commissaire fût bien reçu ; que, à l'égard de la citation, il pourroit se rendre à Rome si le roi d'Espagne y consentoit, mais que ce seroit avec une telle compagnie qu'elle pourroit déplaire au Pape, et plus encore à l'auteur de la demande, dont il prit occasion de déclamer contre la domination tyrannique que les Allemands entreprenoient d'étendre sur le genre humain, et la nécessité et l'intérêt pressant de toutes les nations de s'unir contre leur ambition. Loin de croire que la négociation de Londres fût propre à la borner, il la décrioit comme un artifice concerté entre l'Empereur et le roi d'Angleterre pour tenir en panne[3] la France et l'Espagne, et se moquer après de toutes les deux. Mais, pour éviter l'odieux de

les demandes de l'Empereur au Pape, surtout sur celle qui le regarde personnellement.

Déclaration

1. Ci-dessus, p. 177 et 281.

2. « Aucune ne lui parut si bizarre que celle que le comte de Gallasch fit au Pape vers le commencement du mois de décembre : cet ambassadeur pressa Sa Sainteté d'envoyer à Madrid un commissaire pour y faire le procès au cardinal Alberoni, ou de citer le cardinal à Rome pour y rendre compte de sa conduite » (Torcy, p. 1027). Voyez ci-dessus, p. 288-289.

3. Locution déjà rencontrée dans le tome VIII, p. 219.

du roi d'Espagne sur la paix. Propos, sentiment, conduite d'Alberoni ; ses préparatifs, son profond secret ; sa toute puissance en Espagne.

ne vouloir entendre à rien qui pût conduire à la paix, il déclara que le roi d'Espagne étoit prêt à intervenir dans la négociation par un ministre, quand le Régent jugeroit que l'Empereur se porteroit véritablement à une paix solide et sûre pour le repos de l'Italie ; mais, s'il se voyoit obligé d'envoyer un ministre à Londres, Alberoni comptoit bien d'y prolonger la négociation, de la suspendre, d'en arrêter la conclusion, suivant qu'il le jugeroit à propos, et d'armer pour cela son ministre de propositions équivalentes à celle des Impériaux, comme de prétendre, pour condition préliminaire, le remboursement des dépenses de la conquête de la Catalogne et de Minorque[1], que l'Empereur, contre ses promesses, avoit longtemps défendues, même le remboursement de l'expédition de la Sardaigne. Mais son intention, disoit-il, étoit de les tenir secrètes, de laisser à la France et à l'Angleterre le soin de rédiger et de faire les propositions qui pouvoient conduire à la paix, surtout au repos de l'Italie, et de se réserver la faculté de les approuver ou non, selon ce qui conviendroit le mieux aux intérêts du roi d'Espagne. Il ordonna donc à tous les ministres d'Espagne dans les cours étrangères, de les assurer que Sa Majesté Catholique ne s'éloigneroit jamais de contribuer de sa part au repos de l'Europe. En même temps il songeoit à faire acheter en Hollande des vaisseaux de guerre, de la poudre, des boulets, des munitions de marine. Il se flattoit de trouver toute facilité dans la République par son intérêt de commerce à l'égard de l'Espagne. Il se répandit un bruit que le roi d'Espagne avoit offert aux États-Généraux de leur céder les Pays-Bas ou la meilleure partie, s'ils vouloient entrer avec lui dans une alliance particulière, et on prétendit que le Pensionnaire en avoit averti l'Empereur. Alberoni nia le fait avec aigreur, et dit que, si l'Espagne vouloit adhérer à de certaines propositions, la Hollande n'y trouveroit peut-être pas son compte. Il ne

1. Il veut dire Majorque : ci-dessus, p. 253.

s'expliqua pas davantage ; mais il gémissoit de voir l'amour de la patrie éteint dans les républiques, leurs divisions, leurs factions, leurs principaux membres sordidement vendus aux puissances étrangères. Il assuroit en même temps le colonel Stanhope et Bubb que le roi d'Angleterre connoîtroit bientôt par expérience que la cour de Vienne ne songeoit qu'à ses intérêts, et qu'elle n'avoit d'égard pour personne. Il pressoit cependant tous les préparatifs pour la campagne et les recrues de l'infanterie, et disposoit toutes choses pour embarquer les troupes dès que la saison le permettroit. On disoit que le roi d'Espagne vouloit avoir des troupes étrangères, engager à son service celles que les Hollandois réformoient, principalement les bataillons suisses. On parloit fort aussi des négociations secrètes d'Alberoni pour engager les Turcs, par le moyen de Ragotzi, à ne faire ni paix ni trêve avec l'Empereur.

Mais le secret de ce premier ministre étoit réservé à lui tout seul : qui que ce soit n'avoit sa confiance, ses accès très difficiles; les ministres étrangers ne lui parloient que par audiences, qu'il leur falloit demander par écrit. Tout le gouvernement étoit renfermé dans sa seule personne ; chaque secrétaire d'État venoit lui rendre compte de son département et recevoir ses ordres. La stampille[1] même étoit entre ses mains, par lesquelles passoient toutes les expéditions et les ordres secrets du roi d'Espagne, qui étoit inaccessible, qu'on ne voyoit que le moment qu'il s'habilloit, et qui ne disoit jamais mot à personne. Monti même[2], l'ami intime d'Alberoni de tous les temps, allé à Madrid pour le plaisir de le voir revêtu de la pourpre, et logeant chez lui, eut peine à voir le roi et la reine d'Espagne. On n'a point su s'il y eut entre ces deux

Monti à Madrid. Le roi d'Espagne inaccessible.

1. Saint-Simon écrit *stampille,* quoique ce ne soit pas la forme espagnole, tandis qu'il avait mis *l'estampille,* quand il avait parlé de la fonction du secrétaire de l'estampille : tome VIII, p. 181.

2. Antoine-Félix, marquis Monti : tome XXX, p. 257.

amis quelque affaire particulière et quelques mesures prises par rapport aux affaires de France ; on remarqua seulement qu'Alberoni affecta de répandre qu'il ne voyoit Monti qu'à dîner, qui, accoutumé aux sociétés de Paris,
[Add. StS. 1475.] s'ennuyeroit bientôt de la solitude de Madrid. Chalais y arriva alors, rappelé par le roi d'Espagne ; on crut que c'étoit pour l'employer dans la marine[1]. Alberoni triomphoit du bon et glorieux état où il avoit remis l'Espagne, et en insultoit au cardinal del Giudice et aux précédents ministères, qui n'avoient pu la tirer de son abattement.

Souverain mépris d'Alberoni pour Rome ; sa conduite sur le bref injurieux au roi d'Espagne.

Il témoignoit à ses amis que rien ne le surprenoit de ce qui se passoit à Rome. La reine et lui avoient pour cette cour le plus profond mépris. Il fit déclarer dans toutes les cours étrangères que ce bref injurieux que le Pape avoit fait imprimer n'avoit jamais été présenté au roi d'Espagne, et fit valoir au Pape cette déclaration comme un moyen le plus doux qui se pût proposer dans une matière si grave, où à peine la grande piété du roi d'Espagne l'avoit empêché d'user des remèdes proportionnés à l'affront qu'il recevoit, mais qui deviendroient inévitables si le Pape, non content de ce qu'il avoit fait, se portoit à passer à de nouvelles explications. Alberoni profitoit de la commodité d'avoir un nonce persuadé que sa fortune dépendoit de l'union entre les deux cours, et qui en écartoit autant qu'il le pouvoit tout sujet de mésintelligence, et qui représentoit sans cesse au Pape la nécessité, pour l'intérêt du saint-siége, de ménager[2] le zèle et

Aldrovandi occupé de rapprocher les deux cours et de se justifier à Rome sur ce

1. Le prince, sorti d'Espagne avec sa tante Mme des Ursins, avait eu alors défense d'y rentrer. Le 20 août 1717, Dangeau annonce que le prince de Cellamare lui a porté une lettre du cardinal Alberoni, qui lui prescrit de la part du roi d'Espagne de se rendre à Barcelone, et l'on pensa que c'était pour l'employer dans l'expédition de Sardaigne. Il ne se pressa pas de partir ; car, en septembre, Philippe V l'appela, non plus à Barcelone, mais à Madrid, et il n'y arriva qu'à la fin de décembre (*Dangeau*, tome XVII, p. 150, 163 et 221).

2. Les mots *de ménager*, oubliés, ont été remis en interligne.

les bonnes intentions du roi d'Espagne. Il[1] voulut aussi s'excuser sur ce qu'il avoit fait pour l'acceptation des prélats d'Espagne de la Constitution[2]; il fit entendre que l'Espagne avoit aussi ses novateurs, contre lesquels la vigilance des évêques et l'autorité même de l'Inquisition ne suffisoient pas, et qui n'étoient retenus que par la crainte du châtiment : galimatias faux dans son principe, faux dans sa conséquence, parce que rien n'est plus redouté en Espagne que l'Inquisition, ni plus redoutable en effet que sa toute-puissance et que sa cruauté, sur laquelle, comme je l'ai vu moi-même, ni les sollicitations ni l'autorité du roi ne peut rien. Aldrovandi[3] continuoit à tirer de cette prétendue situation de l'Espagne qu'il falloit pour y remédier des choses extraordinaires. Il représenta au Pape que, en partant de Rome, le cardinal Fabroni, moteur principal[4], et le prélat Alamanni, spécialement chargé de l'affaire de la Constitution, lui avoient dit tous deux qu'il seroit bon, à son arrivée en Espagne, de porter les évêques de marquer leur obéissance au saint-siége par un acte public et par une acceptation formelle de la bulle ; que là-dessus il s'étoit adressé aux universités d'Espagne ; que le Pape avoit approuvé les insinuations qu'il leur avoit faites par une lettre qu'il avoit reçue de sa part du cardinal Paulucci, dont il lui envoyoit copie, et qu'il avoit eu une attention particulière à bien mesurer les termes de sa lettre aux évêques pour prévenir les conséquences que les malintentionnés pourroient tirer de la recherche de l'acceptation des évêques d'Espagne, comme si Rome croyoit qu'une acceptation de tous les évêques de la chrétienneté pût donner la force aux constitutions apostoliques qu'elles avoient par elles-mêmes, ou que cette

qu'il avoit fait à l'égard de l'acceptation de la Constitution en Espagne.

Délicatesse de Rome étrangement erronée.

1. C'est Aldrovandi, et non pas Alberoni, comme on le voit par le texte de Torcy.
2. Ci-dessus, p. 275.
3. *Aldrovandi* est en interligne, au-dessus d'*Alberoni,* biffé.
4. Déjà dit dans le tome XXIII, p. 394-396.

acceptation y fût le moins du monde nécessaire, supposition la plus mal fondée. L'énormité de cette chimère saute aux yeux et porte l'indignation avec elle. C'est à elle néanmoins que Rome sacrifie tout. Habile à écarter tout ce qui lui peut porter préjudice, et à se parer de tout avantage qu'elle peut usurper, elle ne répliqua rien aux raisons du nonce ; mais elle lui fit savoir qu'il y avoit quelques expressions dans la lettre de l'archevêque de Tolède au Pape qui lui déplaisoient. Celle-ci surtout : *Comme le nonce de Votre Sainteté nous a fait exposer depuis peu*. La délicatesse de l'infaillibilité, et de l'indépendance du consentement, même de l'approbation de l'Église, assemblée ou séparée, étoit blessée de ce qu'on pouvoit inférer de ces termes que l'archevêque eût été sollicité d'accepter la Constitution. Le fond de la lettre plut tellement au Pape qu'il promit, si l'archevêque lui écrivoit une autre lettre pareille où ces mots fussent omis, non-seulement de lui répondre, mais de lui donner toutes les louanges qui lui convenoient. Ainsi se débite l'orviétan[1] de Rome, pour en masquer la tyrannie. Le Pape suspendit donc sa réponse, parce qu'il s'assuroit que l'archevêque de Tolède la mériteroit incessamment par une prompte obéissance. Je ne puis mieux placer qu'en cet endroit l'anecdote que j'ai promise[2], où elle se trouvera plus à propos et plus naturellement que si je la différois au temps de mon ambassade en Espagne, quatre ans après ceci.

Anecdote importante sur la Constitution

Diegue d'Astorga y Cespedes[3], gentilhomme espagnol, né en 1666, est le prélat duquel il vient d'être parlé[4]. D'inquisiteur de Murcie, il fut fait évêque de Barcelone à la

1. Tome XXXI, p. 38. — 2. Ci-dessus, p. 275.
3. Tome XXVI, p. 228. — Saint-Simon écrit *Cespédèz*.
4. On a remarqué ci-dessus, p. 275, que ce prélat n'était pas encore archevêque en 1717 ; Saint-Simon va d'ailleurs dire lui-même quelques lignes plus bas qu'il ne fut transféré à Tolède que cinq ans après sa nomination à Barcelone, c'est-à-dire en 1720.

entre l'archevêque de Tolède et moi ; son caractère. [*Add. St-S. 1476*]

mort de ce furieux cardinal Sala, en 1715, dont j'ai parlé en son lieu[1], et, pour son mérite et ses services signalés à Barcelone, transféré cinq ans après, sans qu'il pût s'en douter, à l'archevêché de Tolède, où je le trouvai placé à mon arrivée à Madrid, qui est du diocèse de Tolède et le séjour ordinaire de ses archevêques. Il fut cardinal de la promotion du 27 novembre 1727, de la nomination du roi d'Espagne. Il n'a point été à Rome, et est mort en 17[34][2]. C'étoit un homme plein de partout, de taille médiocre, qui ressembloit parfaitement à tous les portraits de saint François de Sales[3], dont il avoit toute la douceur, l'onction et l'affabilité. Il fréquentoit peu la cour, n'[y] alloit que par nécessité ou bienséance; fort appliqué à son diocèse, à l'étude, car il étoit savant[4], à la prière, aux bonnes œuvres, étudioit et travailloit toujours; si modeste dans une si grande place qu'il n'en avoit d'extérieur que ce qui en étoit indispensable. Son palais, beau et vaste, dans Madrid, appartenant à son siége, étoit sans tapisseries ni ornement que quelques estampes de dévotion, le reste des meubles dans la même simplicité. Il jouissoit de plus de huit cent mille livres de rente et ne dépensoit pas cent mille francs par an, en toute espèce de dépense. Tout le reste étoit distribué aux pauvres du diocèse avec tant de promptitude, qu'il étoit rare qu'il ne fût pas réduit aux expédients pour achever chaque année. Il joignoit avec aisance la dignité avec l'humilité, et il étoit adoré à la cour et dans tout son diocèse, et dans une singulière vénération. Nous nous visitâmes en cérémonie; bientôt après nous nous vîmes plus librement, et nous nous plûmes réciproquement. Un de ses aumôniers nous servoit d'interprète. Étant un jour chez lui, il me demanda s'il n'y auroit pas moyen de nous

1. Tomes XXIII, p. 268-270, et XXVI, p. 226-228.
2. La date n'a pas été complétée par Saint-Simon.
3. Tome V, p. 79.
4. Ces quatre mots ont été ajoutés en interligne.

parler latin, pour parler plus librement et nous passer d'interprète. Je lui répondis que je l'entendois passablement, mais qu'il y avoit longues années que je ne m'étois avisé de le parler. Il me témoigna tant d'envie de l'essai, que je lui dis que le plaisir de l'entretenir plus librement me feroit passer sur la honte du mauvais latin et de tous les solécismes[1]. Nous renvoyâmes l'interprète, et depuis nous nous vîmes toujours seuls, et parlions latin. Après plusieurs discours sur la cour, le gouvernement d'Espagne, et quelques-uns aussi sur celui de France et sur les personnages, où nous parlions avec confiance, il me mit sur la Constitution, et ne pouvoit revenir de la frénésie françoise, qui là-dessus l'étonnoit au dernier point : « Hélas[2] ! me dit-il, que vos évêques se gardent bien de faire comme nous. Peu à peu Rome nous a, non pas subjugués, mais anéantis au point que nous ne sommes plus rien dans nos diocèses. De simples prêtres inquisiteurs nous font la leçon : ils se sont emparés de la doctrine et de l'autorité. Un valet nous apprend tous les jours qu'il y a une ordonnance de doctrine ou de discipline affichée à la porte de nos cathédrales, sans que nous en ayons la moindre connoissance. Il faut obéir sans réplique. Ce qui regarde la correction des mœurs est encore de l'Inquisition. Les matières de l'officialité, il ne tient qu'à ceux qui y ont affaire de laisser les officialités et d'aller au tribunal de la nonciature, ou, s'ils ne sont pas contents des officialités, d'appeler de leurs jugements au nonce, en sorte qu'il ne nous reste que l'ordination et la confirmation sans aucune sorte d'autorité, que nous ne sommes plus évêques diocé-

1. Dans la suite des *Mémoires*, tome XVIII, p. 349, il racontera sa réponse en latin à la harangue latine que lui fit l'archidiacre de Tolède.

2. Depuis ce mot, jusqu'à la fin du discours de l'archevêque, il y a dans le manuscrit des guillemets au commencement et à la fin de chaque ligne.

sains. Le Pape est diocésain immédiat de tous nos diocèses, et nous n'en sommes que des vicaires sacrés et mitrés uniquement pour faire des prêtres et des fonctions manuelles, sans oser nous mêler que d'être aveuglément soumis à l'Inquisition, à la nonciature, à tout ce qui vient de Rome, et, s'il arrivoit à un évêque de leur déplaire en la moindre chose, le châtiment suit incontinent, sans qu'aucune allégation ni excuse puisse être reçue, parce qu'il faut une soumission muette et de bête. La prison, l'envoi liés et garrottés à l'Inquisition, souvent à Rome, sont des exemples devenus rares, parce qu'ils ont été fréquents et qu'on n'ose plus s'exposer à la moindre chose, quoiqu'il y en ait encore eu de récents en cette dernière sorte. Voyez donc, Monsieur, ajouta-t-il, quelle force peut donner à la Constitution l'acceptation des évêques des pays réduits dans cette soumission d'esclaves, tels que nous sommes en Espagne, et en Portugal, et en Italie, à plus forte raison les universités et les docteurs particuliers, et les corps séculiers, réguliers et monastiques. Mais je vous dirai bien pis, ajouta-t-il avec un air pénétré. Croyez-vous que pas un de nous eût osé accepter la Constitution, si le Pape ne nous l'eût pas fait commander par son nonce? L'accepter eût été un crime qui eût été très sévèrement châtié; c'eût été entreprendre sur l'autorité infaillible et unique du Pape dans l'Église, parce qu'oser accepter ce qu'il décide, c'est juger qu'il décide bien. Or, qui sommes-nous pour joindre notre jugement à celui du Pape? Ce seroit un attentat. Dès qu'il parle, nous n'avons que le silence en partage, l'obéissance et la soumission muette et aveugle, baisser la tête sans voir, sans lire, sans nous informer de rien, en pure adoration. Ainsi même, bien loin d'oser contredire, proposer quelque chose, demander quelque explication, il nous est interdit d'approuver, de louer, d'accepter, en un mot toute action, tout mouvement, toute marque de sentiment et de vie. Voilà, Monsieur, la valeur des acceptations de toutes les Espagnes, le Portugal, l'Italie, dont j'apprends qu'on fait tant de bruit en France, et qu'on y donne comme un jugement libre de toutes les Églises et de toutes les écoles. Ce ne sont que des esclaves à qui leur maître a ouvert la bouche par permission spéciale pour cette fois, qui leur a prescrit les paroles qu'ils devoient prononcer, et qui, sans s'en écarter d'un iota[1], les ont servilement et littéralement prononcées. Voilà ce que c'est que ce prétendu jugement qu'on fait tant sonner en France, que nous avons tous unanimement rendu, parce qu'on nous a prescrit à tous la même chose. » Il s'attendrit sur un malheur si funeste à l'Église et si contraire à la vérité et à la pratique de tous les siècles, et me demanda un secret tel qu'on peut se l'imaginer, que je lui ai fidèlement gardé tant qu'il a vécu, mais que je me suis cru obligé aussi de révéler dès que son passage à une meilleure vie, auquel toute la sienne ne fut qu'une continuelle préparation, l'eut mis hors d'état de ne rien craindre de m'avoir parlé selon la vérité et la religion.

La nonciature chassée de Naples ; le Pape, n'osant rien contre l'Empereur, s'en prend à l'Espagne.

L'Empereur[2] commençoit à faire sentir son mécontentement au Pape. Le vice-roi de Naples trouva mauvais, par son ordre, que le collecteur apostolique usurpât la qualité de nonce[3]. Il le fit sortir de Naples en vingt-quatre heures, et en quarante-huit de tout le royaume, et avec lui tous les officiers de la nonciature[4]. Rien n'en put

1. Le *Dictionnaire de l'Académie* de 1718 disait que le nom de cette neuvième lettre de l'alphabet grec, la plus simple de toutes, s'employait en français pour signifier « la moindre chose, rien ». — Saint-Simon écrit *iota*.

2. Mémoires de Torcy, p. 1042.

3. La *Gazette d'Amsterdam*, Extraordinaire CIII, dit que l'Empereur voulait supprimer toutes les nonciatures de ses États; voyez aussi *Dangeau*, p. 220.

4. *Gazette*, lettre de Naples du 30 novembre (p. 630) : « Hier au soir, au grand étonnement de toute la ville, le secrétaire du royaume porta au sieur Vicentini, nonce du pape, un décret de la cour de Vienne, par lequel il lui étoit ordonné de se retirer d'ici en vingt-quatre heures,

retarder l'exécution. Rome, qui la traita d'attentat, n'osa s'en plaindre qu'à l'Espagne[1], comme la partie la plus foible, et déclara que c'étoit à elle à qui elle attribuoit cette offense, pour lui avoir manqué de parole sur l'usage de sa flotte, et donné lieu de croire que le Pape étoit d'intelligence avec elle pour enlever la Sardaigne à l'Empereur. Aldrovandi eut ordre de se fonder sur un si beau raisonnement pour demander que les choses fussent remises dans leur ancien état, à faute de quoi le Pape déclaroit le roi d'Espagne redevable à Dieu et au monde de toutes les vexations où Sa Sainteté se trouveroit exposée, laquelle gardoit en même temps un silence de frayeur à l'égard de l'Empereur.

Rare expédient du Pape sur la non-résidence d'Alberoni en son évêché de Malaga. Réflexion. Délicatesse horrible de Rome.

L'évêché de Malaga avoit été proposé en consistoire pour Alberoni par le Pape[2]. Il en avoit reçu de sanglants reproches des Allemands. Il chercha donc à les apaiser à la première occasion. Elle se présenta bientôt, et la sagacité du pontife y parut incomparable, aussi bien que la délicatesse de la conscience d'Alberoni. Il avoit voulu être évêque, bien que cardinal, et avoir quatre-vingt-dix mille livres de rente de l'évêché de Malaga; mais il n'y vouloit pas s'ennuyer et perdre sa toute-puissance. Il demanda donc une dispense de ne point résider. Le Pape le refusa. Il dit que les motifs qu'il alléguoit n'étoient pas suffisants; que, pour l'amour de lui, il avoit essuyé tant de désastres, surtout pour sa promotion au cardinalat, qu'il n'avoit pas résolu d'exposer davantage sa conscience pour le favoriser. Mais, comme il sentoit qu'il n'étoit pas

et en quarante-huit hors du royaume. Il est parti le soir avec deux calèches, accompagné des gardes qui doivent le conduire jusqu'à la frontière. » La *Gazette d'Amsterdam*, Extraordinaire CIII, donne le même récit.

1. Torcy parle au contraire des protestations des ministres du Pape, et la *Gazette*, p. 631, raconte qu'il manda aussitôt le comte de Gallasch et lui fit de fortes plaintes du procédé; celui-ci déclara ne rien savoir.

2. Le 6 décembre : ci-dessus, p. 286.

politique de perdre le fruit de tout ce qu'il avoit fait pour lui, et de s'aliéner le maître et le dispensateur de toutes choses en Espagne, content d'un refus pour plaire à l'Empereur, il fit dire à Alberoni que tout ce qu'il pouvoit faire étoit de lui accorder la permission de s'absenter six mois l'année de son église; que la disposition des conciles lui en permettoit l'absence autres six mois, et que, par cet expédient si heureusement trouvé, il auroit ce qu'il demandoit, de n'y point aller du tout. Ainsi, dans ce temps, on pouvoit alléguer les conciles pour dispenser un évêque de six mois par an de résidence; mais Rome regardoit comme une erreur et comme une offense à la personne et à la dignité du Pape de parler de concile quand il s'agissoit de la Constitution[1]. Quelque sujet qu'il eût d'être satisfait du zèle aveugle et emporté que témoignoient pour son autorité et pour la plénitude de sa toute-puissance plusieurs évêques françois, il craignoit toujours dans leurs écrits quelque marque de leur prévention pour l'autorité de l'Église universelle, soit assemblée, soit dispersée[2]. Rome eût regardé comme un grand manque de respect et comme une erreur punissable si les évêques eussent dit que la Constitution faisoit loi et obligeoit les fidèles parce qu'elle avoit été reçue dans l'Église, comme si, disoit cette cour, la cause nécessaire qui produisoit cet effet étoit l'acceptation de l'Église. Rome craignoit toujours ce qu'elle appeloit les maximes et les phrases françoises, et plus encore la frayeur des prélats françois vendus à Rome de s'exposer aux attaques des parlements.

Fureurs de Bentivoglio qui dégoûtent de lui les

Bentivoglio[3], dont les furieuses folies pour mettre tout à feu et à sang en France pour hâter sa promotion faisoient demander aux plus attachés à Rome un nonce plus trai-

1. Torcy, p. 1045-1046, développe cette remarque, qu'on aurait pu croire personnelle à Saint-Simon.

2. Avant *dispersée*, il y a *séparée*, biffé.

3. Saint-Simon passe à la page 1093 des Mémoires de Torcy.

table et moins enragé, ne put se contenter de parler au Pape des choses de France : il voulut lui donner ses conseils sur l'événement de la nonciature de Naples, et, après l'avoir si souvent et si fortement importuné de faire une ligue étroite avec l'Empereur pour se soumettre la France, il le pressa de chercher à borner l'insupportable ambition et puissance de l'Empereur, qui vouloit mettre toute l'Europe aux fers. Son jugement parut également en ces deux conseils si contradictoires. Il pressa le Pape de former une ligue avec l'Espagne, le roi de Sicile et les Vénitiens également intéressés à diminuer la puissance de l'Empereur. Il lui recommanda le secret et la diligence, lui dit que les hérétiques s'armoient contre lui, tandis que ses enfants l'insultoient. Il chercha à l'effrayer de l'escadre que l'Angleterre armoit[1].

siens mêmes*. Il donne au Pape des conseils extravagants sur les affaires temporelles.

Don Alexandre, frère du cardinal Albane, passoit pour l'espion secret des Espagnols dans l'intérieur du Pape son oncle, et pour avoir reçu d'eux quinze mille pistoles à la fois, sans compter d'autres grâces. Le Pape mécontentoit tous les princes, n'en ramenoit pas un, n'avoit encore terminé aucun de tous les différends nés sous son pontificat. Il sembloit éloigner tout accommodement sitôt qu'il étoit proposé; la France et l'Espagne en fournissoient continuellement des exemples. Il refusa les bulles de Séville à Alberoni[2]. Acquaviva, qui haïssoit personnellement Giudice, l'accusa d'y fortifier le Pape, qui faisoit valoir la prompte expédition des bulles de Malaga, qui lui avoit attiré les reproches de faire des grâces à qui méritoit des châtiments. Il[3] assuroit qu'il essuieroit bien pis, s'il accordoit les bulles de Séville dans un temps où les soupçons de l'Empereur étoient sans bornes, et où il

Don Alexandre Albane passe pour** vendu à l'Espagne. Mauvais gouvernement du Pape. Il refuse les bulles de Séville à Alberoni.

1. Ci-dessus, p. 304.
2. Ci-dessus, p. 286-287.
3. C'est le Pape, et non plus Acquaviva.

*Les trois mots *les siens mêmes* ont été ajoutés après coup.
**_Passe pour_ aussi ajouté en interligne.

ne cherchoit que des prétextes d'opprimer les terres de l'Église. Il trembloit de se voir enlever l'État de Ferrare. Il imputoit tous ses malheurs à la promotion d'Alberoni et à sa facilité pour l'Espagne, et se plaignoit amèrement que le roi d'Espagne ni ses ministres n'eussent seulement pas pris l'absolution de tant d'entreprises faites contre l'autorité du saint-siège; c'étoit plutôt de s'être défendus des siennes, et de n'avoir pas la bêtise de croire avoir besoin d'absolution, forge si principale des fers romains[1].

Frayeur du duc de Parme et ses conseils à l'Espagne. Conduite et sentiment d'Alberoni. Forces de l'Espagne diversement regardées.

L'Empereur[2] ne menaçoit pas moins tous les princes d'Italie que le Pape. Le duc de Parme, le plus exposé de tous à sa vengeance, ne cessoit d'exhorter l'Espagne de hâter son escadre, et d'augmenter ses troupes de vingt mille hommes, parce que l'Empereur augmentoit tous les jours celles qu'il avoit en Italie. Alberoni affectoit d'en douter, de croire une grande diminution dans les troupes impériales, et les Turcs éloignés de faire la paix; mais il ne laissoit pas d'appliquer tous ses soins à hâter tout ce qui étoit nécessaire pour attaquer les Allemands en Italie, toujours persuadé qu'il n'y avoit point de traité à faire avec eux, et que l'Europe ne seroit jamais tranquille, tandis que l'Empereur auroit un soldat et un pouce de terre en Italie. Son dessein étoit d'avoir trente vaisseaux de guerre en mer, avec tous les bâtiments nécessaires pour le service de cette flotte, et d'avoir des forces de terre proportionnées. Les ministres étrangers résidents à Madrid étoient étonnés, et quelques-uns bien aises, de voir l'Espagne sortir comme par miracle de sa foiblesse et de sa léthargie; d'autres en craignoient les effets, persuadés que, si les premiers succès de ces forces répondoient aux desirs du premier ministre, il ne s'y borneroit pas, autant pour son intérêt particulier que pour celui de son maître.

1. Cette dernière réflexion est de notre auteur.

2. Les mots *l'Emp*r surchargent *le Pape,* effacé du doigt.

Sage avis del Maro au roi de Sicile.

L'abbé del Maro ne cessoit d'avertir le roi de Sicile qu'il avoit tout à craindre des projets d'Espagne[1] ; que tout concouroit à croire qu'ils regardoient le royaume de Naples ; que, s'ils en faisoient la conquête, ils attaqueroient après la Sicile, ces deux royaumes étant nécessaires l'un à l'autre, surtout à l'Espagne, pour s'assurer les successions de Toscane et de Parme, le plus cher objet des vues de la reine d'Espagne. Ripperda étoit l'émissaire le plus secret d'Alberoni auprès des ministres étrangers à Madrid. Il alla trouver del Maro, et, raisonnant avec lui sur les préparatifs qui faisoient alors la matière de toutes les conversations, il lui fit entendre que le dessein étoit de faire passer le printemps prochain quarante mille hommes en Italie, pour attaquer le royaume de Naples, et que, si le roi de Sicile vouloit s'unir au roi d'Espagne et attaquer le Milanois en même temps, ils chasseroient infailliblement les Allemands de l'Italie. L'ambassadeur d'Hollande étoit connu pour trop partial pour persuader celui de Sicile. D'autres soupçons tomboient encore sur lui. Bubb, résident d'Angleterre, s'étoit adressé à Ripperda pour engager Alberoni à recevoir du roi d'Angleterre une gratification très considérable. Ripperda s'étoit chargé de la commission, à condition que Bubb n'en parleroit jamais directement ni indirectement au cardinal. La somme avoit été remise entre les mains de Ripperda; mais, loin qu'Alberoni en donnât quelques marques indirectes de reconnoissance, il avoit, en différentes occasions, et d'un air assez naturel, traité d'infâmes les ministres qui recevoient de l'argent des princes étrangers. Ainsi Ripperda, suspect au peu de gens qui surent cette aventure secrète, n'étoit guères propre à les persuader[2]. Mais qui pouvoit répondre qu'Alberoni ne fût pas assez fourbe pour avoir

Ripperda vendu à Alberoni, lui propose l'union du roi de Sicile au roi d'Espagne.

Singulière aventure d'argent entre Bubb, Ripperda et Alberoni.

1. Torcy, p. 1102.

2. Saint-Simon est seul, avec Torcy, sa source, à raconter cette anecdote, qui devait courir dans les cercles diplomatiques et qu'il répètera plus loin : suite des *Mémoires,* tome XV de 1873, p. 292.

su profiter de l'argent sans y laisser de sa réputation, et sans être tenu de reconnoissance, et que Ripperda, trop enfourné avec lui, et mal dans son pays, où il ne vouloit pas retourner, n'en ait été la dupe, et forcé de se laisser affubler du soupçon d'avoir profité de l'argent?

Triste état personnel du roi d'Espagne et du futur.

On doutoit alors de la vie du roi d'Espagne, quelque soin qu'Alberoni prît de publier le rétablissement parfait de sa santé. Ses anciennes vapeurs le reprirent sur la fin de décembre[1], et lui causèrent des foiblesses. On sut que sa tête étoit ébranlée au point de ne pouvoir ranger un discours, en sorte que, supposé qu'il vécût, il seroit incapable de gouverner, et que toute l'autorité demeureroit au cardinal et à la reine, et que la même chose arriveroit s'il venoit à mourir, parce que le testament qu'il avoit fait leur étoit en tout favorable. Les grands et les peuples anéantis, les conseils pour le moins autant, sans talents, sans moyens, sans courage pour s'affranchir du joug d'Alberoni, maître des troupes et des finances; d'ailleurs, nulle espérance du prince des Asturies, tendrement aimé des Espagnols, qui se flattoient d'apercevoir en lui de bonnes qualités. Mais c'étoit un enfant, élevé dans la crainte, tenu de fort court par un gouverneur italien perdu d'honneur et de réputation sur tous chapitres, dont le plus grand mérite étoit d'empêcher que qui que ce soit ne pût parler ni même approcher du prince, capable de tout pour augmenter sa fortune, et qu'on ne doutoit pas qui ne fût vendu à la reine, même au cardinal, quoique faisant profession de le mépriser. Ce gouverneur étoit le duc de Popoli, dont j'aurai lieu de parler davantage si j'ai le temps d'écrire jusqu'à mon ambassade[2].

Insolentes

Alberoni, en attendant[3], se plaignoit audacieusement de

1. Les gazettes ne parlent pas de cette rechute du roi ; au contraire elles annoncent, le 21 décembre, que sa santé continue à se rétablir (*Gazette*, 1718, p. 5 ; voir aussi p. 16 et 30).
2. Suite des *Mémoires*, tome XVIII, p. 39-44.
3. Mémoires de Torcy, p. 1105.

son sort, disoit qu'il n'étoit retenu d'abandonner le chaos des affaires que par sa tendresse pour le roi et la reine d'Espagne ; qu'il trouvoit à la vérité des ressources dans la monarchie, et se livroit à des comparaisons pompeuses, et à se donner de l'encens, et jusque de l'encensoir[1]. Les galions arrivèrent tout à la fin de cette année 1717[2], fort richement chargés, et apportèrent pour le compte du roi d'Espagne dix-huit cent mille piastres, secours arrivé fort à propos dans une conjoncture où on ne voyoit point d'alliés à l'Espagne pour les entreprises qu'elle méditoit. Alberoni s'épuisoit en vain pour s'attirer l'union des Hollandois. Il les prenoit par l'intérêt de leur commerce, par la crainte de la puissance et des desseins de l'Empereur, par la honte de leur servitude des Anglois, par leur opinion que Georges ne se pouvoit maintenir sur le trône sans l'assistance de la France et la leur. Ce même roi, il le regardoit comme le plus grand ennemi du roi d'Espagne, qui, par son intérêt de duc d'Hanovre, n'emploieroit jamais les forces de l'Angleterre qu'en faveur de l'Empereur, ce qui ne se pouvoit selon lui empêcher qu'en excitant des troubles dans son royaume et dans l'intérieur de sa cour, qui lui feroient quitter le soin des affaires étrangères, et terminer bientôt les négociations de Londres. Sur quoi il disoit que la bonté et la modération excessive du roi d'Espagne, jusqu'alors si peu utile, lui devoit servir de leçon pour en changer, et en devoit servir aussi aux autres princes à l'égard des Anglois, que cette douceur rendoit si insolents. De là à braver[3], à se vanter, à se louer, à soutenir qu'une conduite toute opposée étoit le seul chemin de la paix, non à la mode de l'Empereur et de Georges, mais d'une paix raisonnable, sûre et solide, telle

vanteries d'Alberoni ; ses efforts auprès des Hollandois ; son opinion de l'Angleterre ; ses bravades. Riche arrivée des galions.

1. « On dit proverbialement et figurément *donner de l'encensoir par le nez,* pour dire, donner des louanges outrées » (*Académie,* 1718).

2. *Gazette,* 1718, p. 6 ; *Gazette de Leyde* ou *Nouvelles extraordinaires de divers endroits,* n° 1.

3. Verbe déjà rencontré plus haut, p. 282.

que le roi d'Espagne l'offroit, et que la demandoient sa dignité, le bien de ses peuples et celui de toute la chrétienneté.

Hautes déclarations des ambassadeurs d'Espagne en France, en Angleterre et ailleurs. Propos d'Alberoni sur l'Angleterre et la Hollande.

Ce fut en ces termes que les ministres d'Espagne au dehors eurent ordre de s'expliquer aux cours où ils résidoient, Cellamare sur tous ; Monteleon de renouveler à Londres les protestations du desir d'une paix solide, mais dont la condition principale devoit être l'engagement pris par l'Empereur de ne plus tirer de contributions d'aucun prince ni État d'Italie, et de n'y plus envoyer de troupes ; que le mal devenoit tel, qu'il ne pourroit plus trouver de frein si la paix se faisoit en Hongrie ; qu'il ne falloit donc pas perdre un moment pour assurer le bien et le repos de l'Europe. Quoique Alberoni fût bien persuadé de la partialité du roi d'Angleterre, il affectoit de répandre qu'il ne pouvoit croire que la nation angloise prît les intérêts de l'Empereur assez à cœur pour se déclarer contre l'Espagne. Il parloit des Hollandois avec plus d'assurance, se fondant sur l'intérêt de leur commerce ; mais il se plaignoit qu'ils pussent compter que l'Espagne leur sauroit gré de leurs ménagements et de leur neutralité, tandis qu'il falloit agir pour assurer la tranquillité de l'Europe, et prendre des mesures sages telles que l'Espagne se les proposoit, non par des négociations, pour arrêter l'ambition de la cour de Vienne, sur laquelle il ne ménageoit pas les expressions.

Mesures militaires d'Alberoni. Il veut engager une guerre générale. Les Anglois ne laissent pas de le ménager.

Les[1] mesures qu'il prenoit consistoient à faire payer les troupes exactement, à fournir abondamment l'argent pour les recrues, les remontes, les habits, les armes, l'approvisionnement des places, les magasins, quatre fonderies pour des canons de bronze. On en fabriquoit en même temps de fer, des fusils, et de toutes sortes d'armes, six vaisseaux de ligne au Passage[2], que les constructeurs

1. Mémoires de Torcy, p. 1111 et suivantes.

2. Ce port du golfe de Gascogne, près de Saint-Sébastien, a déjà été mentionné dans le tome XVI, p. 340.

s'obligèrent à livrer tous prêts en avril 1719, en attendant une remise envoyée en Hollande de quatre cent mille piastres pour acheter six navires[1]. Les seuls revenus du roi d'Espagne suffisoient à ces dépenses sans recourir à aucune voie extraordinaire. Alberoni se faisoit honneur d'avoir connu que le malheur de l'Espagne venoit d'avoir jusqu'alors dépensé prodiguement en choses inutiles, et de manquer de tout pour les nécessaires. Il s'épuisoit sur ses propres louanges; disoit que l'Espagne ne se pouvoit flatter d'un accommodement raisonnable si elle ne se montroit armée, espérant d'obliger les plus indifférents à entrer en danse[2], et de faire venir à chacun l'envie de danser par les bons instruments qu'on accordoit à Madrid[3]. Ainsi il étoit évident qu'il ne songeoit qu'à la guerre, et point à traiter; que sa répugnance étoit entière pour la médiation d'Angleterre; qu'il ne traiteroit même pas par celle des États-Généraux, malgré sa prédilection pour eux. Nonobstant ces notions claires, les Anglois ne laissoient pas de le ménager, et ne désespéroient pas encore de parvenir à leurs fins. Georges fit renouveler à la reine et au cardinal tout ce qu'il leur avoit déjà fait promettre en cas de mort du roi d'Espagne[4].

Triste état personnel du roi d'Espagne, quoique rétabli.

Sa santé se rétablissoit; mais il étoit plongé dans une mélancolie profonde, et tellement dévoré de scrupules, qu'il ne pouvoit se passer un moment de son confesseur, quelquefois même au milieu de la nuit. Alberoni, qui

1. C'est le chef d'escadre Castañeta (ci-dessus, p. 280), qui fut envoyé en Hollande pour cette acquisition.

2. « *Entrer en danse* se dit proverbialement et figurément pour dire s'engager dans une affaire, dans une intrigue, dans une guerre, dans laquelle on n'avoit pris d'abord aucune part, dont on n'avoit été que spectateur » (*Académie*, 1718).

3. Voici la phrase de Torcy : « espérant qu'il obligeroit les indifférents même à entrer en danse, c'est ainsi qu'il s'expliquoit, ajoutant qu'on accordoit à Madrid de bons instruments pour faire venir à chacun l'envie de danser ».

4. Ci-dessus, p. 301.

Mesures d'Alberoni pour être seul et bien le maître de sa personne. Docteur Servi médecin parmesan.

vouloit être maître absolu de tous ceux qui approchoient familièrement du roi d'Espagne, fit venir un médecin de Parme, nommé le docteur Servi[1]. Il se défioit du premier médecin, chirurgien et apothicaire du roi, tous trois François[2], tous trois fort bien dans l'esprit du roi et de la reine ; mais le cardinal les trouvoit trop rusés et trop adroits pour les laisser en place. Tous les premiers ministres se ressemblent en tous pays. La principale qualité d'un médecin, selon celui-ci et tous les premiers ministres, étoit de n'être point intrigant ; l'intrigue, selon eux, est la peste des cours. Tout est cabale, et en est qui ils veulent en accuser. Le cardinal prétendoit que celle d'Espagne en étoit pleine, et se mettoit peu en peine de la capacité du médecin. Celle de Servi étoit des plus médiocres ; mais le hasard y devoit suppléer. Le point étoit qu'il eût du flegme, de la patience, du courage pour éluder les panneaux et les traits des trois François, qui ne manqueroient pas de le tourner en ridicule, et, s'ils pouvoient, de le dégoûter assez pour lui faire reprendre le chemin d'Italie. Il s'en est bien gardé. Il a figuré depuis, et a été premier médecin de la reine, et puis du roi jusqu'à sa mort, et l'est encore de la reine sa veuve[3].

Ces dispositions faites, Alberoni, voyant la santé du roi d'Espagne rétablie, sentit l'inutilité des offres du roi

1. Ce Servi était dès lors médecin de la reine ; Saint-Simon le nommera encore en 1722 : suite des *Mémoires*, tome XVIII de 1873, p. 146 et 148.

2. Le premier chirurgien s'appelait Jean-Baptiste le Gendre, et l'apothicaire Louis Riqueur : voyez ci-après aux Additions et Corrections. Quant au premier médecin, ce n'était plus Burlet, chassé depuis quelques mois (tome XXXI, p. 123) ; mais il ne devait pas encore être remplacé par l'irlandais Hyghins, que Saint-Simon trouva en fonctions lors de son voyage, quoiqu'une lettre du duc de Saint-Aignan citée ci-après, p. 372, dise que ce médecin était « anglois ». Nous les retrouverons en 1722 : tome XVIII de 1873, p. 148.

3. Philippe V étant mort le 9 juillet 1746, ceci indique que Saint-Simon a dû écrire ce passage dans les derniers mois de cette année.

d'Angleterre. Il y répondit comme il devoit pour la reine et pour lui, mais sans donner au fond à ces compliments plus de valeur qu'ils n'en méritoient. Il ne parla pas même au colonel Stanhope d'une proposition que le P. Daubenton lui avoit faite, et à laquelle il n'auroit eu garde de s'avancer sans l'ordre du cardinal : c'étoit le mariage du prince des Asturies avec une fille du prince de Galles[1]. Le colonel, qui n'étoit pas instruit des intentions du roi son maître, n'osa répondre précisément sur une matière dont il sentoit les difficultés et les conséquences par rapport à la religion et à la jalousie que le Régent d'une part, et l'Empereur de l'autre, en pourroient prendre. Alberoni donc n'en ouvrit pas la bouche ; il se contenta dans ses conférences avec le colonel Stanhope de lui faire quelques questions sur la personne et le caractère de la princesse. Ainsi la défiance étoit mutuelle parmi tous ces témoignages d'amitié. L'escadre qui s'armoit en Angleterre l'augmentoit beaucoup. Monteleon ne le cacha pas au roi d'Angleterre, qui protesta toujours de son desir de venir à bout de la paix et que l'escadre ne regardoit point le roi d'Espagne, mais l'insulte que la nation angloise avoit reçue en la personne du comte de Peterborough[2].

Proposition en l'air de marier le prince des Asturies à une fille du prince de Galles.

Il paroissoit plus d'union et de sincérité entre la France et l'Angleterre. Néanmoins, les ministres de Georges, surtout les Hanovriens, trouvoient mauvais que le Régent se montrât si opiniâtre à vouloir la renonciation absolue de l'Empereur à la monarchie d'Espagne, et l'assurance des

Roideur de l'Empereur soutenu des Anglois.

1. La princesse Anne, fille aînée du prince de Galles, était née le 2 novembre 1709, et n'avait alors que sept ans, et le prince des Asturies dix ans ; elle épousa en 1734 le prince de Nassau-Dietz. Ce projet de mariage avec le prince espagnol ne semble avoir aucune vraisemblance.

2. Ci-dessus, p. 276 et 305. Par la lettre du Régent à M. de Peterborough qu'on trouvera ci-après, p. 366, on verra que ce seigneur, dont le roi Georges prenait la cause en main, se faisait aussi recommander par la reine d'Angleterre veuve de Jacques II.

successions de Parme et de Toscane en faveur d'un fils de la reine d'Espagne. Pentenrieder assuroit que jamais l'Empereur ne consentiroit à l'une ni à l'autre de ces conditions ; que c'étoit une nouveauté directement contraire au plan dont l'abbé Dubois étoit convenu lorsqu'il étoit à Hanovre. Bernstorff et ceux qui dépendoient de lui secondoient Pentenrieder. Ils traitoient la fermeté et les instances du Régent de dispositions équivoques de la France et d'irrésolutions sans fin du Régent. Robethon[1], ce réfugié que Bernstorff avoit insinué dans les affaires, décidoit et déclaroit que, si le Régent ne se relâchoit sur ces deux articles, il étoit inutile de négocier, que ce n'étoit que par des tempéraments qu'on pouvoit conduire les choses à une heureuse fin.

Inquiétude du roi de Sicile. Propos de son envoyé en Angleterre avec Stanhope, qui l'augmente. La Pérouse est la dupe de Pentenrieder sur la France.

Si[2] les principales puissances intéressées dans la négociation étoient dans une telle défiance réciproque, le roi de Sicile, plus soupçonneux et plus persuadé que qui que ce fût que la défiance est une partie essentielle de la politique, craignoit à proportion de son caractère les effets d'une négociation commencée et conduite à son insu, dont vraisemblablement une des premières conditions seroit de le dépouiller de la Sicile. On ne lui en avoit pas fait encore la moindre ouverture tout à la fin de cette année. Il se plaignit à l'Angleterre d'un mystère si long à son égard, qui ne pouvoit lui annoncer rien que de mauvais. Stanhope y répondit qu'il étoit vrai qu'on avoit quelques espérances de procurer le repos à l'Europe, en particulier à l'Italie, mais si foibles jusqu'alors et si incertaines qu'il étoit impossible de faire aucun plan et de rien dire. La Pérouse représenta que son maître, plein de confiance pour le roi d'Angleterre, auroit dû en espérer un retour réciproque. Il assura que ce prince ne plieroit jamais mal à propos, qu'il hasarderoit tout plutôt

1. Ci-dessus, p. 237.
2. Mémoires de Torcy, p. 1118 et suivantes.

que de souffrir une injustice ; que l'Angleterre étoit garante des avantages qu'elle lui avoit procurés par le traité d'Utrecht ; qu'ils étoient proprement le fruit des services qu'il avoit rendus pendant la grande alliance ; qu'ainsi les deux partis tory et whig étoient également engagés à le maintenir dans la possession de la Sicile, qu'il avoit[1] acquise par la protection de l'Angleterre. Stanhope répondit en homme embarrassé et qui craignoit de s'engager. Il mit des révérences à la place des raisons ; dit que, pendant le séjour du roi d'Angleterre à Hanovre, il avoit agi auprès de l'Empereur pour procurer la paix au roi de Sicile, inutilement à la vérité, mais que les ministres piémontois en avoient été avertis. Il ne voulut rien dire de plus précis, et moyennant cette circonspection, il laissa la Pérouse pleinement persuadé que la France et l'Angleterre avoient une égale intention de donner atteinte aux traités d'Utrecht. Il jugea même que le roi d'Espagne ne seroit pas fâché que ces traités fussent enfreints, pour avoir la liberté de recouvrer les États autrefois dépendants de sa couronne, et pour revenir contre ses renonciations à celle de France. Enfin la Pérouse, soufflé d'ailleurs par les émissaires de Pentenrieder, se persuada que la France et l'Espagne s'entendoient ensemble et que le Régent n'avoit laissé aller Monti à Madrid que pour gagner Alberoni, et qu'il y avoit réussi. Cette opinion néanmoins contredisoit un autre discours tenu quelques jours auparavant. On disoit qu'Alberoni assuroit la cour d'Angleterre que, si l'Empereur vouloit renoncer à l'Espagne et promettre pour un fils de la reine d'Espagne l'expectative de Toscane et de Parme, le roi d'Espagne uniroit ses forces à celles de l'Empereur pour le mettre en possession de la Sicile.

Le Czar prend la protection du duc de

Ainsi tout conspiroit, selon l'opinion publique, à l'agrandissement de l'Empereur. Toutefois ses ministres préten-

1. Le manuscrit porte *qui l'avoit*, par une erreur assez fréquente chez notre auteur.

Mecklembourg et rassure le roi de Prusse sur un traité particulier avec la Suède.

doient, mais sans faire pitié à personne, que chacun vouloit alors lui faire la loi dans l'Empire. Pentenrieder le dit ainsi à Londres à l'occasion d'une déclaration que le ministre de Moscovie [1] fit à Bernstorff. Elle portoit que le Czar ne pourroit s'empêcher de protéger le duc de Mecklembourg, son parent[2], si on entreprenoit de l'opprimer sous de vains prétextes. On croyoit alors que la paix entre la Suède et la Moscovie seroit incessamment conclue, et, comme il n'étoit question que d'un accommodement particulier, le roi de Prusse avoit lieu de se croire abandonné. Mais le Czar démentit les bruits publics. Il écrivit au roi de Prusse, et l'assura positivement qu'il détestoit les traités secrets, et qu'il n'avoit jamais pensé à en conclure.

C'est en cet état que se trouvoient, à la fin de cette année 1717, les affaires générales de l'Europe.

Mort de la maréchale de Duras. Quatre gentilshommes de Bretagne mandés par lettre de cachet pour venir

Elle finit en France par la mort de la maréchale de Duras[3] à soixante-quinze ou seize ans[4], sœur du dernier duc de Ventadour, fort retirée dans une terre près d'Orléans[5]. C'étoit une femme singulière, boiteuse, fort grosse et de beaucoup d'esprit. J'avois oublié d'en faire mention ; car elle mourut dès le mois de septembre. Mais tout à la fin de l'année, on envoya en Bretagne quatre

1. C'était depuis juillet 1717 M. de Wesselowski, d'après la *Gazette*, p. 371.

2. Ci-dessus, p. 34 et 264.

3. Marguerite-Félice ou Félicie de Lévis-Ventadour : tome III, p. 16.

4. Il écrit *75 ou 6 ans*.

5. Elle mourut le 10 septembre dans sa terre de la Motte (*Gazette*, p. 480 ; *Gazette d'Amsterdam*, nº LXXXI ; *Mercure* d'octobre, p. 189-190). Son mari, mort en 1704, l'avait laissée dans une situation précaire, et un arrêt du Conseil avait réglé en 1707 l'état de ses dettes (Archives nationales, registre E 1940, fol. 137-140). On a vu ci-dessus, p. 123, la mort de son frère le dernier duc de Ventadour, mort quinze jours après elle. La maréchale habitait dès 1693 presque continuellement dans ce château de la Motte, « vers la rivière de Loire », disent les *Mémoires de Sourches*, tome IV, p. 228.

lettres de cachet, pour ordonner à quatre gentilshommes de Bretagne qui y avoient paru les plus opposés aux volontés de la cour, d'y venir rendre compte de leur conduite[1]. Leur nom étoit MM. de Piré[2], Bonamour[3], Noyant[4] et Guesclairs[5].

rendre compte de leur conduite.

1. Saint-Simon prend cela à Dangeau, p. 221.

2. Christophe de Rosnyvinen, marquis de Piré, né le 28 septembre 1653, avait déjà été exilé en 1703 pour son attachement aux franchises de la province ; il était malade et ne vint pas à Paris (*Dangeau*, p. 246). Il fut président de la noblesse aux États de 1720 et de 1722 et mourut le 24 février 1732. Il est l'auteur d'une *Histoire de la Ligue en Bretagne* parue en 1732. Son fils était conseiller au parlement de Rennes.

3. Louis-Germain de Talhouët, comte de Bonamour, né le 16 octobre 1684, avait été capitaine au régiment de Béarn, mais avait quitté le service. Impliqué dans la conspiration de Pontcallec, il réussit à s'échapper et à gagner l'Espagne, où il obtint une compagnie dans le régiment des gardes wallonnes ; il fut tué le 25 mai 1734 à l'attaque de Bitonto au royaume de Naples (A. de Boislisle, *Généalogie de la maison de Talhouët*, p. 126 et suivantes).

4. Antoine-René de Ranconnet, dit le comte de Noyant, né le 24 octobre 1680, avait été reçu page de la grande écurie en mai 1699. Il était par sa mère cousin germain du comte de Rions, l'amant de la duchesse de Berry. Nous le retrouverons à diverses reprises dans la suite.

5. Saint-Simon copie ce nom dans Dangeau. Le véritable nom est « du Groesquer » ; il portait le titre de chevalier et avait un frère abbé, qui fut compromis avec lui dans les mouvements de Bretagne. « M. du Groësquer, écrivait l'intendant Feydeau de Brou, est un jeune homme,..... qui a voulu faire le bel esprit, quoiqu'il en ait peu » (cité par A. de Boislisle, *Généalogie de la maison de Talhouët*, p. 287). Les trois derniers de ces quatre personnages obéirent aux lettres de cachet et furent exilés peu après de divers côtés (*Dangeau*, p. 246). Voyez A. de la Borderie et B. Pocquet, *Histoire de Bretagne*, tome VI, p. 8, et Potier de Courcy, *Nobiliaire et armorial de Bretagne*, tome I, p. 484.

APPENDICE

PREMIÈRE PARTIE

ADDITIONS DE SAINT-SIMON

AU *JOURNAL DE DANGEAU*

1443. *Les habitants de la Martinique renvoient en France leur gouverneur et leur intendant.*

(Pages 59-60.)

8 juillet 1717. — Jamais complot plus sagement concerté, plus secrètement conduit, plus doucement ni plus plaisamment exécuté par un si grand nombre d'hommes. Les habitants de la Martinique, poussés à bout des tyrannies et des pillages du gouverneur et de l'intendant réunis ensemble, et hors d'espérance d'en avoir justice ni changement, les paquetèrent un matin dans un vaisseau, scellèrent leurs papiers et leurs effets, ne touchèrent à rien et ne firent mal à eux ni à personne, et les firent mettre à la voile pour France. L'étonnement de ces deux hommes fut sans pareil et leur honte telle qu'on la peut croire, et bien plus grande encore quand ils furent arrivés. Les plaintes et les excuses des habitants les avoient précédés de quelques jours sur un autre bâtiment, et leur conduite, en attendant les ordres de la cour, fut si soumise et si tranquille, que, sans leur donner raison, on ne put aussi leur donner tort. Ils en furent quittes pour une légère réprimande, et on leur envoya un autre gouverneur et un autre intendant. Ce qu'on fit mal, c'est que les renvoyés en demeurèrent quittes pour leurs emplois.

1444. *Caractère de Harlay, conseiller d'État.*

(Page 64.)

23 juillet 1717. — Harlay, conseiller d'État et fils unique du feu premier président, étoit digne d'être le fléau de son père, et son père d'être le sien, comme ils le furent toute leur vie, sans toutefois s'être jamais séparés d'habitation. On a vu en son lieu quel étoit le père ; le fils, avec moins d'esprit et une ambition démesurée nourrie par la

plus folle vanité, avoit un esprit guindé, pédant, précieux, qui vouloit primer partout et qui couroit également après les sentences, qui toutefois ne couloient pas de source, et les bons mots qu'il rappeloit tristement de son père. C'étoit un composé étrange d'un magistrat dans l'écorce de l'ancien temps et du petit maître de celui-ci, avec tous les dégoûts de l'un et tous les ridicules de l'autre. Son ton de voix, jusqu'à sa démarche et à son attitude, tout étoit d'un mauvais comédien forcé : joueur par air, chasseur par faste, magnifique pour faire le grand seigneur, il se ruina autant qu'il le put ; avec un extérieur austère, presque autant et aussi ouvertement débauché qu'un académiste. On feroit un livre, et fort divertissant, du domestique entre le père et le fils. Jamais ils ne se parloient de rien ; mais les billets mouchoient à tous moments d'une chambre à l'autre avec un caustique amer et souvent aussi facétieux. Le père se levoit pour son fils toujours, même quand ils étoient seuls, ôtoit gravement son chapeau, ordonnoit qu'on apportât un siège à M. de Harlay, et ne se rasseyoit que lorsque le siége étoit en place : c'étoient des compliments, et dans le reste un poids et une mesure de paroles ; au fond, ils se détestoient réciproquement, et tous deux avoient raison. Le ver rongeur du fils ainsi que du père, c'étoit de n'être de rien, et cette rage le rendoit ennemi de presque tout ce qui avoit part au gouvernement, et frondeur de tout ce qui se faisoit. Sa foiblesse et sa vanité étoient là-dessus si pitoyables, que, sachant très bien qu'il n'y avoit ni affaire ni occasion qui lui pût attirer ni message de M. le duc d'Orléans, ni visite de personne des conseils, il défendoit souvent à ses gens, devant ceux qui le venoient voir, de lui laisser entrer personne, quelque considérables qu'ils fussent, même de la part de M. le duc d'Orléans, parce qu'il vouloit être en repos et qu'encore quelquefois étoit-il permis d'être avec ses amis et de reprendre haleine, et ces prétendus amis en rioient en eux-mêmes et, au partir de là, en alloient rire avec les leurs. Sa femme, qui étoit une demoiselle de Bretagne, héritière très riche et d'une grande vertu, fut avec lui une des plus malheureuses créatures du monde. Ils n'eurent qu'une fille unique, qui épousa un dernier fils du maréchal de Luxembourg, qui est maintenant le maréchal de Montmorency. Le premier président avoit été l'âme damnée de M. de Luxembourg. M. d'Harlay mourut comme il avoit vécu, et se plut à faire un testament ridicule et à se moquer des jésuites en leur faisant un très riche présent de livres dont il ôta tous ceux de dévotion, et de celui à qui il les donna, qui n'étoit pas friand de telle lecture et bien connu pour tel.

1445. *Le maréchal de Tallard entre au conseil de régence ; difficulté de préséance avec le maréchal d'Estrées.*

(Page 76.)

31 juillet 1717. — Le maréchal de Tallard, nommé par le testament

du Roi pour être du conseil de régence, mouroit à petit feu de n'être de rien, et périssoit entre la politique et la rage. Il vouloit, disoit-il dans les commencements, porter écrit sur son dos le testament du feu Roi, et il se retira à la Planchette, près Paris, d'où ses inquiétudes et l'ennui le ramenèrent au bout d'un an. Il étoit intimement lié avec les Rohans, mais avec servitude, et ne l'étoit pas moins de tout temps, et encore plus de la même façon, avec le maréchal de Villeroy. Les affaires importantes avoient déjà pris le chemin unique du cabinet du Régent, qui se laissa aller au maréchal de Villeroy, et qui, sortant de ces mouvements bâtards et de noblesse, crut se rallier un groupe de gens considérables, en levant l'excommunication civile sous laquelle Tallard gémissoit, qui, n'allant presque jamais au Palais-Royal, fut ainsi admis comme tout à coup au conseil de régence. Sa joie fut si grande qu'elle en parut indécente ; mais ce ne fut pas tout. Deux jours après il entra au Conseil pour la première fois. Vers le milieu, Saint-Simon, qui étoit de l'autre côté de la table, le vit rougir, pâlir, frétiller sur son siége et fort embarrassé de soi ; il dit à M. le duc d'Orléans qu'il croyoit que Tallard se trouvoit mal, et celui-ci ne se fit pas prier de sortir, et rentra quelque temps après. Il lui dit au sortir du Conseil qu'il lui avoit sauvé la vie, qu'il avoit indiscrètement pris de la rhubarbe le matin, qu'il venoit de mettre la chaise percée du maréchal de Villeroy comble, et qu'il ne savoit ce qu'il seroit devenu, parce que jamais il n'auroit osé demander permission de sortir. Saint-Simon en rit de bon cœur et ne prit pas le change de la rhubarbe. Tallard étoit trop aise pour avoir oublié le Conseil, et trop avisé pour avoir pris ce jour-là de quoi se purger. Il s'étoit présenté une difficulté entre les maréchaux d'Estrées et de Tallard, lorsque ce dernier entra au conseil de régence, où le premier entroit lorsqu'il s'agissoit d'affaires de marine, et avec les présidents des conseils lorsqu'ils s'y trouvoient pour des affaires extraordinaires où on les appeloit tous. Le duc de Saint-Simon avertit Tallard de ne pas céder au maréchal d'Estrées, et, comme Tallard fut nommé la surveille d'un conseil de régence, il ne reçut cet avis qu'un moment devant d'y entrer. Il en fit l'honnêteté au maréchal d'Estrées, et tous deux en parlèrent à M. le duc d'Orléans lorsqu'il arriva, tellement que, lorsqu'on se mit en place, ils se tinrent debout derrière, l'un auprès de l'autre, et par l'ordre du Régent voulurent exposer le fait pour être jugé. Estrées parla le premier ; Tallard, étourdi du bateau, s'embarrassa. Saint-Simon, qui sentit qu'il s'en tireroit mal, prit son temps d'une légère pause que le trouble faisoit faire à Tallard, et proposa au Régent que, s'il avoit agréable de prier les deux maréchaux de passer dans l'antichambre, il remettroit aisément au Conseil le point de la difficulté qui étoit entre eux, et que les opinions seroient plus libres en leur absence. Tallard, ravi d'être déchargé de plaider sa cause, témoigna qu'il sortiroit volontiers ; le maréchal d'Estrées n'en fit point de difficulté, et M. le duc d'Orléans leur dit qu'en effet cela seroit mieux de la sorte, et qu'on les rappelleroit incontinent. Ils sortirent donc, et M. de Saint-Simon exposa au Conseil ce dont il s'agissoit. Tous deux étoient maréchaux de France et de ce côté-là, Estrées étoit l'ancien de Tallard ; mais Tallard étoit duc vérifié au Parlement, et le maréchal d'Estrées, grand d'Espagne plus ancien que l'autre n'étoit duc. Point de difficulté qu'à ce titre il ne précédât Tallard aux cérémonies de l'Ordre qu'ils avoient tous deux, et en toutes les cérémonies de la cour ; mais il avoit été réglé, dès la première fois que le conseil de régence s'étoit assemblé, comme on l'a vu en son lieu, que le maréchal de Villars y précéderoit le maréchal d'Harcourt, celui-ci beaucoup plus ancien duc vérifié que l'autre, mais Villars plus ancien pair qu'Harcourt, parce que le conseil se devoit régler pour les séances comme elles le sont au Parlement, aux États généraux et aux cérémonies de l'État, où la pairie l'emporte sur tout le reste. Par cette règle des rangs, il résultoit que, entre deux hommes qui n'étoient pas pairs, mais dont l'office de la couronne étoit effacé pour le rang par une autre dignité, c'étoit cette dignité supérieure à leur office qui devoit régler leur rang. Ces deux dignités étoient l'une de l'État, l'autre étrangère. Cette étrangère rouloit en égalité par ancienneté avec la première de l'État dans les cérémonies de la cour, mais ne pouvoit comme telle être admise dans une séance qui se régloit pour le rang par la pairie, puisqu'il s'y agissoit de matières d'État où elle ne pouvoit avoir aucune part, au lieu que la dignité de duc vérifié, étant une dignité réelle et effective du royaume, avoit, comme telle, caractère pour être admise aux affaires du royaume et n'y pouvoit être admise que dans le rang qui lui appartenoit ; d'où il résultoit que, la préséance demeurant au maréchal d'Estrées sur le maréchal de Tallard à la cour, ce dernier l'avoit de droit sur l'autre dans les cérémonies de l'État et singulièrement dans les séances du Conseil destiné à suppléer en tout à la minorité du Roi pour le gouvernement de l'État. Cet exposé que Saint-Simon étendit davantage frappa tout le Conseil, qui tout d'une voix opina pour Tallard. M. le duc d'Orléans prononça ; la Vrillière écrivit la décision sur les registres du conseil de régence, et aussitôt après les deux maréchaux furent mandés, et la Vrillière les alla appeler. Ils s'approchèrent derrière ceux du Conseil, qui s'étant rassis, et les maréchaux demeurés debout derrière eux, l'un auprès de l'autre, M. le duc d'Orléans leur prononça la décision qui venoit d'être faite, avec un petit compliment au bout au maréchal d'Estrées, qui prit fort galamment la chose et Tallard fort modestement. Le Régent leur dit ensuite de prendre leurs places, et ils la prirent en même temps où leur rang les plaçoit, suivant ce qui venoit d'être jugé.

1446. *Le maréchal de Tessé quitte sa place du conseil de marine.* (Page 81.)

6 août 1717. — Le maréchal de Tessé étoit de longue main plus que

hors de portée de M. le duc d'Orléans. Il avoit tiré bon parti de sa charge de général des galères qui avoit été le prétexte de le mettre du conseil de marine, où son métier étoit de n'entendre rien. Il se croyoit retiré aux Camaldules, où il voyoit force compagnies d'hommes et de femmes à qui il donnoit souvent à manger et à coucher, et venoit toutes les semaines coucher une nuit ou deux, et quelquefois plus, à Paris, où il se croyoit aussi retiré qu'aux Camaldules dans un appartement aux Incurables, où il ne se tenoit guères que pour coucher et y donner à manger. Il crut donc donner un vernis de plus à sa retraite et à ses anciennes liaisons, de quitter ce conseil de marine, sans préjudice de sa bourse.

1447. *Tentative d'enlèvement du roi Stanislas.*

(Pages 82-83.)

20 janvier 1719. — Le roi Stanislas, échappé à ses ennemis avec sa femme et sa fille, à grande peine et à grands périls, s'étoit réfugié aux Deux-Ponts chez le roi de Suède, et y subsistoit aux dépens de ce prince sur les revenus de ce duché. La mort de ce conquérant fit changer ce petit pays de maître, et ôta au roi Stanislas subsistance et sûreté. Sa tête étoit à prix par un décret de la diète de Pologne, et y a été sans discontinuation jusqu'à la paix de 1736 qui a suivi sa seconde élection et sa seconde abdication. Il représenta son triste sort à M. le duc d'Orléans, qui lui donna secrètement quelque peu pour vivoter, et lui permit de se retirer sourdement dans quelque village de la montagne auprès de Landau, où il fut ignoré. Au bout de quelque temps assez court, l'appât du gain en portant en Pologne sa personne ou sa tête, le fit découvrir et dresser une entreprise pour l'enlever. Il en fut averti, implora le secours du commandant de Landau pour se garantir, et en même temps la permission du Régent de se retirer dans la place pour sa sureté, et il l'obtint. Dans les suites, on le mit à Wissembourg, dans une ancienne maison de commanderie ruinée par les guerres, et c'est de là qu'il n'est sorti que pour venir accorder la reine dans Strasbourg à l'ambassade extraordinaire et magnifique du duc d'Antin chargé de lui en faire la demande solennelle.

1448. *Le Parlement s'oppose à la création de nouvelles charges dans les Bâtiments.*

(Page 85.)

20 août 1717. — Dangeau crève dans sa peau avec toute sa politique. Il gémit des retranchements sur les bâtiments ; il gémiroit si on ne donnoit aucun soulagement. On le remarque une fois entre mille échappées, très distinctes dans ces Mémoires, pour montrer que ce n'est pas à tort qu'on a souvent fait sentir ses partialités.

1449. *Le Régent va à la procession sur la procuration du Roi.*
(Page 86.)

15 août 1717. — Il fut bien singulier qu'un régent, petit-fils de France, eût besoin de faire le roi, par une commission expresse, pour avoir la droite sur le Parlement, et seulement la droite, et le roi au point d'avoir le duc de Villeroy avec le bâton de capitaine des gardes du corps en quartier et le premier gentilhomme de la chambre en année derrière lui, en même fonction que derrière le roi, les gardes du corps, cent-suisses et tout le reste. Quoi de plus avec les États généraux du royaume assemblés, avec qui encore cela auroit dû paroître bien fort.

1450. *Le Parlement s'enorgueillit de la faiblesse du Régent.*
(Page 108.)

5 septembre 1717. — Le Parlement, qui se prétend tuteur des rois mineurs et des majeurs aussi, quand il l'a pu, voulut montrer ici que ce n'est pas en vain, et eut affaire à un régent et à un ministre qui en eurent la complaisance ; elle ne remédia à rien et enorgueillit le Parlement jusqu'à l'ivresse. L'autorité du Régent en déchut, et il ne tarda pas à s'apercevoir de l'un et de l'autre. Pour le duc de Noailles, qui mouroit toujours de peur de la robe, à qui il étoit accoutumé de faire une cour servile, il ne s'en fit que mépriser, et il ne fut pas longtemps à l'éprouver. Pour Law, qui pensoit mieux à cet égard, il ne put qu'obéir. Le Régent, en tenant bon et se moquant d'une prétention si dangereuse, eût forcé le Parlement à enregistrer son édit, avec le public à son cul pour la suppression du dixième et pour d'autres points de cet édit si intéressant, et n'eût pas ouvert la voie à ceux qui, par divers intérêts, se réunissoient entre eux à vouloir brouiller, d'espérer de réduire son autorité, et de le mettre au point de dépendre de leurs volontés, qui n'étoient pas, à beaucoup près, de lui laisser le gouvernement des affaires.

1451. *Prétention des évêques au service anniversaire de Louis XIV.*
(Page 108.)

1er septembre 1717. — La reconnoissance n'est pas la vertu du monde, ni de la cour en particulier. Ce n'étoit que la deuxième année de la mort du Roi. Tout étoit plein de gens qui lui devoient tout leur être, et d'eux, et de leurs maisons, et qui, personnellement encore, les lui devoient, et déjà la solitude à son anniversaire. Les prétentions naissoient tous les jours et se poussoient à toutes sortes d'indécences : y en a-t-il une pareille à celles de ces évêques de quitter l'église, les autels, la prière, pour venir porter une orgueilleuse plainte de n'avoir pas ce qu'ils n'ont jamais eu, et qu'ils ne doivent jamais prétendre, puisqu'ils n'ont point de carreau devant le Roi, et que la règle certaine est que personne n'a devant les morts que ce qu'on a devant les vivants de même genre? Mais en celui-là même, ils étoient parvenus à usurper, comme en bien d'autres, et cela les invitoit à essayer de continuer.

1452. *Les honneurs du Louvre et les carreaux devant le Roi sont le privilège des évêques pairs.*

(Page 109.)

14 mars 1716. — Les ducs et les princes étrangers, comme les femmes des uns et des autres, ont de tout temps eu un carreau, et la chicane de la distinction de l'avoir en vue ou hors vue, n'avoit pas été imaginée avant la promotion de 1688, en faveur des bâtards du Roi, et n'a même eu lieu depuis que par les hommes. L'usage en étoit si certain, qu'il n'a pas même été mis en doute; mais, à l'égard des évêques pairs, on ne l'assurera pas au prié-Dieu du Roi avec la même certitude, sans toutefois avoir contre autre chose que des présomptions, et ces présomptions les voici : il est certain que c'est le connétable Anne de Montmorency, qui le premier, depuis qu'il fut duc et pair longtemps depuis qu'il fut connétable, est entré à cheval dans la cour intérieure du roi, qui y est monté à cheval sans sortir à pied dehors, et cela très peu après que les seigneurs du sang, chefs de branche, eurent commencé à en user ainsi. On appeloit alors de ce nom ceux que nous connoissons sous celui de princes du sang, depuis que la très juste et très judicieuse déclaration d'Henri III les a eu tous déclarés pairs nés, même sans posséder de pairie, et précédant partout les autres pairs plus anciens. Jusque là ils en étoient précédés, sans dispute et partout, et ils étoient pairs par leurs pairies, marchoient dans le simple rang de leur ancienneté parmi les pairs, et pareillement avec les officiers de la couronne, si sans pairies ils en avoient des offices; chose insoutenable selon la droite raison dans un État dont la couronne tire sa plus ancienne et sa plus radieuse splendeur de suivre la loi salique, et où par conséquent ceux-là étoient susceptibles d'y parvenir et de devenir les souverains de ces mêmes pairs et de ces officiers de la couronne dont ils étoient en attendant précédés.

Parmi ces seigneurs du sang, les chefs des branches cadettes précédoient alors les cadets des branches aînées, hors la pairie, où un officier de la couronne ne décidoit pas entre eux, et ce furent ces chefs de branche qui commencèrent à monter et à descendre de cheval dans la cour du roi. Peu après le connétable Anne, le duc de Guise, si puissant alors, l'imita, et de lui aux pairs de sa maison, puis aux autres, la transition fut momentanée. De carrosse il n'en étoit pas question alors, rarement de quelque espèce de coche pour la reine ou pour quelque grande dame, et encore si rarement qu'on voit l'usage constant de Catherine de Médicis et de toutes les dames de ce temps-là, de ne connoître que des haquenées pour voiture dans les plus longs voyages, si fréquents alors, en l'un desquels elle se rompit la jambe en tombant de sa haquenée. Lorsque les carrosses commencèrent, les mêmes personnes qui montoient et descendoient de cheval dans la cour du roi, y entrèrent et en sortirent dans leurs carrosses, et c'est ce qu'on connoît sous le nom des honneurs du Louvre ; cela ne fut contesté à aucun et ne l'a jamais été. Le rare est que les évêques pairs, qui en tout et partout ont les mêmes rangs et honneurs, traitements et distinctions que les pairs laïques, ne s'étoient point encore avisés d'entrer en carrosse dans la cour du roi, jusqu'à la majorité de Louis XIV, et cela ne peut se comprendre, puisque, longtemps devant, les officiers de la couronne en jouissoient comme les ducs, et leurs femmes comme les duchesses. L'évêque de Beauvais, Potier, si connu pour avoir été un instant premier ministre les premiers jours qui suivirent la mort de Louis XIII, et que le cardinal Mazarin supplanta si prestement, s'avisa le premier de cette sottise de ses confrères et de la sienne, et un beau jour entra en carrosse dans la cour du Roi à Paris. La Reine-mère régente se trouva par hasard auprès d'une fenêtre, d'où elle le vit arriver ; elle en parla le soir à Bautru, capitaine de la porte, comme d'une nouveauté qui l'avoit surprise et que ses gardes n'auroient pas dû souffrir. Bautru, qui étoit sur le pied de plaisanterie et de familiarité avec elle, lui répondit qu'il ne savoit pas pourquoi Monsieur de Beauvais, qui avoit en tout le rang des ducs, et qui par l'ancienneté de sa pairie les précédoit tous, seroit de pire condition qu'eux pour les honneurs du Louvre, jouissant de tous les autres ; que si lui et les autres évêques pairs ne les avoient pas pris, c'est que c'étoient des sots, et que, quoi qu'elle pût dire, il ne les en empêcheroit pas. Il étoit apparemment ami de l'évêque. La Reine, qui avoit toujours conservé de l'affection pour lui et qui étoit peinée du tire-laisse qu'elle lui avoit laissé essuyer pour le premier ministère, ne voulut pas lui donner de dégoût sur une chose qui en effet étoit juste, puisqu'il avoit tous les autres rangs, honneurs et distinctions des ducs, et de cette époque Monsieur de Beauvais et les autres évêques pairs, à son exemple, se mirent en possession des honneurs du Louvre, qui n'a pas été contestée depuis à leurs successeurs.

Comme ils ont été un temps aussi long à ne pas avoir les honneurs du Louvre depuis la possession où en étoient non-seulement les ducs et les princes étrangers, mais aussi les officiers de la couronne et leurs femmes, il se peut faire que ces mêmes évêques pairs aient négligé le carreau au prié-Dieu du Roi. Depuis un très long temps, excepté le siége de Reims, occupé par des cardinaux, les autres évêchés-pairies étoient remplis de sujets qui ne figuroient point dans les affaires ni par les troubles ni par le ministère, et qui par conséquent demeuroient chez eux dans une longue suite d'années, où chacun y tenoit son coin, et où Paris et la cour n'avoient ni affaires ni agréments, ni usage même pour y venir. Il paroît même que cette rareté des prélats à la cour et à Paris a dépassé le règne d'Henri IV, qui s'est toujours tenu fort peu de suite dans les mêmes lieux, et plus que la minorité de Louis XIII, agitée de troubles et de voyages jusque après le premier raccommodement avec la Reine sa mère. Ce règne même tout entier d'un prince si ordinairement en guerre et à la tête de ses armées ou dans son royaume contre les partis et les protestants, ou sur ses différentes frontières, s'est peu ou point appliqué à former une nombreuse cour, qui n'a proprement été attirée que par le goût et la politique de la dernière Reine-mère et du feu Roi son fils, ce qui y a rendu les évêques d'abord moins rares, et ensuite très ordinaires, depuis qu'on ne faisoit plus ses affaires de loin si bien que de près, et que, au lieu de tirer sa considération de son éloignement, on commença, par l'autorité de la cour, qui peu à peu s'étendit à toutes choses, à en avoir des besoins continuels, et à s'accoutumer à y venir par nécessité et ensuite à y demeurer par goût, comme au centre de la meilleure compagnie, qui les rassembloit toutes de toutes parts, parce que c'étoit le lieu où l'on vouloit que l'on fût, celui d'où partoient toutes les grâces et les expéditions d'affaires. Les cardinaux de Richelieu et Mazarin, qui se succédèrent presque sans intervalle dans la pleine puissance, durèrent cardinaux et premiers ministres près de quarante ans, avec chacun leur maison militaire presque semblable à celle des deux rois, et leurs gardes mêlés avec les leurs en égal nombre dans leurs salles, toutes les fois qu'ils alloient chez les rois ou que les rois venoient chez eux. Ils ne donnèrent chez eux la main à aucun prince du sang ; ils usurpèrent la préséance aux lits de justice sur les pairs ecclésiastiques, qui a fini avec eux. Le clergé en corps n'étoit point sur la même ligne ni en pareils siéges qu'eux. Enfin, ils tirèrent de tous les ordres et de tous les corps de l'État plus d'honneurs que les fils de France. Jusqu'aux cardinaux leur rendoient une déférence inouïe jusqu'alors et dont on voit encore le vestige. Il faut aller à Rome recevoir le chapeau, qui dès lors ne s'envoyoit plus depuis longtemps à aucun, à moins d'une distinction sans proportion, comme aux infants d'Espagne et de Portugal, et à des fils d'empereur. Ceux qui avoient été prendre le chapeau, de retour en France le portoient rouge ; ceux qui n'avoient point fait cette cérémonie, le portoient noir jusqu'à ce qu'ils l'eussent reçu rouge des mains du pape ; quoiqu'en dignité égale, et que cela ne fît rien à leur préséance entre eux par ancienneté, la distinction étoit fort marquée. M. de Richelieu, fait cardinal en 1622 et déjà bien avant dans l'autorité des affaires, puis déclaré premier ministre en 1624, n'avoit point été prendre le chapeau à Rome et n'y alla jamais depuis ; il étoit donc réduit au chapeau noir : ceux qui y avoient été lui firent la galanterie de quitter leur chapeau rouge, et ne parurent plus qu'avec des chapeaux noirs. Le cardinal Mazarin, qui se trouva là-dessus en tout au même cas que son prédécesseur, fut gratifié de même par ses confrères, et de cette longue habitude des chapeaux noirs pour les cardinaux qui avoient pris le rouge à Rome, est arrivé que, depuis la mort du cardinal Mazarin, en 1661, l'usage des chapeaux rouges en

France n'a point été repris. Tout cela conduit à présumer que les pairs ecclésiastiques en usèrent peut-être pour leurs carreaux au prié-Dieu du Roi comme les cardinaux firent pour leurs chapeaux, et pendant la vie, et depuis la mort de ces deux cardinaux premiers ministres.

Ces choses expliquées, revenons au fait. Monsieur de Metz, devenu duc et pair de Coislin par la mort de son frère sans enfants, en 1710, si longtemps depuis qu'il fût premier aumônier du roi et évêque, demeura dans l'usage alors accoutumé. Dans cette première minorité, il crut pouvoir reprendre le droit ancien, qui n'avoit été interverti que par l'usage et la distinction que le feu Roi voulut donner à ses bâtards en 1688, comme il a été dit. Le maréchal de Villeroy, qu'il en consulta, fut du même avis, et le Régent qui trouvoit tout bon quand on n'étoit point contredit l'approuva de même. Monsieur de Fréjus, qui se trouvoit à la messe du Roi sans carreau, et qui avoit dès lors ses raisons pour favoriser les cardinaux contre les ducs, les soutint dans cette affaire, et tout aussitôt elle fut terminée comme l'ont été toutes celles des ducs pendant toute cette régence et depuis.

1453. *La duchesse d'Orléans fait signer ses filles au-dessus des princesses du sang.*

(Pages 109-110.)

7 septembre 1717. — Autre entreprise insoutenable depuis le règlement du feu Roi là-dessus, qui a suivi l'esprit et l'ordre ancien. Mais Mme la duchesse d'Orléans n'en avoit jamais pu démordre *in petto*, et le tout pour tâcher de faire ses enfants comme petits-fils et petites-filles de France, et elle par contre-coup comme fille de France, car ce fut toujours là son but secret, mais jamais celui de M. le duc d'Orléans, qui, à la vérité, n'avoit pas l'honneur d'être né d'un roi comme elle.

1454. *Brouilleries fréquentes entre la duchesse de Berry et sa mère.*

(Page 110.)

6 août 1717. — Les brouilleries étoient fréquentes entre une mère et une fille aussi glorieuses l'une que l'autre; une fille indignée d'avoir une mère bâtarde, et qui, sur des sujets sensibles, s'étoit quelquefois hasardée de faire la mère; une fille enfin, qui pouvoit beaucoup trop sur un père maître de l'État.

1455. *Achat par le Roi d'un hôtel pour les chanceliers.*

(Page 111.)

8 septembre 1717. — Jamais les chanceliers n'avoient été logés à Paris que chez eux; ce fut une gentillesse de l'amitié du duc de

Noailles pour Daguesseau, qui par les suites, coûta fort cher au Roi, et ne fit pourtant qu'une maison bourgeoise, pour avoir mal choisi.

1456. *Le prince Ragotzi s'en va en Turquie ; ce qu'il devient jusqu'à sa mort.*

(Page 113.)

23 août 1717. — Ce pauvre Ragotzi s'alla faire prisonnier la veille de Pâques. On ne vit jamais mieux qu'en lui la petitesse des personnages qui ont fait grand bruit dans le monde, lorsqu'ils sont rapprochés. C'étoit un homme sans talents et sans esprit, que des plus communs ; d'ailleurs grand homme de bien et d'honneur, et d'une pénitence également austère et sincère, qui, différente de celle des Camaldules, n'étoit guères moins dure, qui y gardoit une solitude véritable et suivie, qui n'en sortoit que par des bienséances nécessaires, et qui, sans rien de contraint ni de déplacé et sans embarrasser personne, vivoit, lorsqu'il étoit avec le monde, comme un homme qui en est et qui toutefois se souvient bien qu'il n'y est que par emprunt sans en faire souvenir les autres. De grandes aumônes et toutes sortes de bonnes œuvres étoient jointes à sa pénitence. Une grande règle dans son domestique et dans sa maison, et toutefois avec toutes les décences d'un fort grand seigneur. Il est inconcevable comment un homme qui, après tant de tempêtes, goûte un tel port, se rejette de nouveau à la merci des vagues et trouve des gens de bien qui, consultés par lui de bonne foi, lui conseillent de s'y rembarquer, et mille fois plus comment il s'est pu conserver dans son même genre de vie jusqu'à la mort, et chez les Turcs, et parmi un faste et des dissipations qu'il ne put éviter. Il sut avant de s'embarquer la défaite des Turcs et ne laissa pas de poursuivre sa pointe. Arrivé à Andrinople et à Constantinople, il fut reçu et traité avec une grande distinction, mais sans avoir pu y être d'aucun usage à cause du changement des conjonctures. Il y demeura peu et s'en alla habiter un beau château sur la mer Noire, magnifiquement meublé par le Grand-Seigneur, à quinze ou vingt lieues de Constantinople, où la chasse et la prière partagèrent presque tout son temps au milieu d'une nombreuse suite. Les convenances de la Porte avec l'Empereur le tirèrent, après quelques années, d'un voisinage qui inquiétoit la cour de Vienne, et il fut envoyé dans une des plus agréables îles de l'Archipel, où il vécut comme il faisoit sur les bords de la mer Noire, avec la même splendeur et avec la même piété, et y est mort au bout de quelques années, écrivant rarement à M. le comte de Toulouse, au maréchal de Tessé, au maréchal de Villeroy, Mme de Dangeau ou ses autres amis d'ici, en homme qui auroit mieux aimé y être resté, mais toutefois content de son sort, et tout abandonné à la Providence.

1457. *Intrigues de la cour de la duchesse de Berry.*
(Page 117.)

29 août 1717. — Les riottes, les petites intrigues, les déplorables galanteries, pour en parler modestement, de cette petite cour de Mme la duchesse de Berry, n'ont que trop fait de bruit dans le monde tant que Dieu l'y a laissée ; mais elles rempliroient trop ces Notes, et trop fadement, depuis que tout cela a passé avec elle.

1458. *Différends entre le grand écuyer et le premier écuyer.*
(Page 200.)

11 octobre 1717. — Le grand écuyer avoit perdu ses prétentions contre le premier écuyer. Il n'y pouvoit revenir de droit ; il sentit la mollesse de M. le duc d'Orléans ; il y voulut revenir de fait par diverses tentatives d'entreprises. Ils se colletèrent ainsi longtemps, fatiguèrent fort le Régent, et la vie du premier écuyer fut abrégée de ce harcelage ; mais à la fin sa charge n'y perdit pas une seule ligne de terrain.

1459 et 1460. *Disputes entre les officiers du jeune Roi.*
(Pages 205-206.)

7 novembre 1717. — Jamais tant de disputes, jamais tant d'indécences, et ce manque de respect, poussé jusqu'à laisser le Roi au service de ses valets, étoit choses sans exemple et bien étonnante à souffrir.

4 décembre 1717. — Toujours disputes nouvelles et tout en contestation.

1461. *Le maréchal de Villeroy refuse la continuation de sa pension sur la ville de Lyon.*
(Pages 208-209.)

30 octobre 1717. — Le maréchal de Villeroy étoit un homme qui n'avoit aucun sens, et qui n'avoit d'esprit que ce que lui en avoit donné l'usage du grand monde au milieu duquel il étoit né et avoit passé une très longue vie. On a si souvent eu occasion de parler de lui dans ces Notes qu'il suffit ici de faire souvenir de ce caractère, de l'orgueil dont il étoit pétri, que ses fréquentes et cruelles déconvenues n'avoient pu émousser, et de l'éclat où l'intérêt et les passions de Mme de Maintenon et de M. du Maine l'avoient mis dans les derniers temps de la vie du Roi, et surtout à sa mort, qui avoient porté cet orgueil à son comble. Depuis qu'il se vit dans les places où cette mort l'établit, et dans la considération qui en étoit une suite, la tête lui tourna ; il se crut le père et le protecteur du Roi, l'ange tutélaire de la France et

l'homme unique en devoir et en situation de faire en tout contre au Régent, à l'égard duquel il s'étoit fabriqué un autre devoir d'épouser toute la haine de la Maintenon, sa patronne, et toute la mauvaise volonté qu'elle avoit arrachée du Roi mourant contre ce prince. Il s'applaudissoit sans cesse des démarches infatigables que le Régent faisoit vers lui, qui ne faisoient que rehausser son courage à lui nuire. Il abusoit continuellement de la confiance et de la facilité à condescendre à tout ce qu'il vouloit d'un Régent doux, timide, qui craignoit surtout les éclats, qui à force de flatter son incroyable vanité comptoit de le gagner, tandis que, déterminé à figurer en grand à ses dépens, ce qu'il ne croyoit pas possible autrement, il s'unissoit à tous ses ennemis, à ceux que l'ambition et l'amour des nouveautés rendoit tels, les excitoit, les encourageoit, les grossissoit, et pour cela étoit très attentif à un apparent désintéressement qui augmentât sa réputation et la confiance ; tellement, que par principe, il étoit incapable d'être arrêté par les grâces et les bienfaits de M. le duc d'Orléans. Dangeau, son ami intime, est sa dupe quand il écrit ici que le feu Roi lui avoit offert pour toujours ce don de six ans sur Lyon, qu'il lui avoit renouvelé une fois ou deux. On n'a point vu ce prince donner cinquante mille livres de rente à personne sur lui, hors en appointements, et c'étoit les donner sur lui que les donner sur Lyon. Le maréchal de Villeroy, de plus, en les refusant du Régent, ne refusoit rien ; il suivoit son plan ; il se donnoit un éclat propre à éblouir la multitude, à s'attacher des partisans, à augmenter en lui la confiance de ceux qu'il vouloit capter, à blâmer de la manière la plus publique et en apparence la plus innocente la facile prodigalité du Régent, et en même temps il n'en demeuroit pas plus pauvre, puisque, maître absolu de Lyon, où l'intendant n'avoit pas même la plus légère inspection dès les temps du feu Roi, il l'étoit bien devenu plus sans bornes, depuis la régence de M. le duc d'Orléans, qui ne songeoit qu'à lui plaire et à aller audevant de tout à son égard. Le maréchal de Villeroy étoit en toute possession de nommer seul le prévôt des marchands de Lyon ; ce prévôt y étoit de même de disposer seul, sous le maréchal de Villeroy, des immenses revenus de la ville, d'en diriger à son gré tout le commerce et d'y être le maître des commerçants. Il ne comptoit qu'avec le maréchal de Villeroy seul de la recette et de la dépense de ces immenses revenus. Les comptes arrêtés ne se voyoient ni ne se trouvoient jamais plus, tellement que ce n'est point trop dire que d'avancer nettement que le maréchal de Villeroy étoit le roi seul de Lyon, que le prévôt des marchands étoit son vice-roi à lui, et qu'ils mettoient en poche tout ce qu'il leur plaisoit sans aucune crainte présente ou à venir, et sans le moindre embarras. Ceux de Lyon savent bien qu'en dire ; mais, si pas un d'eux n'a jamais osé ni se plaindre, ni branler le moins du monde du temps du feu Roi, combien moins dans cette régence, à la posture où se trouvoit leur gouverneur et en celle où le Régent s'affichoit à son égard.

1462. *L'abbé de Louvois n'accepte pas l'évêché de Clermont.* (Page 214.)

1er novembre 1717. — L'abbé de Louvois n'étoit pas sans science et sans mérite ; mais il étoit né trop tard, et n'avoit commencé de poindre que tout à la fin de la vie de son père, dès lors perdu intérieurement. Barbezieux, son frère, crossé par le Roi comme un jeune homme, des débauches et des disparades duquel il étoit souvent très mal content, n'avoit pas eu le temps de mûrir assez pour vaincre auprès du Roi les soupçons que les jésuites et Mme de Maintenon lui nourrissoient sans cesse de l'éducation ecclésiastique du neveu de l'archevêque de Reims, que la Compagnie regardoit comme son ennemi, et par conséquent donné pour un dangereux janséniste, et ce manège avoit perdu cet abbé dans l'esprit du Roi pour l'épiscopat, avec quelques bagatelles de première jeunesse, qu'en ce genre il ne pardonnoit jamais. L'abbé, de son côté, qui avoit vu les premiers postes lui échapper, et qui ne s'étoit point accoutumé à en perdre l'espérance par la situation où il s'étoit vu, et qui, depuis qu'elle étoit devenue ordinaire par la chute du ministère, s'étoit flatté d'y arriver par ce qui restoit de crédit et d'établissements dans sa famille, et par la facilité du Régent, ne put digérer Clermont, et au hasard de demeurer dans le second ordre, le refusa.

1463. *Le jeune Roi prend le deuil de la comtesse de Soissons.* (Page 218.)

18 novembre 1717. — Ce deuil fut trouvé fort étrange, et le feu Roi n'avoit pas accoutumé de le porter de ses sujets, excepté des princes de son sang, encore moins de sujets révoltés comme l'avoit été le comte de Soissons, mari de cette dame ; mais tout s'avilissoit et tout tendoit en bas avec une rapidité surprenante.

1464. *M. de la Parisière, évêque de Nîmes.* (Page 220.)

12 novembre 1717. — La Parisière, évêque de Nîmes, avoit été pigeon privé du P. Tellier, tout au commencement de l'affaire de la Constitution. Il éclata contre, pour s'attirer la confiance de ceux qui s'y vouloient opposer, savoir sur qui on pouvoit compter, de qui se défier, et tirer tout ce qu'il put d'eux sur leur conduite et leurs liaisons. Il poussa les choses si loin, pour être mieux instruit à fond, que, de concert avec le P. Tellier, il eut défense par une lettre de cachet d'aller aux États de Languedoc. Son manège ayant suffisamment réussi pour n'avoir plus besoin d'être poussé davantage, il fit semblant d'avoir ouvert les yeux à la vérité par la disgrâce, et se rétracta en pleine chaire dans sa cathédrale. Il ne tarda pas à venir à Paris, où il fut des

plus ouvertement abandonnés à tout ce qu'il plut au P. Tellier, qui ne cacha plus toute la confiance qu'il avoit en lui, parce que la pleine découverte de la perfidie de la Parisière avoit aussi pleinement été mise au net. Ce prélat se trouva fort en peine au commencement de la Régence ; mais il reprit courage en même temps que ceux à qui il s'étoit livré, et peu à peu recommença à figurer avec eux. Ce fut de lui dont ils se servirent pour ce qu'eux-mêmes n'osèrent encore faire, et qui devint l'enfant perdu pour écrire dans les pays étrangers, et s'en approvisionner de témoignages qui pussent éblouir et faire accroire que tous les évêques et toutes les universités étrangères pensoient comme lui et comme ceux qui l'employoient pour la Constitution [1].....

1465. *Affaire du pays de l'Alleu.*

(Page 221.)

14 novembre 1717. — Un tour d'adresse, que celui qui écrit ces Notes a su d'original même au temps qu'il s'est fait, amusera ici un moment et donnera idée de quelques-uns des personnages d'alors. M. d'Elbeuf, qui étoit l'homme du monde le plus pillard, le plus avare, et qui tiroit le mieux sur le temps de cette régence pour dominer et rapiner dans son gouvernement de Picardie et d'Artois, muguetoit ce petit pays de l'Alleu pour le joindre à son gouvernement et le détacher de celui de Flandre, dont il avoit toujours été. Pour y parvenir, sans embarrasser le Régent d'une décision entre lui et le petit duc de Boufflers, gouverneur de Flandre, dont la famille eût fort crié contre ce dépouillement, il fit entreprendre un procès par les États d'Artois contre ceux de Lille pour démembrer d'eux ce petit pays, et le faire être des États d'Artois. Le procès et sa question seroient ici inutiles et déplacés, quoiqu'il s'y soit passé une chose également curieuse et caractérisante, mais qui pour l'être trop, pourroit faire tomber en méprise également fâcheuse et fausse sur un personnage très principal et qui est encore à présent en place principale [2]. M. d'Elbeuf, qui, en gagnant le point des États, comptoit que celui du gouvernement en seroit une suite nécessaire et sans bruit, se garda bien de se montrer autre que simple protecteur de la cause des États d'Artois, et par là crut écarter tout soupçon sur ce qu'il méditoit. La maréchale de Boufflers en prit toutefois, et n'en fut pas la dupe ; mais son embarras fut de le parer. Elle en parla au duc de Saint-Simon, qui étoit de ses amis et qui l'avoit toujours été intime de son mari jusqu'à sa mort. Celui-ci lui proposa d'en faire prévenir M. le duc d'Orléans, ou par son frère [3], avec le crédit que lui donnoit sa charge de colonel du régiment des gardes, ou par elle-même, si connue du Régent. Elle ne

1. La fin de cette Addition se placera plus loin, n° 1476.

2. Il veut parler du chancelier Daguesseau : voyez le texte des *Mémoires*, ci-dessus, p. 227.

3. Le duc de Guiche.

voulut pas le dernier et ne se tint pas assez sûre de l'autre, et ne crut pas trop encore devoir se confier en l'expédient en lui-même : c'étoit pourtant à deux jours du jugement. Lorsqu'on fut assis au conseil de régence, et que d'Antin, comme président du conseil des affaires du dedans, voulut ouvrir la bouche pour commencer le rapport, Saint-Simon le pria qu'il pût dire un mot auparavant ; puis, se tournant au Régent, lui dit que, avant de rapporter cette affaire, il étoit nécessaire de savoir si elle n'étoit qu'entre les États des deux provinces ; si les deux gouvernements n'y étoient point parties, et s'ils ne prétendoient rien l'un sur l'autre, parce que, en ce cas, plusieurs de ceux qui se trouvoient actuellement assemblés ne pourroient être juges, lui par exemple, cousin issu de germain de M. d'Elbeuf, M. d'Antin rapporteur, cousin germain du même, et ainsi de quelques autres. M. le duc d'Orléans trouva le préalable raisonnable. Il demanda à d'Antin s'il n'y avoit rien des gouverneurs, et, lorsque cela fut bien répété par d'Antin et bien constaté qu'il n'y avoit rien des gouverneurs, ni comme prétendant rien, ni comme parties, M. de Saint-Simon se tournant encore vers le Régent dit que, puisque les choses étoient ainsi, il seroit donc à propos qu'il plût à S. A. R. qu'il demeurât réglé que, quelle que fût la décision de l'affaire, elle ne pourroit rien influer sur les gouverneurs ni leurs gouvernements, lesquels demeureront toujours tels qu'ils sont aujourd'hui, et le pays de l'Alleu sous celui de Flandre et faisant toujours partie d'icelui. Le Régent, qui n'étoit point au fait par rapport à cette précaution, la prit aisément pour une suite de la précédente, et n'y trouva pas de difficulté. Il regarda le Conseil, qui tout entier approuva indifféremment par une inclination de tête, et à l'instant Saint-Simon reprit que, puisque cela avoit passé, il falloit donc le faire écrire par d'Antin sur le procès même, et par la Vrillière sur le registre du conseil de régence, afin que cela demeurât décidé. D'Antin regarda le Régent, qui répondit : « A la bonne heure, » et d'Antin et la Vrillière l'écrivirent sur-le-champ. Au sortir du Conseil, Saint-Simon trouva chez lui la maréchale de Boufflers qui l'attendoit bien en peine. Il lui dit que les États d'Artois avoient gagné, mais que M. d'Elbeuf avoit perdu, et là-dessus lui conta son innocente mais prévoyante ruse. Elle n'avoit pas été inutile. Dès le lendemain, M. d'Elbeuf, qui l'ignoroit, demanda au Régent de détacher le pays de l'Alleu du gouvernement de Flandre, et de le réunir à celui d'Artois, comme une suite naturelle et de droit de ce qui avoit été jugé sur les États. M. d'Orléans se trouva embarrassé. Elbeuf le pressa, et apprit ce qui s'étoit passé. Il cria si haut qu'il ébranla le Régent, et alla faire grand bruit chez d'Antin et chez la Vrillière, dans l'espérance de les étourdir et de l'emporter après de M. le duc d'Orléans. Tout aussitôt la maréchale, qui étoit alerte, fut avertie, vint crier à son tour, et comme l'écrit étoit pour elle et fait en plein Conseil, M. d'Elbeuf tempêta en vain, et le pays de l'Alleu demeura du gouvernement de Flandre, dont il est encore aujourd'hui.

1466. *Les ducs de Noailles et de la Force au conseil des finances; leur brouille.*

(Pages 232-233.)

30 novembre 1717. — M. de la Force avoit été mis aux finances à l'insu, puis malgré le duc de Noailles, qui étoit fort peiné d'y voir un seigneur pareil à lui, quoiqu'en place inférieure à la sienne, et qui, par ce qu'il étoit de soi, se parangonnoit à lui, et, s'appuyant de Law, lui pouvoit faire de la peine, qu'il sut bien depuis lui rendre avec usure, ou, s'il n'en fut pas l'auteur, applaudir pour le moins à son malheur.

1467. *Le cardinal Arias; sa retraite.*

(Page 237.)

4 décembre 1717. — On a vu, lors de l'avènement de Philippe V à la monarchie d'Espagne, quel étoit cet Arias qui eut part au testament de Charles II et ensuite au gouvernement d'Espagne, tant dans la Junte qu'après l'arrivée du roi, et comme Mme des Ursins s'en sut défaire, ainsi que du cardinal Portocarrero et de tous ceux qui avoient eu le plus de part à faire Philippe V roi d'Espagne. Arias vécut en homme de bien et d'honneur dans son nouvel état ecclésiastique, comme il avoit fait dans les affaires, ravi de n'avoir plus à se mêler de rien, et de n'avoir plus à songer qu'à son salut sous la pourpre romaine, dont la nomination du roi d'Espagne étoit une marque de son estime et de la satisfaction qu'il avoit de ses services. Il méprisa la cour et le monde, et ne sortit presque plus de son archevêché, qui ne lui fut donné que comme un exil honorable et qu'il prit très volontiers.

1468. *Richard Hamilton; sa mort.*

(Page 238.)

20 décembre 1717. — Richard Hamilton étoit un homme de beaucoup d'esprit, qui savoit, qui amusoit, qui avoit des grâces et de l'ornement, et qui, ayant eu une fort aimable figure, avoit eu beaucoup de bonnes fortunes en Angleterre et en France, où la catastrophe du roi Jacques l'avoit ramené. Il avoit servi avec distinction, et la comtesse de Gramont, sa sœur, l'avoit aidé à s'initier dans les compagnies de la cour les plus choisies; mais elles ne lui procurèrent aucune fortune, pas même le moindre abri de la pauvreté. Il étoit catholique, et sa sœur l'avoit mis dans une grande piété, qui l'avoit fait renoncer aux dames, pour qui il avoit fait de très jolis vers et des historiettes élégantes. Il alla mourir chez sa nièce, quoique pauvre elle-même, mais moins pauvre que lui, pour ne pas mourir de faim.

1469. *Conduite du maréchal de Montesquiou aux États de Bretagne.*
(Page 240.)

20 décembre 1717. — On avoit fort travaillé à révolter la Bretagne en l'irritant et la flattant sur ses anciens privilèges et sur les clauses de son contrat d'union à la couronne. Elle étoit regardée comme une ressource d'embarras, dont l'exemple pourroit embraser d'autres provinces, et, dans la vérité, on auroit réussi en celle-ci si l'on y avoit trouvé d'autres sujets. La vérité est que la conduite du maréchal de Montesquiou, qui y tenoit les États, avoit contribué au même dessein. Le projet et l'exécution de la fameuse affaire de Denain, qui releva nos armes au plus rapide de leur déroute, avoit montré qu'il étoit digne de commander les armées; mais, nourri dans le bas toute sa vie, il ne sut ni vivre avec les Bretons ni encore moins les gouverner. Il reçut toute la noblesse, venue à cheval au-devant de lui, dans sa chaise de poste, sans en descendre que dans son logis, et, environné d'elle pour aller de chez lui aux États, il la laissoit à pied et se faisoit porter en chaise. Ces procédés l'aliénèrent au point de le laisser seul et de chercher à le traverser en tout. De ces hauteurs grossières où il y avoit moins d'orgueil que du défaut entier de savoir-vivre, il se prostitua à des bassesses qui, au lieu de regagner, le firent mépriser, et il se montra si embarrassé de tout, et si court, que les malintentionnés en profitèrent tout à leur aise.

1470. *La marquise d'Alègre.*
(Page 244.)

25 janvier 1705. — D'Alègre ne fut pas heureux en famille. Sa femme, riche héritière d'un président de Toulouse, étoit une dévote à triple carat, et folle au centuple, que le cardinal de Coislin fit arrêter une fois, proche d'Orléans, ivre de la lecture des Pères du désert, et allant seule de son pied chercher les déserts, tandis qu'on la cherchoit à Paris, d'où elle s'étoit échappée. Elle acheta pendant une absence de son mari, assez sot pour lui avoir laissé une procuration générale, cent cinquante mille livres de tableaux de dévotion, tous plus tristes les uns que les autres; et en meubles, en faste, car elle étoit magnifique, et plus que tout en désordres, elle le ruina[1]...

1471. *Nancré correspondant de l'abbé Dubois.*
(Pages 245-246.)

3 novembre 1717. — Cette sorte de correspondance ne marquoit pas grande considération ni confiance pour le maréchal d'Huxelles, qui

1. La fin de cette Addition a trouvé place dans notre tome XII, Addition n° 604.

rongeoit son frein amèrement, et le conseil des affaires étrangères se décréditoit tous les jours. Nancré, qui connoissoit son maître, étoit un homme d'infiniment d'esprit, homme de cœur très corrompu, d'ambition couverte d'écorce de philosophie, et au demeurant valet à tout faire, qui, sentant de loin jusqu'où pouvoit aller l'abbé Dubois, s'étoit livré à lui sans mesure.

1472. *Le roi Georges et son fils le prince de Galles.*

(Page 246.)

17 décembre 1717. — Toute l'Europe a su l'horrible aventure du comte de Königsmark, que le duc d'Hanovre fit jeter dans un four chaud, et de la duchesse d'Hanovre, qui fut en même temps enfermée dans un château où elle a passé le reste de sa vie, et qui n'y a eu de liberté qu'en ces dernières années, et depuis que son mari fut monté sur le trône d'Angleterre. Ce prince ne pouvoit souffrir son fils, dans la persuasion qu'il n'étoit pas de lui, et ce fils ne pouvoit souffrir son père, dans le dépit de cette persuasion continuellement marquée, et des mauvais traitements qui étoient faits à sa mère. La princesse de Galles, Charlotte de Brandebourg-Anspach, qui étoit fort bien avec l'un et l'autre, se mettoit souvent entre deux; mais la haine vint à un point que le père et le fils ne se voyoient qu'avec indécence et sans jamais se parler. L'éclat dont il est ici question ne vint que de ce que le père ne put plus supporter le fils, qui s'échappoit fort à son égard, mais sans rien qui eût trait à affaires, à parti, ni à révolte.

1473. *Maladie du roi d'Espagne; le cardinal Alberoni bâtonné par M. de Villena.*

(Page 267.)

12 novembre 1717. — Dangeau passe ici légèrement sur la maladie du roi d'Espagne et sur la disgrâce de M. de Villena. Il pouvoit avoir ses raisons pour en user ainsi, soit ignorance, dans la situation où il se trouvoit alors, soit partialité pour le cardinal Alberoni, que les ennemis du Régent élevoient au pinacle et en qui dès lors Pompadour pouvoit avoir commencé de jeter ses espérances par ce qui éclata quelque temps après; mais l'un et l'autre sont assez curieux, bien qu'étrangers à nous, pour mériter place en ces Notes. Alberoni, petit compagnon à la suite de M. de Vendôme en Espagne et encore après sa mort, quoique devenu résident de Parme, qui étoit un état bien léger, avoit eu le temps d'y contempler le règne de la princesse des Ursins et les moyens dont elle se servoit pour y perpétuer par elle-même cette absolue domination qu'elle avoit acquise par la feue reine. Devenu le maître à son tour, sourdement d'abord par la reine d'aujourd'hui et par la subite expulsion de Mme des Ursins, dont la manière fut si étrange, il avoit conduit la reine par le même chemin

que cette femme avoit pris, et peu à peu avoit réduit le roi à la plus grande solitude, à mesure qu'il étoit monté en crédit. Il y étoit cependant demeuré des exceptions dont la princesse n'avoit pu entièrement se défaire, mais dont sa puissance si ancrée et ses jalouses précautions ne lui laissoient rien à craindre, et, ces exceptions qui tourmentoient le nouveau cardinal Alberoni, il s'en voulut défaire dès qu'il se vit sous l'abri de la pourpre. Jusque-là, il avoit su gouverner le roi par la reine, et par elle le mettre comme en prison; par cette conduite imitée de la princesse des Ursins, il avoit, comme elle, fait coup double, et mis en prison la geôlière, qui s'y soumettoit pour y retenir le prisonnier. Ç'avoit été une nécessité de moyen dans Mme des Ursins, mais sans crainte de la feue reine à son égard, au lieu qu'Alberoni, qui appréhendoit tout, mouroit de peur que la reine ne lui échappât et le roi avec elle. Il saisit donc l'occasion de la maladie du roi, dont les progrès furent lents et qui ne parut assez longtemps que comme des vapeurs d'ennui et de tristesse, que sa réclusion étoit bien capable de lui causer enfin, et il s'en servit pour flatter le roi dans sa mélancolie et le séquestrer de ce très petit nombre de seigneurs que les fonctions de leurs charges en approchoient en certains moments. Il anéantit ainsi toutes celles du grand maître pour l'intérieur, et entièrement celles des gentilshommes de la chambre et du sommelier du corps qui est le grand chambellan, et de tout ce qui servoit sous leurs ordres. Il ne laissa approcher du roi que quatre valets, son médecin, son chirurgien et son apothicaire, dont on ne pouvoit se passer, le grand maître de la reine qui s'appelle comme celui du roi majordome-major, qui étoit le marquis de Santa-Cruz, qui l'est encore et chevalier de la Toison et du Saint-Esprit longtemps depuis, et pour qui la reine a toujours eu une amitié et une confiance distinguée, et le grand écuyer du roi qui l'est encore aujourd'hui et qui est depuis devenu aussi chevalier de la Toison et du Saint-Esprit; c'est le duc del Arco, un des plus honnêtes hommes et des plus aimables d'Espagne, favori du roi de tout temps, mais modeste, désintéressé quoique fort magnifique, et qui ne s'est jamais voulu mêler de rien. Cette dernière qualité, l'amitié intime qui a toujours été et qui dure encore entre Santa-Cruz et lui, et la difficulté de l'ôter au roi le maintinrent dans cette intrinsèque au grand déplaisir d'Alberoni, sous lequel il n'a jamais voulu ployer en aucun temps, avec qui aussi il fut toujours mal et à qui aussi il n'insulta pas à sa disgrâce, ce qui fut très rare alors. Ces deux seigneurs étoient aussi gentilshommes de la chambre du roi et en firent seuls tout le service à l'exclusion totale de tous les autres et du sommelier même, qui est leur supérieur en tout par sa charge, qui demeura sans entrées et sans aucunes fonctions, et, pour exclure le grand-maître du roi de cet intérieur, il fut déclaré qu'il ne mangeroit plus que de chez la reine, et depuis cette époque les choses sont demeurées ainsi, sans qu'il y ait eu aucun autre changement, sinon que, Santa-Cruz et l'Arco étant devenus infirmes longues années après, deux autres gentilshommes de la chambre leur ont été ajoutés pour les soulager et suppléer. Dans les suites, après la disgrâce d'Alberoni, la reine, ennuyée de sa prison et d'un éternel tête-à-tête jour et nuit, auroit bien voulu s'élargir, et en a hasardé quelquefois des tentatives; mais l'habitude que le roi a contractée de ce genre de vie a toujours prévalu, et c'est ce qui a fait que toutes les affaires ont toujours depuis passé de l'un à l'autre entre les mains d'un seul, et que le roi et la reine sont nécessairement demeurés tous deux entièrement inaccessibles.

Voilà pour la maladie et l'enfermerie étroite du roi et de la reine d'Espagne; venons maintenant à la disgrâce du marquis de Villena dans cette même maladie. Elle étoit devenue fort considérable et au point alors qu'on ne savoit quel en seroit l'événement. Villena, majordome-major du roi, tel qu'il a été représenté dans ces Notes, c'est-à-dire, le vieillard de toutes les Espagnes le plus vénérable et le plus respecté pour sa vertu, son savoir, ses signalés services, sa dure captivité qui lui avoit estropié les jambes par ses fers à Pizzighitone, par les premiers et les plus importants emplois de la monarchie, par sa dignité, sa naissance, ses alliances, enfin par la supériorité de sa charge, Villena, dis-je, qui avoit souffert patiemment ce qu'il n'avoit pu empêcher, s'étoit conservé, de tant de débris, la liberté d'entrer quelquefois chez le roi, de savoir de ses nouvelles et de l'envisager des instants. Ces instants mêmes, tout mesurés qu'ils étoient, fatiguèrent le cardinal, qui, ne voulant pas s'arrêter en si beau chemin pour exclure entièrement un homme de ce poids, défendit de ne le plus laisser entrer. Il arriva, deux jours après, que Villena se présenta à la porte du grand salon, qu'on appeloit des Miroirs, où le roi donnoit ses audiences particulières avec la reine, et dans lequel on avoit tendu un petit lit tout dans le fond et vis-à-vis de la porte du petit salon qui étoit entre celui-là et le salon des Grands, et il n'y avoit que cette porte d'entrée dans l'appartement intérieur pour le dehors. Villena gratte; la porte s'entr'ouvre; un des quatre valets intérieurs lui dit qu'il ne peut entrer. Villena insiste, et le valet allègue la défense précise faite pour lui. « Cela ne se peut, » réplique Villena, le pousse et entre. Le cardinal, qui, d'auprès du chevet du roi, où il étoit avec la reine, vit entrer de la sorte le marquis, fait signe à Santa-Cruz de lui aller dire de sortir, qui n'en voulut rien faire. Là-dessus le cardinal s'avance à lui vers le pied du lit pour le persuader; mais Santa-Cruz fut trop avisé pour s'y commettre. Le cardinal en colère en prit la commission, et en trois ou quatre pas eut joint le marquis, qui pendant ces colloques s'étoit toujours avancé. Le cardinal lui dit que le roi ne vouloit voir personne, et n'étoit pas même en état de cela, et qu'il feroit bien de s'en aller sans s'avancer davantage. L'autre froidement lui répondit que cela pouvoit être pour tout autre que pour lui, et ne s'arrêtoit point. Le cardinal répliqua ferme, et l'autre gravement qu'il se méprenoit, puis qu'il s'oublioit. Le cardinal, outré de colère, le prit par l'épaule, disant qu'il le feroit bien sortir, et dans ce débat, comme ce vieillard poussé étoit mal sur ses jambes estropiées, il tomba et heureusement pour lui dans un fauteuil qui de hasard se trouva là. Alors furieux, il lève son petit bâton qui l'aidoit à marcher : « Insolent petit coquin, dit-il au cardinal, je t'apprendrai bien que c'est à toi de sortir », et le lui laissa tomber doucement sur les épaules et sur les oreilles tant qu'il eut de force, et sans que le cardinal, de saisissement et de surprise, se défendît aucunement que de parer des coudes et des mains. Dans le moment, les quatre valets s'approchèrent, et Santa-Cruz et l'Arco, riant sous cape, se hâtèrent de les joindre ; l'un accrocha le cardinal après s'être mis entre deux ; les valets aidèrent au marquis à sortir du fauteuil, qui menaçant encore le cardinal de sa canne, lui dit que, sans le respect de la présence et de l'état du roi, il lui donneroit cent coups de pieds dans le ventre et le mettroit dehors par les oreilles. L'autre seigneur l'emmena vers la porte, et lui persuada de s'en aller. La reine avoit vu tout cet étrange combat et le roi l'avoit pu voir de même ; mais il étoit trop mal et ne s'étoit aperçu de rien. Un quart d'heure après, Villena reçut ordre de sortir de Madrid et de se retirer dans ses terres, ce qu'il exécuta le lendemain matin. Son fils aîné, comte de San-Estevan de Gormaz, premier capitaine des gardes du corps, le suivit et toute sa famille, et la plupart de ce qu'il y avoit de plus considérable accourut chez lui avant son départ. On peut juger quel bruit fit cette affaire. Alberoni toutefois en demeura si effrayé, que, content de l'exil et de s'être défait du marquis, il eut honte ou crainte de passer jusqu'aux censures pour en avoir été frappé. Il le laissa cinq ou six mois éloigné, puis le fit revenir, sans que le roi ait jamais su un mot de cette aventure, ni de l'exil, ni du retour, tant qu'Alberoni est demeuré en Espagne. Outre que celui qui écrit ces Notes a su cette histoire, telle qu'elle est ici racontée, de toute l'Espagne, il l'a encore apprise de Villena lui-même toute semblable, qui la lui conta avec plaisir, et qui étoit la vérité même. Il n'en coûta que ce voyage au père et au fils, qui étoit gendre de la comtesse d'Altamire, camerera-mayor de la reine, et sur un pied de distinction, et qui, chose infiniment rare en Espagne, a succédé, à la mort de son père, à sa charge de grand maître. Alberoni se replâtra avec lui, mais n'en put jamais venir à bout avec le père, dont la considération dans le public augmenta encore par cette action.

1474. *Dispute entre Alberoni et le marquis de Villena.*

(Pages 270-271.)

5 août 1712. — ....Tandis[1] que nous en sommes sur le marquis de Villena, il vaut autant rapporter tout de suite son étrange aventure avec Alberoni que de la porter plus loin. Alberoni, devenu cardinal,

1. Le commencement et la fin de cette Addition trouveront place dans la suite des *Mémoires*, en regard de la page 79 du tome XVIII de 1873.

premier ministre et maître absolu, voulut, pendant une maladie du roi d'Espagne, faire ce dont il vint à bout dans la suite pour affermir de plus en plus son autorité sans crainte de personne. Il enferma le roi et la reine, et par leur ordre fit en sorte qu'il n'entrât plus que cinq ou six valets ou médecins, parce qu'on ne s'en pouvoit passer, et deux seigneurs bien avec le roi et la reine, qu'il ne put expulser; tout le reste fut exclus, et Villena comme les autres. Sa charge de majordome-major du roi lui donnoit non-seulement toutes les entrées et à toute heure, mais l'intendance sur les médecins, sur les consultations, où il avoit droit et usage d'être présent, et sur les remèdes, qu'il devoit et savoir et voir donner. Un jour qu'il vint se présenter dans le salon des Miroirs, où l'on avoit mis le roi dans un petit lit pour y être plus fraîchement, on n'osa lui refuser la porte. Le lit étoit vis-à-vis au fond, la reine assise au chevet, le cardinal auprès avec ce peu qui étoit admis. Villena approche; le cardinal se courrouce de le voir entrer, et murmure; cependant, personne de ce qui étoit là n'osant l'éconduire, le cardinal lui alla proposer de sortir. Ils se parlèrent d'abord civilement, dont le cardinal profitoit pour toujours parlant le conduire vers la porte; mais cela s'échauffa dans un moment. Villena lui demanda qui il étoit pour le faire sortir lui qui n'y devoit pas entrer lui-même, et qu'il étoit bien hardi d'entreprendre sur sa charge. Le cardinal réplique, le tiraille par un bras vers la porte, le pousse, et, comme Villena depuis ses chaînes étoit mal sur ses jambes, fait trébucher ce respectable vieillard qui tomba heureusement pour lui sur une chaise, et lors perdant patience le bonhomme lève son petit bâton et en applique cinq ou six coups sur les oreilles du cardinal dru et menu tant qu'il put, en lui disant qu'il étoit un insolent et impudent à qui il apprendroit partout le respect qu'il lui devoit et qui ils étoient tous deux; puis se leva et sortit toujours le menaçant et la canne haute. La reine, du chevet du lit, voyoit la scène, dont personne n'osa approcher ni se mêler. Le cardinal en furie, et qui d'étonnement n'avoit osé ou n'avoit pu se revancher, parla bas à la reine; car le roi dans ses rideaux n'avoit rien vu et étoit assez mal pour n'avoir rien distingué dans ce bruit. Une heure après Villena eut ordre de partir le lendemain pour ses terres. Il obéit, et son fils le suivit, après avoir envoyé la démission de sa charge de capitaine des gardes du corps, qu'on ne voulut pas accepter. Le bruit que fit cette aventure fut prodigieux, et tel que le cardinal, tout enragé qu'il fut des coups de bâton qu'il avoit reçus et plus encore de ce qu'ils étoient publics, n'osa pousser les choses plus loin. Au bout de quatre ou cinq mois, Villena revint, et le roi d'Espagne ne l'a jamais su que depuis la disgrâce d'Alberoni.....

1475. *Cellamare notifie le rappel du prince de Chalais en Espagne.* (Page 314.)

20 août 1717. — Il paroît que Cellamare prenoit son tour de loin,

et, par ce qui éclata depuis, qu'il y travailloit dès lors à bon escient et vouloit détourner les yeux de dessus lui.

1476. *Conversation curieuse sur la Constitution entre Saint-Simon et l'archevêque de Tolède.*

(Pages 316-317.)

12 novembre 1717. — ....Cet éclaircissement [sur l'affaire de la Constitution] [1] conduit à un autre qu'on a su d'original longtemps après. En 1721, le duc de Saint-Simon alla ambassadeur extraordinaire en Espagne pour le mariage du Roi avec l'infante, et pour celui de la reine douairière d'Espagne, fille de M. le duc d'Orléans, qui est maintenant à Paris. Il fit là connoissance très particulière avec don Diègue d'Astorga y Cespedes, archevêque de Tolède, qui fut depuis cardinal et qui résidoit presque toujours à Madrid, qui est de son diocèse. Ce prélat, qui étoit savant et qui donnoit presque tout aux pauvres, fatigué de la contrainte d'un interprète, proposa au duc de Saint-Simon de s'entretenir en latin pour s'en défaire, et celui-ci l'accepta au péril des solécismes. Étant tombé sur la matière de la Constitution, qui faisoit toujours grand bruit, l'archevêque s'en expliqua fort franchement et d'une manière fort peu favorable. Le duc, surpris de ses sentiments dans un pays si dévoué à la cour de Rome, le lui témoigna, et, voyant que le prélat s'y étendoit de plus en plus, il lui opposa les témoignages reçus par Monsieur de Nîmes que nos cardinaux du même parti avoient tant fait valoir. Alors l'archevêque, regardant tristement le duc, et soupirant avec amertume : « Ah, Monsieur, lui dit-il, que vos évêques conservent précieusement et jalousement les heureuses libertés de votre Église gallicane et se préservent tant qu'ils pourront de l'esclavage sous lequel nous gémissons ! Qui d'entre nous oseroit répondre autrement que nous avons fait à Monsieur de Nîmes sans s'exposer à être menés pieds et poings liés à Rome, et à y mourir dans les prisons de l'Inquisition, comme il est arrivé de nos jours à l'évêque de...... .....[2], sur une autre matière où ils ont osé résister ? Est-il possible, continua-t-il, que cela s'ignore en France, et qu'on y puisse faire le moindre fonds sur nos témoignages, que nous arrache malgré nous l'excès de notre servitude passée en loi ! Savez-vous que, sans ce cas extraordinaire, il n'est plus permis à aucun évêque d'Espagne ni de Portugal de dire un seul mot sur ce qui vient de Rome ; nous serions sévèrement punis, même d'oser y donner notre consentement et notre approbation : on nous accuseroit d'attenter, de nous ériger en juges. Il faut adorer en silence et nous taire pour éviter jusqu'aux apparences d'un crime irrémissible, et sur lequel Rome est si délicate à notre

1. Le commencement de cette Addition a été mis ci-dessus, n° 1464.
2. Ce nom est resté en blanc dans le manuscrit des Additions au *Journal de Dangeau*.

égard, que rien de ce qui en émane sur la doctrine ne nous est adressé. Tout en ce genre l'est aux inquisiteurs; ils le publient par des ordonnances qu'ils font à notre insu et que nous n'apprenons que par les voir affichées aux portes de nos églises. C'est là toute la publication qui s'en fait, et qui est censée reçue par un respectueux silence. Ah! Monsieur, ajouta-t-il encore avec émotion en prenant les mains au duc, vous voyez toute ma confiance, puisque, si de mon vivant vous laissiez échapper un mot de ce que je vous dis ici, je serois perdu sans ressource; mais, pour Dieu et pour la religion, que vos évêques ne se laissent pas pousser dans l'anéantissement où l'épiscopat est tombé ici et où Rome le voudroit jeter partout. » M. de Saint-Simon a gardé la plus exacte fidélité à l'archevêque de Tolède tant qu'il a vécu; mais, depuis qu'il a su sa mort, il s'est dédommagé de son silence, et a souvent raconté à ses amis un fait si décisif et si curieux.

APPENDICE

SECONDE PARTIE

I

LETTRES PARTICULIÈRES DU DUC D'ORLÉANS, RÉGENT, PENDANT L'ANNÉE 1717

Les Archives nationales possèdent dans le registre KK 1324 la minute des lettres personnelles écrites par le Régent pendant cette année. Nous en extrayons quelques-unes de celles qui ont trait à des événements ou à des affaires dont Saint-Simon a parlé dans ses Mémoires, le manque de place nous empêchant de les donner toutes.

1. *A M. le duc de Popoli, à Madrid.*

15 janvier 1717.

« Il n'est pas besoin de vous dire avec quel plaisir j'ai reçu ce que vous m'écrivez sur le mariage de M. votre fils avec Mlle de Boufflers[1]. Vous savez trop bien la part que j'ai accoutumé de prendre aux choses qui vous regardent pour douter de la joie que j'ai de vos satisfactions, et par conséquent du digne choix que vous avez su faire. Je vous en félicite de tout mon cœur et regarde le soin que vous avez pris de m'en écrire comme une nouvelle preuve de votre amitié, que personne ne chérira jamais plus que moi. Vous pouvez aussi compter que j'y répondrai toute ma vie par toutes marques de la mienne qui vous pourront confirmer de plus en plus, et aux nouveaux accordés, l'estime sincère avec laquelle je suis, etc. »

2. *A M. de Bâville, conseiller d'État, intendant de Languedoc, à Montpellier.*

24 janvier 1717.

« Une personne de considération m'a dit, Monsieur, que M. de

1. Tome XXXI, p. 184.

Chambonas et M. de Polignac parloient de l'affaire des princes[1] aux États de Languedoc pour les y faire entrer. Quoiqu'on me l'ait dit avec quelque assurance, j'ai de la peine à me le persuader, et encore plus que les États se laissassent séduire au point de prendre part à un différend qui ne les regarde en aucune manière. Vous me ferez un plaisir sensible de me dire au vrai ce qui en est et ce que vous en savez, et, supposé qu'il y ait quelque fondement, je vous prie d'avoir attention et de faire en sorte que les États ne se mêlent point de pareille affaire. J'écris à ce sujet à M. l'archevêque de Narbonne et vous adresse la lettre; mais vous ne la lui rendrez, s'il vous plait, qu'au cas que vous sachiez certainement qu'il se soit fait sur cela quelque démarche ou tenu quelque discours qui y puissent tendre. »

3. *A M. le marquis de Silly, lieutenant-général des armées du Roi, à Paris.*

2 avril 1717.

« Ne pouvant refuser aux empressements de M. le prince de Dombes et à ses instances réitérées d'aller faire la campagne en Hongrie[2], après lui avoir représenté tout ce qui étoit capable de l'en détourner, et ne voulant point me servir de mon autorité pour l'en empêcher, je vous ordonne de vous y rendre et de l'aider de vos avis et de vos conseils dans les occasions où il pourra en avoir besoin. Je suis persuadé que vous répondrez parfaitement à la confiance que j'ai en vous. »

4. *Au roi Catholique*[3].

9 avril 1717.

« Monseigneur,

« Je reçois avec une extrême reconnoissance les marques d'attachement de Votre Majesté, en voulant bien me faire part de la bonne nouvelle des heureuses couches de la reine par la naissance d'un prince dont il a plu à Dieu d'augmenter votre famille royale. Ma joie en cela ne cède en rien à celle de Votre Majesté, et je la félicite de tout mon cœur de cette continuation des bénédictions du ciel. J'espère même que ce ne sera pas la dernière occasion que j'aurai de me réjouir avec elle de semblables faveurs ; du moins je puis l'assurer que personne au monde ne prendra jamais plus d'intérêt que moi à tout ce qui peut lui être agréable. »

1. Tome XXXI, p. 192.
2. Tome XXXI, p. 79.
3. Tome XXXI, p. 130. Lettre analogue à la reine. — Le 8 mai, il adressa une lettre de condoléances pour la mort du jeune prince.

5. *A M. le cardinal Alberoni.*

30 août 1717.

« Monsieur mon cousin,

« Vous ne pouviez me donner une plus agréable nouvelle que celle de votre promotion au cardinalat[1]. Je me réjouis non seulement de la justice qu'on a rendue en cela à votre mérite, mais je me félicite encore moi-même de l'accomplissement de mes souhaits pour tout ce qui vous pouvoit flatter davantage. Il ne me reste qu'à desirer d'avoir autant d'occasions que j'ai d'envie de vous prouver effectivement l'estime et la cordialité avec laquelle je suis, etc. »

6. *A Madame de Montpipeau, nommée à l'abbaye de Montmartre, à Fontevrauld.*

15 septembre 1717.

« La manière dont vous m'avez écrit, Madame, ne me permettant pas de douter que vous n'acceptiez l'abbaye de Montmartre, à laquelle le Roi vous a nommée[2], j'ai appris avec quelque peine que vous n'y étiez pas encore bien déterminée. Quoique je ne puisse avoir que bonne opinion des raisons qui peuvent vous faire balancer, je ne saurois cependant me dispenser de les combattre, et je me flatte que ce sera avec succès. Elles ne peuvent rouler que sur le long attachement que vous avez pris pour une maison dans laquelle vous avez passé votre vie, et que sur votre amitié et votre tendresse pour tout ce qui la compose ; mais trouvez bon que je vous dise que l'on ne doit point toujours consulter ses sentiments et qu'il y a des occasions où il convient même d'en faire un sacrifice. Celle-ci en est une, Madame. Vous êtes appelée à une maison qui a besoin d'un aussi bon esprit que le vôtre pour la conduire ; vous avez pour cela tous les talents nécessaires, et vous auriez un éternel reproche à vous faire de préférer le seul repos dont vous pouvez jouir où vous êtes, au mérite de venir dans un lieu pour y travailler utilement et avec fruit ; d'autant plus que vous y êtes fort desirée. Ainsi, loin de vous refuser à la peine, je vous crois obligée d'y satisfaire absolument, quand vous ne compteriez pas pour quelque chose le plaisir que je me fais de vous avoir, Madame, dans ce voisinage. »

7. *A M. Chauvelin, intendant de Touraine.*

15 septembre 1717.

« Voici, Monsieur, une lettre que vous prendrez la peine de remet-

1. Ci-dessus, p. 144.
2. Ci-dessus, p. 120.

tre vous-même à Mme de Montpipeau à Fontevrauld. C'est une fille de mérite que j'ai nommée à l'abbaye de Montmartre. Il paroît par sa lettre de remerciement qu'elle a acceptée, et cependant il m'est revenu qu'elle balançoit à présent. Il y a de l'apparence que les religieuses de la maison, ne voulant point la perdre, emploieront tous les moyens pour la conserver et l'empêcher de venir servir plus utilement à Montmartre qu'elle ne sauroit jamais faire à Fontevrauld. Je vous prie donc de lui parler pour la déterminer tout à fait et lui faire comprendre que, étant dans l'engagement avec moi par la lettre qu'elle m'a écrite, elle ne sauroit guère se dispenser de le suivre sans qu'elle eût quelque reproche à se faire, et ce à quoi une fille d'esprit comme elle ne doit point s'exposer, et vous lui ajouterez que je compte absolument sur son consentement[1]. »

8. *A l'Empereur.*

27 septembre 1717.

« Monseigneur,

« Je suis infiniment obligé à Votre Majesté d'avoir bien voulu me donner part de ses nouveaux triomphes par la mémorable défaite des Infidèles devant Belgrade[2], et la réduction de cette place, soumise à son obéissance au seul bruit de sa première victoire. Je la félicite de tout mon cœur de tous ces avantages, non seulement pour le bien de la chrétienté, mais aussi pour celui qu'elle apporte à ses propres affaires et à celles de l'Empire, et par l'éclat qu'elle ajoute à la gloire de votre vie. Mon fidèle attachement pour Votre Majesté lui répondra en toutes occasions de mon zèle pour ses intérêts. »

9. *A M. le comte de Peterborough, au château d'Urbain.*

3 novembre 1717.

« Je n'ai point voulu répondre à vos deux lettres, Monsieur, que je n'eusse parlé moi-même à la reine d'Angleterre, et je l'ai fait dernièrement avec la forte persuasion qu'un homme comme vous n'est guère capable des choses qui ont opéré votre détention, à laquelle vous ne devez point douter que je n'aie pris beaucoup de part[3]. Je suis persuadé que la reine fera de son côté tout ce qu'il faut pour faire finir cette ridicule aventure, que de mauvais avis, donnés apparemment par quelques ennemis particuliers, vous ont attirée. J'ai fait écrire aussi au cardinal Gualterio et voudrois pouvoir faire mieux pour vous marquer, Monsieur, mon estime et mon amitié. »

1. Le 18 octobre, le Régent écrit au cardinal de la Trémoïlle pour lui recommander la prompte expédition des bulles.
2. Ci-dessus, p. 115.
3. Ci-dessus, p. 125.

10. *Au roi de Pologne.*

12 décembre 1717.

« Monseigneur,

« J'ai reçu avec une joie singulière la lettre que Votre Majesté m'a fait l'honneur de m'écrire pour me donner part de la résolution que le prince royal a prise de faire profession publique de notre religion et de la cérémonie qui en a été faite[1]. Je sais ce que la tendresse paternelle peut inspirer en pareille rencontre, et l'intérêt que je prends à tout ce qui regarde Votre Majesté me fait partager avec elle sa joie et son contentement comme l'homme du monde qui desire le plus ardemment de la voir comblée des plus grandes bénédictions, et je souhaiterois également trouver les occasions de lui prouver qu'on ne peut être, etc.... »

11. *A M. le maréchal de Montesquiou, commandant en Bretagne, à Dinan*[2].

21 décembre 1717.

« M. de la Vrillière m'avoit lu, Monsieur, votre lettre, par laquelle vous lui mandiez ce qui s'étoit passé à l'ouverture des États, et le refus qu'ils avoient fait d'accorder le don gratuit demandé par le Roi avant l'examen de leurs fonds, et je reçus hier par votre courrier votre lettre du 18, qui m'apprend que, les États s'obstinant avec une opiniâtreté invincible dans leur premier sentiment malgré toutes les représentations différentes que vous leur avez pu faire pour les ramener à la raison, vous les aviez séparés suivant les ordres que je vous en avois donnés. Je ne saurois qu'approuver infiniment la manière dont vous les avez exécutés. Je suis persuadé comme vous qu'un refus si opiniâtre n'a pu partir que d'un complot formé depuis longtemps dans la noblesse, que je ne croyois point capable d'un projet aussi peu convenable à ce qu'elle est et à l'exemple qu'elle doit donner; mais, puisqu'elle a donné atteinte à la bonne opinion que j'avois d'elle, je lui inspirerai celle qu'elle doit avoir de ma fermeté à la maintenir dans la soumission qu'elle doit au Roi et à faire respecter son autorité. J'ai donné aujourd'hui les ordres pour faire marcher les troupes de votre côté. Vous recevrez aussi tous ceux qui seront nécessaires pour l'usage que vous en ferez et pour faire continuer la levée des deniers ordinaires dans la province. Je ne puis trop louer la manière dont Messieurs du clergé se sont comportés. J'en témoigne ma satisfaction en particulier à M. l'évêque de Saint-Malo, tant pour lui que pour eux; mais vous me ferez plaisir de leur dire encore, et d'être bien persuadé, Monsieur, de mon estime et de mon amitié. »

1. Ci-dessus, p. 213.
2. Voyez ci-dessus, p. 240-241.

12. *A M. l'évêque de Saint-Malo.*

21 décembre 1717.

« Dans la manière déplaisante dont les États viennent de se tourner, Monsieur, c'est une consolation de voir que Messieurs du clergé s'y soient comportés avec autant de zèle et de vivacité qu'ils ont fait pour les intérêts du Roi. Vous voulez bien que je vous témoigne combien je suis sensible au bon exemple que vous leur avez donné et que je vous prie de les assurer que je ne perdrai aucune occasion de leur marquer ma satisfaction, qui est d'autant plus grande que je sais qu'il n'a pas dépendu de leurs soins que Messieurs des autres ordres ne donnassent à S. M. les mêmes marques de soumission et d'attachement[1]. »

13. *A M. Contal, à Vallois*[2].

18 (sans doute pour 28) décembre 1717.

« J'ai reçu, Monsieur, votre lettre du 9 de ce mois, avec la copie d'une autre lettre qui y étoit jointe, que l'ai lue et examinée, mais qui ne sauroit être comptée pour quelque chose sans l'original, qu'il seroit de la dernière importance d'avoir. Ainsi vous me ferez un singulier plaisir de mettre tout en œuvre pour le tirer des mains du prêtre votre ami, qui vous en a donné la copie, pour me l'envoyer ensuite. Je donnerai même avec plaisir tout l'argent qu'on jugera à propos pour cela, si cela est nécessaire, et vous devez y travailler avec d'autant plus de confiance que vous devez être assuré que ni lui ni vous ne serez jamais commis en aucune manière et que je me ferai une affaire sérieuse de vous marquer ma reconnoissance. Vous n'aurez qu'à m'écrire à l'adresse de celui qui vous envoie cette lettre. »

14. *A M. le maréchal de Montesquiou, à Dinan.*

29 décembre 1717.

« Avec votre lettre du 24 de ce mois que j'ai reçue, Monsieur, M. de la Vrillière m'a lu ce que vous lui avez écrit depuis que vous avez reçu mes ordres. J'ai de la peine à croire que le Parlement se porte à refuser l'enregistrement de l'arrêt, et qu'il ne réfléchisse pas sérieusement à ce à quoi il s'exposeroit. Il a trop d'intérêts à envisager pour ne se pas ménager davantage et marquer sa soumission ; car, outre leurs augmentations de gages et autres, la cour des aides peut leur

1. Lettres analogues au duc de la Trémoïlle et au prince de Rohan.

2. Nous ne savons pas à quoi se rapporte cette lettre énigmatique, que nous donnons à titre de curiosité. Il y a deux Vallois en Lorraine, l'un près de Gerbéviller, l'autre dans les Vosges du côté de Mirecourt.

être ôtée, et ce sont toutes les choses que vous devez faire remarquer aux particuliers de ce corps, étant à desirer qu'[ils soient] persuadés par vous et par eux-mêmes des bonnes raisons qu'ils ont de se conduire de manière dans cette occasion que leur conduite soit approuvée. A l'égard des troupes que je vous ai mandé que j'avois donné mes ordres pour en faire marcher, vous en aurez suffisamment à portée. C'est à vous à faire usage du plus ou du moins suivant ce qu'il conviendra au bien de la chose. Vous savez à présent mes intentions au sujet des lettres de cachet, et il ne me reste qu'à vous dire, Monsieur, que je ne vois pas de raison pour retenir l'ordinaire de la poste, qui me semble ne devoir jamais être interrompue. »

II

LA POLITIQUE ÉTRANGÈRE DE LA RÉGENCE EN 1717 (suite).

Extraits des Procès-verbaux du conseil de régence[1].

Mêmes observations et mêmes remarques que celles qui ont été faites dans le tome XXX pour les extraits relatifs à l'année 1716.

Séance du 27 juin.

Angleterre. — Lettre de Londres de M. d'Iberville, du 17 juin. « Suivant les ordres qui lui ont été donnés, il a fort entretenu M. de Bernstorff sur l'admission du roi de Prusse dans l'alliance ; mais il a toujours trouvé les mêmes oppositions dans l'esprit de ce ministre, qui lui a dit en propres termes qu'il n'y avoit rien de bon à faire avec ce prince et que, s'il entroit pour deux jours dans une alliance, on ne pouvoit pas compter qu'il y en demeurât quatre. »

Séance du 4 juillet.

Angleterre. — Lettre de Londres de M. d'Iberville, du 24 juin. « Les bonnes dispositions qui lui avoient paru sur la liberté des ministres de Suède lui semblent à présent changées, à l'instigation des ministres, qui disent hautement qu'il faut, pour l'honneur du roi d'Angleterre, un désaveu en forme. »

Séance du 11 juillet.

Angleterre. — « A été lu un mémoire de Mylord Stair présenté à Mgr le Régent, par lequel il propose, de la part du roi d'Angleterre, de relâcher M. de Gyllenborg, pourvu que S. A. R. veuille donner elle-même une déclaration au roi d'Angleterre des assurances qu'a données le roi de Suède qu'il désavouoit M. de Gyllenborg et n'avoit jamais pensé à troubler le repos de l'Angleterre. Et, comme il a été décidé que Mgr le Régent donneroit cette déclaration, il a été longtemps agité en quels termes elle seroit conçue. »

Séance du 18 juillet.

Espagne. — Lettre de Madrid de M. le duc de Saint-Aignan, du

1. Bibliothèque nationale, ms. Franç. 23669.

5 juillet. « Il s'est répandu un bruit que l'escadre espagnole que l'on avoit équipée pour joindre celle du Pape, étoit au contraire destinée à l'exécution d'un projet contre la Sardaigne et le royaume de Naples, et que le roi de Sicile entroit dans cette affaire. »

Séance du 25 juillet.

Espagne. — Lettre de Madrid de M. le duc de Saint-Aignan, du 12 juillet. « Il n'est plus permis de douter de la nouvelle qu'il a mandée par le dernier ordinaire d'une entreprise considérable que veut faire le roi d'Espagne, sans qu'on ait encore pu découvrir quel en est l'objet. Les uns disent que cela regarde le royaume de Naples, où l'on prétend faire une descente ; d'autres croient qu'on pense à faire le siège d'Oran pendant que les Turcs sont occupés en Hongrie, pour faire une diversion, et d'autres pensent qu'on veut faire un débarquement dans les îles de Sardaigne. Il a été décidé qu'on écriroit à M. le duc de Saint-Aignan de parler au roi d'Espagne de la part du Roi, pour lui faire une sorte de reproche d'amitié de ce qu'il a conçu quelque dessein sans lui en faire part, et qu'on ne croit pas qu'il voulût troubler la neutralité de l'Italie au préjudice des traités. Il a été dit aussi qu'on feroit part des nouvelles que l'on a aux ministres d'Angleterre et d'Hollande, pour leur faire voir qu'on n'y a aucune part et qu'on est dans la bonne foi à cet égard. »

Séance du 8 août.

Espagne. — Lettre de Madrid de M. le duc de Saint-Aignan, du 25 juillet. « Il mande que le courrier qui a apporté la nouvelle du chapeau donné à l'abbé Alberoni est arrivé. Il envoie le détail qu'il a reçu de Barcelone, et de toutes les troupes et munitions que l'on embarque. »

Séance du 22 août.

Espagne. — Lettres de Madrid de M. le duc de Saint-Aignan des 8 et 11 août. « Ayant obtenu une audience du roi d'Espagne, suivant les ordres qui lui avoient été donnés, il lui a parlé dans les termes qui lui avoient été prescrits au sujet de l'armement de la nouvelle flotte. Il n'en a pu d'abord rien tirer, sinon qu'il auroit bientôt sa réponse. Le cardinal Alberoni l'est venu trouver l'après-dînée pour la lui apporter. Ce cardinal lui a dit que cette flotte étoit destinée pour la Sardaigne, le roi d'Espagne ayant été bien aise de faire sentir à l'Empereur son mécontentement de la manière dont on en a usé à Milan à l'égard de M. Molinès ; que S. M. Catholique avoit donné ordre à M. de Cellamare d'en rendre compte à M. le Régent. [M. de Saint-Aignan] a pu comprendre par les discours de ce cardinal que les projets de son maître ne se borneroient pas là. [Ce cardinal] se défend fort d'avoir eu part à ce projet et [dit] que même il ne l'a point approuvé, mais que les princes veulent être obéis. »

Séance du 21 novembre.

Espagne. — « A été lu des lettres de Madrid de M. le duc de Saint-Aignan des 4 et 8 novembre, par la seconde desquelles il rend compte de ce qui s'est passé lorsque le roi d'Espagne a fait son testament, où il n'a été appelé aucun secrétaire d'État, mais un notaire et sept témoins, qui ont signé ; qu'on est persuadé que, par ce testament, il déclare la reine régente et que le cardinal Alberoni sera chargé sous ses ordres du soin des affaires ; qu'après que ce testament a été signé et cacheté, il est resté entre les mains du roi et n'a point été déposé. Quoique ce prince soit fort foible, il est néanmoins revenu à Madrid, où un grand concours de peuple l'attendoit. Il se mit au lit en arrivant, et personne ne l'a vu depuis, pas même ceux qui ont les entrées dans sa chambre. Son médecin, qui est anglois, a demandé un autre médecin pour l'aider, et on lui en a donné un qui est italien. Il s'est levé quelques après-dînées et s'est montré à la fenêtre dans des temps où il y avoit beaucoup de peuple dans la place. Les officiers qui sont à la cour ont eu ordre de se rendre à leurs troupes, et le bruit court que l'on traite quelque chose avec M. Aldrovandi sur les affaires d'Italie. On l'a assuré que, le jour que le roi avoit fait son testament, il avoit écrit deux heures de sa main ; on lui a dit que la reine ni le cardinal Alberoni n'y avoient point été présents. »

Séance du 19 décembre.

Angleterre. — Deux lettres de Londres de M. de Chamorel des 9 et 13 décembre. « Il rend compte d'une scène qui s'est passée, qui intéresse très fort la famille royale, à l'occasion du baptême du jeune prince. Le roi ayant ordonné au duc de Newcastle de le nommer, le prince de Galles, qui n'a pu contenir son ressentiment, s'étant approché de ce duc, lui a dit tout bas ces paroles : « Maraud, tu me le « paieras ! » Le roi, en ayant été informé, en a marqué son ressentiment et a ordonné au chancelier d'aller dire au prince qu'il eût à garder les arrêts dans son appartement. M. de Chamorel mande par un postscript qu'il vient d'apprendre que le prince s'est retiré de la cour et s'est mis chez Mylord Gravesend. »

III

LE CHAPEAU D'ALBERONI.

Lettres du Père Daubenton[1].

M. Gazier avait bien voulu communiquer naguère à M. Chéruel deux lettres du P. Daubenton copiées aux archives du Vatican, *Spagna*, E 2063, et relatives au chapeau de cardinal d'Alberoni. L'une, adressée au Pape, expose le mécontentement éprouvé par Philippe V de la promotion du cardinal Borromée ; l'autre postérieure de six semaines et écrite au secrétaire d'Etat, cardinal Paulucci, fait valoir la satisfaction du roi de la décision prise par Clément XI de déclarer Alberoni, dès que son nonce lui aura fait savoir que les négociations sont achevées à Madrid. Nous sommes heureux de pouvoir, grâce à cette obligeante communication, donner le texte de ces deux lettres.

1. *A Sa Sainteté le Pape.*

« A Madrid, le 1er avril 1717.

« Très Saint-Père.

« Je croirois manquer à la reconnoissance infinie que je dois à Votre Sainteté et au zèle que j'ai pour le Saint-Siège, si je n'avois pas l'honneur de lui rendre compte de ce qui se passe ici dans les conjonctures présentes. Je me réjouissois, Très Saint-Père, de voir bientôt l'union rétablie entre Votre Sainteté et le roi. Sa Majesté avoit donné sa parole que la promotion de M. le comte Alberoni étant faite, tout s'ajusteroit, et elle avoit bien voulu que M. le duc de Parme fût garant de la parole royale, de sorte que je ne doutois pas que l'accommodement ne se fit au plus tôt à la satisfaction de Votre Sainteté et de Sa Majesté. C'est avec une extrême douleur que je me sens obligé de vous dire, Très Saint-Père, que je crains fort que cet accommodement ne soit autant éloigné que je le croyois proche. Le roi n'avoit jamais prétendu qu'on exclût de la première promotion M. le patriarche Borromée ; mais il avoit en même temps espéré que M. le comte Alberoni, qu'il avoit si fortement recommandé, n'en seroit pas exclus. Sa Majesté a été d'autant plus surprise de cette exclusion qu'elle s'y attendoit moins en un temps où, par ses ordres, le comte travaille nuit et

1. Ci-dessus, p. 17 et 47.

jour au grand armement naval qu'elle destine à Votre Sainteté et dont elle l'a lui seul chargé. Oserai-je, Très Saint-Père, vous dire que le roi regarde la promotion de l'un, hautement déclaré pour le parti contraire, et l'exclusion de l'autre, tout dévoué à son service, comme un outrage fait à sa propre personne. Sa Majesté, si pleine de zèle pour le saint-siège et de vénération pour Votre Sainteté, ne peut comprendre pourquoi on ménage tant ses ennemis et qu'on la ménage si peu. Elle paroît vivement touchée de ce qu'on ne se fie pas à sa parole et qu'on exige d'elle l'accommodement et le départ des vaisseaux avant la promotion.

« Je tremble, Très Saint Père, quand je pense de quelle manière la reine recevra cette nouvelle. Le roi a ordonné qu'on ne lui en parlât pas, étant persuadé que cela lui altéreroit notablement sa santé. Je sais qu'elle en sera très indignée et que rien n'est plus à craindre que son indignation. Le seul retardement de la grâce qu'elle sollicitoit vivement l'irrita tellement, que M. le comte Alberoni eut bien de la peine à l'apaiser. Que sera-ce donc, lorsqu'elle apprendra qu'on a accordé aux ennemis du roi ce qu'on refuse à Sa Majesté depuis si longtemps? Les terribles conséquences que j'en prévois m'effrayent. On écrit de Rome que sa promotion suivra de près l'accommodement, mais que l'on veut que l'accommodement précède la promotion. Je trahirois mon devoir, Très Saint Père, si je ne prenois la liberté d'avertir Votre Sainteté que jamais Leurs Majestés n'en passeront par là, de sorte qu'il faut se résoudre ou à en venir à une rupture ouverte, ou à accorder la promotion avant toutes choses. Je puis assurer Votre Sainteté qu'elle ne risquera rien en l'accordant, le roi, si religieux, si saint, étant incapable de manquer à la parole qu'il donne au vicaire de Jésus-Christ qu'aussitôt que la promotion sera faite, tout le reste suivra, l'accommodement se fera, le tribunal de la nonciature s'ouvrira, etc. Je vous supplie très instamment, Très Saint Père, de vous fier au roi, qui très certainement ne vous trompera pas. Si Votre Sainteté fait sa promotion aussitôt que le courrier sera arrivé, elle aura la consolation de voir tout terminé et de trouver dans le roi le plus sûr et le plus ferme appui de la Chrétienté.

« Prosterné à vos pieds je lui demande très humblement sa sainte bénédiction.

« Très Saint Père,
« De Votre Sainteté
« Le très humble et très obéissant serviteur et fils
« DAUBENTON. »

2. *Au cardinal Paulucci, secrétaire d'État.*

« A Ségovie, le 12 mai 1717.

« Monseigneur,

« Le roi a lu lui-même la lettre que Votre Éminence m'a fait l'honneur de m'écrire, et il en a été très satisfait. Les lettres de Monseigneur le duc de Parme avoient déjà très bien disposé l'esprit de Sa Majesté. Celle de Votre Éminence a achevé de la mettre dans les dispositions que nous pouvons souhaiter. Les assurances que Votre Éminence et Mgr le duc de Parme donnent que, aussitôt que Mgr Aldrovandi aura écrit au Pape que l'on est convenu de tout, Sa Sainteté fera la promotion, ont fort plu à Leurs Majestés, de sorte que je regarde cette importante affaire comme faite et finie. Il n'étoit pas nécessaire de m'exhorter à faire connoître au roi ce que Sa Sainteté a fait et souffert pour lui et dont j'ai été un fidèle témoin. J'ai eu très souvent l'honneur d'assurer Sa Majesté que le Pape l'estime et l'aime tendrement et qu'il ne parle qu'avec de grands éloges de sa piété et de son zèle pour la religion. Au reste, Sa Sainteté se doit savoir beaucoup de gré de la résolution qu'elle a prise d'honorer de la pourpre M. le comte Alberoni. Elle trouvera peu de sujets aussi attachés que lui au saint-siège. Il y a six mois entiers que je le vois sans cesse appliqué à préparer l'armement naval, et j'ose dire que, sans lui, à peine auroit-il été en état de sortir de nos ports au mois d'août, et cependant avant la fin de ce mois il sera bien près des côtes d'Italie. On ne peut croire, sans le voir, les contre-temps et les obstacles que le comte à eu à surmonter pour en venir à bout. On connoîtra avec le temps à quel point il convenoit au Saint Père de l'accréditer par la pourpre dans un pays où beaucoup de ministres ne sont pas aussi favorables au saint-siège qu'on s'en flatte à Rome. Je suis témoin que, dans la conjoncture présente, il a fort contribué à adoucir les choses. C'est lui qui a persuadé à Leurs Majestés de dépêcher ce matin un courrier à M. Aldrovandi afin qu'il se rende ici incessamment pour terminer toutes choses à la satisfaction des deux cours.

« Je supplie Votre Éminence de me mettre aux pieds de Sa Sainteté et de croire qu'on ne peut rien ajouter à la vénération avec laquelle j'ai l'honneur d'être,

« Monseigneur,

« De Votre Éminence

« Le très humble et très obéissant serviteur

« Daubenton. »

IV

LA RÉVOLTE DE LA MARTINIQUE[1]

Nous donnons ci-après les principaux documents relatifs à cette affaire, extraits des archives des Colonies. Le dossier est très considérable, et les suites se prolongèrent jusqu'en 1719.

Mémoire que les sieurs de la Varenne et de Ricouart ont l'honneur de présenter au Conseil au sujet de la révolte arrivée à la Martinique le 17e mai 1717[2].

[Ce mémoire est très long et très détaillé; nous en donnons le résumé qui fut présenté au conseil de marine le 28 mars 1718 : carton C8B4.]

MM. de la Varenne et de Ricouart, gouverneur et intendant de la Martinique, furent arrêtés le 17 mai 1717, faisant la tournée de l'île. On prit pour cet effet le temps qu'ils étoient à souper chez le sieur Bourgeot, habitant du Marigot, quartier du Diamant. Il entra dans la chambre une foule de gens, le pistolet et le fusil bandés, qui leur dirent qu'ils les arrêtoient de la part de la Colonie et qu'ils avoient ordre de leur casser la tête, s'ils faisoient résistance.

Les plus séditieux de ces rebelles étoient les nommés Belair et Châtillon, capitaines de milices, Coulange, major, Dorange, Labat et Cathier, aides-majors, Jacar, lieutenant, Belair des Goutières, enseigne, Hainots, lieutenant de cavalerie, et la Motte des Oliers, avec lesquels ils avoient dîné et qui furent joints par le frère dudit Cathier, très insolent, et plusieurs autres dont ils n'ont pas su le nom.

Le sieur d'Hauterive, procureur général du conseil supérieur, qui les accompagnoit dans leur tournée, étoit à table avec eux lorsqu'ils furent arrêtés, et témoigna par son silence et sa grande tranquillité qu'il étoit un des principaux chefs de la révolte. Les séditieux, étant maîtres de MM. de la Varenne et Ricouart, qui furent obligés de céder à la force, crièrent au sieur d'Hauterive de sortir, ce qu'il fit d'un air content d'avoir été témoin de la scène.

On les conduisit dans les chambres qui leur avoient été destinées ; on mit plusieurs sentinelles à leurs portes avec défense de les laisser parler à personne sous peine de la vie, et la maison resta investie par cinq cents hommes.

1. Ci-dessus, p. 59-62.
2. Archives nationales, Colonies C8A 22.

Le lendemain, on les fit monter à cheval et on les mena, escortés par un corps d'infanterie et de cavalerie, chez le sieur Cornette, qui étoit absent, où toute cette populace trouva à dîner.

A trois heures après midi, la troupe ayant augmenté, on les fit monter à cheval. Ils furent au Lamentin, où ils trouvèrent les sieurs Jorna et Survilliers, colonels de milices, Dubucq, lieutenant-colonel, et tous les officiers de la milice de la Capesterre, à la tête d'un corps de plus de mille hommes, tant cavalerie qu'infanterie, au milieu desquels on les fit passer, avec défense, sous peine de la vie, de parler à personne.

Ils furent conduits à l'habitation de la demoiselle Papin, où étant environnés d'un corps de garde de plus de cent hommes et de quantité d'officiers toujours le pistolet bandé à la main, M. de la Varenne ordonna que les chefs lui vinssent parler. A quoi il lui fut répondu qu'ils tenoient conseil. Ayant ordonné une seconde fois la même chose, le lieutenant-colonel Dubucq arriva, et, aussitôt que les milices l'aperçurent, ils crièrent : « Vive le Roi et M. Dubucq, notre commandant ! » A quoi Dubucq répliqua que, puisqu'ils avoient de la confiance en lui et qu'ils l'avoient choisi pour leur commandant, il leur ordonnoit de ne point attenter à la personne de M. de la Varenne ni à celle de M. de Ricouart, qui seroient mis dans des chambres séparées, sans pouvoir se parler ni avoir du papier ni de l'encre.

M. de la Varenne ordonna audit Dubucq de lui rendre compte d'où provenoit cette révolte et ce que la Colonie demandoit. A quoi Dubucq répondit : « Je vois bien que tout ce désordre retombera sur moi. Je n'ai rien à vous dire, Messieurs, sinon que la Colonie m'ordonne de vous signifier que vous, M. de la Varenne, n'êtes plus général, ni vous, M. de Ricouart, intendant. »

On les força ensuite de se retirer chacun dans une chambre séparée, et ils furent conduits avec toute sorte de précautions à un quart de lieue du bourg Saint-Pierre, sur l'habitation du sieur Baucherot, où ledit Dubucq, qui leur avoit fait espérer que l'affaire pourroit s'accommoder à Saint-Pierre, vint leur dire qu'il ne lui seroit plus permis de les voir.

Le 22 au matin, le sieur Pain, doyen du conseil, Jorna, colonel, Cornette, capitaine de milice, et Haillet, négociant, suivis d'un grand cortège, entrèrent dans la chambre de M. de la Varenne, où M. de Ricouart se rendit. Le sieur Pain, portant la parole, dit qu'on l'avoit contraint de venir à la tête de cette députation pour savoir d'eux, de la part de la Colonie, si c'étoit par ordre du Roi que le vaisseau espagnol avoit été arrêté, de quel ordre ils avoient confisqué des bâtiments, qu'étoient devenus les fonds de ces confiscations, et ce qu'étoit devenu le fonds de la caisse du Roi. A quoi ils répondirent qu'ils en rendroient compte à Sa Majesté. Le sieur Pain ajouta que la Colonie lui avoit ordonné de les avertir qu'on avoit résolu de les faire embarquer pour retourner en France.

Le lendemain 23, ils furent embarqués sur *le Gédéon*, galère-navire de la Rochelle, lequel a été escorté par un bateau de la Martinique, armé de cent cinquante hommes, jusqu'au débouquement, exact !

Délibération de la Colonie[1].

19 mai 1777.

La colonie de la Martinique ne pouvant plus souffrir les violences et les injustices de MM. de la Varenne et de Ricouart, qui, loin d'établir et de maintenir le service du Roi et le bien public, ne tendoient qu'à leur destruction, et ayant, par ces raisons et autres dont elle rendra compte à Sa Majesté, pris la résolution de faire arrêter ces deux Messieurs pour les lui renvoyer, cela a été exécuté, en sorte qu'on les va conduire pour les faire embarquer. Mais, comme jusqu'à ce qu'elle ait reçu les ordres de Sa Majesté il est nécessaire de pourvoir à la tranquillité et sûreté, elle s'est assemblée présentement pour délibérer sur le parti qu'elle prendroit à l'égard des forteresses du Roi, et surtout celle du Fort-Royal. Sur quoi elle est présentement convenue de prier M. Desclieux, capitaine en garnison en ladite citadelle, de se charger de cette délibération pour la porter, en se rendant à son poste, à Messieurs de la garnison, qu'on prie de rendre leur réponse sur le tout.

La Colonie, ne prétendant point dans le parti qu'elle a pris se soustraire à la fidélité qu'elle doit à Sa Majesté, qu'elle veut au contraire observer, a délibéré de laisser le Fort-Royal et les autres de Saint-Pierre et de la Trinité en l'état qu'ils sont, sans y toucher ni les insulter en rien, non plus que les garnisons, auxquelles elle donne sa parole à ce sujet, en sorte que lesdites garnisons auront pleine liberté.

Mais en même temps la Colonie exige desdites garnisons qu'elles donnent aussi leur parole de ne faire tort ni insulte à aucun habitant, sous quelque prétexte que ce soit, de les laisser agir à leurs affaires, et de ne se mêler en aucune manière ni du commerce, ni de tout ce qui regarde le pays, jusqu'à ce que Sa Majesté en ait autrement ordonné, comme aussi de ne recevoir aucun secours de dehors ni dedans.

MM. Bègue et de Martel, lieutenants de Roi de cette île, restant dans leur commandement naturel, ne pourront agir ni rien ordonner de nouveau pour le fait du pays et de la colonie que de concert avec M. Dubucq, que ladite Colonie a choisi hier et nommé hier unanimement et sans contrainte pour commandant des habitants, comme ayant leur confiance et propre à les maintenir dans l'obéissance avec le conseil supérieur et Messieurs les colonels et un député de la noblesse.

Fait double au Lamentin le 19e de mai 1717. Signé à l'original : Dubucq, Pain, de Hauterive, etc. (92 autres noms).

[Suit la délibération du conseil de guerre tenu le même jour dans

1. Registre C8A 23.

la citadelle du Fort-Royal par les officiers de la garnison, qui « après délibération sur l'examen des propositions, consentent à ne se mêler ni du commerce ni de ce qui concerne la colonie, et les officiers auront pareillement pleine liberté de vaquer à ce qui concerne le service dans la garnison et à leurs affaires particulières », etc.... Cette délibération est signée par MM. de la Rocheguyon, « premier capitaine et commandant dans la garnison », Durand, capitaine de port, et les autres capitaines et lieutenants présents.]

Lettre de la colonie de la Martinique au Roi[1].

A la Martinique le 23 mai 1717.

Sire

Vos très humbles, très fidèles et très soumis sujets composant toute la colonie de la Martinique osent représenter avec le plus profond respect à Votre Majesté que, dès le 5 janvier dernier que MM. de la Varenne et de Ricouart sont arrivés en cette île, en qualité l'un de gouverneur général et l'autre d'intendant de vos îles, votre colonie a essuyé de leur part, sans distinction d'état, de condition, d'âge et de sexe, tout ce que l'injustice la plus criante peut faire ressentir à des peuples accoutumés sous la douceur du règne du feu Roi votre bisaïeul, de glorieuse mémoire, et de celui de Votre Majesté, puisque, soit de concert ensemble ou chacun d'eux en particulier, ils n'ont épargné ni menaces, prisons, cachots, fers, indignités, oppressions, la religion, l'honneur du sexe, l'avilissement et la destruction de la justice et de vos ordonnances, ni même la concussion (*sic*). Cette conduite a fait tomber votre colonie dans une disette de vivres prête à dégénérer en famine, qui n'a eu pour source que leur avidité particulière. En sorte que, pour empêcher la perte presque certaine de votre colonie et pour la conserver à Votre Majesté, elle s'est trouvée, Sire, dans la déplorable nécessité de prendre un parti qui paroîtra des plus surprenants à Votre Majesté, par rapport à la fidélité qu'elle lui doit et dont elle a toujours donné en toutes occasions des preuves éclatantes aux rois vos prédécesseurs, et sur lequel Votre Majesté est très humblement suppliée de vouloir suspendre son jugement jusqu'à ce qu'elle lui ait justifié sa conduite, en lui rendant compte, comme elle fera incessamment, de ses justes plaintes. Ce parti, Sire, a été de les arrêter dans leur tournée, le 17 de ce mois, sur une habitation de cette île et de les conduire ensuite au bourg Saint-Pierre, où ils se sont embarqués aujourd'hui, pour retourner en France, dans le navire *le Gédéon galère*, commandé par le capitaine Jean-Bernard Fabre, qui étoit prêt à partir pour le port de votre ville de la Rochelle.

A l'exception, Sire, de cette étrange résolution, que votre colonie a

1. *Gazette d'Amsterdam*, n° LXII; nous n'avons trouvé ce texte que dans cette gazette.

prise à regret, dont elle demande très humblement pardon à Votre Majesté et qu'elle espère obtenir de votre royale bonté et de la tendresse qu'elle a pour son peuple, elle peut l'assurer qu'il n'y a eu ici aucun désordre et que tout y est tranquille dans vos forteresses, dans vos garnisons, dans l'exercice de la religion par les missionnaires, dans l'administration de la justice et de la police, dans la marine, dans le recouvrement des droits du Roi, et dans le commerce tant du dehors que du dedans, ce qui continuera jusqu'à ce qu'il plaise à Votre Majesté lui envoyer un autre général et un autre intendant, en la personne desquels elle donnera à Votre Majesté de nouveaux témoignages de sa fidélité, de son zèle ardent pour son service, et du très profond respect avec lequel nous sommes et serons à jamais,

Sire,

de Votre Majesté,

les très humbles, etc.

LES HABITANTS DE LA MARTINIQUE.

Relation donnée par la Gazette d'Amsterdam.

La *Gazette d'Amsterdam* inséra dans son n° LXV, du 17 août, une relation un peu différente des récits officiels et qui indique assez clairement les causes premières de la rébellion.

« Dans l'établissement du conseil de marine, les négociants de Nantes, de la Rochelle et de Bordeaux avoient représenté que M. Du Quesne, gouverneur général, et M. de Vaucresson, intendant, ayant accordé aux Anglois d'apporter des farines à la Martinique en échange de sucre, le commerce de France en avoit beaucoup souffert, parce que, les bâtiments françois étant obligés de donner leurs marchandises à bas prix et étant contraints de prendre en troc du sucre, que les Anglois avoient fait rehausser, ils en recevoient un préjudice considérable. Sur cette représentation, on rappela MM. Du Quesne et de Vaucresson, et le conseil substitua au premier M. de la Varenne et au second M. de Ricouart.

« Ces derniers firent, à leur arrivée dans l'île, des recherches exactes de ceux qui avoient commercé avec les étrangers, et imposèrent un nouveau droit de 30 sols par quintal de sucre. Ce nouvel établissement, dans un pays où le peuple se croit presque indépendant, ayant aigri les esprits, les sieurs Dubucq, lieutenant-colonel de milice, et Hauterive, procureur général du conseil supérieur, formèrent le dessein de tirer l'île de la servitude où ils prétendoient qu'elle étoit tombée. Ils envoyèrent des billets à tous les habitants de la colonie, avec ordre de se trouver un certain jour à plusieurs rendez-vous, et d'y venir armés, sous peine de la vie et de voir leurs habitations brûlées.

« Quoique M. de la Varenne fût averti qu'il se tramoit quelque chose, il négligea néanmoins cet avis, persuadé que ces insulaires ne prendroient pas la résolution de s'assembler. Il partit même deux jours après, accompagné de M. l'intendant et de tous les conseillers du conseil supérieur, pour aller faire la visite du quartier du Diamant, où s'étoit fait le principal commerce avec les Anglois, et faire condamner les coupables. Après plusieurs recherches et informations, il revint dîner à l'habitation de Mme Papin, sur la rivière du Lamentin.

« Les mécontents avec leurs chefs, en étant informés, entourèrent la maison, où le général étoit à table avec l'intendant, et, quelques-uns étant entrés dans la cour, ils cassèrent les vitres de la salle où ces Messieurs étoient assemblés. Le général se leva et menaça de faire pendre les insolents qui perdoient le respect dû à son caractère. Là-dessus, le sieur Dubucq s'avança, et le saisissant lui dit de ne plus parler sur ce ton, parce que sa vie dépendoit présentement de la volonté des habitants. Il le fit monter avec l'intendant dans une chambre haute et mit un corps de garde à la porte. Le lendemain, les mécontents les conduisirent au bourg du fort Saint-Pierre..... Les sieurs Dubucq et Hauterive, ayant fait venir le capitaine d'un petit bâtiment de la Rochelle appelé *le Gédéon*, le firent jurer de remettre les deux prisonniers en France et de porter à la poste de la Rochelle les paquets qu'ils adressoient au Roi pour justifier leur conduite..... »

Analyse d'une lettre de M. Bègue, premier lieutenant de Roi, du 28 mai 1717[1].

Le 25 mai, le sieur Dubucq fit une déclaration à tous les habitants pour justifier la violence dont on s'étoit servi pour l'obliger de marcher et ensuite de se mettre à leur tête, sur les menaces de brûler son habitation et de le tuer, assurant que le seul motif qui l'avoit obligé de céder au mouvement d'un peuple irrité avoit été de contenir autant qu'il avoit été possible leur emportement, afin de conserver l'île sous l'obéissance du Roi ; que, la paix et la tranquillité étant rétablies par le départ de ces Messieurs, il a cru, en suivant les mouvements de la plus exacte fidélité, devoir leur déclarer qu'il se démettoit du titre de commandant, n'entendant plus à l'avenir faire aucune autre fonction que celle de lieutenant-colonel de milices, requérant que sa déclaration fût déposée dans le greffe public, et jointe aux pièces concernant la révolte, requérant aussi qu'avant de se séparer ils se transportassent tous chez le lieutenant de Roi pour lui faire leur soumission et leur protester de nouveau une fidélité inviolable et une obéissance parfaite aux ordres de Sa Majesté.

En effet, le même jour, le conseil supérieur en corps, la noblesse, le sieur Dubucq à la tête des officiers de milice, furent chez M. Bègue,

1. Carton C8B 4, séance du conseil de marine du 28 mars 1718.

premier lieutenant de Roi, l'assurer qu'ils le reconnoissoient pour le commandant en chef de l'île, et le prier de demander grâce pour eux. Ledit Dubucq lui remit en même temps une copie de sa déclaration et le pria de lui en signer un double.

L'analyse ajoute :

Depuis ce temps, M. Bègue a commandé dans l'île jusqu'au 28 septembre suivant, que M. de Feuquières y est arrivé avec un ordre pour commander dans les îles du Vent. Toutes choses y ont été tranquilles, et le sont encore à présent.

Lettre du chevalier de Feuquières[1].

Au Fort-Royal de la Martinique le 6 d'octobre 1717.

Je rends mille grâces très humbles au Conseil de toutes celles que je viens d'en recevoir, surtout de la confiance dont il m'honore dans cette importante occasion. Je le supplie d'être persuadé que je ne négligerai rien pour les mériter et m'acquitter à la satisfaction du Roi de ce dont il me fait l'honneur de me charger.

...Nous arrivâmes ici le 28 septembre. Quoique je fusse déjà informé que tout y étoit assez tranquille, je ne laissai pas de venir débarquer au Fort-Royal...

Le lendemain, partie de la noblesse vint me protester de sa fidélité, ainsi que le sieur Girardin, conseiller, et partie des officiers du régiment de la Touche de ce quartier, qui, malgré les mouvements du mois de mai dernier, ont toujours été attachés aux intérêts du Roi, ainsi que ceux de la basse terre de Saint-Pierre..... J'écrivis une lettre aux sieurs Pain, comme doyen en fonctions, et Hauterive, procureur général du conseil, qu'il convenoit, pour l'enregistrement des ordres du Roi dont j'étois chargé, de faire assembler ledit conseil..... Le sieur Hauterive vint, le 2 du présent mois, m'assurer..... que le conseil se tiendroit hier mardi 5, ce qui s'est exécuté..... Après ma réception... le sieur Hauterive, procureur général, m'adressant un discours au nom du corps sur mon arrivée et la joie qu'elle avoit causée à toute l'île, m'a supplié d'appuyer la lettre que ledit conseil a écrite pour implorer la clémence du Roi et la protection du conseil de marine, me paroissant consterné de tout ce qui s'est passé et se soumettant à tout ce qu'il plaira à S. M. d'ordonner. Le style de ces lettres fait assez connoître qu'ils se sentent coupables, et je crois devoir faire remarquer au Conseil deux moyens pour les en punir, ou l'armement projeté, ou la seule arrivée ici de deux compagnies de recrue pour rendre les autres compagnies complètes, commençant par un arrêt du Roi, qui casseroit le conseil supérieur de cette île et le lendemain ordonneroit son rétablissement, dans

1. Registre $C^{8A}23$.

lequel ne seroient point compris ceux qui ont trempé dans la conspiration. Outre les officiers majors qui ont entrée au conseil, nous ne manquerons point de têtes capables de remplacer les coupables, lesquels auroient ordre de S. M. de passer en France pour aller rendre compte de leur conduite. Pour à quoi parvenir sans de nouveaux troubles, car les esprits sont toujours inquiets, il conviendroit d'avoir une amnistie toute prête à manifester à la populace, à l'exception de ceux que le Conseil sait déjà être les plus coupables, étant certain que la populace pardonnée s'embarrassera peu de la destinée de ceux qu'on demandera.

Si le Conseil prend le parti d'envoyer une escadre avec des troupes, il sera toujours à propos d'envoyer une amnistie comme je le dis, afin d'abréger bien des maux.....

Voilà deux moyens qui sont sujets à bien des inconvénients. Il nous en reste un troisième, qui seroit sans armement une amnistie sans réserve, bien entendu qu'afin qu'il parût une punition, il faudroit casser le conseil et le rétablir, et ne point y comprendre les coupables.....

J'oubliois de dire que le sieur Dubucq à mon arrivée m'a écrit une lettre soumise, et qu'il s'est rendu hier près de moi en me faisant de grandes protestations de fidélité, d'obéissance, et de soumission aux volontés de S. M. Je dois aussi rendre compte au Conseil que tous les colonels, la plus grande partie des officiers de milice et presque toute la noblesse sont venus ici depuis mon arrivée me protester leur obéissance et leur fidélité au Roi, et que tous en général m'ont assuré avoir été forcés dans ce qui s'est passé.....

FEUQUIÈRES.

Analyse des lettres de M. de Feuquières des 21 décembre 1717 et 12 janvier 1718[1].

Il marque que, nonobstant l'énorme attentat desdits habitants, il ne peut s'empêcher de dire en faveur de la plus grande partie que, depuis qu'ils se sont résolus d'attendre la grâce de la seule bonté du Roi, ils marquent beaucoup d'exactitude à l'exécution de ses ordres, un sincère repentir de leur faute et un grand desir d'en mériter le pardon par une profonde soumission aux volontés de Sa Majesté. Il croit l'amnistie absolument nécessaire, si le Roi est dans le dessein de conserver l'île de la Martinique. Il ose même assurer qu'à l'arrivée de l'escadre il n'y aura pas le moindre mouvement si elle apporte cette amnistie tant desirée; mais, si ce pardon ne vient point et s'il n'y a nulle apparence sur cela, quoique le nombre de ceux qui en ce seul cas peuvent avoir dessein de remuer soit fort inférieur à celui qui a paru lors de la révolte, il ne répondra point qu'il ne soit assez

1. Carton C⁸84, séance du conseil de marine du 28 mars 1718.

considérable pour causer tous les meurtres, les incendies et les autres malheurs où les portera leur désespoir.

Décision du conseil de marine [1].

28 mars 1718.

Envoyer l'amnistie par les deux frégates [2].

Excepter les quatre officiers qui ont arrêté MM. de la Varenne et de Ricouart, Bourgelos et Dubucq.

Laisser deux noms en blanc, qui seront remplis par le gouverneur et l'intendant, s'ils le jugent à propos.

Ordonner à ceux qui seront exceptés de l'amnistie de se rendre au Fort-Royal de la Martinique, d'où ils seront transportés en France pour se justifier, et, faute par eux de se représenter, leur procès leur sera fait et parfait par le conseil supérieur comme criminels de lèse-majesté.

Quelques jours après que l'amnistie aura été publiée, on donnera un ordre du Roi au sieur Hauterive de passer en France pour venir rendre compte de sa conduite.

Décision de S. A. R. le Régent et du conseil de marine [3].

10 janvier 1719.

Le sieur Dubucq s'étant soumis aux ordres du Roi et s'étant venu rendre prisonnier au Fort-Royal de la Martinique aussitôt qu'il a été informé de l'ordre de Sa Majesté, paroissant par son interrogatoire et par sa déclaration particulière qu'il a été forcé de prendre parti dans le mouvement général des habitants de la Martinique, auxquels S. M. a bien voulu accorder une amnistie générale, et que, s'il y a quelque différence entre lui et le reste des habitants, c'est qu'il a accepté le commandement qu'il auroit dû refuser, mais le bon usage qu'il en a fait, sa soumission dès qu'il a été en son pouvoir aux commandants établis par S. M., les témoignages favorables qu'en ont rendus MM. de Feuquières et de Silvecanne, ont porté S. M. à lui accorder des lettres d'abolition, et, vu son âge et ses incommodités, S. M. le dispense de faire le voyage de France.

1. Carton C8B4.
2. Le texte de l'amnistie accordée est inséré dans le registre B 40 des archives des Colonies, fol. 302.
3. Carton C8B4.

V

L'AFFAIRE DE PÉRIGUEUX[1]

Arrêt du conseil de régence.

Du 27 juin 1716, à Paris.

Vu par le Roi étant en son conseil la requête présentée en icelui par les habitants de la ville de Périgueux, tendante à ce qu'il plût à S. M., faisant droit sur l'appel par eux interjeté de l'adjudication faite le 24 mai et ordonnances rendues par le sieur commissaire départi en la généralité de Guyenne[2] les 13 juin et 21 septembre 1715, ensemble sur l'opposition par eux formée à l'arrêt du Conseil du 11 juin de la même année, sans s'arrêter à ladite adjudication ni auxdites ordonnances, recevoir les suppliants opposants à l'arrêt du Conseil du 11 juin 1715, ce faisant en conséquence de leurs offres de rembourser les finances des officiers municipaux créés en titre d'office par les édits des mois d'août 1692 et autres rendus depuis, ordonner que, pour parvenir auxdits remboursements, il sera procédé à la liquidation desdites finances par tel commissaire qui sera à ce député, et qu'il sera permis aux suppliants, conformément à leurs privilèges, d'imposer sur tous les habitants de ladite ville et banlieue de Périgueux, privilégiés et non privilégiés, même les ecclésiastiques, les sommes auxquelles se trouvent monter lesdites finances, dont le produit sera remis entre les mains d'un marchand solvable, qui sera à cet effet nommé par les suppliants..... pour être employées annuellement à rembourser..... la finance desdits officiers municipaux suivant l'ordre et date de leurs provisions,.... et en conséquence permettre aux suppliants de procéder dès à présent à l'élection des maire, consuls et autres officiers municipaux ainsi qu'ils étoient en droit de le faire auparavant les créations desdits offices, ladite requête signé Chignac[3], et Lenfant, avocat des suppliants.....

Le Roi étant en son conseil, de l'avis de M. le duc d'Orléans, Régent, ayant aucunement égard à la requête desdits habitants, faisant droit sur l'appel par eux interjeté de l'adjudication faite le 24 mai 1715 et des ordonnances rendues les 13 juin et 21 septembre audit an,

1. Ci-dessus, p. 70. Archives nationales, reg. E 1985.
2. C'est-à-dire l'intendant, M. de Courson.
3. On a vu ci-dessus, p. 69, que c'était le nom du délégué de Périgueux qui vint à Paris et fut mis à la Bastille.

et sur l'opposition par eux formée à l'arrêt du Conseil du 11 juin 1715, — sans s'arrêter auxdites ordonnances et adjudication, *qui demeureront nulles*, — a ordonné et ordonne qu'il sera procédé au remboursement des officiers municipaux de ladite ville, et qu'à cet effet il sera procédé, conformément à l'édit de septembre 1714, à la liquidation des sommes par eux payées, pour être lesdites sommes imposées sur les habitants, tant de la ville que de la banlieue de Périgueux, en tel nombre d'années qu'il sera jugé nécessaire, par le commissaire départi, sur la délibération qui sera à cet effet prise par les habitants de ladite ville et banlieue, et ce au marc la livre de la capitation, et en vertu des rôles qui seront par lui arrêtés, dont le recouvrement sera fait par le receveur des deniers communs de ladite ville, qui sera tenu d'en compter par devant le commissaire départi,..... et sur le surplus des demandes des habitants Sa Majesté les a mis et met hors de cour, enjoignant au commissaire départi de tenir la main à l'exécution du présent arrêt.

VOYSIN. VILLEROY. ROUILLÉ.

VI

LE DUC DE VENTADOUR

mort en 1717 [1].

Le duc de Ventadour, dont notre auteur a annoncé la mort dans le récit des événements de 1717, était un des hommes les plus contrefaits de la cour : bossu, boiteux, monstrueusement laid, le visage long et difforme, que coupait une bouche aux lèvres de nègre, c'était « la plus étrange figure en bottes » ; comme Luxembourg, il cachait sa bosse sous un baudrier [2]. Aussi, lorsqu'en 1671, il épousa la charmante La Motte-Houdancourt, Mme de Sévigné plaignit sans réticence la jeune mariée d'être livrée à un pareil monstre [3]. Les clefs de la Bruyère le désignent pour cet homme du chapitre des *Biens de la fortune*, qui est « laid, de petite taille, a peu d'esprit et cinquante mille livres de rente [4] ». On le disait cependant courageux et même bon capitaine [5].

A sa laideur il joignait une débauche outrée et crapuleuse, qu'attestent tous les contemporains [6]. Il eut longtemps pour maîtresse une danseuse de l'Opéra nommée Lognon, qui finit par s'enfuir à Bruxelles [7] ; une pièce de 1699 mentionne des orgies avec des dames de Rochechouart et de la Rue [8], et il serait impossibe de mentionner toutes les vilaines histoires auxquelles il se trouva mêlé. Saint-Simon a raconté [9] que ce fut à cause de cela que le Roi ne voulut pas lui donner l'ordre du Saint-Esprit lors de la grande promotion de 1688. Voici à ce sujet une anecdote inédite, rapportée par un contemporain [10] : « Le duc de Ventadour se plaignoit au duc de la Ferté de ce qu'il n'étoit pas cordon bleu. « Suis-je pas, disoit-il, aussi ivrogne que « toi, aussi fou que la Feuillade, aussi puant que Villeroy, aussi bossu

1. Ci-dessus, p. 123.
2. Bibliothèque nationale, chansonnier, ms. Franç. 12691, p. 470, et 12692, p. 195 ; voyez aussi les couplets reproduits par Brunet dans le tome II de la *Correspondance de Madame*, p. 10 note.
3. *Lettres*, tome II, p. 106.
4. *Les Caractères*, éd. Servois, tome I, p. 247 et 479.
5. *Mémoires de M. d'Artagnan*, tome III, p. 366.
6. Par exemple, Spanheim, *Relation de la cour de France*, édition Schefer, p. 424.
7. Clairambault, vol. 1137, fol. 248.
8. Ms. Franç. 8119, n° 114.
9. Tome XIV, p. 147, et les documents indiqués en note.
10. Bibl. nat., ms. Nouv. acq. franç. 4529, p. 73.

« que Luxembourg. » — « Oui, lui dit le duc de la Ferté, mais le « Roi ne veut pas que tu mènes le Saint-Esprit au bordèle. »

Le P. Léonard nous en a conservé une autre[1], qu'il place au mois de juin 1682 : « Le duc de Ventadour ayant dit à la table de M. de Montausier qu'il vouloit avoir l'écuyer de M. de Verneuil[2], qui a nom Baillon, il dit : « Je veux avoir Baillon ». Le marquis de Lavardin lui dit : « Il y a longtemps que vous devriez avoir baillon », ce qui fit rire M. de Montausier et toute la compagnie, et la turlupinade fut trouvée fort bonne. »

Au bout de quelques années de mariage, on avait réussi à l'écarter de sa femme; mais il lui arrivait de faire des algarades dans le genre de celle que raconte Mme de Sévigné en octobre 1679[3] : « M. le duc d'Aumont revenoit de Bourbon avec sa femme, la duchesse de Ventadour et le chevalier de Tilladet. M. de Vendatour étoit à une de ses terres dans ce même pays. Il avoit prié sa femme d'y venir. Il envoie prier toute la compagnie; on le refusa. Il vint lui-même, et ne fut pas bien reçu, parce que, de la dînée à la couchée, les suivant partout, ses discours étoient un peu entremêlés de menaces et d'injures; il étoit à cheval par la campagne, le pistolet à la main, comme Don Quichotte, menaçant et défiant ces Messieurs. Le chevalier de Tilladet le traita de fou, et qu'il falloit le mener aux Petites-Maisons. Enfin, dans des transes mortelles, les dames arrivèrent à Paris, où le Roi averti envoya aussitôt garder Mme de Ventadour.... Que fait le monstre? Il s'en va trouver le Roi, accompagné de ses proches, c'est-à-dire, MM. les princes de Condé, de Conti, MM. de Luxembourg, Duras, Schönberg, Bellefonds, et, avec une hardiesse incroyable, parla à Sa Majesté.... : « Eh! Sire, pourquoi « me refuse-t-on ma femme? Que m'est-il arrivé d'extraordinaire? Suis-« je plus bossu et plus mal fait que je n'étois quand on m'a bien voulu? « Si je suis laid, Sire, est-ce ma faute? Si je m'étois fait moi-même, « j'aurois pris la figure de Votre Majesté; mais tout le monde n'est pas « partagé comme il le voudroit être. » Et enfin, avec cette flatterie naturelle et juste, qu'on n'attendoit point, et beaucoup de raison dans ses discours, il a si bien fait que le Roi a été fort content de lui, et toute la cour. Cependant on les va séparer; l'embarras c'est qu'il veut absolument que sa femme soit dans un couvent, et cela est triste. »

La débauche n'allait pas sans le jeu et les dettes. Des rapports de police signalent un jeu de bocca établi chez lui en permanence en juillet 1684[4], et il arriva même que son carrosse fut saisi par ses créanciers[5].

La lettre suivante, adressée probablement au lieutenant général de

1. Ms. Franc. 10265, fol. 28.
2. Le duc de Verneuil, qui venait de mourir.
3. *Lettres*, tome XV, p. 52-53.
4. Depping, *Correspondance administrative*, tome II, p. 573.
5. Faugère, *Ecrits inédits de Saint-Simon*, tome III, p. 203.

police, montre qu'en 1712, il continuait à demander au jeu des ressources problématiques[1] :

« A Paris, ce 3e mars 1712.

« Il faut que mon étoile soit terriblement malheureuse, Monsieur, en cela comme en toute autre chose, qu'il faille que le Roi et vous soyez informés d'une chose que je n'ai faite qu'après trois ou quatre personnes dans Paris, gens fort peu en état de pouvoir faire ce que j'ai fait en donnant à jouer chez moi aux dés, rien qu'à de fort honnêtes gens et choisis. Je fis cesser le jeu le jour que Madame la Dauphine mourut, et ne le repris qu'un jour avant la mort de Monseigneur le Dauphin, et, aussitôt que j'en ai appris la nouvelle, le jour même qu'il mourut, entre midi et une heure, je fis encore cesser le jeu aussitôt, et je remerciai la compagnie et l'éloignai, et je n'ai repris le jeu que deux jours après que les corps furent passés par Paris, ce que personne n'a fait que moi dans tout Paris, car on n'a point discontinué ailleurs, soit publiquement ou en particulier. J'espérois, [que], du rang dont je suis, je pourrois recevoir cet honneur que vous eussiez la bonté de m'écrire ou me faire écrire en droiture que le Roi et vous n'approuviez pas ce que je faisois : j'aurois cessé dans le moment, quoique je sache que l'on joue au lansquenet par tout Paris et que tout le monde s'en mêle, même un nommé Don Gabriel, qui se renomme de la protection de l'envoyé de Gênes, qui donne à jouer publiquement au seul jeu de dés, où il y a une affluence de monde très grande, et les infâmes dénonciateurs et écriveurs de lettres anonymes m'ont mis sur le dos ce qui appartient à ce Don Gabriel.

« Il est inouï, Monsieur, que, dans Paris, on sache qu'un homme de ce caractère-là joue, durant qu'à moi il m'est défendu. Ce que je vous en dis n'est pas pour vous demander la faculté de le faire, car quand vous me le permettriez je n'en ferois rien, ne voulant plus m'exposer à l'ennui d'un nombre de canaille qu'il y a, qui peuvent me faire avoir encore le dégoût que j'ai eu ; mais vous me permettrez bien que je vous demande justice contre ceux qui vous ont écrit faussement. J'en ai découvert une personne, qui est une nommée Mme Lenoble, qui est assurément une créature digne d'être fouettée par les rues. Je vous demande mille excuses d'être contraint de vous faire une si longue lettre, et encore plus de ce que je ne suis nullement en état, Monsieur, de vous écrire de ma main, étant accablé de vapeurs si violentes qu'à peine puis-je signer mon nom, pour vous dire que je suis parfaitement

« Votre très humble et très obéissant serviteur.

« Le Duc de Vantadour. »

Depuis le mariage de sa fille, son gendre, le prince de Rohan, qui

1. Autographe conservé au Musée Dobrée, à Nantes.

lui assurait une pension de quarante mille livres, avait obtenu qu'il passât la majeure partie de l'année dans la terre de la Voulte, sur les bords du Rhône, non loin de Privas, en Vivarais [1].

Il s'y retirait surtout lorsque, ayant mangé, même par avance, son quartier de pension, ses ressources ne lui permettaient plus de vivre à Paris. C'est de là que, dans l'été de 1700, pressé de payer sa capitation de duc et pair, fixée à quinze cents livres, il écrivit la lettre suivante au contrôleur général Chamillart [2] :

« De la Voulte, ce 3 juin 1700.

« Quoique je n'aie pas, Monsieur, le bonheur d'être fort connu de vous, votre réputation et votre mérite l'est de tout le monde. Cela me donne la hardiesse et la confiance de m'adresser directement à vous, pour que j'aie à vous seul l'obligation de la réussite du placet que je vous envoie pour le présenter au Roi. La grâce que je lui demande vous paroîtra petite, vu la somme dont il s'agit, mais elle m'est de conséquence à l'égard de la situation où sont mes affaires, qui sont d'une manière, à vous dire en peu de mots, qu'ils me contraignent à mener une vie retirée peu convenable à mon humeur ni au mouvement de mon cœur, mais plus profitable et honorable pour moi que d'être dans des lieux où je ne pourrois qu'être à charge au genre humain. Comme j'ai vu dans l'assignation qu'on m'a envoyée, que c'étoit par votre ordre que l'on vouloit que je payasse les arrérages que je dois, je n'ai pas voulu négliger l'occasion de vous assurer que j'y serai toujours très soumis, aussi bien qu'à ceux du Roi ; que si je suis refusé de ma demande, je vendrai plutôt le peu de vaisselle d'argent que j'ai, que de manquer à témoigner à Sa Majesté mon obéissance à ses ordres et le zèle ardent que j'ai et toujours eu pour tout ce qui regarde son service. C'est de quoi je puis vous assurer et que je suis, Monsieur, véritablement votre très humble et très obéissant serviteur.

« Le duc de Vantadour. »

Ce n'est cependant pas à la Voulte qu'il était lors de sa mort, mais à Paris.

1. M. Mazon, *Notice sur la baronnie de la Voulte*, p. 282-289, a parlé de son séjour dans ce château.

2. Archives nationales, G^7 1132.

VII

LETTRE DU P. DAUBENTON AU PAPE SUR LA MALADIE DU ROI D'ESPAGNE[1]

Cette lettre, comme celles que nous avons données à l'appendice III, avait été communiquée par M. Gazier à M. Chéruel, d'après l'original conservé aux archives du Vatican, *Spagna,* E 2052.

« A Madrid, le 6 décembre 1717.

« Très Saint Père,

« Pour obéir à l'ordre que Votre Sainteté me donna, il y a quelques mois, j'ai l'honneur de lui faire savoir que le roi, se trouvant à l'Escurial plus mal qu'à l'ordinaire, souhaita que, en vertu des pouvoirs que j'avois reçu de Votre Sainteté, je lui donnasse l'absolution des censures qu'il pouvoit avoir encourues. Comme j'avois pris la liberté de proposer à Sa Sainteté certains doutes que j'avois sur l'usage que je pouvois faire du pouvoir qu'elle m'avoit donné et que je n'avois aucune réponse de mes doutes, je doutai si je pouvois user de ce pouvoir ; mais les vives instances de Sa Majesté et l'état où elle se trouvoit me déterminèrent à lui accorder ce qu'elle demandoit avec des marques très religieuses d'une véritable et sincère contrition. J'espère, Très Saint Père, que vous ne désapprouverez pas que j'en aie usé ainsi en de pareilles conjonctures. Le roi m'a permis de donner avis à Votre Sainteté de l'absolution qu'il a reçue, surtout par rapport aux revenus des évêchés vacants, qu'il s'étoit appropriés sans la permission du saint-siège. Il m'a ordonné en même temps, Très Saint Père, de vous supplier de ne point rendre publique cette absolution.

« Je me sers avec plaisir de cette occasion pour assurer Votre Sainteté que M. Aldrovandi se comporte ici avec une sagesse admirable. Chacun est édifié de la parfaite régularité de sa vie et de la fermeté de son zèle pour corriger les abus. Je sais que Dieu a déjà béni ses droites et saintes intentions par des succès non espérés dans les communautés religieuses. Il semble être fait pour les Espagnes. »

1. Ci-dessus, p. 274.

ADDITIONS ET CORRECTIONS

Page 2, note 2. Nicolas del Giudice, neveu du cardinal de ce nom (et que nous avons nommé par erreur François dans le tome XXX, p. 337, note 1, sans faire sa notice biographique), était né à Naples le 16 juin 1660, et entra de bonne heure dans l'état ecclésiastique. Innocent XII le fit référendaire des signatures en 1694, préfet de l'Aumône en 1695 et enfin président de la Chambre apostolique en mars 1696. En mai 1715, Clément XI l'avait nommé majordome du palais apostolique, charge qu'il conserva jusqu'en juin 1725, où Benoît XIII le créa cardinal. Il fit partie de plusieurs des grandes congrégations romaines, succéda en 1726 à son oncle comme protecteur du royaume de Sicile, fut déclaré protecteur de l'ordre des Carmes en janvier 1727, et mourut à Rome le 30 janvier 1743.

Page 45, note 1. Le 13 juillet 1717, le cardinal de la Trémoïlle écrit au Roi (Affaires étrangères, vol. *Rome* 572, fol. 206 et suiv.) : « Sire, ayant été averti vendredi dernier que le Pape, après avoir fait examiner dans une congrégation tout le résultat de ce que M. Aldrovandi avoit traité en Espagne depuis qu'il y étoit arrivé, et avoir trouvé que presque tous les points dont on étoit convenu ici avec le même M. Aldrovandi avoient été exécutés de la part du roi Catholique,..... étoit résolu de tenir consistoire le lundi et d'y faire M. Alberoni cardinal comme Sa Sainteté avoit témoigné le vouloir faire, quand il se seroit acquis par là du mérite auprès du Saint-Siège, j'envoyai demander audience, priant S. S. de vouloir bien me la donner avant le consistoire. L'ambassadeur de l'Empereur l'envoya demander aussi, et Elle nous la donna le samedi matin à l'un et à l'autre. Le comte de Gallasch l'eut immédiatement devant moi, comme je le souhaitois. S. S. m'ayant dit en entrant que j'avois voulu avoir absolument audience avant le consistoire, je lui répondis qu'il lui étoit bien aisé de juger par là de ce qui me l'avoit fait demander, et que de plus je l'en croyois déjà instruite par l'ambassadeur de l'Empereur, qui venoit de sortir de son audience et qui apparemment y étoit venu pour le même sujet que moi; que je ne savois point s'il étoit venu pour traverser la promotion de M. Alberoni, ou pour demander une compensation, mais que pour moi, j'étois bien éloigné de m'opposer à la promotion de M. Alberoni, que je croyois au contraire que S. S. ne pouvoit avoir trop d'égards pour une recommandation aussi pressante que celle que le roi Catholique avoit faite en faveur de ce sujet, et devoit lui donner ce témoignage de la satisfaction qu'elle avoit de voir terminer les affaires qui duroient depuis si longtemps entre cette cour et celle d'Espagne; mais que j'étois en droit de la supplier en même temps d'avoir les mêmes égards pour la recommandation de Votre Majesté, qui tomboit sur un sujet très digne qu'elle estimoit fort[1], et auquel elle avoit fait espérer depuis longtemps de lui en donner des preuves; qu'il y avoit deux places vacantes dans le Collège, que rien n'étoit plus naturel; qu'elle ne devoit point s'arrêter à ce que le comte Gallasch lui avoit pu représenter sur cela; qu'elle avoit déjà eu beaucoup d'égards pour les sujets attachés à l'Empereur, qu'elle ne manqueroit pas d'occasions d'en gratifier d'autres, puisqu'il avoit tant de sujets en Italie qui pourroient être admis dans les suites, et qu'enfin elle faisoit tant pour lui dans la guerre qu'il a présentement contre les Turcs, qu'il pourroit bien admettre non seulement une justice qu'elle rendroit à Votre Majesté, mais une satisfaction particulière pour elle en élevant au cardinalat un sujet qu'elle aime et qu'elle estime depuis longtemps. Je puis dire que je n'ai jamais vu S. S. si embarrassée qu'elle le fut, ni avoir tant d'envie de se délivrer du discours que je lui tenois. Elle me dit que je la laissasse faire et que je serois content. Je lui répliquai que je ne le pouvois être si elle ne faisoit M. l'archevêque de Bourges cardinal..... Elle me répondit qu'elle vouloit que je connusse que la place qui resteroit seroit pour lui; mais, comme elle vouloit aussi ôter au comte de Gallasch tout sujet de se plaindre, parce qu'elle en étoit sortie avec lui en lui disant qu'elle étoit prête à donner un chapeau de cardinal à la recommandation de l'Empereur, quand le sujet qu'il recommanderoit auroit autant contribué qu'avoit fait M. Alberoni à lui faire fournir une escadre de vaisseaux aussi considérable que celle que le roi d'Espagne lui envoyoit pour la défense de la chrétienté, et auroit contribué autant que lui à faire réintégrer le saint siège de tous les torts qu'on lui avoit faits sur la jurisdiction et l'immunité ecclésiastique dans les lieux qui sont sous sa domination, comme on venoit de faire en Espagne, elle vouloit que je comprisse que cette réponse, qu'elle prétendoit sans réplique, n'avoit plus la même force, si elle donnoit présentement la place qui restoit à un sujet national, dont la promotion ne seroit regardée par l'Empereur que comme une convenance de faire pour une des trois couronnes ce qu'on fait pour l'autre; d'autant plus

1. Note marginale : « l'archevêque de Bourges ».

qu'on m'a dit, quoique S. S. ne m'en parlât pas, que l'Empereur mettoit aussi à compte la promotion des couronnes avancées en faveur de M. le cardinal de Bissy, prétendant peut-être que cela devoit servir à l'Empereur au moins pour la préférence sur le temps. Enfin, pour dire tout ce que je remarquai, dans les gestes et dans les paroles entrecoupées de S. S. qui consistoient à me dire que je serois content, elle vouloit que je visse déjà M. l'archevêque de Bourges cardinal sans le faire dans ce consistoire; et quoique je retournasse quatre fois à la charge dans le cours de l'audience, je n'en pus pas tirer davantage. Je dis alors à S. S. que, si elle ne vouloit pas se rendre à mes remontrances, elle pouvoit au moins le comprendre dans la promotion et le réserver *in petto*, me dire que c'étoit lui qu'elle réservoit et me permettre de le mander à V. M. secrètement. Je crus reconnoître pour lors que c'étoit ce qu'elle vouloit faire, mais non pas me le dire, au moins alors, parce qu'elle veut que l'ambassadeur de l'Empereur demeure dans le doute et puisse interpréter en faveur de celui que l'Empereur recommande la place qui devoit rester à remplir. Ainsi elle s'abstint encore de m'éclaircir sur ce point. Cependant elle a tenu le consistoire, et après avoir fait un discours, pour rendre compte aux cardinaux de ce qui s'étoit fait pour l'accommodement des affaires d'Espagne avec cette cour et pour leur dire que la part que M. Alberoni y avoit eue méritoit qu'il en fût récompensé, elle l'a déclaré cardinal, et a en même temps réservé l'autre place *in petto*, avec une circonstance que je n'ai point encore vu pratiquer dans les autres promotions, quand elle a réservé quelque place, qui est d'avoir fait l'éloge de celui qu'elle a réservé. Cette circonstance, celle de m'avoir toujours dit dans mon audience que je serois content, etc.... tout cela me fait croire que c'est M. l'archevêque de Bourges qu'elle a réservé *in petto*, et qu'il est dès à présent cardinal, mais qu'elle ne se trouve pas encore en état de le déclarer. Je puis cependant me tromper..... »

Page 61, note 3. M. Amelot écrivait le 12 juillet au cardinal Gualterio (British Museum, ms. Addit. 20365, fol. 220; communiqué par M. Gaucheron) : « Le vice-roi et l'intendant de la Martinique sont revenus depuis peu, ayant été arrêtés en ce pays-là et embarqués par force, par une espèce de soulèvement, dont on ne demêle pas bien encore les motifs. On prétend que c'est à l'occasion de quelques abus, principalement dans le commerce, que le vice-roi et l'intendant, à leur arrivée en ce pays-là, ont voulu réformer trop promptement et avec peu de ménagement, et que les habitants de la colonie n'entendent point se soustraire à l'obéissance du Roi, demandant seulement qu'on leur envoie d'autres officiers pour les gouverner. »

Page 63, note 5. La duchesse de la Trémoïlle, Marie-Madeleine de la Fayette, fut enterrée au couvent de la Madeleine du Traînel. En 1911, des fouilles firent découvrir son cercueil sur lequel était gravée l'inscription suivante :

Ici
est le corps de
Très haulte et très puissante dame
Marie-Magdelaine de La Fayette
Épouse de très hault et très puissant prince
Monseigneur Charles-Bretagne
Duc de Thouars, duc de La Trémoulle,
baron de Vitré, comte de Laval,
marquis d'Epinay, comte d'Equenne,
prince de Tarante
Pair de France et premier gentilhomme
de la chambre du Roy
Brigadier des Armées
Décédée le 6 juillet 1717
Agée de 25 ans et 8 mois.

Page 65, note 4. Dans les notes qu'il a mises au Chansonnier (Bibliothèque nationale, ms. Franç. 12690, p. 45-46), Clairambault raconte ceci : « Le premier président Harlay étant à sa terre de Beaumont, pendant les vacations du parlement de l'année 1690, sut que son fils avoit fait venir dans le voisinage une fille qu'il entretenoit, afin de la voir pendant le temps qu'il seroit obligé d'être à la campagne avec son père. Celui-ci, craignant que cela ne fît un éclat qui rejailliroit jusque sur lui, car ce n'étoit pas tout à fait la crainte de Dieu qui le poussoit, fit enlever cette pauvre fille, appelée Valleran, qu'on dit être flamande et bien demoiselle. On la conduisit au Refuge de l'Hôpital général à Paris, où l'on enferme les plus infâmes créatures ; on l'y rasa, et on la revêtit d'un sac de bure. Ce qui poussa le premier président à cette cruauté ne fut pas l'amour contraire, comme veut la chanson ; mais c'est qu'il intercepta des lettres de son fils et de sa maîtresse qui disoient pis que pendre de lui. On dit de plus que son fils, outré de l'enlèvement de la petite Valleran, lui reprocha qu'il n'y avoit pas longtemps que lui-même avoit fait un enfant à la femme de son jardinier de Beaumont, appelé Grégoire, qu'il l'avoit avoué au mari et lui avoit donné de l'argent pour qu'il prît son mal en patience. »

Page 67, note 7. Le petit-fils et successeur de Dongois, M. Gilbert de Voisins, inséra la note suivante dans la collection de pièces relatives au Parlement qu'il forma et qui porte le nom du greffier Delisle (Archives nationales, U 360) : « Ce jourd'huy vendredi 23 juillet 1717 est décédé entre neuf et dix heures du soir Messire Nicolas Dongois, conseiller du Roi, son protonotaire et greffier en chef du Parlement, mon grand père, âgé de quatre-vingt-trois ans, auquel j'ai succédé en ladite charge, ayant été reçu en sa survivance le 16 avril dernier. Il étoit vraiment homme de bien, d'un savoir profond en tout ce qui regardoit la Compagnie et les affaires publiques, très estimé de tous les chefs de cette auguste compagnie qu'il avoit eu l'honneur d'y voir présider pendant plus de soixante années de services, qu'il a rendus dans différentes charges qu'il a exercées avec distinction et probité, même de tous Messieurs qui ont toujours composé cet auguste corps, chéri et estimé des grands et de tous les honnêtes gens, respecté de toute sa famille, véritablement humble dans les grandes qualités qu'il possédoit, bon, affable et bienfaisant à tout le monde, et regretté universellement de tous ses amis et du public. — Son corps fut porté le dimanche au soir 25 du même mois en la Basse Sainte-Chapelle, sa paroisse, où il avoit été baptisé, pour y être enterré avec son père, ses frères et ses oncles. M. le premier président, qui l'honoroit d'une véritable estime et d'une tendre amitié, voulut bien le marquer à notre famille en assistant à son convoi, ainsi que M. le président de Lamoignon et M. le président Peletier, dont les pères l'avoient aussi honoré de leur amitié. Grand nombre de Messieurs les conseillers du Parlement, beaucoup de personnes de la première condition et parents et amis y assistèrent aussi, et il s'y trouva un nombre infini de peuple. — Le lendemain 26, le service fut fait sur son corps, qui étoit demeuré en dépôt pendant la nuit, où assista encore M. le premier président avec Messieurs les présidents de la cour, qui étoient venus avec lui en corps à la levée de la cour pour marque de leur estime particulière. Un très grand nombre de Messieurs les conseillers, Messieurs les gens du Roi, beaucoup de gens de la première condition et parents et amis y ont aussi assisté. Et il fut ensuite enterré dans la chapelle à main droite, à côté de Monsieur son frère, où il avoit élu sa sépulture. »

Page 84, note 1. C'est le 16 août 1717 que le conseil de régence se prononça sur la demande de M. de la Forest. La décision fut consignée au procès-verbal dans les termes suivants : « M. le duc d'Antin a rapporté l'affaire d'entre MM. de Laubraye et de Marcillac et M. le marquis de la Forest, les premiers demandant le rapport du brevet accordé le 8 octobre 1716, qui permet au sieur de la Forest de se mettre en possession des biens situés en France, provenant de la succession de son père, et le sieur de la Forest soutenant au contraire que ce brevet n'est qu'une suite de l'arrêt du 10 avril 1699, qui donne à son père la faculté de disposer de ses biens. Il a été décidé que le brevet de 1716 sera rapporté et que l'arrêt obtenu en 1702, qui maintient les sieurs de Marcillac et de Laubraye en possession desdits biens, conformément aux édits et déclarations du Roi, subsistera. » (Procès-verbaux du conseil de régence : Bibliothèque nationale, ms. Franç. 23665, fol. 181 v°.)

Page 86, note 2. Voici le texte officiel de la lettre de cachet adressée au Parlement pour la procession du 15 août (Archives nationales, reg. U 360, au 13 août) : « De par le Roi. Nos amés et féaux, Voulant que la procession qui fut ordonnée en l'année 1638 par le feu roi Louis XIIIe, lorsqu'il mit son royaume sous la protection de la très sainte Vierge, soit faite avec la décence convenable le 15 du présent mois, jour de l'Assomption, dans l'église métropolitaine de notre bonne ville de Paris, nous vous mandons et ordonnons d'y assister en corps de cour et en robes rouges, au plus grand nombre qu'il se pourra, à l'heure que le grand maître ou le maître des cérémonies vous dira de notre part, et pour cet effet que vous ayez à vous rendre avant le commencement de la procession dans le lieu où se tient le chapitre, et que vous ayez à suivre ladite procession en l'ordre accoutumé et rentrer dans ladite église dans le même ordre. Nous avons au surplus ordonné au grand maître ou maître des cérémonies de vous avertir que, ne pouvant assister ainsi que nous le desirerions à cette action de piété, nous voulons que notre très cher et très amé oncle le duc d'Orléans, Régent, nous y représente et y reçoive les mêmes honneurs que si nous y étions en personne, ainsi que le grand maître ou le maître des cérémonies vous le dira de notre part. Si n'y faites faute ; car tel est notre plaisir. Donné à Paris le 11 août 1717. Signé LOUIS, et plus bas, PHÉLYPEAUX. »

Page 106, note 2. Le compte-rendu de la conférence que les commissaires du Parlement eurent le 5 septembre avec le Régent, assisté du Chancelier, du duc de Noailles et de Law, se trouve dans le registre U 360 : « Ce jour (6 septembre), toutes les chambres assemblées, M. le premier président a dit à la cour qu'avant-hier soir le sieur marquis d'Effiat étoit venu lui dire de la part de M. le duc d'Orléans, Régent du royaume, que, ayant appris que la Compagnie avoit trouvé de la difficulté à quelques dispositions de l'édit concernant le dixième, les billets de l'État, ceux des receveurs généraux des finances et autres objets, sur lequel elle avoit délibéré le matin, il étoit en intention de faire donner sur cela à Messieurs les commissaires les éclaircissements nécessaires, et que, s'ils vouloient bien se rendre le lendemain dimanche au Palais-Royal sur les dix heures du matin, il les leur feroit donner en sa présence ; — Que, suivant cela, Messieurs les commissaires ayant été hier au Palais-Royal à l'heure marquée, ils avoient trouvé M. le duc d'Orléans dans la galerie qui est au bout de son appartement, où étoient aussi M. le Chancelier et M. le duc de Noailles, président du conseil des finances ; où s'étant assis autour d'une longue table, M. le duc d'Orléans d'un bout, ayant M. le Chancelier à sa droite et lui premier président à sa gauche, Messieurs les commissaires autour de la table, et à l'autre bout M. le duc de Noailles avec une grande quantité de registres, de portefeuilles et de liasses de papiers sur une petite table à côté de lui, il leur avoit donné, pendant une conférence de près de quatre heures, communication de l'état auquel s'étoient trouvées les finances à la mort du feu Roi, chargées de très grandes dépenses ordinaires, de dettes exigibles pour des sommes immenses, et des opérations qui avoient été faites depuis ce temps-là, tant pour égaler la recette et la dépense par divers retranchements, et remettre le Roi dans ses revenus consommés par avance et engagés pour plusieurs années, que pour le décharger d'une partie de ces dettes ; — enfin que M. le duc de Noailles leur avoit exposé les motifs sur lesquels étoient fondées les dispositions de l'édit qui avoient paru faire quelque peine à la cour, dont Messieurs les commissaires pourroient encore dans leurs opinions rendre compte dans un plus grand détail ; qu'au reste ils avoient tous sujet d'être infiniment contents de la manière dont M. le duc d'Orléans les avoit reçus et que la Compagnie ne pouvoit être que fort satisfaite de ce qui s'y étoit passé. »

Page 159, note 6. La Bourse de Londres fondée en 1566 par le riche marchand Thomas Gresham, sous le règne d'Élisabeth, avait brûlé cent ans plus tard, en 1666. On l'avait rebâtie aussitôt avec plus d'ampleur. Elle occupait un vaste quadrilatère dans Cornhill, à proximité de la Tour de Londres et du pont sur la Tamise appelé London-bridge. C'était un grand bâtiment entouré d'une colonnade et enserrant une cour centrale bordée de deux étages de portiques.

Page 193, note 5. Le duc de Buckingham avait déjà eu une notice biographique dans notre tome XX, p. 354. A cet endroit, nous avons indiqué le 21 février 1721 pour date de sa mort, ce qui est une erreur. Le *Dictionary of national biography* dit le 24 ; mais la *Gazette de France* (p. 148) et celle *d'Amsterdam* (Extraordinaire XXII) disent le 7 mars, ce qui doit être plus exact. Ces deux journaux lui donnent quatre-vingts ans, et cela reporterait sa naissance à 1640 ou 1641, et non 1648.

Page 202, note 3. Dans une lettre inédite du marquis de la Cour-Balleroy à sa femme, du 23 octobre, on lit : « Je vous ai déjà mandé que M. de Mornay est mort et que M. de Noailles a le gouvernement et capitainerie de Saint-Germain, en payant à l'héritier le brevet de retenue de cent mille francs, ce qui fait un peu crier contre M. de Noailles..... Aussitôt que la capitainerie a été donnée, M. de Canillac a demandé pour M. de Maisons que Maisons et Poissy en fussent distraits, et l'a obtenu, et dans l'instant M. et Mme de Villars (sœur de la mère de M. de Maisons) ont été remercier le Roi et M. le Régent et tout de suite ont été chez M. de Noailles lui en faire part. Il en a été si surpris qu'on dit qu'il n'a jamais pu trouver un mot à leur dire. Effectivement, il est extraordinaire que des terres enclavées dans le parc en soient distraites, pendant qu'on étend cette capitainerie quatre lieues par delà ces mêmes terres. »

Page 220, note 5. Ce fut seulement par un mandement du 24 septembre 1718 que le cardinal fit connaître son appel à son clergé et aux fidèles de son diocèse. Le texte de ce document fut publié par la *Gazette de Leyde*, n° 79, et par celle *d'Amsterdam*, n° LXXIX ; cette dernière gazette donna en outre le procès-verbal in extenso de la séance du chapitre de Notre-Dame (Extraordinaire LXXIX).

Page 246, note 7. MM. Bosq de Beaumont et Bernos ont publié en 1920 la *Correspondance de Sophie-Dorothée, princesse électorale de Hanovre, avec le comte de Königsmark* (1691-1693). Ces lettres retrouvées en Suède, il y a plus de quarante ans et divulguées d'abord par le professeur Palmblad, ne semblent pas authentiques. Dès 1879, le directeur des archives d'État de Hanovre, A.-F.-H. Schaumann, avait fait paraître un livre intitulé *Sophie-Dorothea, prinzessin von Ahlden,* dans lequel il semble établir que les relations coupables de la femme de Georges Ier avec Königsmark sont loin d'être prouvées, et qu'elle pourrait bien avoir été victime des intrigues de sa belle-mère.

Page 330, note 2. Un brevet du 23 décembre 1700 (Archives nationales, O[1]44, fol. 634) avait autorisé à passer en Espagne à la suite du duc d'Anjou les sieurs Michelet comme premier médecin, Jean-Baptiste le Gendre premier chirurgien et Louis Riqueur premier apothicaire. Michelet étant mort en octobre 1707 (lettre de la princesse des Ursins à Mme de Maintenon, recueil Bossange, tome IV, p. 90) fut remplacé par Burlet. Le Gendre fut anobli le 30 avril 1704 (Bibliothèque nationale, Cabinet des titres, dossier bleu 7859) et mourut en Espagne. Son fils Louis-Joseph, qui l'avait suivi, obtint une charge de secrétaire du cabinet du roi, et, en janvier 1724, celle de secrétaire du jeune roi Louis Ier; mais il la perdit à la mort de celui-ci en septembre suivant. En février 1726, il fut fait secrétaire de l'infant Ferdinand, prince des Asturies, et, quand, en octobre 1733, le vieux Claude de la Roche mourut, Philippe V le prit comme secrétaire de l'estampille. Quant à Louis Riqueur, il devait être frère ou fils de cet Isaac Riqueur qui avait été désigné en 1698 comme apothicaire du corps de la duchesse de Bourgogne et qui le resta jusqu'à la mort de cette princesse. Riqueur, comme le Gendre, termina ses jours en Espagne.

TABLES

I

TABLE DES SOMMAIRES

QUI SONT EN MARGE DU MANUSCRIT AUTOGRAPHE.

Suite de 1717.

II

TABLE ALPHABÉTIQUE

DES NOMS PROPRES

ET DES MOTS OU LOCUTIONS ANNOTÉS DANS LES *MÉMOIRES*

N. B. Nous donnons en italique l'orthographe de Saint-Simon, lorsqu'elle diffère de celle que nous avons adoptée.

Le chiffre de la page où se trouve la note principale relative à chaque mot est marqué d'un astérisque.

L'indication (Add.) renvoie aux Additions et Corrections.

A

D

E

H

I

M

N

O

P

S

T

W

X

Z

III

TABLE DE L'APPENDICE

PREMIÈRE PARTIE

ADDITIONS DE SAINT-SIMON AU *JOURNAL DE DANGEAU.*

(Les chiffres placés entre parenthèses renvoient au passage des *Mémoires* qui correspond à l'Addition.)

Pages

SECONDE PARTIE

I

II

III

TABLE DES MATIÈRES

CONTENUES DANS LE TRENTE-DEUXIÈME VOLUME.

FIN DU TOME TRENTE-DEUXIÈME.

CHARTRES. — IMPRIMERIE DURAND, RUE FULBERT.

www.ingramcontent.com/pod-product-compliance
Ingram Content Group UK Ltd.
Pitfield, Milton Keynes, MK11 3LW, UK
UKHW022323190726
13856UKWH00001B/172